国家科学技术学术著作出版基金资助出版

炎症性肠病诊疗难点

主　编　冉志华

科学出版社
北　京

内 容 简 介

本书从当前发病率和患病率不断增加的炎症性肠病这一肠道迁延性疾病出发，内容涉及炎症性肠病诊断的标志物、疾病活动程度评估、新型生物制剂和最新治疗方案等诸多诊疗难点。将当前炎症性肠病诊疗方面的难点和热点加以归纳、总结；对当前炎症性肠病诊疗过程中的一些疑惑加以阐述、说明和分析，对临床应对这一消化道慢性致残性疾病具有一定的指导意义。全书呼应了2012年广州《炎症性肠病诊断与治疗的共识意见》提出以来存在的部分疑难问题并给出了部分应对方案，并对炎症性肠病科学研究和临床诊疗的部分趋势做出了合理分析，为近年来部分临床问题和科研难点做了注解和提示，是近年来有一定深度的炎症性肠病专科著作。

本书适合对炎症性肠病感兴趣的临床医师、科研工作者以及部分患者阅读使用。

图书在版编目(CIP)数据

炎症性肠病诊疗难点 / 冉志华主编 . —北京：科学出版社，2015. 11
ISBN 978-7-03-046152-0

Ⅰ. 炎… Ⅱ. 冉… Ⅲ. 肠炎-诊疗 Ⅳ. R516.1

中国版本图书馆 CIP 数据核字(2015)第 256622 号

责任编辑：戚东桂 / 责任校对：张怡君
责任印制：肖 兴 / 封面设计：陈 敬

科学出版社 出版
北京东黄城根北街 16 号
邮政编码：100717
http://www.sciencep.com

中国科学院印刷厂 印刷
科学出版社发行 各地新华书店经销

*

2015 年 11 月第 一 版 开本：787×1092 1/16
2016 年 6 月第二次印刷 印张：23 3/4
字数：563 000

定价：148.00 元
（如有印装质量问题，我社负责调换）

主 编 简 介

冉志华,上海交通大学医学院教授、主任医师、博士生导师;任上海市炎症性肠病研究中心主任、上海市消化疾病研究所副所长、卫生部内科消化重点实验室副主任、仁济医院消化科副主任;为亚洲克罗恩病和结肠炎组织(AOCC)教育委员会主席、中华医学会消化病学分会炎症性肠病学组副组长、营养支持协作组副组长、上海市医学会消化病学分会委员兼炎症性肠病学组组长;担任《Journal of Digestive Disease》执行主编,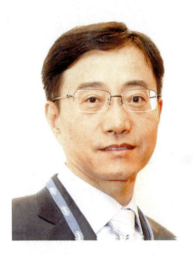
为《British Medical Journal》、《Inflammatory Bowel Disease》、《Alimentary Pharmacology & Therapeutics》、《Journal of Clinical Pharmacy and Therapeutics》、《Journal of Gastroenterology and Hepatology》等 12 本 SCI、3 本中文杂志特约审稿人。

长期从事消化道疾病的诊治,特别是炎症性肠病的基础与临床研究。近年来活跃于国内外炎症性肠病学术界。获包括 2 项中德联合项目、4 项国家自然科学基金等科研项目 13 项,共获科研经费 560 万。指导硕士生 16 名、博士生 12 名;发表论文 200 篇,SCI 文章 54 篇。主编《炎症性肠病》专著 1 本、教材 1 本,副主编专著、教材 5 本。2008 年获上海交通大学医学院优秀教师称号、2010 年获上海市科委优秀学科带头人称号、2011 年获宝钢教育基金会优秀教师奖、2012 年获得上海市育才奖称号。

《炎症性肠病诊疗难点》编写人员

主　　编　舟志华

副 主 编　郑　青　董卫国

编　　者　(按姓氏汉语拼音排序)

曹　倩	浙江大学附属邵逸夫医院消化内科
曹大春	上海交通大学医学院附属第九人民医院消化内科
曹永清	上海中医药大学龙华医院肛肠科
陈　涛	上海交通大学医学院附属仁济医院放射科
陈达凡	上海交通大学医学院附属仁济医院消化内科
陈胜良	上海交通大学医学院附属仁济医院消化内科
陈志威	上海交通大学医学院附属仁济医院保健中心
戴张晗	上海交通大学医学院附属仁济医院消化内科
董卫国	湖北省人民医院消化内科
董显文	宁波市医疗中心李惠利医院消化内科
范竹萍	上海交通大学医学院附属仁济医院保健中心
甘华田	四川大学华西医院老年科
顾　嫣	上海交通大学医学院附属仁济医院消化内科
郭晓雄	福建医科大学附属第一医院消化内科
何顺勇	福建省人民医院脾胃病科
华　佳	上海交通大学医学院附属仁济医院放射科
黄　瑛	复旦大学附属儿科医院消化内科
黄志刚	浙江省人民医院消化内科
李　瑾	武汉大学中南医院消化内科
刘　菲	同济大学附属东方医院
陆伦根	上海交通大学附属第一人民医院消化内科
庞　智	苏州市立医院北区消化内科
乔宇琪	上海交通大学医学院附属仁济医院消化内科
邱　云	上海交通大学医学院附属仁济医院消化内科

舟志华　上海交通大学医学院附属仁济医院消化内科
戎　兰　复旦大学附属华山医院消化内科
沈　骏　上海交通大学医学院附属仁济医院消化内科
施　斌　上海长征医院消化内科
石杰如　复旦大学附属儿科医院消化内科
童锦禄　上海交通大学医学院附属仁济医院消化内科
万燕萍　上海交通大学医学院附属仁济医院营养科
王承党　福建医科大学附属第一医院消化内科
吴小平　中南大学湘雅二医院消化内科
谢　沁　四川大学华西医院老年科
徐仁应　上海交通大学医学院附属仁济医院营养科
徐锡涛　上海交通大学医学院附属仁济医院消化内科
闫文凤　武汉大学中南医院消化内科
颜秀娟　上海交通大学医学院附属仁济医院消化内科
于成功　南京鼓楼医院集团仪征医院消化内科
于晓峰　复旦大学附属华东医院消化内科
张　玲　第二军医大学附属长海医院消化内科
张　颖　复旦大学附属华东医院消化内科
张晨鹏　上海交通大学医学院附属仁济医院核医学科
郑　青　上海交通大学医学院附属仁济医院消化内科
钟　岚　同济大学附属东方医院
钟　鸣　上海交通大学医学院附属仁济医院普外科
朱　峰　北京协和医院消化内科
朱明明　上海交通大学医学院附属仁济医院消化内科
朱维铭　南京军区南京总医院普外科
邹多武　第二军医大学附属长海医院消化内科
邹晓平　南京鼓楼医院消化内科

学术秘书　沈　骏

序

由上海交通大学医学院附属仁济医院消化内科和上海消化疾病研究所冉志华教授主编的《炎症性肠病诊疗难点》一书即将出版。我认真读完全书书稿,欣然提笔为该书作序。

首先是书名令我眼前一亮。近十多年来,我国炎症性肠病的临床诊疗水平提高很快,广大医务工作者学习、实践和研究该病的热情很高。各种炎症性肠病的专著亦由此应运而生,由该书主编在2010年主编的《炎症性肠病》一书就是其中一本。这些专著在我国普及炎症性肠病知识和指导临床实践上无疑发挥了巨大作用。然而,这些专著由于篇幅所限或侧重点不同,对于从事炎症性肠病临床一线工作的医务工作者而言,常有言犹未尽之感。他们在临床实践中遇到的难题和疑惑常难彻底解决。临床工作的繁忙令多数临床医生无法从浩瀚的文献中一一找出详细的答案。《炎症性肠病诊疗难点》一书编写的针对性很强,正是为临床医生逐一解难而作。

我先逐一查点该书的目录,发现已基本上涵盖了炎症性肠病临床上诊断和治疗的各种主要问题,而且都是临床医师所关心的难题。再细看每一章内的叙述,绝大多数章节,全面而详细。最为可贵的是,既有历史沿革又有最新进展,既有循证依据又有临床实践经验分享,对疑点和难点的解答观点鲜明而表达准确。综观全书的结构,不是分散的综述的堆砌,而是自成系统的一部专著。

该书的主编冉志华教授长期从事炎症性肠病的临床和研究工作,是我国炎症性肠病学术队伍中的领头人之一。也只有对所从事领域的深入认识,才有对该书设计的匠心。该书的作者大多是我国各大炎症性肠病诊疗中心的技术骨干,也只有具备丰富的临床经验和不断把握发展动态的学术精神,才有每一章节的精辟论述。

衷心祝贺特色鲜明的《炎症性肠病诊疗难点》一书的出版。我相信,该书作为专著阅读,将有助于全面提高读者的业务水平;作为参考书应用,又有助于解决临床工作中的实际问题。诚意向从事炎症性肠病临床和研究工作的各级医务人员和研究工作者推荐,是为序。

胡品津

亚洲克罗恩病和结肠炎组织主席

中山大学附属第六医院消化内科医学部主任,教授

2015年6月

目　　录

诊　断　篇

第1章

炎症性肠病的内镜评估标准

内镜是炎症性肠病（inflammatory bowel disease，IBD）诊断和治疗过程中的有力工具。结肠镜检查有助于炎症性肠病的诊断、鉴别诊断、明确病变范围、指导手术和随访监测。肠镜检查和黏膜活检业已成为评价炎症性肠病的疾病范围和活动性的"金标准"。不仅如此，内镜在病程较长的炎症性肠病患者的随访过程中发挥了重要作用，有助于早期发现异型增生和结直肠肿瘤。虽然一些新的内镜技术如胶囊内镜和推进式双气囊小肠镜等诊断工具不断出现，但是由熟练的内镜医师操作传统的结肠镜仍然能快速而准确地诊断出约90%的溃疡性结肠炎（ulcerative colitis，UC）和克罗恩病（Crohn's disease，CD）患者。内镜及活检是炎症性肠病不可或缺的诊断手段，在活动度判断、疗效观察、随访等方面的重要性逐步提高。不同学者对炎症性肠病内镜表现有不同的评价，制定了不同的诊断标准，但仅靠内镜无法确诊炎症性肠病，必须结合临床，正确认识内镜下表现。许多内镜新技术的逐步应用，使得炎症性肠病的诊断水平不断提高。另一方面临床试验通常通过临床表现、内镜和血清学指标来判断疗效，内镜表现是较为客观的一个方面。虽然很多炎症性肠病内镜分级和评分标准常用于评价疾病活动性或治疗的效果，但是这些标准从未被严格评价过。同时出现了不同试验使用不同的内镜评价标准的情况，使试验的严谨性存在潜在的偏差。

1 溃疡性结肠炎的内镜下疾病活动性评估

常规结肠镜是诊断和评估溃疡性结肠炎的主要手段。溃疡性结肠炎肠镜可见病变一般从直肠开始，呈连续性、浅表性、弥漫性分布，表现为不同程度的黏膜炎症。我国先后在1978年、1993年、2000年、2007年和2012年制定了溃疡性结肠炎内镜诊断标准。2012年《炎症性肠病诊断与治疗的共识意见（2012年，广州）》对溃疡性结肠炎内镜下诊断的要点主要为：病变多从直肠开始，呈连续性、弥漫性分布。表现为：①黏膜血管纹理模糊、紊乱或消失、充血、水肿、质脆、出血、脓性分泌物附着，亦常见黏膜粗糙，呈细颗粒状；②病变明显处可见弥漫性、多发性糜烂或溃疡；③缓解期患者可见结肠袋囊变浅、变钝或消失，假息肉及桥形黏膜等。国内溃疡性结肠炎内镜下评估主要将疾病活动性分为轻、中、重三种程度。轻度：黏膜下血管透见消失，黏膜细颗粒状改变。中度：黏膜表面发红、有小黄色点；黏膜增粗、糜烂、小溃疡；易出血，接触性出血；黏膜表面附着脓性分泌物；伴有其他活动性炎症。重度：广泛围溃疡，明显的自然出血。国外也有一些内镜下溃疡性结肠炎疾病活动程度分度或评分，主要包括：Truelove标准（1=Ⅰ级：接触性出血，水肿，有时黏液或脓液附着；2=Ⅱ级：黏膜易脆，点状出血，黄或绿色脓液，拭去见溃疡；3=Ⅲ级：黏膜水肿明显，脓血性渗出，溃疡大而深）Baron标准（1=Ⅰ级：血管纹理清晰可见；2=Ⅱ级：黏膜粗糙，不正常；3=

Ⅲ级:黏膜接触性出血;4=Ⅳ级:自发性或接触性出血严重;5=Ⅴ级:自发性出血伴明显溃疡形成)、修正的 Baron 标准(0=0级:正常黏膜;1=Ⅰ级:黏膜充血、血管模糊;2=Ⅱ级:黏膜接触性出血;3=Ⅲ级:黏膜自发性出血;4=Ⅳ级:黏膜可见大小不等的溃疡)、Jeroen 标准(红斑、血管模糊、黏膜易脆、黏膜细颗粒状改变、黏膜自发出血、溃疡数量、溃疡严重程度、溃疡的范围、黏液性渗出;以上每项 0~2 分,非活动性:0~3;轻度:4~7;中度:8~12;重度:13~18)和 Azzolini 标准(肠段分为:直肠、乙状结肠、降结肠、横结肠、升结肠、回盲部;肠段黏膜病变:0-无;1-充血水肿;2-糜烂;3-溃疡;黏膜脆性:0-正常黏膜;1-触之出血;2-自发出血;轻度:0~4 分;中度:5~9 分;重度:10 分或以上),Mayo 评分(0-正常或非活动性疾病,1-轻度活动,包括红斑、血管纹理减少、肠黏膜轻度脆性增加,2-中度活动,包括明显的红斑、血管纹理消失、脆性增加和糜烂,3-重度活动,包括自发性出血和溃疡)。这些溃疡性结肠炎疾病活动程度评分或分级通常用于不同的研究中,有研究表明各内镜分级和评分标准具有较好的相关性。近来,对溃疡性结肠炎内镜下疾病活动性又有了新的认识。目前因为内镜下的缓解是 FDA 对于药物有效的评价标准之一,因此评价内镜愈合的标准不同可能改变患者缓解率的统计,影响对药物评审和通过的决策。为了整体评价溃疡性结肠炎患者内镜下疾病活动的严重性,减少评价不同患者以及不同医师评估溃疡性结肠炎内镜下疾病活动性的差异,Simon 等学者建立了一个类似于克罗恩病内镜下疾病活动性的评分体系。他们设计了一个两步实验,研究了 670 段乙状结肠镜检查的视频,同时纳入了 5 例正常对照和 5 例急性重症溃疡性结肠炎。第一步研究中,10 个研究者观看 24 段视频中的 16 个,同时有一个评审专家综合 10 位研究者的评价结果;第二步研究中,30 个研究人员观看 60 段视频中的 25 段,用视觉模拟评分评价内镜下疾病活动性的总体水平。结果发现仅有血管形状、出血、糜烂和溃疡与溃疡性结肠炎患者内镜下疾病活动性相关。具体的定义和描述如下(表 1-1):

表 1-1 溃疡性结肠炎内镜严重程度指数(ulcerative colitis endoscopic index of severity,UCEIS)

描述(对最严重的肠黏膜损害评分)	Likert 量表界值	定义
血管形状	正常(1)	正常血管形态,可见树枝状毛细血管,或毛细血管边缘模糊或呈片状
	片状闭塞(2)	血管形态片状闭塞
	消失(3)	血管形态完全消失
出血	无(1)	未见血迹
	黏膜(2)	内镜视野前端黏膜表面点状或片状血液聚集,能被冲走
	管腔内轻度出血(3)	管腔内可见血迹
	管腔内中重度出血(4)	冲洗后内镜视野前端黏膜可见腔内血迹或渗血,或者出血黏膜同时可见渗血
糜烂和溃疡	无(1)	正常黏膜,无糜烂或溃疡
	糜烂(2)	≤5mm 的黏膜小凹陷,黄白相间,边缘平坦
	表浅溃疡(3)	与糜烂相比>5mm 黏膜凹陷,纤维覆盖的溃疡面,但是仍比较表浅
	深溃疡(4)	深凹陷,边缘轻微隆起

这项研究表明,仅有三种黏膜表现(血管形态,出血,糜烂和溃疡)和内镜下疾病活动性的模型相关。通过对 UCEIS 的定义可以较为准确地判断溃疡性结肠炎患者内镜下疾病的严重程度,但是不可否认,UCEIS 仍需要进一步在更大样本的患者中进行验证。其中第一

阶段的研究评价了炎症性肠病医生对于内镜解读的差异并建立了描述黏膜改变的规范定义。第二阶段研究定义了观察者本身对不同病例以及观察者之间的差异,建立了总体评价内镜下疾病活动的模型。值得一提的是,参加研究的内镜医师评价内镜下疾病活动程度是有相当的差异的。在第一步试验中,分歧最大的是正常黏膜和中度疾病活动性,正常黏膜的一致率仅为27%,中度疾病活动性的一致率仅为37%,重度疾病活动性的一致率最好,达到了76%。第二步研究涉及欧洲、美国和加拿大的30位内镜医师60段视频被评估了630次。按照临床疾病活动性分层研究,重复研究了研究者对不同视频间和研究者间的评价差异,但仍然存在抽样误差。UCEIS从不同的角度评价、预测了内镜下疾病的活动性。回归分析建立了较为简单、准确描述内镜下疾病活动性的方法。血管形态和出血的定义当然包含在 Baron 标准中。但是在 UCEIS 中,将血管形态的变异以及出血的情况作了进一步的区分,去除了黏膜脆性这一概念。更重要的是,目前看来内镜下疾病缓解的定义仅仅为3个内镜下特征性表现均为1分(允许血管形态模糊或毛细血管边界消失,但无肉眼可见的出血、糜烂或溃疡形成)。另一方面,重度内镜下疾病活动定义为血管形态、出血至少3分,糜烂和溃疡2分。内镜下疾病活动性的金标准需要准确定义疾病的预后,并且能够与疾病的临床表现相关。当然溃疡性结肠炎的评估不仅仅包括内镜评估这一方面,同时还包括临床疾病活动性以及生物标志物的评价(如乳铁蛋白和钙卫蛋白等)。同时也就说明有相当一部分内镜的描述在所有的内镜医师间是共通的。只需要3项内镜下疾病的描述就可以结合起来考虑内镜下疾病活动性的评估。不过还是有些小问题需要进一步评估。它在科研、培训和临床实践中的应用还是要经过时间检验的。

在溃疡性结肠炎的内镜评价中,还有一些值得注意的事项。有研究者指出,超声内镜也可评价溃疡性结肠炎的活动度。超声内镜可以测量肠壁厚度判断活动度,正常的直肠壁厚度接近3mm(正常<3.2mm),静止期是 3.2～5.4mm,活动期>5.5mm,诊断的特异性可以接近100%、敏感性接近60%。约25%普通肠镜下接近缓解期的患者,使用放大内镜结合染色内镜发现糜烂、隐窝病变、筛网状结构,其活动度判断与病理分级一致,故对于常规内镜下判断为缓解期的患者,采用超声内镜、放大内镜、染色结合的手段能够提高炎症活动度判断的准确性。此外,在超声内镜肠壁炎症分型的领域存在 Tsuga 分型:Ⅰ型肠壁厚度正常,m-sm、sm-mp 分界光滑;Ⅱ型肠壁增厚但上述层次结构分界仍光滑;Ⅲa 型肠壁增厚,m-sm 分界不规则,sm-mp 分界光滑;Ⅲb 型肠壁增厚,上述层次结构分界均不规则;Ⅳa 型肠壁增厚,m-sm 分界模糊,sm-mp 分界光滑;Ⅳb 型肠壁增厚,m-sm 分界模糊,sm-mp 分界不规则;当仅有层次分界改变而肠壁厚度尚正常时的分型则以层次分界改变为准。国内也有一些学者认为超声内镜分型与其镜下表现呈对应关系,即 1 型对应为正常血管类型或轻度红斑;2 及 3 型为散在黏膜红斑和充血,伴黏膜脆性增加;4 型对应黏膜广泛性充血伴明显变脆;5 型对应黏膜严重充血、粗糙。因此,在内镜下溃疡性结肠炎疾病活动性的评估方面还有很多内镜技术作为补充。

2　克罗恩病的内镜下疾病活动性评估

结肠镜和多点活检为诊断结肠克罗恩病的一线检查手段。结肠镜应达末段回肠,以增加克罗恩病疑似患者的检出率。典型的克罗恩病患者肠镜下一般表现为节段性、非对称性的黏膜炎症、纵行或阿弗他溃疡、鹅卵石样改变，也可见肠腔狭窄和肠壁僵硬等，其中最具特征性的内镜表现为非连续性病变、纵行溃疡和鹅卵石样改变。肠镜检查前肠道准备应避免服用 NSAIDs 药物和含磷酸钠盐的肠道清洁剂。结肠镜下可判断病变严重程度，重者可定义为侵及肌层的深溃疡、黏膜剥离、病变局限在黏膜下层但累及范围超过 1/3 肠段（左半结肠、横结肠和右半结肠）。如存在重度活动性病变时，应慎行结肠镜检查，以防出现肠道穿孔和误诊。内镜严重程度评分目前广泛用于临床研究。克罗恩病病程超过 10 年者需行结肠镜筛查肿瘤。针对回肠末端和结肠的狭窄病变，回结肠镜检查依然为首选。

2012 年《炎症性肠病诊断与治疗的共识意见（2012 年，广州）》对克罗恩病内镜下诊断的要点主要为：结肠镜应达末段回肠。可见节段性、非对称性的黏膜炎症、纵行或阿弗他溃疡、鹅卵石样改变，可有肠腔狭窄和肠壁僵硬等。胶囊内镜对发现小肠病变，特别是早期损害意义重大。双气囊小肠镜更可取活检检诊。如有上消化道症状，应做胃镜检查。超声内镜有助于确定范围和深度，发现腹腔内肿块或脓肿。

内镜下克罗恩病疾病活动性评估包括结肠镜下克罗恩病疾病活动性评估和胶囊内镜下克罗恩病疾病活动性评估。结肠镜下疾病活动性评估建议使用克罗恩病内镜严重程度指数（Crohn's disease endoscopic index of severity，CDEIS）或克罗恩病简化内镜评分（simple endoscopic score for Crohn's disease，SES-CD）。当多种评分结果不一致时，以最严重者为判断标准。由于 CDEIS 较为复杂，SES-CD 可以替代 CDEIS。

（1）结肠镜下疾病活动性评估：克罗恩病内镜下疾病严重度分级。轻度，局部或者多处红斑，脆性增加，无上皮损伤；中度，阿弗他糜烂或者表浅小溃疡；重度，深溃疡，或者多处溃疡，线形，有肠狭窄、瘘管、大出血等并发症。

1）克罗恩病内镜严重程度指数（表 1-2）：评估参数包括 5 个病变部位。①直肠；②乙状结肠和左半结肠；③横结肠；④右半结肠；⑤回肠；黏膜损害包括：深溃疡、浅表溃疡、病变黏膜的面积、病变黏膜中溃疡的面积，以及是否存在溃疡所致的狭窄。计算方法为 CDEIS ＝ [12×深溃疡肠段总数+6×浅溃疡肠段数+非溃疡病变累及的肠表面积+肠溃疡的表面积]÷N（被检查的肠段总数）+3×非溃疡性狭窄数+3×溃疡性狭窄数。

表 1-2　克罗恩病内镜严重程度指数

计分方式	直肠	乙状结肠和左半结肠	横结肠	右半结肠	回肠	总计（T）
肠段中有深溃疡计 12，无计 0						（T1）
肠段中有浅溃疡计 6，无计 0						（T2）
非溃疡病变累及的肠表面积（cm²）						（T3）
肠溃疡表面积（cm²）						（T4）
				按公式：T1+T2+T3+T4＝（TA）		
				所有或部分被检查肠段数＝（N）		
				TA/N＝（TB）		
				任何一处若有溃疡性狭窄计 3，无计 0＝（C）		
				任何一处若有非溃疡性狭窄计 3，无计 0＝（D）		
				TB+C+D＝CDEIS		

2) 克罗恩病简化内镜评分(表 1-3):CDEIS 复杂耗时,克罗恩病简化内镜评分更为适合日常临床工作。SES-CD 内镜下参数选择包括:溃疡大小,溃疡面积、受累肠段面积,狭窄和受累肠段数目;评分 0~3。计算方法为 SES-CD＝总评分－1.4×受累肠段数。SES-CD 与 CDEIS、临床疾病活动性以及 CRP 相关性好。因此,临床上可以使用 SES-CD 简化 CDEIS 的评分工作。

表 1-3　克罗恩病简化内镜评分

变量	0	1	2	3
溃疡大小	无	阿弗他溃疡(直径 0.1~0.5cm)	大溃疡(直径 0.5~2cm)	巨大溃疡(直径>2cm)
溃疡面积	无	<10% 肠腔	10%~30% 肠腔	>30% 肠腔
受累肠段表面	无	<50% 肠段	50%~75% 肠段	>75% 肠段
狭窄	无	单个,能通过	多发,能通过	无法通过
受累肠段数目	无	每个肠段 1 分		

计算方法:回肠评分+右半结肠评分+横结肠评分+左半结肠评分+直肠评分=1.4×受累肠段数=SES-CD

(2) 胶囊内镜下疾病活动性评估:胶囊内镜主要用于明确 CD 确诊患者的小肠累及情况。如果临床怀疑 CD,排除明显狭窄后胶囊内镜也可用于辅助诊断;当回结肠镜和影像学检查阴性时胶囊内镜可作为进一步检查手段。胶囊内镜检查禁忌证包括胃肠道梗阻、狭窄或瘘管、吞咽困难和起搏器或其他植入性生物电子器械者。明确小肠累及时,胶囊内镜和小肠镜优于影像学检查,尤其针对表浅的黏膜病变。胶囊内镜下表现为阿弗他或纵行溃疡、小肠黏膜充血肿胀、鹅卵石样改变,也可见肠腔狭窄等。

胶囊内镜评估克罗恩病疾病活动性主要应用于小肠。评估小肠病变的疾病活动程度可采用胶囊内镜克罗恩病疾病活动性指数(capsule endoscopy Crohn's disease activity index,CECDAI)以及胶囊内镜小肠克罗恩病疾病活动性指数。

1) 胶囊内镜克罗恩病疾病活动性指数(表 1-4):主要参数为炎症程度分级:0(无)~5(>2cm 的巨大溃疡);病变范围分级:0(无)~3(融合);狭窄分级:0(无)~3(梗阻);CECDAI＝(A1×B1+C1)+(A2×B2+C2)。

表 1-4　胶囊内镜克罗恩病疾病活动性指数

	近端	远端
A. 炎症评分		
0＝无		
1＝轻度到中度水肿/充血/侵蚀		
2＝重度水肿/充血/侵蚀		
3＝出血,渗出,阿弗他溃疡,糜烂,小溃疡(≥0.5cm)		
4＝中等溃疡(0.5~2cm),假息肉		
5＝大溃疡(>2cm)		
B. 病变范围评分		
0＝无		
1＝局灶性病变(单一肠段)		

	近端	远端

2＝片状病灶（多个肠段）

3＝弥漫性病灶

C. 狭窄程度评分

0＝无

1＝单处（尚可通过）

2＝多处（尚可通过）

3＝梗阻

单个肠段评分＝A×B+C

总分＝（A1×B1+C1）+（A2×B2+C2）

2）胶囊内镜小肠克罗恩病疾病活动性评分（表1-5）：主要评估三个参数：肠绒毛水肿、溃疡、狭窄。评分<135 为正常或者轻微炎症改变；135～790 分为轻度活动性，>790 分为中到重度疾病活动。

表1-5　胶囊内镜小肠克罗恩病疾病活动性评分

参数	数量	纵向范围	描述
前 1/3 小肠			
绒毛样外观	正常-0	短肠段-8	单发-1
	水肿-1	长肠段-12	片状-14
		整个前 1/3-20	弥漫-17
溃疡	无-0	短肠段-5	<1/4-9
	单发-3	长肠段-10	1/4-1/2-12
	数个-5	整个前 1/3-15	>1/2-18
	多发-10		
中间 1/3 小肠			
绒毛样外观	正常-0	短肠段-8	单发-1
	水肿-1	长肠段-12	片状-14
		整个前 1/3-20	弥漫-17
溃疡	无-0	短肠段-5	<1/4-9
	单发-3	长肠段-10	1/4-1/2-12
	数个-5	整个前 1/3-15	>1/2-18
	多发-10		
后 1/3 小肠			
绒毛样外观	正常-0	短肠段-8	单发-1
	水肿-1	长肠段-12	片状-14
		整个前 1/3-20	弥漫-17
溃疡	无-0	短肠段-5	<1/4-9
	单发-3	长肠段-10	1/4-1/2-12
	数个-5	整个前 1/3-15	>1/2-18

参数	数量	纵向范围	描述
	多发-10		
狭窄	无-0	有溃疡-24	内镜能通过-7
	单发-14	无溃疡-2	内镜无法通过-10
	多发-20		

小肠镜检查包括传统推进式小肠镜、单气囊小肠镜、双气囊小肠镜和螺旋小肠镜，主要用于小肠病变组织活检，也可以用于狭窄扩张或取潴留胶囊。一般分为经口和经肛两种进镜途径，可根据患者的胶囊内镜和影像学检查结果以及临床症状等作选择。

上消化道内镜检查是十分必要的。其主要原因在于部分克罗恩病患者可出现包括食管、胃和十二指肠在内的上消化道累及。需要指出的是，上消化道一般很少单独累及。因此，以此为基点临床工作中所有克罗恩病患者均需明确上消化道是否有累及情况。通常上消化道累及的克罗恩病患者内镜下，尤其是胃镜下可以表现为水肿、红斑、糜烂和皱襞增厚等，这些部位可以是胃，也存在于十二指肠，与胃十二指肠溃疡、胃十二指肠肿瘤通常有一定相似性。

特殊内镜检查包括超声内镜、共聚焦内镜、放大内镜、窄带光照内镜和色素内镜等。超声内镜有助于确定范围、深度及疾病活动性，发现腹腔内肿块或脓肿、肛周瘘管和脓肿。共聚焦内镜、放大内镜、窄带光照内镜和色素内镜主要应用于内镜筛查时克罗恩病相关胃肠道肿瘤的早期诊断。

3 小结

溃疡性结肠炎和克罗恩病是炎症性肠病最主要的两种类型。这两种类型的诊断和疾病活动程度的评估是需要基于临床、影像学、内镜、病理组织学和血清学综合做出的。传统内镜在临床诊断、治疗和随访以及临床试验的疗效观察中依然发挥作用。内镜检查是评估疾病活动性的重要手段。现阶段，也出现了胶囊内镜、磁共振肠道重建等新技术用于初步诊断和疾病严重程度的评估，色素内镜等技术用于炎症性肠病患者的长期随访和肿瘤监测及预防。

不可否认内镜下炎症性肠病疾病程度的评估是主观的。1956年，Truelove和Richards首次引入了溃疡性结肠炎内镜疾病活动程度标准。在溃疡性结肠炎内镜疾病活动程度标准中，国内的分级、Baron分级，修正Baron分级和Truelove分级一样，都是定性标准，一般将疾病的内镜表现分为非活动性、轻度、中度和重度。而Jeroen标准、Azzolini标准和UCEIS是定性和定量的标准。同样，1989年GETAID协作组(Groupe d'Etude Therapeutique des Affections Inflammatoires Digestive)引入了克罗恩病内镜严重程度评分的定义，其后，CDEIS作为较多临床试验的评价指标，几乎成为评价克罗恩病内镜表现的金标准。由于CDEIS的复杂性，SESCD因其简单而准确地评价克罗恩病的内镜表现而被广泛应用。这两者均为定量指标。而目前国内的克罗恩病内镜分级标准存在两个问题：一是仅为定性指标，主观性较强；二是忽略了受累肠段数量和面积的统计。在修正的Baron标准中，重度病变定义为存在"散在溃疡和自发性出血",其他程度的病变仅提及糜烂;而在 Jeroen 标准中,内镜评分包括:红斑、血管纹理、黏膜脆性、黏膜颗粒状表现、自发性出血、溃疡、病变范围和脓性分泌物 8 项内容,同时这些标准的合理性均不如 UCEIS。因此 UCEIS 可能是目前为止较为准确的溃疡性结肠炎内镜下疾病评估标准之一。

　　大多数内镜分级和评分标准的制定均是以前人的标准作为"金标准"或参照,但是这些参照本身的不一致性提示了在炎症性肠病内镜诊断中存在的主观性和偏倚。内镜标准不仅应该是定性的也应是定量的,这提示了国内标准仍有值得完善的空间。此外,由于炎症性肠病不仅包括溃疡性结肠炎和克罗恩病,近年来,未定型肠炎的发病也有所上升,关于其界定尚有争议。最后,内镜疾病严重程度的评价似乎和临床表现未能很好吻合,提示内镜评价仅仅是评估炎症性肠病疾病活动性的一个方面,其更深远的意义可能在指导治疗、随访预后和早期发现癌变等方面。

（沈　骏　冉志华）

参 考 文 献

中华医学会消化病学分会炎症性肠病学组．2012．炎症性肠病诊断与治疗的共识意见．中华内科杂志,51(10):818-831

Sada M,Igarashi M,Yoshizawa S,et al. 2004. Dye spraying and magnifying endoscopy for dysplasia and cancer surveillance in ulcerative colitis. Dis Colon Rectum,47:1816-1823.

Albeck MJ,Borgesen SE. 1990. ROC-curve analysis. A statistical method for the evaluation of diagnostic tests. Ugeskr Laeger, 152:1650-1653.

Ang YS,Mahmud N,White B,et al. 2000. Randomized comparison of unfractionated heparin with corticosteroids in severe active inflammatory bowel disease. Aliment Pharmacol Ther,14:1015-1022.

Azzolini F,Pagnini C,Camellini L,et al. 2005. Proposal of a new clinical index predictive of endoscopic severity in ulcerative colitis. Dig Dis Sci,50:246-251.

Baron JH,Connell AM,Lennard JE. 1964. Variation between observers in describing mucosal appearances in proctocolitis. Br Med J,1:89-92.

Bouhnik Y. 2005. Diagnostic tools in inflammatory bowel diseases. Rev Prat,55:977-983.

Cairns SR,Scholefield JH,Steele RJ,et al. 2010. Guidelines for colorectal cancer screening and surveillance in moderate and high risk groups(update from 2002). Gut,59:666-689.

Cellier C,Sahmoud T,Froguel E,et al. 1994. Correlations between clinical activity,endoscopic severity,and biological parameters in colonic or ileocolonic Crohn's disease. A prospective multicentre study of 121 cases. The Groupe d'Etudes Therapeutiques des Affections Inflammatoires Digestives. Gut,35:231-235.

Daperno M,D'Haens G,Van Assche G,et al. 2004. Development and validation of a new,simplified endoscopic activity score for Crohn's disease:the SES-CD. Gastrointest Endosc,60:505-512.

Daperno M,Sostegni R,Lavagna A,et al. 2004. The role of endoscopy in inflammatory bowel disease. Eur Rev Med Pharmacol Sci,8:209-214.

Fefferman DS,Farrell RJ. 2005. Endoscopy in inflammatory bowel disease:indications,surveillance,and use in clinical practice. Clin Gastroenterol Hepatol,3:11-24.

Herfarth H,Rogler G. 2005. Inflammatory bowel disease. Endoscopy,37:42-47.

Higgins PD,Schwartz M,Mapili J,et al. 2005. Is endoscopy necessary for the measurement of disease activity in ulcerative colitis? Am J Gastroenterol,100:355-361.

Hommes DW,van Deventer SJ. 2004. Endoscopy in inflammatory bowel diseases. Gastroenterology,126:1561-1573.

Jeroen D,van Bergeijk JD,Wilson JH,et al. 2002. Octreotide in patients with active ulcerative colitis treated with high dose corticosteroids(OPUS 1). Eur J Gastroenterol Hepatol,14:243-248.

Le CT. 2006. A solution for the most basic optimization problem associated with an ROC curve. Stat Methods Med Res,15: 571-584.

Marshall JK,Cawdron R,Zealley I,et al. 2004. Prospective comparison of small bowel meal with pneu-mocolon versus ileo-colonoscopy for the diagnosis of ileal Crohn's disease. Am J Gastroenterol,99:1321-1329.

Mary JY,Modigliani R. 1989. Development and validation of an endoscopic index of the severity for Crohn's disease:a prospective multicentre study. Groupe d'Etudes Therapeutiques des Affections Inflammatoires du Tube Digestif(GETAID). Gut,30: 983-989.

RS Walmsley,RC S Ayres,RE Pounder,et al. 1998. A simple clinical colitis activity index. Gut,43:29-32.

Sandborn WJ,Feagan BG,Hanauer SB,et al. 2002. A review of activity indices and efficacy endpoints for clinical trials of medical therapy in adults with Crohn's disease. Gastroenterology,122:512-530.

Seiderer J,Herrmann K,Diepolder H,et al. 2007. Double-balloon enteroscopy versus magnetic resonance enteroclysis in diagnosing suspected small-bowel Crohn's disease:results of a pilot study. Scand J Gastroenterol,42:1376-1385.

Travis SP,Schnell D,Krzeski P,et al. 2012. Developing an instrument to assess the endoscopic severity of ulcerative colitis:the Ulcerative Colitis Endoscopic Index of Severity(UCEIS). Gut,61:535-542.

Truelove SC,Richards WC. 1956. Biopsy studies in ulcerative colitis. Br Med J,1:1315-1318.

Voderholzer WA,Beinhoelzl J,Rogalla P,et al. 2005. Small bowel involvement in Crohn's disease:a prospective comparison of wireless capsule endoscopy and computed tomography enteroclysis. Gut,54:369-373.

第2章

炎症性肠病的生化检验：血清学与粪便检测

非侵入性生物学标志物在IBD的诊断、鉴别诊断、疾病严重程度的评估、预后的判定、复发的监测、治疗疗效的观察以及亚临床疾病的筛查方面均有着重要的意义,也可用于研究和预测相同发病机制不同亚型者疾病病程。但到目前为止,尚无单一的标记物能全面概括疾病的特征。

1　一般血液学检查

1.1　血常规

IBD患者常伴有贫血,以小细胞低色素贫血最常见,与慢性消化道失血有关。肠道炎症及有些药物(如柳氮磺吡啶)也可影响叶酸和维生素B_{12}吸收而导致慢性贫血。

炎症活动时白细胞升高,以中性粒细胞为主。长期使用糖皮质激素者白细胞数也可增加。

越来越多的资料显示,IBD患者常伴有血小板计数的增高,血小板数量增多似与IBD活动指数呈正相关,有趣的是,当炎症的肠段切除后,血小板计数仍高于正常范围。原因至今未明,可能与IBD患者自身非特异性炎症有关。血小板升高有时能有效鉴别IBD源性腹泻和感染性腹泻。

血小板体积可能将是IBD活动性的一个潜在性标记,有研究显示血小板体积与CRP、ESR、白细胞计数及血小板因子-4呈负相关。血小板体积减小原因不明,与IBD早期炎症系统引起凝血功能紊乱有关,或系血小板生成期产血小板型巨核细胞的容积和倍性受干扰所致。

IBD患者易血栓形成,约30% IBD患者有血小板聚集倾向,但与疾病严重程度无关。此现象尚未得到临床关注。另外,血小板活化随疾病加重而升高。P-选择素,即血小板活化依赖颗粒表面膜蛋白,常为血小板激活的金标准。Collins等研究发现CD患者炎症肠段肠系膜血管内皮细胞表达的P-选择素明显高于外周静脉血中的表达,表明血小板活化影响局部血供,促进血栓形成,从而导致炎症发展。

1.2　生化检查

炎症活动期,因IBD患者摄入减少,吸收障碍,炎症消耗和肠道丢失等引起血清白蛋白下降。持续白蛋白下降是肠道炎症活动的指标之一。

另外，UC 患者除白蛋白下降外，可有 α_1 和 α_2 球蛋白升高，在缓解期，若 α_2 球蛋白升高，多为复发的信号，疾病发作时，若 γ 球蛋白下降常提示病情加重且预后不良。

因腹泻和进食减少等伴有电解质紊乱，低血钾、低血钠和低血氯，严重时可出现酸中毒。还可伴有镁、钙等离子紊乱。

1.3　红细胞沉降率

红细胞沉降率（ESR）指红细胞静止状态下每小时下降的速度，是红细胞间聚集性的指标，与血浆蛋白浓度和血细胞比容有关，间接反映急性炎症期蛋白的变化。但影响 ESR 因素众多，如红细胞大小、形态及数量等。部分 IBD 患者炎症活动时 ESR 可在 24 小时内升高，而炎症改善时，ESR 下降则有相对滞后趋势。溃疡性直肠炎因累及的肠道相对较短，ESR 很少波动，CD 患者 ESR 随疾病活动度增高，且与结肠炎症活动的相关性高于小肠。

1.4　急性期蛋白

急性炎症时血浆中各种蛋白随炎症发生而出现升高或降低的变化，IBD 炎症发展过程中大多数急性期蛋白均表现为升高，但并非 IBD 患者所有指标均有一致性改变，这些变异表明在炎症过程中不同个体存在发病机制的差异。常见的急性期蛋白包括 C 反应蛋白（CRP）、α_1 酸性糖蛋白、纤维蛋白原、α_2 微球蛋白、乳铁蛋白、血清类淀粉 A、β_2 球蛋白、α_1 抗胰蛋白酶、细胞因子等，但大多数指标与 IBD 关系的研究尚处于起步阶段，部分尚存争议。如 α_1 酸性糖蛋白在肝脏合成，其水平与 IBD 活动指数正相关，但血液中半衰期达 5 天，限制了其临床应用。

在急性期蛋白中，研究最多的为 CRP。急性炎症时 CRP 浓度可升高 500～1000 倍，循环中半衰期为 19 小时，在 IL-6、IL-1β、TNF-α 等细胞因子刺激下在肝脏内合成炎症反应蛋白。通常 CRP 比 ESR 升高出现的早、消失也快。CRP 含量越多，表明病变炎症活动度越高。炎症恢复过程中，若 CRP 持续阳性，预示仍有突然出现疾病复发的可能性。CRP 不受红细胞、血红蛋白和年龄等因素的影响，是观察 IBD 炎症和疗效的良好指标。

研究发现当疾病活动时，并非所有 IBD 患者 CRP 均增高，有报道对 CD 的敏感性达 100%，UC 则达 50%，其原因尚不明。也有活动性 CD 患者正常 CRP 值的报道。

1.5　细胞因子

细胞因子是由多种活化细胞分泌的多肽和低分子糖蛋白，通过与靶细胞表面细胞因子受体特异结合后发挥生物学效应，每种细胞受多种细胞因子的调节，不同细胞因子间相互协同相互制约，构成复杂的免疫调节网络。主要细胞因子有 TNF-α、IL-1β、IL-6、TGF-β、IL-10、IL-23 等，它们均有不同程度的变化，但与疾病活动相关性较差。

2　血清自身抗体

自身抗体与免疫活动异常相关,因此在临床上越来越受到重视。其中最主要的自身抗体是抗中性粒细胞胞质抗体(ANCA)和抗酿酒酵母菌抗体(ASCA),它们均为针对细菌和真菌等抗原的交叉反应。其他包括抗大肠埃希杆菌外膜孔道蛋白抗体(抗 OmpC 抗体)、抗荧光假单胞菌抗体(抗 I2 抗体)和抗鞭毛蛋白抗体(抗 CBir1 抗体)等。它们有助于 IBD 和其他胃肠道疾病,UC 和 CD 的鉴别,以及预测疾病的发生,根据疾病进展和治疗反应分成不同的临床亚型。

2.1　抗中性粒细胞胞质抗体

ANCA 是一组以中性粒细胞和单核细胞胞质成分为抗原的自身抗体。采用免疫荧光检测 ANCA 可分为胞质型(cANCA)、斑点型(sANCA)和核旁型(pANCA),其中 pANCA 与 IBD 具有一定的相关性。pANCA 是由肠壁黏膜的 B 细胞产生,针对细胞核核膜内侧的一种抗原,作用于毛细血管中的中性粒细胞、单核细胞或肠上皮细胞引起溶菌酶释放,导致大面积血管和肠组织损害。能识别组蛋白 H1(细胞核中与 DNA 紧密相关的小分子蛋白),识别杀菌渗透性增强蛋白(与革兰阴性菌包膜脂多糖有高度亲和力),识别结肠细菌表位和肥大细胞胞质抗原,对共生的微生物产生异常免疫反应。提示感染可能是 IBD 的致病因素之一,但目前尚待更多依据证明。

有研究证实,20%~85% UC 患者血清中可检测出 pANCA,CD 患者阳性率则为 2%~20%,普通人群中 pANCA 阳性率小于 5%。pANCA 诊断 UC 敏感性和特异性分别为 56% 和 89%,目前认为 pANCA 是 UC 诊断较有意义的标志物。

大多数研究报道 IBD 患者 pANCA 滴度与疾病活动度、严重程度及治疗情况无相关性,结肠切除术后仍能检测到该抗体的存在。在系统性血管炎、原发性硬化性胆管炎、自身免疫性肝病、胶原性结肠炎、嗜酸粒细胞性结肠炎等疾病也可检出 pANCA,与系统性血管炎不同,ANCA 滴度与 IBD 的活动性和复发无相关性。说明 ANCA 对 UC 无直接致病作用,可能只是免疫调节紊乱的标志。有学者提出 ANCA 可能为 IBD 遗传易感性的标志,因为不同人群间 ANCA 阳性率差异较大,可能反映 HLA 基因不同,尤其是 IBD 患者亲属的 ANCA 阳性率高于普通人群,提示 ANCA 在 UC 患者中呈家族聚集现象。但也有一级亲属中 ANCA 表达情况不一的报道。

2.2　抗酿酒酵母菌抗体

ASCA 是一种抗真菌菌属抗体,即针对酿酒酵母菌细胞壁上的蛋白聚糖抗体,特别是磷酸甘露聚糖肽,ASCA 反映对肠道特殊抗原的免疫耐受的缺失,即对无法识别的病原体发生免疫反应。除了 CD 外,ASCA 在其他疾病很少表达。最敏感最特异的检测方法是纯化抗原提取液,用固定 ELISA 分析法检测 ASCAIgA 和 IgG。

ASCA 是一种对 CD 具有高度特异性抗体。CD 患者 ASCA 血清学阳性率与抗体水平明显高于未发病亲属,而且 ASCA 阳性的 CD 患者家属罹患 CD 的易感性增高;家族中 CD 先证者与已发病亲属 ASCA 阳性(或阴性)具有一致性,这种家族性表达至少可部分说明 CD 与遗传有关,而且 ASCA 阳性和阴性者可能代表两种临床亚型,在临床表型,治疗反应上具有不同特点。以色列学者报道非 CD 患者若 ASCA 阳性,其中约 1/3 将逐步发展为 CD,在诊断前 38 个月即有检出,表明 CD 患者发病前已伴有免疫异常。此外,ASCA 在有家族史 CD 患者中的检出率明显高于无家族史的所谓散发病例。

CD 患者的 ASCA 阳性率为 39% ~ 69%,UC 患者的 ASCA 阳性率仅 5% ~ 15%,在健康人群中表达很少。经手术切除病变肠段的 CD 患者,ASCA 滴度也随之下降,可能由于病变肠段上皮通透性增加,引起肠内微生物攻击,手术后因肠内抗原攻击减少,导致 ASCA 水平降低。高滴度 ASCA 诊断 CD 的特异性可达 96% ~ 100%,但敏感性较低,仅 50% 左右。

日本和中国 CD 患者 ASCA IgA 检出率明显低于高加索人,提示基因和(或)环境因素能影响 ASCA 的表达。

2.3　抗大肠埃希杆菌外膜孔道蛋白抗体

OmpC 是一种抗大肠埃希杆菌细胞外膜孔道蛋白 C 的抗体,在 CD 患者中检出率约 55%,儿童和青年人仅 24%,UC 患者和健康人群检出率分别为 5% ~ 11% 和 5%。目前在 CD 黏膜损伤处可检测出侵袭性大肠埃希菌。

Zholudev 等检测儿童和成人 IBD 患者的 OmpC,pANCA 和 ASCA,包括 81 例 CD,54 例 UC 和 63 例健康人群,结果 ASCA、OmpC 抗体检出率 CD 患者明显高于 UC 患者,联合抗 OmpC,pANCA 和 ASCA 诊断 IBD 敏感性和特异性达 70% 和 94%,而单独 OmpC 抗体 CD 患者中仅 6 例阳性,UC3 例,对照组 2 例。虽然单独检测 OmpC 抗体对鉴别 IBD 价值有限,但在诊断 ASCA 阴性 CD 患者方面能与其他血清学标志物互补。

2.4　抗荧光假单胞菌抗体

I2 抗原来源于肠腔内共生的荧光假单胞菌,在活动性 CD 的病损处单层柱状单核细胞中分离得到一种细菌 DNA 片段,在非活动性 CD 和 UC 患者则无法检测出这种细菌 DNA 片段。

I2 IgA 对 CD 具有特异性,主要在结肠病变黏膜中存在,而其他结肠疾病中少见。CD、UC、非 IBD 肠炎和健康人群 I2 IgA 检出率分别为 54%、10%、19% 和 5%。Iltanen 等对 75 例疑诊 IBD 儿童检测抗 I2,结果 IBD 阳性者(43%)明显高于非 IBD 患者(15%),对鉴别 UC (42%)和 CD(50%)则无明显帮助,UC 儿童 I2 阳性率高于成年人。其机制尚不清楚,可能与 IBD 儿童特有的免疫有关。

抗 I2 阳性者可作为外科排便改道手术疗效的预测指标,即该抗体的表达与此手术后疗效呈高度相关。

2.5　抗鞭毛蛋白抗体(抗 CBir1 抗体)

CBir1 是一种对共生菌群鞭毛蛋白的抗体,通过 TLR5 激活先天免疫功能,特异性鞭毛蛋白可诱导 C3H/HeJBir 小鼠结肠炎。

CD 中检出率 50%,UC、感染性肠炎和健康人群的检出率分别为 6%、14% 和 8%。抗 CBir1 与 CD 特殊的表型相关,如小肠疾病(OR = 2.16)、狭窄(OR = 1.71)和内穿孔(OR = 2.01),与其他抗体无关。抗 CBir1 在 p-ANCA 阳性的 CD 患者中阳性率为 40% ~ 44%,在 p-ANCA 阴性 CD 患者仅 4%,因此,抗 CBir1 可以鉴别一组其他血清标志物阴性的 CD 患者。

2.6　抗聚糖类抗体

除了常见的 ASCA,其他抗聚糖抗体包括抗苷昆布乙糖抗体(ALCA)、抗苷壳乙糖抗体(ACCA)和抗甘露乙糖抗体(AMCA)、抗甘露聚糖抗体(gASCA)以及新发现的抗昆布多糖 IgA(Anti-L)和抗壳糖 IgA(Anti-C)。苷昆布乙糖和苷壳乙糖是细菌、真菌、酵母菌、原虫和病毒微生物细胞壁甘露聚糖,昆布多糖和壳乙糖刺激免疫系统,特别是先天免疫,多数学者认为抗聚糖类抗体表明 CD 患者失去对共生菌免疫耐受,引起免疫紊乱。

Seow 等观察 818 例 IBD 患者血清抗聚糖抗体,发现约 73% IBD 患者 ≥1 个抗聚糖抗体阳性,CD 特异性为 85.4% ~97.7%。其中 gASCA IgG 诊断敏感性达 60.7%,gASCAIgA 达 46.8%,ALCA、ACCA、AMCA 分别为 19.5%、8.7%、12.2%,与 UC 有显著差异。血清高滴度抗聚糖抗体提示病情重且预后差。ALCA 和 ACCA 高滴度与小肠病变显著相关,34% ~44% ASCA 阴性 CD 患者,ALCA-IgG、ACCA-IgA、AMCA-IgG 检测阳性,因此抗聚糖类抗体对 CD 的诊断和进一步分型有一定帮助。CD 患者 Anti-L 和 Anti-C 阳性率为 18% 和 10.1%,UC 为 3.3% 和 2.3%。Israeli 等报道 CD 发病前 gASCA、ALCA、ACCA 阳性者,发病后其滴度可以进一步明显升高。

3　基因标记物

全基因组扫描结果显示 IBD 易感位点分布于第 1、3、4、5、6、7、10、12、14、16、19 号和 X 染色体上,提示 IBD 是一个多基因参与的复杂疾病。在 IBD 候选基因研究中,位于 IBD1 的 NOD2/CARD15 是第一个被发现 CD 易感基因,主要突变位于 Arg702Trp、Gly908Arg 和 Leu1007fs,占 NOD2 全部变异的 83%。NOD2 通过富亮氨酸的重复序列 LRR 识别细菌胞壁的肽聚糖胞壁酰二肽(MDP),诱导 NF-κB 活化,刺激抗微生物肽如 α-防御素的分泌,是肠黏膜免疫反应的关键调节蛋白;CARD 结构则介导细胞凋亡。多数报道认为 NOD2 基因的 3 个常见多态性突变与 CD 回肠病变有关,与瘘管形成和狭窄存在相关性,而与肛周或结肠病变基本无关,与 UC 无关。NOD2 基因突变的个体通常发病年龄较早,但这种情况仅发生在家系病例,散发病例观察不到这种现象。但也有 NOD2 与疾病行为学间关系不一报道。

　　MHC-Ⅱ主要包含 MHCDQ、DP、DR,属于免疫球蛋白超基因家族,对 T 细胞免疫应答及 B 细胞产生抗体均有重要作用。研究证实 HLA 区间基因影响 IBD 临床表型作用大于对疾病易感性的决定作用。与 UC 正相关的基因是 HLA-DR2、DRB1*1502、DR9 和 DRB1*0103,与 UC 呈负相关的是 DR4。预测可能需要更早手术相关基因有 HLA-DRB1*0103;与周围关节炎相关基因有 HLA-B*27、HLA-B*35、HLA-B*44 和 HLA-DRB1*0103 等;其他肠外表现如肛周疾病、眼色素层炎与 HLA-DRB1*0103 有关。

　　目前,其他受关注的与 IBD 密切相关基因有 MDR1 编码的膜转运蛋白 P 糖蛋白;OCTN1 和 OCTN2 编码的有机阳离子转运蛋白;编码炎症细胞因子 IL-23、IL-1、IL-10 基因等。

　　在 IBD 治疗研究中,学者们开始关注药物代谢基因。IBD 患者免疫抑制剂能诱导和维持疾病缓解,较少激素依赖。硫唑嘌呤和巯嘌呤均为无活性药物,在细胞内代谢成为 6-硫鸟嘌呤核苷酸(6-TGN)后发挥其免疫抑制作用。另外一条竞争性代谢途径是通过硫嘌呤甲基转移酶(TPMT)代谢为甲基巯嘌呤,因此 TPMT 是造成巯嘌呤个体代谢差异的关键酶,其活性与红细胞内 6-TGN 浓度水平呈负相关。若 TPMT 活性低下,应避免使用硫唑嘌呤;中等活性者推荐使用 1/2 或 1/3 起始剂量;高活性者推荐使用更高剂量。个体化用药避免早期出现骨髓抑制。

4　粪便检测

4.1　铟-111 标记白细胞标志物

　　IBD 黏膜通透性增高与中性粒细胞活化密切相关,粪便中铟-111 标记白细胞能良好地反映肠道黏膜炎症,是粪便标志物的金标准。其排泄率与 IBD 内镜及组织学炎症具有明显相关性,诊断 IBD 的敏感性为 97%,对小肠 CD 诊断价值更大。但由于暴露于核素、取样费时(4 天)等缺点,较难为患者和工作人员接受。

4.2　中性粒细胞源蛋白的标志物

　　肠道黏膜炎症时黏膜内含有大量中性粒细胞,通过肠道免疫炎症反应代谢产生一些来源各异的物质直接从炎症肠道漏出至肠腔,粪便内中性粒细胞源蛋白已成为一组反映肠道炎性反应的较可靠标志物。

4.2.1　钙卫蛋白

　　钙卫蛋白为 S-100 蛋白家族成员之一,由中性粒细胞分泌的钙和锌结合蛋白,占中性粒细胞可溶胞质内蛋白的 50%,广泛分布于人体细胞、组织和体液中,不同部位钙卫蛋白含量不同,健康人群中平均粪钙卫蛋白大约 2mg/L,是血浆中浓度的 6 倍。

　　肠道发生非特异性炎症时,肠黏膜和黏膜下层浸润中性粒细胞和单核细胞释放钙卫蛋白。炎症时粪便排泄铟-111 标记白细胞和粪钙卫蛋白密切相关,证实 IBD 炎症时钙卫蛋白在胃肠道内的迁移。Von Roon 等荟萃分析了 30 个临床研究,共纳入 5983 例患者(其中 IBD1210 例),结果显示粪钙卫蛋白诊断 IBD 的敏感性和特异性分别为 89% 和 81%(临界值 $50\mu g/g$);若将临界值设定为 $100\mu g/g$,诊断敏感性和特异性上升为 98% 和 91%。表明设定较高的临界值能有效地提高诊断的准确性。Van Rheenen 对疑诊 IBD 患者的荟萃分析显示粪钙卫蛋白检测 IBD 的敏感性和特异性分别为 93% 和 96%;儿童敏感性为 92%,特异性则下降至 76%。因此粪钙卫蛋白为进一步检查提供线索,降低内镜和影像学的检查率,但也可能延误 6% 成人及 8% 儿童 IBD 的及时诊断。

钙卫蛋白具有抗蛋白酶和抗热的活性,因此在肠腔和外界环境中可以长期保持稳定而不被细菌或酶降解。收集的样本在室温存放 24 小时后和立即检查两者具有很好的相关性($r=0.90$),粪便在室温保存 1 周钙卫蛋白仍然保持相对稳定。

钙卫蛋白检测是一种无创方便的检测方法,且能反复检测和量化,可对肠道炎症,特别是小肠 CD,进行实时监控,观察治疗疗效和及时调整治疗方案。对急性发作期的重症患者,当内镜检查受到限制时,粪钙卫蛋白对肠道炎症的评估具有较高的实用价值。另外,它也是一项检测 IBD 肠黏膜痊愈的有效指标。

由于钙卫蛋白是一种炎症的标志物,因此在许多感染性肠炎、息肉、肿瘤、过敏性肠炎、显微镜下肠炎、急性腹腔内疾病、NSAIDs 药物及高龄等检测时均有不同程度的升高,其并非为 IBD 特异性指标。检测值在正常范围内,只是表明肠道黏膜内没有中性粒细胞性浸润,故在临床运用中受到一定限制。

4.2.2 粪乳铁蛋白

粪乳铁蛋白是贮藏在中性粒细胞特殊颗粒中的铁结合蛋白,而单核细胞和淋巴细胞则不含有乳铁蛋白,因此粪乳铁蛋白特异性反映肠道中性粒细胞活动性。采用乳胶凝集试验能定量检测粪乳铁蛋白,灵敏性高。Gisbert 等对 1001 例 IBD 患者检测粪乳铁蛋白的荟萃分析结果显示粪乳铁蛋白诊断敏感性和特异性分别为 80% 和 82%。大多数研究认为粪乳铁蛋白和钙卫蛋白具有相似的检测功能。

乳铁蛋白反映肠道中性粒细胞浸润,较难与感染性肠炎鉴别,因此更适应用于确诊 IBD 诊断后疾病活动性的判断。

4.2.3 粪 S100A12

粪 S100A12 是一种钙结合蛋白,通过活化 NF-κb 信息传导通路,刺激前炎症细胞因子释放,包括 TNF-α,是中性粒细胞分泌的促炎症反应蛋白,如果排除细菌性肠炎后,粪 S100A12 可以作为检测 IBD 活动的理想非侵入性标志物,较钙卫蛋白特异性更高,因为粪钙卫蛋白还可来源于单核细胞和肠上皮细胞。一项关于儿童 IBD 的研究显示,当粪 S100A12 临界值为 10mg/kg 时,诊断 IBD 的敏感性和特异性达 96% 和 92%;进一步研究发现粪 S100A12 鉴别成人 IBD 和肠易激综合征(IBS)敏感性和特异性分别为 86% 和 96%。另外,研究显示粪 S100A12 在细菌性肠炎中表达上升而病毒性肠炎则无变化。

4.2.4 溶菌酶

溶菌酶是位于中性粒细胞内的酶,催化革兰阳性菌胞壁的水解。研究显示,在结肠病变组,粪便溶菌酶与铟-111 标记白细胞的排泄率呈较好的相关;而在小肠病变组,则未得出类似的结论。因此溶菌酶对 CD 的实用价值受到很大限制。

4.2.5 髓过氧化物酶(MPO)

MPO 是中性粒细胞嗜天青颗粒的组成成分,释放后产生活化氧的代谢物,造成组织损伤。活动性 IBD 患者的粪便中 MPO 含量升高与内镜分级标准相关。

4.3 胃肠蛋白丢失标志物

目前认为抗胰蛋白酶(α_1-AT)是一个定量测定肠道蛋白丢失的可靠而准确的内源性标志物。α_1-AT 不被蛋白水解酶溶解的特点使它在粪便中成为稳定的复合物。有报道 CD 患者的粪便 α_1-AT 比对照组升高,与 CD 活动指数呈较好的相关,而与小肠累及范围无关。但也有不同的研究结果。α_1-AT 测定复杂,较难常规推广,限制了它在 IBD 中的研究和应用。

其他粪便标志物包括弹性蛋白酶、α_2巨球蛋白、中性粒细胞脂质运载蛋白、嗜酸粒细胞蛋白、乳酸盐、血小板活化因子、细胞因子(TNF-α、IL-1β、IL-4、IL-10)等在反映 IBD 活动度中均发挥一定的作用,但大多数标记物在 IBD 中尚无广泛研究,结论仍存争议。目前尚未发现这些标志物较钙卫蛋白、乳铁蛋白和 S100A12 更有临床应用的优势。

5 非侵入性标志物的临床意义

5.1 诊断和鉴别诊断

IBD 诊断通常是结合临床资料、内镜、放射学和组织学检查,在排除各种其他原因引起的肠道炎性反应基础上做出的。然而在鉴别 UC、CD 与非 IBD 时仍存在局限性,有时非侵入性标志物对诊断有较大的辅助价值。

CRP 是急性期非特异性的炎症反应蛋白。有报道 CRP 在鉴别 CD 和 IBS 时敏感性为 70%~100%,鉴别 UC 和 IBS 敏感性为 50%~60%。在高发病率的儿童人群中,常规检测(贫血、ESR、CRP 或血小板计数),诊断 IBD 灵敏度为 62%~91%,若联合 2 个以上常规化验,灵敏度升至 75%~94%。如果常规检测阳性,则建议影像学、内镜、病理进一步筛查 IBD。对 IBD 的儿童,常规检测较其他血清学检查具有更高的阳性预测值且费用较低。活动期 IBD 患者,CD 患者 CRP 升高水平明显高于 UC 患者,而 ESR、血小板在 UC 和 CD 无明显差异。

临床上 IBD 和 IBS 均有不明原因的腹痛和排便习惯改变,对于 IBS 的诊断常选择拉网式检查方式,一定程度增加患者肠镜或钡灌肠检查的痛苦及医疗费用。由于 IBS 组无肠道黏膜明显炎症,表达的粪钙卫蛋白水平较低,缓解期的 CD 或 UC 患者粪钙卫蛋白仍较 IBS 者增高,多项研究均证实粪钙卫蛋白鉴别 IBD 和 IBS 的敏感性和特异性分别为 63% ~100% 和 79% ~93%。粪钙卫蛋白能作为一项临床鉴别诊断的筛查指标。Tibble 等通过检测粪钙卫蛋白浓度(临界值 10mg/L)与肠道其他器质性疾病相鉴别,其敏感性和特异性达 89% 和 79%,CRP 则为 58% 和 81%。表明粪标志物对有消化道症状者,具有较好排除 IBD 的阴性预测值,而阳性预测值则较低。但仍普遍优于当前实验室检查的急性期反应蛋白。Kane 等检测 215 例 CD、UC 和 IBS 患者的粪乳铁蛋白,结果其诊断 IBD 敏感性和特异性分别为 78% 和 90%,而且 UC(1125μg/g)者明显高于 CD 患者(440μg/g)。粪标志物是肠道黏膜炎症较好的评估指标,但并非特异性诊断指标,检测值升高时尚需其他检测方法进一步诊断。

自身抗体对鉴别 IBD 和其他肠道疾病及 CD 和 UC 鉴别诊断有协助作用。特别是联合检测多个抗体对疾病诊断价值更高。Reese 等荟萃分析 60 个临床研究,总共 3841 例 UC,4019 例 CD 和 3748 例健康人群,结果 ASCA+/pANCA-诊断 CD 敏感性和特异性为 55% 和 93%,诊断 IBD 敏感性为 63% 和 93%。pANCA+/ASCA-诊断 UC 敏感性和特异性为 51% 和 94%。由于 pANCA 和 ASCA 在其他疾病中也可阳性,因此不推荐将 pANCA 和 ASCA 作为 IBD 的筛选工具。但对儿童联合检测诊断敏感性和特异性提高至 95% 和 96%。对 300 例疑诊 IBD 儿童联合检测 OmpC,抗 I2 和抗 CBir1,诊断 IBD 的敏感性达 67%,特异性 76%,但与儿童传统常规检测(贫血,血小板增多,ESR 升高)的筛查结果相似,因此筛查时应选择更简便有效的检测方式。

10% ~15%IBD 为不定型结肠炎,联合 pANCA 和 ASCA 检测可提高诊断率。有报道若 pANCA+/ASCA-,随访不定型肠炎过程中罹患 UC 风险增高 19 倍,ASCA+/pANCA-,罹患 CD 风险增高 16 倍。而 pANCA 和 ASCA 均阴性不定型肠炎的患者,平均约 9.9 年仍可表现为不定型结肠炎。不定型结肠炎 ASCA+/pANCA-对 CD 的阳性预测值为 80%,pANCA+/ASCA-对 UC 阳性预测值为 64%。Joossens 等对 97 例不定型肠炎进行随访,结果 1 年后 ASCA+/pANCA-10 例中 8 例诊断为 CD,7/11 例 pANCA+/ASCA-诊断为 UC,而不定型肠炎中约 48.5% 患者 ASCA 和 pANCA 均阴性。因此 ANCA 和 ASCA 可帮助不定型结肠炎的诊断,以便早期提供有效治疗。

评估各项标志物诊断的敏感性、特异性和阳性/阴性预测值,应与当地人群疾病的发病率和设定检测指标临界值有关,高敏感性则特异性降低。因此对各项标志物临床价值的评估需综合判定。

5.2 疾病活动性评估

在 UC 疾病活动性评估中,粪钙卫蛋白、粪乳铁蛋白和 CRP 水平与内镜和组织学严重度呈正相关。Roseth 等对 62 例 UC 患者检测粪钙卫蛋白,发现健康对照组的钙卫蛋白含量 6.0mg/L,缓解期或轻度活动者为 11.5mg/L,中度活动者 68.0mg/L,重度活动组则高达 120mg/L。Schoepfer 等研究粪钙卫蛋白与内镜下 CD 评分指数(SES-CD),CD 活动指数(CDAI)和 CRP 间关系,结果钙卫蛋白与 SES-CD 相关性明显高于 CDAI 和 CRP。粪钙卫蛋白(临界值 50μg/g)预测内镜下活动性疾病的敏感性和特异性达 89% 和 58%,若临界值设定为 70μg/g，特异性可提高至 72%。CD 患者的粪钙卫蛋白升高仅表示黏膜炎症，狭窄者高于非狭窄非穿孔者，与疾病活动相关性较差。

粪钙卫蛋白和乳铁蛋白对结肠病变活动性评估优于回肠病变，判断疾病活动性的敏感性为 70%～100%，特异性为 44%～100%。回肠病变活动性评估则较不敏感。

使用 Inliximab 的 CD 患者，对治疗有反应者粪便钙卫蛋白和乳铁蛋白可显示出快速明显的下降。虽然研究的样本量较小，但监测 CD 治疗过程中粪便标志物水平，将为医生进行优化选择侵入诊断程序，调整药物剂量，制定有效治疗方案提高线索。

CRP 能用于评估 IBD 活动性，但与内镜下疾病活动指数和黏膜炎症的相关性低于粪标志物，如 Solem 等观察 105 例 CD 患者，结果 CRP 诊断疾病活动的敏感性和特异性分别为 54% 和 75%。43 例 UC 中有 37 例内镜下活动性患者，但仅 19 例（51%）CRP 升高，无活动者 CRP 均正常。在内镜检查证实 CD 活动者，若伴有临床症状，CRP 升高可达 86%。也有部分持续性活动 IBD 患者 CRP 在正常范围内，对于这些患者粪标志物则更有意义。ESR 鉴别活动性疾病的敏感性较低。

5.3　预测疾病的复发

IBD 通常是一个不可预测的疾病。诱导缓解后，若不用免疫抑制维持治疗，约 50% 的患者一年后复发。识别复发高危患者有利于早期治疗、防止复发或减少其严重并发症。

最近，一项前瞻性研究观察诱导缓解 CD 患者，停用激素后，每 6 周行血常规、ESR、CRP、α_1抗胰蛋白酶和 α_1酸性糖蛋白检测，结果 CRP 与 ESR 能最短时间内预测复发。当患者 CRP>20mg/L 和 ESR>15mm/h 时复发的风险增加 8 倍，阴性预测值 97%，因此 CRP 与 ESR 可用于观察疾病的复发。

1/3 处于静止期 CD 患者也可伴有 CRP 的升高，这些 CD 患者 2 年后复发率增高。另一方面，约 10% 活动期 CD 患者 CRP 在正常范围，有推测与严重营养不良有关，因为肠系膜脂肪是重要的合成 TNF-α 和 IL-6 处，CRP 常在血液中 TNF-α 和 IL-6 细胞因子刺激下在肝细胞内合成，故 CRP 不能完全预测体重指数低下者的疾病复发。

粪钙卫蛋白和乳铁蛋白能较好地预测 IBD 复发，对 UC 评估的价值可能高于 CD。在临床实践中，推荐每间隔 2 个月测量一次粪便标志物，有利于早期发现复发。钙卫蛋白诊断 UC 复发阳性预测值 81%，阴性预测值 90%，CD 阳性预测值 87%，阴性预测值 43%。若缓解期 IBD 的粪钙卫蛋白和乳铁蛋白升高，12 个月内疾病将可能复发，粪钙卫蛋白敏感性 69%，特异性 69%，粪乳铁蛋白敏感性 62%，特异性 65%。

诊断 IBD 储袋炎，常需要内镜检查，粪标志物（钙卫蛋白和乳铁蛋白）诊断的敏感性和特异性达 100% 和 85%，可以用来作为筛查 IBD 复发的指标。

5.4　与临床表型相关指标

若急性期蛋白 CRP 持续性低水平升高，CD 的病变常累及回肠，并易发生狭窄和需手术治疗。有报道活动期 CD 患者若 CRP 水平较低，则 Inliximab 治疗疗效较差，这有待于进一步观察。

血清标志物检测能反映 IBD 临床表型。普遍认为 UC 患者 ANCA 阳性与病情持续时间和发病年龄无关。行结肠切除术的 UC 患者若 pANCA 阳性，术后发生急慢性回肠储袋炎的危险性增高。CD 患者如 pANCA+/ASCA-，多表现为 UC 样的临床症状，如直肠出血伴黏液，需局部药物治疗的左半结肠炎，常无小肠累及和狭窄，小肠手术少见。另一方面，ASCA 阳性的 CD 患者小肠病变多于结肠，常伴狭窄和穿孔而需手术治疗。非典型 pANCAs 阳性的 UC 患者，常表现为对美沙拉嗪和局部激素治疗抵抗的左半结肠炎，需要早期使用免疫抑制剂治疗。

Mow 等总结 303 例 CD 患者，检测 pANCA、ASCA、抗 OmpC、抗 I2，发现 ASCA、抗 I2 与小肠病变、纤维狭窄、小肠手术有关；抗 OmpC 与纤维狭窄、内穿孔与小肠手术有关；ASCA 与内穿孔有关；pANCA 与小肠病变、纤维狭窄、内穿孔、小肠手术病变均无关；以上四项均与肛门周围病变无关。CBir1 抗体通常与小肠病变、纤维狭窄、内穿孔有关，而与手术无关。ACCA、ALCA、AMCA 和 gASCA 与疾病穿孔狭窄有关。为了进一步证实血清抗体对疾病演变的影响，对儿童初次诊断或疾病初期 CD 患者进行研究，发现 ASCA 阳性者发生瘘管和脓肿时间较阴性者早。I2 抗体可作为外科排便改道手术预测指标，即该抗体的表达与此手术后疗效呈高度相关。Dubinsky 等调查 536 例无内穿孔和狭窄的 CD 患者，若 ASCA、抗 I2 和抗 OmpC 阳性者，长期随访并发症发生率为 8.2%，高于阴性者的 2.7%。

荟萃分析结果显示，若 ASCA、抗 OmpC 和抗 I2 高滴度阳性，则 CD 患者起病年龄早，临床表现更严重和复杂，病变常累及回肠，易伴有并发症，且对抗生素治疗反应较血清阴性者佳，提示此类 IBD 患者可能为一个对抗微生物敏感的亚型患者。

ASCA、抗 OmpC、抗 I2、抗 CBir1 与 NOD2 变种有关，而遗传变种又可能与此 CD 相关的抗体变化相关。GASCA、ALCA、AMCA 和 ACCA 也与 NOD 2 变异有关，它们似乎与 NOD2 有"剂量"效应，即变异率越多，血清活性越高。约 25% CD 患者伴有同一基因的变异，但却有不同的炎症部位、病程特点、发病年龄及治疗的反应，表明 CD 是多因素作用结果。

最近欧洲多国和以色列研究显示，CD 患者若 NOD2/CARD15 基因 gly908arg 突变和 ASCA 阳性者，免疫反应剧烈，常伴有更多的并发症和更严重的病程，需要较高的健康保健费用。术前高水平 pANCA 和 ASCA，术后易形成瘘管和储袋炎。

IBD 生物标志物的研究和发现对 IBD 各种表现的预测、早期干预提供线索。在不久的将来，我们或许将看到新的 IBD 亚临床分型，有助于探讨疾病发病机制，为治疗提供理论和实验依据。但目前仍存在很多困难，如我国 IBD 患者基因型分布与西方国家有所不同，遗传易感性存在种族差异或遗传异质性等，这些都有待于我们更深入地研究。

（戎 兰）

参 考 文 献

王红玲,夏冰. 2008. 炎症性肠病的基因学诊断. 医学与哲学(临床决策论坛版),5:19-25.

王为,周国华. 2011. 粪便标志物在炎症性肠病中的研究进展. 中国误诊学杂志,11(26):6323-6324.

Argan SR,Landers CJ,Yang H,et al. 2005. Antibodies to CBir1 flagellin define a unique response that is associated independently with complicated Crohn's disease. Gastroenterology,128(7):2020-2028.

Collins CE,Rampton DS,Rogers J,et al. 1997. Platelet aggregation and neutrophil sequestration in the mesenteric circulation in inflammatory bowel disease. Eur J Gastroenterol Hepatol,9(12):1213-1217.

Consigny Y,Modigliani R,Colombel JF,et al. 2006. A simple biological score for predicting low risk of short-term relapse in Crohn's disease. Inflamm Bowel Dis,12(7):551-557.

Dotan I. 2010. New serologic markers for inflammatory bowel disease diagnosis. Dig Dis,28(5):418-423.

Dubinsky MC,Lin YC,Dutridge D,et al. 2006. Serum immune responses predict rapid disease progression among children with Crohn's disease:immune responses predict disease progression. Am J Gastroenterol,101(2):360-367.

Foell D,Wittkowski H,Roth J. 2009. Monitoring disease activity by stool analyses:from occult blood to molecular markers of intestinal inflammation and damage. Gut,58(6):859-868.

Gisbert JP,McNicholl AG,Gomollon F. 2009. Questions and answers on the role of fecal lactoferrin as a biological marker in in-flammatory bowel disease. Inflamm Bowel Dis,15(11):1746-1754.

Iltanen S, Tervo L, Halttunen T, et al. 2006. Elevated serum anti-I2 and anti-OmpW antibody levels in children with IBD. Inflamm Bowel Dis,12(5):389-394.

Israeli E,Grotto I,Gilburd B,et al. 2005. Anti-Saccharomyces cerevisiae and antineutrophil cytoplasmic antibodies as predictors of inflammatory bowel disease. Gut,54(9):1232-1236.

Joossens S,Reinisch W,Vermeire S,et al. 2002. The value of serologic markers in indeterminate colitis:a prospective follow-up study. Gastroenterology,122(5):1242-1247.

Kaiser T,Langhorst J,Wittkowski H,et al. 2007. Faecal S100A12 as a non-invasive marker distinguishing inflammatory bowel disease from irritable bowel syndrome. Gut,56(12):1706-1713.

Kane SV,Sandborn WJ,Rufo PA,et al. 2003. Fecal lactoferrin is a sensitive and specific marker in identifying intestinal inflam-mation. Am J Gastroenterol,98(6):1309-1314.

Lewis JD. 2011. The Utility of Biomarkers in the Diagnosis and Therapy of Inflammatory Bowel Disease. Gastroenterlogy,140(6):1817-1826.

Mendozaa JL, Abreub MT. 2009. Biological markers in inflammatory bowel disease：Practical consideration for clini-cians. Gastroentérol Clin Biol,33:Suppl. 3,S158-S173.

Mow WS,Vasiliauskas EA,Lin YC,et al. 2004. Association of antibody responses to microbial antigens and complications of small bowel Crohn's disease. Gastroenterology,126(2):414-424.

Reese GE,Constantinides VA,Simillis C,et al. 2006. Diagnostic precision of anti-Saccharomyces cerevisiae antibodies and peri-nuclear antineutrophil cytoplasmic antibodies in inflammatory bowel disease. Am J Gastroenterol,101(10):2410-2422.

Roseth AG,Aadland E,Grzyb K. 2004. Normalization of faecal calprotectin:a predictor of mucosal healing in patients with in-flammatory bowel disease. Scand J Gastroenterol,39(10):1017-1020.

Schoepfer AM,Beglinger C,Straumann A,et al. 2010. Fecal calprotectin correlates more closely with the Simple Endoscopic Score for Crohn's disease(SES-CD)than CRP,blood leukocytes,and the CDAI. Am J Gastroenterol,105(1):162-169.

Seow CH,Stempak JM,Xu W,et al. 2009. Novel anti-glycan antibodies related to inflammatory bowel disease diagnosis and phenotype. Am J Gastroenterol,104(6):1426-1434.

Solem CA,Loftus EV Jr,Tremaine WJ,et al. 2005. Correlation of C-reactive protein with clinical,endoscopic,histologic,and ra-diographic activity in inflammatory bowel disease. Inflamm Bowel Dis,11(8):707-712.

Tibble JA,Sigthorss on G,Fost er R,et al. 2002. Use of surrogate markers of inflammation and Rome criteria to distiguish or-ganic from nonorganic intestinal disease. Gastroenterology,123(2):450-460.

van Rheenen PF, Van de Vijver E, Fidler V. 2010. Faecal calprotectin for screening of patients with suspected inflammatory bowel disease:diagnostic meta-analysis. BMJ,341:c3369.

von Roon AC,Karamountzos L,Purkayastha S,et al. 2007. Diagnostic precision of fecal calprotectin for inflammatory bowel disease and colorectal malignancy. Am J Gastroenterol,102(4):803-813.

Zholudev A,Zurakowski D,Young W,et al. 2004. Serologic testing with ANCA,ASCA,and anti-OmpC in children and young adults with Crohn's disease and ulcerative colitis: diagnostic value and correlation with disease phenotype. Am J Gastroenterol,99(11):2235-2241.

第3章

B超诊断对炎症性肠病疾病活动性及并发症的评估

随着人们生活方式的改变和对疾病认识的提高,近年来炎症性肠病(inflammatory bowel disease,IBD)就诊病例逐年增多,其诊治日益受到重视。IBD诊断主要根据临床表现、实验室检查、辅助检查、组织病理学检查等确定。IBD的辅助检查手段较多,超声检查作为一种创伤小、廉价的检查方法,伴随各种超声设备和技术的进步、肠道疾病声像学研究的进展以及IBD新的靶向治疗药物的应用,超声检查在IBD的诊断、疾病活动性及并发症评估、药物治疗的随访观察等方面越来越受到重视,且显示出较好的临床应用价值。

1 超声成像的基本原理

正常人可听到的声音频率范围为10~20 000Hz(Hertz),频率高于20 000Hz的声音叫超声波(ultrasound,US),用于医学检查的超声波频率为$(1\sim20)\times10^6$Hz。超声波和声波在本质上都属于弹性介质中的机械振动波,超声波在传声介质中传播特点为方向性好、强度大、对固体和液体的穿透本领强,主要以纵波方式进行传导。但其在空气中的衰减较快,故超声检查中要使用耦合剂。能够传递超声波的介质称为传声介质,包括各种固体、气体及液体。

医学超声成像技术是用来显示人体内部脏器结构及功能的一种检测手段和诊断方法。它是将声学原理、微计算机技术、电子技术相结合的高科技产物,其在现代医学影像中占有重要地位。根据回声声学特征不同,可将人体组织分为无回声暗区或液性暗区(血液、尿液、羊水、腹水、脓汁等液体组织)、低回声区(实质均匀的软组织)、高回声区(复杂的实质组织)、强回声区(软组织与含气组织的交界处)。超声波在人体不同组织界面上发生反射及折射获得不同的图像,是医学超声诊断的主要依据。

目前用于医学的超声诊断仪是利用超声波照射人体,通过发生器来接收和处理载有人体组织结构特征性信息的回波,从而获得人体组织的性质与结构的可见图像,其软组织分辨率可达1%。根据不同的超声图像可以初步判断各种组织的形态、位置、病变情况。

2 超声成像的种类

超声诊断仪主要由探头、高频信号发生器、显示器、电源等部件组成。由于所采用探头、信号显示方式、声束扫描等方式不同,形成不同超声成像种类。目前用于IBD诊断主要有B型超声(brightness mode)以及B型超声与其他辅助检查手段相结合的超声如彩色多普勒超声(color Doppler flow imaging,CDFI)、对比增强超声(contrast enhancement ultrasound,

CEUS）、能量多普勒超声（power Doppler ultrasound）、超声内镜（endoscopic ultrasonography，EUS）等。

2.1　B 型超声检查

B 型超声是目前应用最广、影响最大的超声检查，它能得到人体内部器官的二维断层图像，且能对脏器功能形态进行实时动态观察。B 型超声检查仪是在声束穿经人体时，把人体各层组织所构成的介面同组织内结构的反射回声，用光点的明暗反映其强弱，终由众多的光点排列有序地组成相应切面的图像。当其探头在被检体表沿某一方向移动而对被检部位进行扫描时，探头移动的同时发射超声波并探测接收回波，在屏幕上以光点形式显示超声波行进方向线与探头移动方向线所决定的平面的相应脏器截面超声图像。改变探头的位置以及移动方向，即可得到不同位置和不同方向的断层图像。B 超显示屏幕上光点的亮度由回波的强度决定，故 B 型超声诊断仪是亮度调制型。B 型超声图像由人体被检查部位的解剖结构的回声反射所组成，属形态学诊断，主要用于畸形、肿物、结石以及其他能导致局部结构发生明显形态改变的疾病。

2.2　彩色多普勒超声检查

彩色多普勒超声是将脉冲多普勒技术、B 型超声成像和 M 型（motion type）超声心动图结合起来形成的双功能超声，它是 20 世纪 80 年代后期超声多普勒诊断在心血管领域中的最新科技成果。既可观察待检部位的形态，同时又可观测血流的方向和速度，减少了盲目性，提高了超声检查的准确性。它应用计算机的数字化和影像处理技术把血流的方向和流速以数字编码形式进行假彩色处理，使不同方向的血流产生鲜明对比的颜色，更加提高了双功能超声分辨血流的能力。彩色多普勒超声诊断仪在仪器构造上兼具了生理监测功能，提供如血流速度、流量、容积、血管径、动脉指数、加速度等极具价值的信息。

2.3　对比增强超声检查

对比增强超声是将造影技术和超声成像相结合的一种超声检查，它通过造影剂而使后散射回声增强，可以明显地提高超声诊断分辨力、特异性和敏感性。目前应用于消化道检查的有口服对比剂超声造影和静脉注射对比剂超声造影两种。

随着超声仪器性能的改进和各种新型造影剂的出现，超声造影已经能有效增强心、脑、肝、肾、胃肠道等器官的二维超声影像和血流多普勒信号，观察和反映正常组织及病变组织的血流灌注情况。对比增强超声检查可用于评价 IBD 的疾病活动指数，而且具有无创、简便、直观、实时等优点，已成为超声诊断的一个非常重要且很有前途的发展方向。

2.4　能量多普勒超声检查

能量多普勒是 20 世纪 90 年代出现的一种超声技术，它通过检测血液中红细胞通过的数量以及红细胞的信号振幅(或能量分布),即单位面积内红细胞通过的数量以及通过细胞的信号振幅进行成像的一种技术。其显示的参数不是血流速度而是血流中与散射相对应的能量信号。能量多普勒超声能够显示较完整的血管网,特别是对微小血管和弯曲迂回的血管更易显示,且能有效地显示低速血流甚至平均速度为零的灌注区。该技术相对简单、安全,不但是非侵入性的而且不需要造影和暴露在射线下,为研究组织或器官整体血流情况提供新方法,其与静脉超声造影是异曲同工。可定性评估血管类型和分布特点,亦可结合三维数据库信息进行血流半定量评估,目前已用于 IBD 患者肠道血流的检测以评估肠壁血管化程度,确定瘘管走行、区分脓肿和腹腔肿块等。

2.5　超声内镜检查

超声内镜是将微型超声探头装在内镜的前端,随内镜送入消化道进行超声检查的一种技术。当内镜进入消化道后,不仅可通过内镜直接观察腔内形态,而且可进行实时超声扫描,获得胃肠道壁各层次的组织学特征和周围邻近脏器的超声图像。由于探头接近病变,避免了腹壁及肠道气体干扰,从而提高了内镜和超声对病变的诊断水平。超声内镜已广泛用于消化系统疾病的诊断和治疗。超声内镜可清楚显示肠壁各层的层次结构改变以及黏膜下脉管样结构,且可探查肠道和肛管周围组织,发现肠道周围肿大淋巴结、直肠肛管周围并发症,同时还可探查病灶周围血供情况,有助于 IBD 及其并发症的诊断。

3　超声检查在 IBD 中的应用

3.1　超声检查对 IBD 疾病活动性评估

超声检查可对 IBD 患者疾病活动性进行评估。已有几种简便的评价疾病活动性的评分方法,通常是通过患者的病情来评分。目前用于 CD 比较常用的是 CDAI 评分,而 UC 则是 CAI 评分。但是上述评分方法根据制定的标准进行评分,可能会有与患者的病情及炎症情况不完全一致,结合疾病活动性评分和血 CRP、超声等检查更能准确地对患者病情进行评估。肠壁炎症是疾病活动的一个主要原因,炎症活动引起肠壁新生血管生成、血流增加。由于病变肠段的血管一般处于此条血管的远端,测量病变部位的血流情况可反映患者的血管生成情况,使用高频探头 B 超可测量肠道血流。已有较多的使用彩色多普勒或能量多普勒测量肠道血流的研究报道,采用半定量分析表明血流检测结果与CDAI 评分相一致。

IBD 最常用的评价疾病活动性指标为肠壁厚度、肠壁僵硬、肠壁血管生成及血流灌注,主要是由于炎症水肿及纤维化造成。其他一些主要征象包括:肠壁层次改变或消失、深溃疡形成、肠蠕动改变及结肠袋消失、肠腔狭窄、肠系膜改变、脓肿、瘘管形成。UC 的超声表现和 CD 基本相同,UC 最常见的表现也是肠壁增厚,但其一般比 CD 增厚程度轻,CD 患者肠壁血流信号更丰富。肠系膜淋巴结肿大更多见于 CD 患者。

超声检查被列为腹部疾病如 UC、CD、阑尾炎等的首选检查方法。超声检查可通过测量肠壁结构、肠腔直径、肠壁厚度、肠道的血管生成及血流灌注情况、肠道周围组织炎症反应轻重、肠道受累范围、肠道淋巴结来评估 IBD 的疾病活动性。不同的学者对于超声检查 IBD 的敏感性和特异性报道不一,总体范围处于敏感性 75% ~ 94%、特异性 66.7% ~ 100%。有学者通过检测肠壁层次结构、肠道活动性、肠壁厚度及彩色多普勒信号强度、肠道血流灌注、腹膜增厚程度等,综合分析建立超声活动指数来量化 IBD 的疾病活动性,显示出有较好的临床相关性,且 UC 的相关性高于 CD,但是总体来说超声检查对 CD 诊断敏感性和特异性均高于 UC。由于 UC 通常累及黏膜及黏膜下层,肠壁增厚程度比 CD 轻,肠壁增厚为均匀性的且肠道外器官受累及相对少,有时与感染性肠炎或药物性肠炎难以区分,故超声检查对 UC 的价值不如 CD,但是对疾病活动度的判断及治疗方案的确定仍有帮助。有研究将普通 B 超、彩色多普勒超声、对比增强超声对 CD 患者的疾病活动性评估后进行对比,并且与 CDAI 评分的相关性进行分析,认为对比增强超声对 CD 疾病活动性评估的敏感性和特异性均最高且与 CDAI 的一致性最好,其次是彩色多普勒超声和普通 B 超。

　　CD 患者的肠道病变通常是节段性的,回肠末端为最容易检出的病变区,其次为横结肠和左半结肠,最难检出为空肠,检测的敏感性分别为 95%、82%、88%、72%。研究将 MRI 与 US 对 CD 的检测及活动性评估作比较,认为 US(91%、98%、95%)对每段肠管的检测敏感性、特异性、准确性均高于 MRI(83%、97%、91%),两种检查方法均对回盲部检测的敏感性较高(100%、93%),超声检查对通过肠壁厚度判断疾病活动性的准确度亦较高。对于 UC,超声检查最容易发现的是降结肠和乙状结肠的病变,敏感性为 97.6%,升结肠次之,为 76.6%,由于横结肠位置变化较大,其超声检查的敏感性变化范围较大。直肠肛门的位置较深且受肠道气体影响,超声内镜检查的敏感性更高。由于不同的学者采用的检查阈值不同、检查所用的超声设备不同以及检查者的经验不同,导致各家报道不一。若将肠壁厚度阈值提高,检查的敏感性下降但特异性提高。一般认为能量多普勒超声、对比增强超声、超声内镜的诊断灵敏度、特异度、准确度均较高,此外使用高频探头也可提高检出率。

　　传统 B 超对 UC 的诊断价值高于 CD。B 型超声可用于检查肠壁的厚度,但是不能用于检查肠壁的血管生成及血流灌注。传统的 B 超检查前通常要求患者至少禁食 4 小时甚至一晚以减少肠蠕动和肠道内气体。由于肠道内尤其是结肠含气体多,可使用解痉剂、轻泻剂等减少肠道气体以获得较好的观察效果。传统 B 超检查可以观察肠壁分层、厚度、肠腔内情况、肠管有无狭窄及扩张和肠管蠕动等。但传统肠道超声即使能做好肠道的准备工作,仍可能因为肠腔内残余气体及内容物和肠管空虚而影响对肠壁结构的观察,此外腹壁脂肪也可能影响对肠道的观察。传统肠道超声是观察诊断肠道炎症性疾病的基础检查方式,目前很多新的超声检查方法均是在此方法上进行改进以更方便准确诊断。

　　彩色多普勒可观察肠系膜上、下动脉的血流动力学变化,来评估 IBD 患者是否处于活动期。活动期 CD 肠系膜上动脉的血供增加,血流量明显高于缓解期患者及正常人,Parente 等认为可以将血流量 500ml/min 作为判断病变是否处于活动的阈值,但在血流量 450 ~ 600ml/min 的范围内,健康人群、轻度活动期 CD 患者、缓解期患者可能有重叠,导致不能对疾病活动性作出正确评估。此外,肠系膜血管的血流动力学变化受自主神经、局部代谢等多种因素影响,而且此项技术操作起来比较耗时,致使彩色多普勒观察肠系膜血管血流在临床应用受到限制。

国内外学者运用对比增强超声判断 IBD 疾病活动性的方法有很多。Migaleddu 等的研究认为 CD 患者肠壁可出现三种不同的强化方式：以黏膜下层为主的强化、包括黏膜下层的全肠壁强化、从浆膜外血管开始的由外而内的全肠壁强化。上述三种强化方式不仅与 CD 处于活动性相关，而且与 CDAI 有较好的相关性。Drews 等通过能量多普勒联合检测肠壁血管化程度及其厚度，运用 Limberg 分型将其分为 5 型。0 型：正常肠壁；1 型：肠壁增厚；2型：肠壁增厚并有短的血管出现；3 型：肠壁增厚并出现较长的血管；4 型：肠壁增厚且出现能与肠系膜相连的长血管，分级越高疾病越活跃。

肠壁厚度已被列为评价 IBD 尤其是 CD 疾病活动性（Crohn's disease activity index，CDAI）的一个重要指标，目前常用肠壁厚度大于 3mm 为分界点，增厚的肠壁被肠腔内气体包绕而形成靶样征。一项 Meta 分析表明，若将大于 4mm 作为肠壁厚度的分界点，可将诊断的特异性从 93% 提高到 97%，但是敏感性由 88% 降为 75%，认为初诊患者用肠壁厚度大于 4mm 作为参考值，随诊患者则以 3mm 作为病情复发的参考值。Drews 等将血管化程度、肠壁厚度的组织学与超声表现相比较发现，IBD 患者慢性期炎症仅局限于黏膜层，故肠壁可以无增厚，并且无可检测到的血流信号，以此来评估病变的活动性，随访观察药物的治疗效果。由于肠壁厚度较容易观察，通过此点而评价病变情况易于进行操作掌握。Dietrich 的一项大样本研究发现 CD 患者肠壁厚度明显厚于正常肠道，且处于疾病活动期的患者（CDAI>150）比非活动期厚（CDAI <150）。在另一项包括 100 名患者的研究中发现肠壁厚度与 CDAI 有弱的相关性。正常肠壁结构分为 5 层，活动期患者的肠道层次结构较非活动期患者模糊。肠壁增厚需与肠道炎症水肿相鉴别，可通过超声检查的回声不同而加以鉴别。

Rustemovic 等的一项队列研究比较超声内镜检查 CD、UC 患者以及非 IBD 对照者肠壁结构和厚度、肠道受损程度来评价疾病活动性。与对照者相比，CD 患者的肠壁增厚及肠道损伤明显严重，活动期 CD 患者比缓解期患者肠道损伤严重。活动期 UC 患者的肠道壁厚度比对照组明显增厚。肠壁增厚和肠道损伤在 UC 组和 CD 组也有显著性差异，活动期 CD 患者比活动期 UC 患者的肠道损伤更严重。超声内镜检查 IBD 患者肠道受累的准确性可达到 100%，但是在活动期患者检查时其探头可引起疼痛，这在一定程度上限制了它的应用。

血管生成及肠壁血流灌注情况是 IBD 患者超声检查的另一个重要项目。能量多普勒超声检查患者的血管生成有较高的诊断准确率，根据能量多普勒检查患者的肠道血流灌注进行评分与内镜检查结果评分有较好的一致性，有学者报道能量多普勒检测的平均血管密度与半定量 Limberg 评分有相关性，但还需要更多的大样本研究证实。还有结合检测肠系膜血流的收缩期和舒张期峰流速、末梢血管血流阻力指数等来综合评估患者的血管生成得分。

对比增强超声的应用提高了超声检查的敏感性和特异性，它可排除组织移动伪像、血管灌注流速低下而不能被检出等的影响。与普通多普勒超声相比，对比增强超声对增厚肠壁血流灌注的检测、与疾病活动性和实验室检查的一致性方面均有优势。研究者认为对比增强超声检查的对比增强类型和增强率可以在一定程度上区分疾病是活动期或非活动期，可通过检测辨别增厚的肠壁是纤维增生或者炎症水肿，通过黏膜下甚至全层的血管密度进行炎症级别的分级。

对比增强超声对肠壁的血管生成情况的术前检测与术后组织学检测结果有一致性。对比增强超声中使用高频率探头和最新的后处理方法可提高炎症和周围组织的血流检测准确度以及并发症的检测。使用 Qontrast 软件对对比增强超声图进行分析,发现 CD 患者病变部位的血流峰值和血管密度比正常对照组显著增高,其结果与 MRI 检查结果相一致,可代替 CT 或 MRI 检查患者的血管生成情况。Schreyer 等报道对比谐波成像(contrast harmonic imaging,CHI)结合定量时间-强度曲线分析(quantitative time intensity curve analysis,TIC)可较好地获得血管及血管周围组织的信息,它增强对比度而使诊断的准确率更高。此种检查可用于 IBD 的诊断及随访。但也有研究报道对比增强超声对 CD 患者疾病活动性的评估与内镜检查结果、CDAI、血 CRP 检查结果一致性较差。文献报道在 UC 患者中将对比增强超声检查所获得组织灌注的声像图通过软件进行定量分析,同时与患者的血 CRP 和组织学检查进行对比,发现组织炎症与血流灌注峰值呈正相关,与达峰时间/灌注峰值呈负相关性,血 CRP 与组织学得分及组织灌注之间无明显相关性,认为可通过对比增强超声检查 UC 患者的血流灌注峰值及达峰时间/灌注峰值来评估疾病活动性。有超声检查发现患者缓解期的肠系膜上动脉(SMA)的搏动指数(PI)比活动期低,通过对比增强超声监测肠系膜上动脉和肠系膜上静脉(SMV)的血流计算血液通过肠道的时间评估疾病的活动性,但尚存在争议。

3.2　超声检查对 IBD 并发症评估

超声检查不仅用于 IBD 患者肠壁厚度、血管生成及血流、肠道结构的检测,还用于 IBD 并发症的检查及治疗的随访。IBD 患者瘘管、脓肿、肠道狭窄及肠外表现等并发症更多见于 CD 患者。据统计 CD 患者回肠和回结肠的狭窄发生率分别为 21%、8%,瘘管的发生率总体范围为 17%~81%,腹腔内脓肿的总体发生率为 12%~30%。

对 CD 患者早期瘘管和透壁性炎症的瘘管形成、脓肿、癌变、肠道纤维狭窄甚至闭塞等并发症超声检查的敏感性和特异性不同学者的报道不一,可能与不同的研究者采用的诊断阈值、超声检查方法、检查者的经验差异有关,但总体均较高。Hollerweger 等认为对瘘管检出的敏感性和特异性分别为 50%~89%、90%~95%。对脓肿的特异性和敏感性总体范围处于 71%~100%、77%~94%。Martínez 等将超声与 MRI 对 CD 瘘管的检查作对比研究,超声检测的特异性、敏感性、准确性分别为 100%、82%、90%,MRI 分别为 92%、70%、80%,认为超声可代替 MRI 作为 CD 患者瘘管的检查。

瘘管形成是 IBD 尤其是 CD 患者常见的一个并发症。瘘管可在腹腔内形成,也可位于肛门周围,肛周瘘管见于约 10% 的首诊 CD 患者。腹腔内瘘管的超声特点为在肠管之间或肠管与周围脏器之间可见低回声通道或低回声区。将超声检查与手术探查或术后病理检查相比较,超声检查对瘘管的敏感性和特异性分别为 87%、90%。对比超声和 X 线对瘘管的检查,敏感性分别为 71.4%、69.6%,特异性均为 95.8%,而将两种检查相结合,其敏感性和特异性分别为 97.4%、90%,故将超声检查和 X 线检查相结合可提高瘘管的检出率。口服造影剂的对比增强超声检查可通过造影检查瘘管的走形、是否有盲端、是否累及其他器官等,瘘管内注射造影剂检查的准确性更高,目前有双氧水增强瘘管造影术与直肠超声相结合,通过细导管往瘘管内注射造影剂。但瘘管内注射对患者是一种创伤性检查,有的患者难以接受。目前认为超声内镜是诊断直肠及肛周瘘管的最有效方法之一。超声内镜能清晰地显示 IBD 患者的直肠及肛门周围组织结构,发现肛周瘘管及小的脓肿。肛门周围瘘管的超声内镜表现为高回声管道或低回声管道内含串珠影气体表现,脓肿为无回声或低回声团块,超声内镜显示 IBD 患者肛周瘘管的形态与范围更清晰,不用注射造影剂,感染的风险小且患者的不适感较轻。超声内镜与 CT 的对比研究发现其对肛周瘘管及脓肿的诊断均优于 CT,患者亦不用暴露于射线。有报道经皮肛周超声检查可获得与超声内镜相当的准确率。

超声成像中脓肿声像图为边界不清的低回声肿块,通常壁不规则,肿块内可有强回声气体或极低回声内有点状回声,后方回声增强,较常位于肠间隙。超声检查可查出直径小于 2cm 的脓肿。研究表明超声检查对腹腔内脓肿的检查平均敏感性和特异性分别为91.5%、93%,对表浅脓肿更高,深部脓肿由于肠道气体和肠道内容物的影响敏感性和特异性较前述低。小脓肿或壁内脓肿有时与炎症中心部位肠段、瘘道、肿大淋巴结难以区分。能量多普勒超声和对比增强超声可通过检测血流灌注情况区别脓肿和炎症的肠段,对大于1cm 的腹腔内脓肿的诊断敏感性和特异性均较高,准确性不低于 CT。

对于 IBD 患者,超声检查鉴别是纤维增生狭窄还是炎症水肿狭窄不仅有利于患者病变的分期,更有利于患者治疗措施的确定。可通过回声的不同来鉴别是炎性狭窄还是纤维增生性狭窄,增厚的肠壁层次结构消失的通常为炎性狭窄,而层次结构尚存的为纤维性狭窄。对比增强超声检查可以提高狭窄的检出率。Schirin-Sokhan 等的一项关于对比增强超声对CD 患者肠道炎性狭窄评估的队列研究中定量测量肠壁血管生成和纤维化程度,结果表明肠道纤维化程度与疾病的活动性明显相关,肠道纤维化累计的长度与 Limberg 得分相关,但是纤维化的类型与量化测量结果无关,推测仅仅测量肠道纤维化一个指标不足以确定纤维化的诊断,半定量分析血管生成、纤维化累计范围、CDAI 有助于 CD 患者纤维化并发症的诊断。

中毒性巨结肠和肠穿孔是由透壁性炎症和深的瘘管发展而成的,是 CD 的相对发生率较小的并发症,但是一旦发生,往往是致命性的。关于这两项并发症的研究报道不如前述的多,穿孔的 B 超检查可见腹膜内液体和气体或者横膈下可见气体,通常伴随不对称局部增厚的肠壁周围围绕液体和气体、邻近肠系膜增生肥厚。中毒性巨结肠患者可见肠壁变薄(通常厚度小于 2mm),结肠增大(大于 6cm),肠腔内液体增多,肠腔扩大,但诊断价值有限,可用于临床的初步诊断。

Turk 等通过跟骨定量超声(calcaneal quantitative ultrasound,QUS)评价 IBD 患者的骨损害程度,测量患者及对照组 BUA(broadband ultrasound attenuation)、SOS(speed of sound)、QUI(stiffness index),分析它们的 t-score 来评价 QUS 对 IBD 患者骨代谢的检测。对患者和对照组均进行 QUS 和双重能量 X 线检查,IBD 患者的 QUS 值较对照组低,患病时间越长 QUS 越低,差异性显著。CD 和 UC 组无明显差异,与服用激素无明显相关性。其敏感性和特异性分别为93%和63%。

IBD 患者不管是药物治疗还是手术治疗均需要长期随访。超声检查可用于 IBD 患者手术后复发的监测、保守治疗的疗效随访,通过检测肠壁厚度判断复发的敏感性为81%~82%。

　　综上所述,随着更先进设备的使用及超声检查和其他检查技术相结合的发展,超声诊断 IBD 的特异性、敏感性、准确性逐渐提高,在一定程度上可替代 X 线钡餐造影、内镜及 MRI 等检查方法,超声检查的创伤小、检查方便而使得这项检查更有优势。超声检查诊断 CD 和 UC 的准确性各家报道不相同,对不同的肠段,其诊断的敏感性、特异性及准确性也有差异,超声检查可能会受肠道内容物及气体的影响,此外,还与检查者的经验、仪器设备等有关。但随着科技的进步,相信超声技术在 IBD 患者活动性的评估、并发症的检查及治疗的随访上将会发挥更重要的作用。

(董卫国)

参 考 文 献

姜玉新,王志刚.2010. 医学超声影像学. 北京:人民卫生出版社.

张杰,王胰,曹晓沧.2010. 经腹超声在炎症性肠病诊察中的应用. 世界华人消化杂志,18(4):373-378.

张伟建.2010. 浅谈超声技术的基本原理与医学应用. 中国校外教育,(8):563-564.

Benevento G,Avellini C,Terrosu G,et al. 2010. Diagnosis and assessment of Crohn's disease:the present and the future. Expert Rev Gastroenterol Hepatol,4(6):757-766.

Cammarota T,Sarno A,Robotti D,et al. 2009. US evaluation of patients affected by IBD:how to do it, methods and findings. Eur J Radiol,69:429-437.

Dietrich CF. 2009. Significance of abdominal ultrasound in inflammatory bowel disease. Dig Dis,27(4):482-493.

Drews BH,Barth TF,Hänle MM,et al. 2009. Comparison of sonographically measured bowel wall vascularity,histology, and disease activity in Crohn's disease. Eur Radiol,19:1379-1386.

Girlich C,Jung EM,Huber E,et al. 2011. Comparison between preoperative quantitative assessment of bowel wall vascularization by contrast-enhanced ultrasound and operative macroscopic findings and results of histopathological scoring in Crohn's disease. Ultraschall Med,32(2):154-159.

Girlich C,Jung EM,Iesalnieks I,et al. 2009. Quantitative assessment of bowel wall vascularisation in Crohn's disease with contrast-enhanced ultrasound and perfusion analysis. Clin Hemorheol Microcirc,43(1):141-148.

Girlich C,Jung EM,Iesalnieks I,et al. 2009. Quantitative assessment of bowel wall vascularisation in Crohn's disease with contrast-enhanced ultrasound and perfusion analysis. Clin Hemorheol Microcirc,43:141-148.

Girlich C,Schacherer D,Jung EM,et al. 2012. Comparison between quantitative assessment of bowel wall vascularization by contrast-enhanced ultrasound and results of histopathological scoring in ulcerative colitis. Int J Colorectal Dis, 27(2): 193-198.

Horsthuis K,Stokkers PC,Stoker J. 2008. Detection of inflammatory bowel disease:diagnostic performance of cross-sectional imaging modalities. Abdom Imaging,33:407-416.

Maconi G,Sampietro GM,Sartani A,et al. 2008. Bowel ultrasound in Crohn's disease:surgical perspective. Int J Colorectal Dis, 23(4):339-347.

Martínez MJ,Ripollés T,Paredes JM,et al. 2009. Assessment of the extension and the inflammatory activity in Crohn's disease: comparison of ultrasound and MRI. Abdom Imaging,34:141-148.

Migaleddu V,Quaia E,Scano D,et al. 2008. Inflammatory activity in Crohn disease:ultrasound findings. Abdom Imaging,33: 589-597.

Migaleddu V,Scanu AM,Quaia E,et al. 2009. Contrast-enhanced ultrasonographic evaluation of inflammatory activity in Crohn's disease. Gastroenterology,137:43-52.

Nikolaus S,Schreiber S. 2007. Diagnostics of inflammatory bowel disease. Gastroenterology,133(5):1670-1689.

Nylund K,Hausken T,Gilja OH. 2010. Ultrasound and inflammatory bowel disease. Ultrasound Q,26(1):3-15.

Parente F,Molteni M,Marino B,et al. 2009. Bowel ultrasound and mucosal healing in ulcerative colitis. Dig Dis,27(3):285-

290. Epub 2009 Sep 24.

Rustemovic N,Cukovic-Cavka S,Brinar M,et al. 2011. A pilot study of transrectal endoscopic ultrasound elastography in inflammatory bowel disease. BMC Gastroenterol,11(1):113.

Schirin-Sokhan R,Winograd R,Tischendorf S,et al. 2011. Assessment of inflammatory and fibrotic stenoses in patients with Crohn's disease using contrast-enhanced ultrasound and computerized algorithm:a pilot study. Digestion,83(4):263-268.

Schreyer AG, Finkenzeller T, Gössmann H, et al. 2008. Microcirculation and perfusion with contrast enhanced ultrasound (CEUS)in Crohn's disease:first results with linear contrast harmonic imaging(CHI). Clin Hemorheol Microcirc,40(2):143-155.

Turk N,Kastelan D,Cukovic-Cavka S,et al. 2007. Discriminatory ability of calcaneal quantitative ultrasound in the assessment of bone status in patients with inflammatory bowel disease. Ultrasound Med Biol,33(6):863-869.

第4章

CT、MR 及其衍生技术在炎症性肠病诊疗中的应用

1 成像技术

1.1 肠道准备

为了更好地显示病变所造成的肠道解剖学和形态学上的变化,应使用大剂量肠道造影剂扩张肠管。肠道准备为 CTE 或 MRE 检查的第一步,看似简单,然而却很大程度上影响着病变的检出率。

首先要使肠道排空,不清洁的肠道会在检查时产生伪影,影响检查,导致误诊。常用的方法是在检查前 24 小时开始控制饮食,进无渣饮食。检查前 12 小时开始进流质,并于检查前晚服用泻药,目前主要使用口服 20% 甘露醇 250ml 和 50% 硫酸镁 30ml,以促进肠道排空。检查当日禁食,但不禁水。考虑到需要口服造影剂,嘱患者检查前 1 小时至医院。

1.2 胃肠道造影剂

无论是 CTE,还是 MRE,检查前 45~90 分钟患者需口服造影剂 1500~2000ml。为了使肠道达到充分扩张和造影剂均匀分布,要求患者以 100~250ml/min 的速度在 20~60 分钟内服完全部造影剂。然而随着检查部位的不同,引入造影剂的方式存在不同:①胃部充气可采用直接插管注气法或口服产气粉两种方法,其他造影剂采用口服法。②结肠用插管法注入造影剂。③小肠检查可选用插管或口服两种方法:插管法又称灌肠造影(enteroclysis),充盈肠腔效果更好,若在溶液内加入少量的植物纤维素,则在肠腔内形成一定的支撑力,使得各段肠管保持相对均匀一致的扩张,缺点是操作复杂,患者不易接受;口服法又称肠道显像(enterography),该法简便易行,也能很好地充盈肠管和满足诊断要求,采用口服法病例要求服下的水剂快速通过各肠段,溶液内不能掺入纤维素,缺点是部分患者肠道充盈欠佳。对小肠和结肠检查主张使用低张剂,如山莨菪碱或胰高血糖素,在检查前 10~15 分钟肌内注射。但对肠梗阻、中毒性肠麻痹、肠穿孔、暴发性肠炎等禁用。使用低张剂的目的是:①削弱或消除肠道蠕动,以此减轻运动伪影;②减少肠道吸收,保持肠道良好的充盈状态,但一定要在肠道充盈后才使用低张剂;③降低肠道张力,消除肠道局部或节段性收缩问题。

理想的对比剂应符合以下要求和条件:①易被患者接受;②密度均匀、稳定,不被胃肠道吸收以及无不良作用;③使胃肠道良好充盈,并能很好地显示胃肠道壁和软组织块影;④不易产生因密度差异过大造成的伪影。

1.2.1 CTE 常用造影剂

目前常用的 CT 肠道造影剂包括含碘的阳性造影剂和气体、脂类等阴性造影剂。使用阳性造影剂可能会在肠壁造影剂交界面产生硬化伪影而不利于肠壁的显示,在对比增强时也会使肠壁强化的观察比较困难,因而阴性造影剂的运用更为广泛。

(1) 气体:用于胃和结肠虚拟内镜检查。

(2) 阴性造影剂(低密度造影剂):所用的造影剂密度高于气体但低于水剂。国内外文献就这一类造影剂的报道很多,如使用脂肪乳剂、牛奶、塑料微粒、M s-25、微气泡、植物提取物等,但均未在临床上正式推广使用。低密度造影剂可用于胃至结肠的各个部位,能获得肠壁和肠腔良好的对比效果,又能克服充盈气体所产生的各种伪像或高密度造影剂对肠壁强化效果的干扰。

但在实际运用发现选用阴性造影剂有三点局限性:

1) 对于肠系膜、腹膜后、腹壁的瘘管和窦道难以识别,而应用阳性造影剂则能清晰显示,表现为线样高密度通道。

2) 对于脓腔和肠管的鉴别易混淆,因为此时肠管的内容物和脓腔很相似,但是对于经验丰富的读片医生来说还是可以区别的。

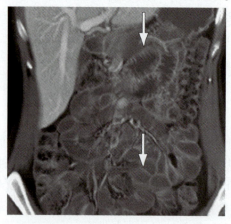

图 4-1　CTE 的正常表现(中性造影剂)

3) 对完全性小肠梗阻和不完全性小肠梗阻的鉴别较难,若用阳性造影剂则可以在延迟像上在结肠内看到阳性造影剂影,而用阴性造影剂时则难以区别,但一般很少用延迟扫描来鉴别梗阻是否完全。

(3) 中性造影剂(等密度造影剂):主要是水或其他等渗性溶液,是目前最常用的肠道充盈方法,一般于检查前半小时服用,量为 1500～2000ml。使用水剂方便易行,水溶液内必须掺入一定量的甘露醇,接近等渗状态,以减少或延缓肠道吸牧,并且利于液体快速通过肠道各段(图 4-1)。

(4) 阳性造影剂(高密度造影剂):溶液内掺入水溶性碘造影剂,能清晰显示肠腔结构,在发现梗阻点、小溃疡、穿孔、瘘道等方面很有价值。但高密度造影剂很可能会掩盖部分肠壁结构(黏膜层),也不利于肠壁和病灶强化效果的判断。常用的是低密度碘水(2～3% g/L),目前并不常用,一般于检查前半小时服用,量为 1000～1500ml,视患者情况而定(图4-2)。

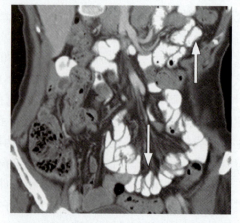

图 4-2　CTE 的正常表现(阳性造影剂)

1.2.2　MRE 常用造影剂

可分为三类:阴性造影剂(低 T_1/低 T_2)、阳性造影剂(高 T_1/高 T_2)和双性造影剂(低 T_1/高 T_2 或者高 T_1/低 T_2)。

(1) 双性造影剂最易获得,其中大部分为低 T_1/高 T_2,低 T_1 加权可增加肠腔和肠壁炎症或肿块强化后的对比度。曾经将大量饮水作为造影剂,然而由于水吸收较快,远端不能较好地充盈。渗透性药物如 2.5% 甘露醇的缺点是引起小肠的渗透效应,非渗透性刺槐豆胶(locust bean gum)和甲基纤维素的可获得性较差,聚乙二醇可提供较好的充盈,国内应用较多,缺点是导致快速的肠蠕动和强烈的排便感。目前有研究认为一种含 sorbitol(VoLumen ®)的造影剂效果更佳(图 4-3)。

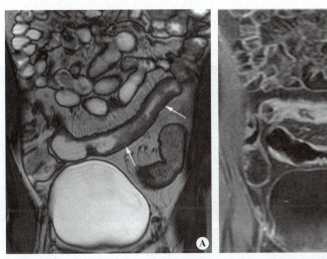

图 4-3　克罗恩病的 MRE 表现(双性造影剂)
A. T_2 加权下清晰显示梳子征和肠壁增厚;B. 2D FSPGR 下明显强化

(2) 阴性造影剂包括超顺磁特性颗粒,如超顺磁特性氧化铁 ferumoxsil 混悬剂和液态氟碳(perfluorooctylbromide,PFOB),然而唯一被美国 FDA 批准的商业化制剂为用于 MRCP 的 GastroMark ®(ferumoxsil)(图 4-4)。

(3) 阳性造影剂包括顺磁物质,如钆螯合物、锰、亚铁离子等;一些天然物如高脂奶、植物油、冰淇淋、绿茶和蓝莓汁等也列入其内。利于显示 T_1 加权时肠壁厚度,但可能会掩盖异常的强化。

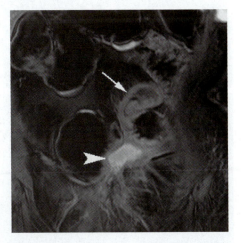

图 4-4　克罗恩病的 MRE 表现(阴性造影剂)
T_2 加权下肠壁炎症表现为高信号(长箭头)和积液(箭头)

2 扫描技术

2.1 CTE 扫描技术

从膈顶到耻骨联合行螺旋扫描,作平扫及增强扫描。通常以 0.5mm 层厚进行扫描,在一次呼吸内即可完成,无伪影,并可进行 2~3mm 层厚、1~2mm 间隔的冠状面、矢状面三维重建。CT 扫描要比 MR 更需追加增强扫描检查,一般使用阴性或中性造影剂充盈肠腔,则肠壁和病灶的强化较易观察。增强扫描是经静脉以 4~5ml/s 的速率注射 300mg/ml 非离子型碘剂 120~150ml,分别在 20~30 秒和 50~70 秒行动脉期、静脉期扫描,早期以黏膜强化为主,晚期则见全肠壁强化。如果患者对碘造影剂过敏或者禁忌时,可考虑使用肠道阳性造影剂。CTE 用于 IBD 时,仅需获取肠相即可,而评估肿瘤时需要获取三相,包括造影前、肠相和门静脉相(图 4-5)。

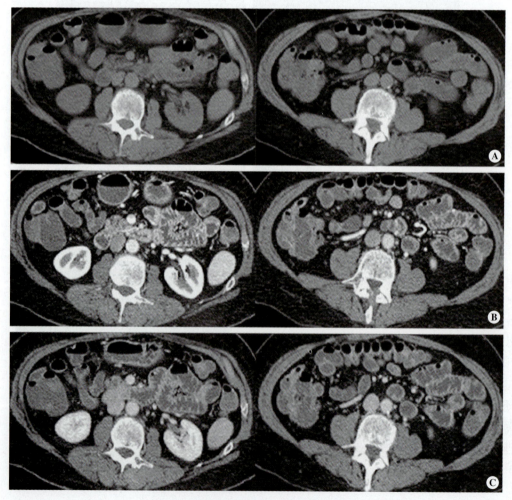

图 4-5　CTE 不同时相下的肠壁强化表现

A. 造影前;B. 肠相;C. 门静脉相

2.2　MRE 扫描技术

不同于 CTE 检查,MRE 检查需要保持绝对静止。为了避免小肠蠕动造成的伪影,扫描前患者需肌内注射 1mg 胰高血糖素,以抑制小肠的不自主运动。患者取俯卧位。扫描时通常采用冠状位成像,应包括 T_1 和 T_2 加权像,然后分别进行真稳态进动快速成像(true-FISP)、半傅立叶采集单次激发快速自旋回波(HASTE)、F1-W-3D-快速小角度激励序列(FLASH)扫描,如需更准确地了解病变与周围组织的关系,还可以做轴位、矢状位,甚至多平面成像。

经静脉予以 0.2 mmol/kg 的钆双胺,于 45 秒延迟后进行扫描。扫描序列常规采用 T_1W 和 T_2W 序列,T_1W 序列可采用常规 SE 或快速 SE 序列加脂肪抑制技术,常规轴位,必要时可补充使用冠状面和矢状面。屏息的快速动态增强扫描技术对胃肠道疾病的诊断和鉴别诊断很有帮助,应该常规使用。T_2W 常规使用 SE 和快速 SE 序列。SE/T_2WI 肠壁结构显示清晰,由于肠腔和肠外脂肪均呈高信号,勾勒出低信号的肠壁;SPIR/T_2WI 抑制了脂肪信号使肠壁反而显示不清,但显示肠腔和系膜血管纹理更为清晰;SE/T_1WI 显示肠壁结构欠佳;SPIR/T_2WI 抑制邻近脂肪信号,相对抬高了肠壁信号,特别适合 Gd-DTPA 增强检查,对于疑有肠外病变的患者也一定要追加 SPIR-T_2WI 序列;水成像突出肠腔形态,3D 重建像可连贯和全面展示消化道结构,便于病变肠段的定位。

3　影像表现

3.1　克罗恩病的 CT 表现

典型的活动性小肠克罗恩病的特征包括肠壁增厚,肠壁强化,肠壁分层,系膜脂肪强化和梳子征。

(1) 肠壁增厚(图 4-6):肠壁增厚是克罗恩病最常见的 CT 表现,发现率可高达 82%。在肠腔扩张良好的情况下,正常小肠和结肠在扩张状态下厚度分别为 1~2 mm 和 3 mm。任何部位的肠壁增厚达 4~5 mm 或以上时即为异常,超过 6 mm 更具价值。在 CT 影像上,克罗恩病患者的肠壁通常可增厚至 1~2 cm。轻、中度肠壁增厚以系膜侧为主,重度增厚呈均匀的环形。当肠腔充盈欠佳时,部分肠壁重叠,这时候肠壁厚度并不能十分可靠地反映小肠 CD 是否处于活动期。Scott 等认为可以从以下两个方面来鉴别:①比较增厚的充盈不全的肠管和邻近充盈良好且没有病变的肠管的肠壁强化程度。一般来说,病变段肠壁会

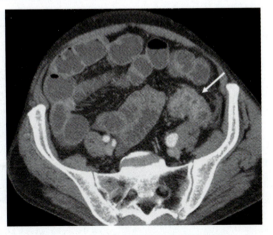

图 4-6　CD 患者回肠肠壁增厚表现

较正常肠壁强化更明显(炎症性充血)或更低(肠壁水肿)。②注意有无其他的活动期征象。如肠周脂肪密度增高、血管扩张或肠壁分层等征象,必要时重复检查可疑肠段以明确诊断。

(2)肠壁强化及肠壁分层(图 4-7、图 4-8):正常情况下空肠强化较回肠更显著。Choi 等发现,在克罗恩病中,95%的患者可见肠壁增厚,且静脉注射造影剂后肠壁黏膜强化与疾病的活动性存在一定的关系。肠壁增厚和强化模式可分为以下 4 种:A 型为多层状;B 型为两层状,伴有明显的黏膜强化以及低密度黏膜下层;C 型为两层状,无黏膜强化;D 型肠壁均匀强化,无分层状。A 型和 B 型提示处于克罗恩病的活动期,而 C 型和 D 型与克罗恩病的静止期有关。由于克罗恩病最早期的病变出现在黏膜下,因而分层强化可能是与黏膜下层的水肿有关,若炎症累及黏膜层、肌层和浆膜层,则可见强化分层的增多。肠壁分为两层但不伴黏膜强化及肠壁均匀强化均代表炎症处于非急性期。

(3)肠系膜血管改变(图 4-9):在克罗恩病活动期,受累肠段的肠壁出现分层的同时常伴有周围血管的改变,肠系膜血管束呈扭曲、扩张、增多,血管弓与肠壁间距拉大,沿肠壁呈梳状排列,称为"木梳征",它提示肠壁的炎症和肠腔周围的充血水肿,也是克罗恩病活动期的特征之一。

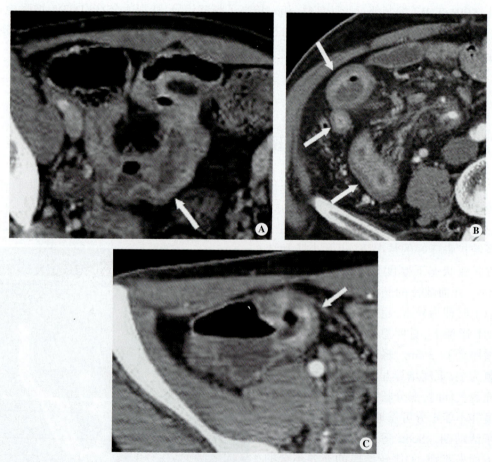

图 4-7　活动期 CD 的肠壁强化类型
A. 肠壁全层强化;B. 黏膜强化伴黏膜下水肿和梳子征;C. 黏膜强化

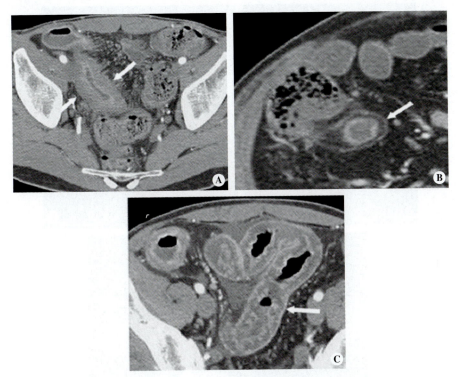

图 4-8　肠壁分层类型

A. 双层强化(黏膜强化和肠壁水肿);B. 三层强化(慢性期):肠壁内脂肪堆积;

C. 三层强化(急性期):黏膜层和浆膜层强化伴肠壁内水肿

（4）小肠周围脂肪间隙密度增高是小肠 CD 处于活动期的极具特征性的表现之一,它表示小肠周围脂肪受到炎性渗透,它和病变组织的严重程度以及 C 反应蛋白的水平相关。

（5）淋巴结肿大:肠系膜淋巴结肿大在克罗恩病患者中并不少见,常提示克罗恩病活动期。

（6）肠外并发症:CT 在诊断瘘管（图 4-10）、窦道、脓肿、蜂窝织炎、肠穿孔、肠狭窄和恶变等克罗恩病的并发症时明显优于传统的 X 线造影检查。蜂窝织炎相当于是肠系膜或腹膜的炎性肿块,在 CT 上其特征是有炎症的肠襻旁出现一个增强的软组织密度肿块,它是抗生素治疗的指征,否则会发展成为脓肿。CT 对诊断髂腰肌脓肿十分敏感。腹腔脓肿的 CT 表现为边界不清的液性密度影,有时因脓液较稠厚,CT 值接

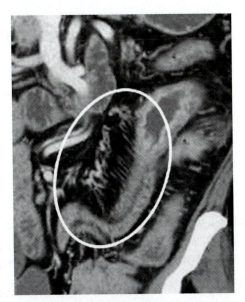

图 4-9　木梳征

近软组织密度,其中可有蜂窝状气泡影,增强后少数脓肿可见周边强化。窦道和瘘管表现为肠管有破口。肠道间的异常沟通和腹腔积气、积液,肠管多有粘连等。

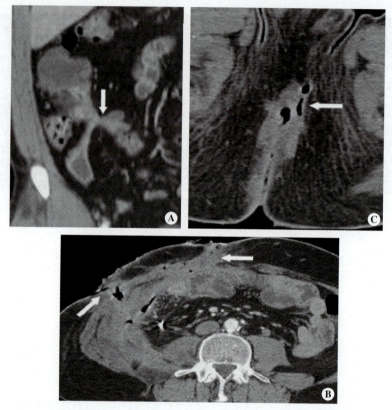

图 4-10　不同类型的瘘管
A. 末端回肠-小肠中段瘘；B. 肠-皮肤瘘；C. 肛周瘘管

3.2　克罗恩病的 CT 分型

根据克罗恩病的病理特征和 CT 表现,可将其分为 4 型:

(1) 急性炎症型:急性炎症型的病理特征为局部肠管炎症、肠黏膜表浅溃疡或深溃疡以及伴有淋巴和肉芽组织增生的炎性反应。CT 难以显示表浅小溃疡等肠黏膜的早期变化,但静脉注射对比增强可显示黏膜充血和黏膜下水肿的黏膜增厚及强化。当炎症加重时则可见增厚肠壁中溃疡加深以及出现"鹅卵石样"黏膜,表现为肠内造影剂凸入水肿增厚的肠壁内。增强后扫描可出现代表活动性炎症的分层强化现象。

(2) 瘘管穿孔型:炎症进一步发展可导致全肠壁受累而最终发生瘘管或肠穿孔。CT 扫描可显示增厚的肠管分层强化以及裂隙状溃疡;CT 直接显示窦道和瘘管的效果不佳,但邻近肠曲或其他器官出现明显炎性反应以及并发腹腔脓肿是本型病变的特征表现。

(3) 纤维狭窄型:小肠梗阻是本型中最为主要的临床表现。CT 扫描可见伴有肠壁增厚的受累肠管的中重度狭窄。与继发于炎性反应的反应性肠痉挛不同,此种狭窄为持续狭窄且位置较为固定。静脉注射对比增强可见增厚的肠壁均匀强化。

(4) 修复再生型:此型代表局部肠管的病灶处于非活性期,并可与其他类型的病灶同时出现于同一患者的不同部位。CT 可显示出局部黏膜增生和再生的息肉,另外,虽然可出现肠壁增厚,但无分层强化以及肠壁溃疡等活动性炎症的表现。

3.3　克罗恩病的 MR 表现

CD 典型的改变为回肠累及、脂肪包绕、肠壁增厚、线性或阿弗他溃疡、瘘管形成、跳跃性病变和鹅卵石征。与活动性病变有关的特征为肠壁厚度大于 4mm、肠壁和系膜水肿、黏膜充血、肠壁强化、跨壁溃疡和瘘管形成、梳子征和炎性系膜淋巴结。

（1）肠壁增厚（图 4-11）：克罗恩病为侵犯肠壁全层的肉芽肿性炎症，尤以黏膜下层为重，由纵横交错的刀切样溃疡与周围水肿、增生的黏膜形成颗粒状或岛屿状隆起，称之为"卵石征"。刀切样溃疡以肠系膜侧为重，以纵行溃疡为特征。由于水肿、淋巴管扩张、胶原纤维增生和黏膜下层增宽导致肠壁增厚，急性期以水肿和痉挛为主，慢性期主要为纤维组织增生，导致肠腔狭窄，甚至肠梗阻。由于克罗恩病早期的溃疡和炎症以系膜侧肠壁为重，随着病变的发展，系膜对侧的肠壁也明显增厚，而使整个肠壁增厚呈均匀的环形。这种肠壁偏心性增厚与病理上肠系膜侧病变严重的特点一致。因此，以系膜侧肠壁增厚为主是克罗恩病的特点，这点与 CT 表现相仿。皱襞增厚的类型分为三种：弥漫性增厚的栅栏征，溃疡所致的皱襞扭曲以及卵石征。

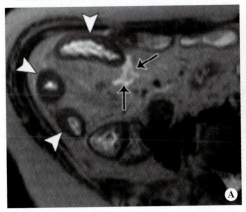 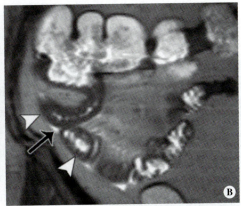

图 4-11　HASTE 成像

A. 轴向；B. 冠状面。箭头处显示为肠壁增厚，呈栅栏征，长箭头处显示为积液

（2）溃疡性病变（图 4-12）：中度至重度溃疡性病变的检出有赖于良好的充盈，深的线性溃疡表现为 HASTE 相时线条样高信号影，纵行或横行于增厚的肠壁内。早期和表浅的溃疡难以显示。

（3）狭窄性病变：一般说来，MRE 能较好地显示狭窄性病变，定义为上方肠腔扩张大于 3cm，或者无扩张的情况下相比邻近正常肠腔狭窄程度超过 10%。然而对于克罗恩病，狭窄难以定义，因为节段性肠壁增厚，而粘连性狭窄较难

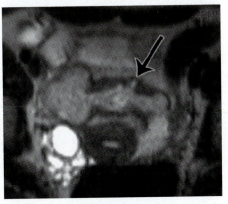

图 4-12　溃疡性病变

显示。仅就肠壁增厚伴狭窄而言,需鉴别疾病有感染、放射性肠炎和恶性肿瘤(类癌或淋巴瘤)。

(4) 肠壁脂肪(图 4-13):肠壁脂肪浸润出现于慢性炎症性肠病,小肠和结肠皆可累及,也可出现正常人群,尤其是肥胖者。因此,当出现此征象时需结合临床表现和其他影像学特征,而不能臆断为慢性 IBD。一般说来,脂肪压抑和非脂肪压抑的 T_2 加权 HASTE 序列可区分脂肪和水肿,水肿表现为两种序列下都存在高信号,而脂肪浸润表现为信号降低。

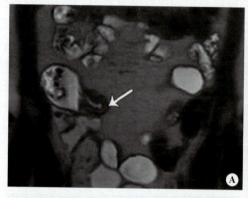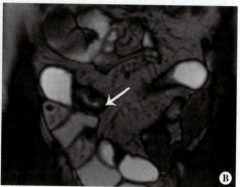

图 4-13　慢性回肠克罗恩病的肠壁内脂肪浸润

A. HASTE 显示肠壁增厚伴线性高信号影;B. Gradient-eco FISH 显示对应位置的化学位移伪影为薄黑色斑纹征

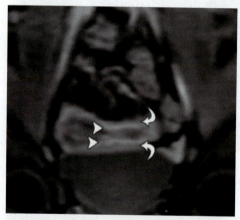

图 4-14　冠状面 VIBE 序列显示分层强化

(5) 肠壁强化增加(图 4-14):Low 和 Knollmann 等认为,炎性肠壁的异常增强可准确反映病变的范围,注射 Gd-DTPA 增强后,由于病变肠壁炎性充血,强化较邻近正常肠壁增加(图 4-5)。Koh 等认为增强后病变肠壁与正常肠壁信号强度的比值>1.3 即为克罗恩病的活动期。Knollmann 等在实验研究中发现,炎性肠壁的增强程度与炎症程度密切相关,中度炎症肠壁比正常和重度炎症的肠壁强化更明显,因为中度炎症的血管通透性比正常和重度炎症的血管通透性更大。Low 等发现,经内镜和病理证实的轻微炎症,只有轻度或无肠壁增厚,但已有异常强化。这表明,肠壁的异常增强较肠壁增厚能更敏感地发现早期的炎性病变。病变肠壁部分可均匀强化,也可分层强化,为炎性充血的黏膜层和浆膜层的显著高信号,水肿的黏膜下层和肌层则呈相对低信号,这种"高低高"的增强表现为活动性炎症的特异性表现。

(6) 肠管外病变表现:克罗恩病的溃疡为刀切样深溃疡,可穿透肠壁引起肠管周围的蜂窝织炎和脂肪纤维增生,MRI 表现为带脂肪抑制的 T_2WI 上肠管周围系膜血管增多(图4-7),脂肪信号增高,边缘模糊,增强后明显强化。蜂窝织炎局限并伴纤维组织增生,可形成炎性肿块,T_2WI 呈局限性高信号,增强后明显强化,边界较清楚,周围肠管分离移位。若炎性肿块进一步液化坏死,可形成脓肿,呈长 T_1、长 T_2 信号,增强后边缘强化,坏死区无强化。炎症穿透邻近肠管、膀胱、腹壁,形成瘘管,同时可伴肠系膜和后腹膜淋巴结肿大。对于瘘管,CT 和 MRI 均可清楚显示小肠和腹壁之间瘘管的形态、走行及其周围明显强化的炎性组织,但有时小肠之间或小肠与结肠之间的内瘘 CT 和 MRI 均不能显示,而可以表现为瘘管周围肠管相互粘连、扭曲,形成大片蜂窝织炎。这说明当 CT 和 MRI 发现肠管粘连成团,周围见大片蜂窝织炎时,可能有内瘘形成,要引起注意。

3.4 溃疡性结肠炎 CT 表现

(1)结肠壁增厚(图 4-15):结肠壁增厚是溃疡性结肠炎最显著的 CT 改变。肠壁厚度在 6~10mm 范围,平均为 8mm,而正常的结肠壁厚度仅为 2~3mm。进展期溃疡性结肠炎均有弥漫性的结肠壁增厚,但却几乎没有看到过小肠壁增厚。增厚的结肠壁为连续性改变,病变段肠壁的厚度大致均匀,表现为对称性的改变。病理证实这是由于黏膜和黏膜下层的充血、水肿、炎性细胞的浸润及黏膜肌层的增厚所致。增厚肠壁的浆膜面光滑完整无外突,周围

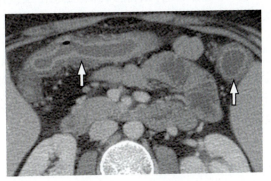

图 4-15 UC 的 CTE 表现:连续性病变,肠壁增厚,肠壁强化

脂肪间隙内无索条影,这主要是由于溃疡性结肠炎的炎症性改变较少累及固有肌层和浆膜层的缘故。值得指出的是,溃疡性结肠炎在 CT 上的这种连续、对称、均匀、浆膜面光滑的轻度肠壁增厚的特点,明显有别于克罗恩病、肿瘤等所引起的肠壁改变,是一个非常有价值的鉴别诊断征象。

(2)黏膜面的改变:溃疡性结肠炎早期黏膜受累,CT 上可无异常表现。随着疾病的进展,增厚的肠壁可伴有黏膜面多发小溃疡和炎性息肉,采用注气法 CTC 检查结肠更适于显示黏膜改变,采用较宽的窗宽和较低的窗位(如窗宽为 800~1200HU,窗位为 -400~-600Hz)可清晰地显示出结肠腔内黏膜面锯齿状凹凸不平的改变,而非病变区的黏膜面则是光滑的。在重建后的仿真内镜图像上可直观地显示直径 3~5mm 的多发小息肉和浅溃疡,病变呈连续弥漫分布,类似于纤维内镜的表现。

虽然在 X 线双对比造影中多发小溃疡和炎性息肉是最重要的表现,但在 CT 中有时却很难显示,因此,合理应用 CT 检查方法和后处理技术实现黏膜病变的清晰显示,对于临床选用 CT 诊断溃疡性结肠炎非常重要。

(3)肠管形态的改变:经与正常肠管比较发现,溃疡性结肠炎在 CT 图像上可见病变区的肠管出现肠腔狭窄、肠管僵直及缩短等表现,同时伴有结肠袋、半月皱襞的变浅或消失。这是由于溃疡愈合而瘢痕形成,黏膜肌层与肌层肥厚所致。这些征象在重建后的三维重建图像上更容易获得立体的展示,三维图像的表现与 X 线双对比造影的所见相似。在部分病例的 CT 平扫图像上,还可观察到骶前间隙的增宽,其原因除了肠腔的变细和缩短之外,可能与慢性反复发作病例的肠外脂肪沉积有关。

（4）肠系膜改变：急性期溃疡性结肠炎病例可出现病变区结肠系膜密度增高、模糊，同时伴有系膜血管束的边缘不清，这是肠系膜的充血、水肿、增厚的结果，此外，还注意到肠系膜出现散在淋巴结增大的现象，增大的淋巴结无融合倾向，沿血管束分布，直径多为 5~10mm。在慢性期病例中未发现此类现象。此类有关征象在溃疡性结肠炎中的报道较少，其影像学及临床意义仍需进一步探讨。

（5）肠壁分层现象：当结肠内注入阳性造影剂时，在溃疡性结肠炎可出现肠壁的分层现象，表现为"靶征"或"双晕征"，其内层与外层为软组织密度，中间层则为低密度，Richard 等认为内层由肥厚的黏膜、固有层和黏膜肌层所构成，而中间的低密度层则被认为是黏膜下层水肿（急性病例）或脂肪沉积（亚急性或慢性病例）所致，外层由固有肌层和浆膜组成。在实际工作中发现这种分层现象并非溃疡性结肠炎的特异 CT 征象，在其他慢性炎症性肠疾患，如缺血性结肠炎、各种传染性结肠炎，或是用类固醇药物治疗时也可见到类似现象。尽管如此，我们认为这一征象仍是一个很有价值的 CT 征象，其在溃疡性结肠炎的发生发展过程中的影像学和临床意义，仍有待于进一步探讨。Philpotts 等认为结肠壁脂肪沉积是溃疡性结肠炎的常见 CT 表现，60% 的溃疡性结肠炎病例可以发现这种征象，而克罗恩病病例仅有 8%。

3.5 溃疡性结肠炎 MR 表现

溃疡性结肠炎结肠壁的改变在 MR 上可以清晰显示。尽管正常的结肠壁在 T_1WI 呈相似的低信号，但是仍可显示溃疡性结肠炎的肠壁增厚，表现为黏膜和黏膜下层的 T_1WI 和 T_2WI 高信号改变，可能和活动性病变的肠壁内出血有关。相反地，在非活动性病例中，则表现为低信号。自静脉注入造影剂后肠壁的强化程度和 CT 上的表现一致，肠壁强化程度与病变的活动性具有相关性。因此，MR 可以作为判断溃疡性结肠炎活动与否的检查手段，以便指导临床诊治方案的制定。

3.6 CTE 在 IBD 中应用进展

一般说来，常规 CT 平扫和增强对 CD 的肠道内病变显示效果较差，因此仅用于 CD 并发症的诊断，如腹腔脓肿、肠腔狭窄、狭窄前扩张和瘘管等，而非增强 CT 则用于手术后并发症的诊断。随着胃肠道对比剂的合理选用和扫描技术的优化，使得 CT 成为了胃肠道影像学检查的重要手段之一。特别是 64 排多层螺旋 CT 的出现，扫描速度和图像重建速度不到 0.5 秒，最薄层厚 0.5mm 或更薄，覆盖整个腹部的扫描时间仅需 10 秒，一次屏息即可完成。因此，胃肠道蠕动对图像质量的影响已微不足道，而不像 MRI 一样容易受到运动伪差的干扰。

在肠腔扩张良好的情况下，正常小肠和结肠肠壁的厚度分别为 1~2mm 和 2~3mm，任何部位的肠壁增厚达 4~5mm 或以上时即为异常，超过 6mm 更具价值。Choi 等发现在 CD 中，95% 的患者可见肠壁增厚，且静脉注射造影剂后肠壁黏膜强化与疾病的活动性存在一定的关系。在 CD 活动期，可表现为"木梳征"和"靶征"或"双晕征"。在 CD 慢性期或静息期，由于全肠壁纤维化及瘢痕形成则使受累肠壁不可逆增厚、肠壁轻度均一增强或不增强。

在评价小肠炎症方面,与内镜、小肠插管造影、手术相比,CT 的敏感性为 71%~83%,特异性为 90%~98%。同时,CT 也被广泛用于检查 CD 肠外并发症,主要是腹腔内脓肿、狭窄、狭窄前部扩张和瘘管,它较传统 CT 和 X 线钡剂检查的突出优点在于可以准确显示管腔内和管腔外的病变。Maconi 等的一项研究以手术所见作为标准来评判各种不同检查方法在检测内瘘和腹腔脓肿的准确性,结果发现,钡剂灌肠、超声、CT 的准确性分别为 84%、85% 和 77%。

与全消化道钡餐比较,CTE 有很多优势所在,首先从医生的角度来看,CTE 不仅提供了较好的解剖学视觉,也更便于操作。从患者角度来看,CTE 具有无痛苦和耗时短等优点。Wold 等报道 CTE 的敏感性/特异性为 78%/83%,而 SBFT 的敏感性/特异性为 62%/90%,并且在检出脓肿和瘘管方面,CTE 较 SBFT 更敏感。Hara 等报道 CTE 稍劣于胶囊内镜,检出率分别为 53% 和 71%,也劣于肠镜(65%)。然而另外一项前瞻性研究采用了盲法,发现两者敏感性相似(82%~83%),而且 CTE 更特异(89% vs 53%)。

然而,CTE 存在的一个问题是辐射剂量,正常人群每年暴露自然环境所受到的辐射剂量大约为 3mSv,而行一次腹部 CTE 检查所受到的辐射剂量为 10mSv。因此有学者探讨了低辐射剂量的 CT 检查在 CD 中的应用,发现并不损害图像的质量。

3.7　MRE 在 IBD 中的应用进展

近年来,随着 MR 技术的发展,如快速扫描、脂肪抑制、屏息快速动态增强技术的应用,以及 MR 胃肠道口服造影剂和静脉造影剂的不断完善,MR 在诊断 CD 中发挥的作用不断加大。诊断性的辐射将会增加患淋巴瘤的风险,因此,无电离辐射为 MR 应用于 CD 的最大推动力。并且由于 CD 患病年龄有两个高峰,最高峰 15~25 岁和次高峰 50~80 岁,这就更加突出了 MRI 的优势所在。除了无电离辐射外,MRI 还具有通过不同的脉冲序列获得较好的组织对比度和可以获得实时和功能成像的特点。

(1)概述:在 MRE 上,CD 的典型改变有节段性肠壁增厚、肠腔狭窄、纵行溃疡、鹅卵石样变、肠系膜脂肪纤维增生、淋巴结肿大等。肠外病变在系膜脂肪的高信号衬托下可以很清晰地显示,瘘管、蜂窝织炎、脓肿等肠外并发症也可在脂肪饱和的 T_1W FLASH 序列图像上明确显示,表现为注入造影剂后特征性的强化。MRE 对浅表溃疡、皱襞扭曲、皱襞增厚的敏感性分别为 40%、30% 和 62.5%,而对深溃疡、鹅卵石样变、狭窄和狭窄前扩张的敏感性分别 89.5%、92.3%、100% 和 100%。而且 MRI 对瘘管的诊断尤为敏感。新近,有学者利用 DWI-MRI 技术评价 UC 的活动度,效果较为理想。

(2)与 X 线钡剂检查(conventional enteroclysis,CE)相比较:从目前的报道来看,MRE 和 CE 各有优缺点,MRE 和 CE 检出溃疡的敏感性和特异性分别为 82.5%~89% 和 100%,狭窄的敏感性和特异性分别为 100% 和 88%~92.9%,瘘管为 75%~100% 和 97.8%~100%。MRE 在脓肿、纤维脂肪增生、淋巴结肿大和跳跃征方面优于 CE。而 Umschaden 等报道 CE 显示正常的患者中有 24% 在 MRE 报道异常。最新系统评价认为两者在诊断方面的敏感性相近,而在检查早期黏膜病变方面,MRE 次于 CE。

(3)与 CTE 相比较:目前在比较 MRE 和 CTE 在 CD 诊断方面的较强证据不多。一项前瞻性研究认为 CTE 比 MRE 具有较好的一致性(0.52 vs 0.42),因为不是每个病人都能获得病理学、手术标本、实验室和临床数据,因此无法计算敏感性和特异度。CT 对疑似 CD 的诊断具有较高的敏感性,与 CE 相比,CT 敏感性为 80%~86.3%,与肠镜相比,敏感性为 80%~88%。CT 和 MRE 都无法对早期黏膜病变(如阿弗他溃疡)做出诊断,因此不推荐作为检出早期病变的一线检查。CT 可以清楚显示肠外病变,而 MRI 更适合于检测瘘管和脓肿。

(4)与胶囊内镜(wireless capsule endoscopy,WCE)相比较:一项前瞻性研究比较了 MRE、CE 和 WCE 在检出 CD 方面,发现 CE 敏感性最差,而 WCE 敏感性最佳,MRE 比 WCE 稍差(83% vs 100%)。Triester 等荟萃分析比较了影像学技术与 WCE,CD 检出率分别为 30% 和 69%。虽然 WCE 检出 CD 的敏感性较高,然而 WCE 也有它的缺陷,包括病变定位较差,胶囊潴留,阻塞性或狭窄性病变为禁忌等,同时因为大多数 CD 有明显的跨壁病变、肠外病变,影像学检查可以提供这些方面的信息。

(童锦禄　冉志华)

参 考 文 献

冉志华,童锦禄.2011.影像学技术在克罗恩病诊断中的应用.中华消化杂志,31(3):186-190.

史济华,陆星华.2006.CT 和 MRI 对克罗恩病的诊断价值.胃肠病学,11(9):561-563.

许乙凯,叶靖.2004.克罗恩病的 CT 和 MRI 诊断.现代消化及介入诊疗,9(4):218-221.

袁媛,范一宏,高旭宁,等.2011.3.0T MRI 在克罗恩病中的临床应用和价值.胃肠病学,16(11):689-691.

钟啸,成芳,王文晶,等.2007.小肠克罗恩病的影像学研究进展.胃肠病学,12(11):650-653.

Elsayes KM,Al-Hawary MM,Jagdish J,et al.2010. CT enterography:principles,trends,and interpretation of findings. Radiographics,30(7):1955-1970.

Hara AK,Swartz PG.2009. CT enterography of Crohn's disease. Abdom Imaging,34(3):289-295.

Siddiki H,Fidler J.2009. MR imaging of the small bowel in Crohn's disease. Eur J Radiol,69(3):409-417.

Sinha R,Verma R,Verma S,et al.2011. MR enterography of Crohn disease:part 2,imaging and pathologic findings. AJR Am J Roentgenol,197(1):80-85.

Tolan DJ,Greenhalgh R,Zealley IA,et al.2010. MR enterographic manifestations of small bowel Crohn disease. Radiographic,30(2):367-384.

第 5 章

SPECT 显像在炎症性肠病诊疗中的应用

炎症性肠病主要包括克罗恩病和溃疡性结肠炎,内镜检查和影像学技术已成为其主要的检查手段。然而一直以来,也有众多学者探讨核医学技术,尤其是 SPECT 显像在炎症性肠病中的应用,并且也获得了一些可喜的成果。

肠道准备为目前常规检查所必需,无论是内镜检查,还是其他影像学检查如 MRE 或 CTE 等,由此给患者带来不适。尤其在急性期患者,甚至带来相应的并发症。目前有许多研究表明闪烁扫描技术用于诊断炎症性肠病以及评估疾病活动度具有较好的准确性。相比其他检查技术,该项技术为非侵入性,无需肠道准备,而且在急性期无禁忌,可清楚显示大肠和小肠病变。除了在诊断和评估疾病方面发挥了一定的作用外,SPECT 显像还用于评价药物的作用部位,譬如 5-ASA 释放部位的确定。

国内方面,核医学技术(SPECT 和 PET/CT)在炎症性肠病中的应用较少,经验不多,而国外一些单位开展得较多,技术相对成熟,特别是白细胞标记 SPECT 显像被认为是二线检查模式。

1 SPECT 显像相关技术介绍

炎症(inflammation)是机体对致炎因子的损伤产生的一种以防御为主的病理过程。在炎症介质作用下,白细胞趋化、浸润、崩解,释放溶酶体酶和坏死因子,造成局部组织变性、坏死、充血、体液和细胞渗出、组织和细胞增生、发热及白细胞增多。放射性标记的粒细胞单抗或坏死因子单抗可与白细胞内容物结合,致病灶部位显像。

目前临床上常用的炎症病灶显像剂有 ^{111}In 或 ^{99m}Tc 标记的人白细胞(WBC),其他可用于炎症病灶显像的示踪剂还有 ^{99m}Tc、^{111}In、^{123}I 或 ^{131}I-人免疫球蛋白(HIgG)、^{99m}Tc-抗人粒细胞单抗以及 ^{99m}Tc 标记的小分子化合物如 ^{99m}Tc-枸橼酸、羟基亚甲基二膦酸、二巯基琥珀酸、贲替酸、甲氧基丁基异腈、葡庚糖酸盐、双半胱胺酸等。各种显像剂有自己独特的正常分布和优缺点,应结合实际选用。^{111}In-oxine 是第一个用于体外白细胞标记的放射示踪剂,对于检出活动性炎症时具有较高的敏感性和特异性,然而其缺陷在于较高的辐射剂量,可获得性差以及成像效果差等。目前应用较为广泛的有 ^{99m}Tc-(V)DMSA 闪烁扫描和 ^{99m}Tc-HMPAO 白细胞闪烁扫描。

1.1 ^{99m}Tc(V)-DMSA 肿瘤显像

(1)原理:^{99m}Tc-DMSA(二巯基丁二酸)为肾脏显像剂,将其 pH 调至 8,即成 ^{99m}Tc(V)-DMSA,此时 ^{99m}Tc 为 5 价。20 世纪 80 年代初报道发现 ^{99m}Tc(V)-DMSA 可在某些肿瘤中浓

聚,其作为亲肿瘤显像剂的应用陆续被报道。^{99m}Tc(V)-DMSA或$[^{99m}$TcO(DMSA)$_2]^-$可被肿瘤细胞摄取,但确切机制有待阐明。它在血浆内可稳定存在,但在肿瘤细胞内水解。有人认为^{99m}Tc(v)DMSA含有一阴离子核心^{99m}TcO$_4^{3-}$,参与细胞的磷酸代谢,其化学性状与PO$_4^{3-}$相似,当与DMSA形成稳定标记化合物后,具有亲肿瘤作用,特别在甲状腺髓样癌和一些软组织肿瘤有较高浓集。近些年来有学者将其应用于炎症性肠病,其原理依然不明了。

(2)禁忌证:无明确禁忌证。

(3)操作方法

1)患者无需特殊准备,向患者解释检查全过程,接受检查前患者排空尿,显像剂^{99m}Tc(V)-DMSA可用商品药盒标记。

2)^{99m}Tc洗脱液注入肾皮质显像剂药盒制得,用量740～925 MBq(20～25mCi),儿童剂量减半,静脉注射给药。

3)显像条件与方法。低能通用型或高分辨率平行孔准直器,能峰140keV,窗宽20%,矩阵128×128或256×256;受检者仰卧位,包括患侧及健侧对应部位,于静脉注射后5～10分钟和2小时进行平面静态显像,必要时加做侧位和断层采集;如有阳性摄取,应加做远处静态显像或全身前、后位扫描,可疑时,加做24小时后局部复查。

4)图像处理与分析。选择显示最清晰图像,熟悉了解各器官生理性摄取,根据检测病灶放射性分布目测判读,若病灶区浓集放射性高于对应正常组织者为阳性,反之则为阴性,亦可勾画出ROI后,计算T/N比值进行半定量分析,以提高阳性率。

1.2 放射性核素标记白细胞显像(以^{99m}Tc-HMPAO-白细胞为例)

(1)原理:放射性核素标记白细胞的炎症病灶显像是目前最符合生理学基础的炎症病灶显像方法。当机体存在炎症病灶时,核素标记的白细胞进入体内循环后即向炎症病灶迁移、聚集。如同体内白细胞的趋化机制,首先,标记白细胞由于炎症局部黏附分子表达增高的机制而黏附于血管内皮;随后,通过细胞渗出过程透过内皮细胞和基底膜,在化学趋向机制作用下迁移至炎症病灶。通过体外探测放射性分布即可显示炎症病灶的部位。因此,核素标记白细胞是特异性的炎症病灶示踪剂,但其显像仅反映局部病灶白细胞浸润聚集病理学变化,而不一定表示病灶为感染性。

(2)显像剂:^{99m}Tc-HMPAO-白细胞。

(3)显像剂制备

1)分离白细胞:抽取静脉血30～40ml,置于消毒的枸橼酸-枸橼酸盐-葡萄糖(ACD)液(每10ml全血加ACD液1.5～2ml)抗凝管中。为加速红细胞沉降,每10ml全血加入6%羟乙基淀粉3ml或2%甲基纤维素盐水溶液1.5～2ml,轻轻摇匀,并将沉淀管倾斜30°～45°,室温下静置30～60分钟。移取富含白细胞的血浆,450g离心5分钟(也可以根据各实验室离心机条件,150g离心8分钟),分离的上清液经2000g离心5分钟后,吸取不含血细胞的自家血浆备用。白细胞中加入生理盐水5ml,制成白细胞悬液。儿童的抽血量取决于患儿的体重和外周血细胞计数,最少为10～15ml。外周血中性粒细胞数应>(1～3)×10^{3}个/ml。

2)^{99m}Tc-HMPAO-白细胞:抽取新鲜标记的^{99m}Tc-HMPAO(370～1110 MBq/1～3ml),加

入白细胞混悬液内,室温孵育 15~30 分钟,150 g 离心 5 分钟,弃上清液。以生理盐水 10ml 清洗^{99m}Tc-HMPAO-白细胞 2 次,每次均经 450 g 离心 5 分钟,最后用不含血细胞的自家血浆 3~5ml 重新悬浮^{99m}Tc-HMPAO-白细胞。

(4) 显像方法

1) 静脉注射^{99m}Tc-HMPAO-白细胞,成人剂量为 370~1110 MBq(10~30mCi),儿童剂量 3.7~7.4 MBq(0.1~0.2mCi)/kg,最小 18~37 MBq(0.5~1mCi),最大不超过成人的最大剂量。

2) 采集时间:一般于药物注射后 1~4 小时显像,必要时可于 16~24 小时显像。对于腹部病灶或肠道炎性病变等,早期显像更为重要。

3) 显像条件:低能平行孔准直器,能峰 140keV,窗宽 20%。常规采集病灶部位前后位、后前位平面显像,必要时可行全身显像或局部断层显像。

4) 正常影像:放射性主要分布于肝、脾、骨髓,早期影像上可见肺部放射性摄取,延迟显像肺部放射性减少。^{99m}Tc-HMPAO-白细胞由于进入体内后,部分^{99m}Tc-HMPAO 同白细胞解离形成水溶性化合物,经由肝胆系统和肾脏排泄,故肾脏和膀胱可早至 1 小时显影,1 小时显像有 4% 的病人胆囊显影,24 小时显像 10% 病人胆囊显影。肠道放射性通常可于 3~4 小时出现,并随时间增强。

2　SPECT 显像相关技术在炎症性肠病中的应用

2.1　^{99m}Tc(V)-DMSA

自 1981 年,^{99m}Tc(V)-DMSA 一直作为亲肿瘤显像剂应用于临床。随后有研究表明^{99m}Tc(V)-DMSA 在炎性组织中也被摄取,并且动物实验表现^{99m}Tc(V)-DMSA 显像甚至优于^{99m}Tc 标记的人单克隆免疫球蛋白,其机制可能是通过通透性增加的毛细血管进入细胞间质。^{99m}Tc(V)-DMSA 无需肠道准备,无血标本操作,无任何不适感。而且价格低廉,操作简单。如果仅仅是平面显像,常常遇到的问题是病变部位与其他器官(肝、脾、骨髓、膀胱等)摄取重叠(图 5-1)。

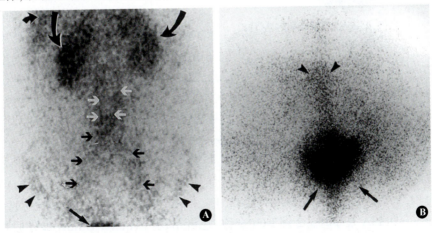

图 5-1　正常生理性分布 [^{99m}Tc(V)-DMSA]

A. 前位扫描;B. 盆腔出口处显像;膀胱生理性摄取(弯箭头;肾;长箭头;膀胱;小弯箭头;肝脏;短箭头;大血管;箭头;骨髓)

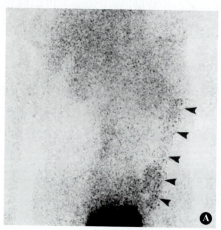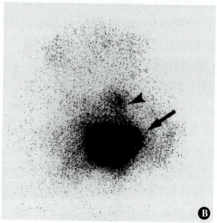

图 5-2　溃疡性结肠炎的表现［^{99m}Tc（Ⅴ）-DMSA］

A. 前位扫描：乙状结肠和降结肠远端异常活动性病变；B. 盆腔出口处显像：放射性示踪剂在直
肠积聚（箭头），膀胱生理性积聚（长箭头）

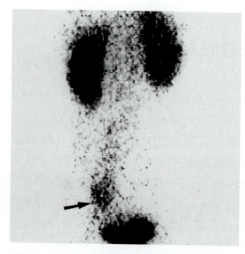

图 5-3　克罗恩病的表现［^{99m}Tc（Ⅴ）-DMSA，
前位扫描］
小肠炎症

2001 年我国台湾学者 Lee 等首次将 ^{99m}Tc（Ⅴ）-DMSA 应用于肠道炎症的检测和定位，共纳入 62 例疑似肠道炎症患者，如 IBD（图 5-2、图 5-3），阑尾炎，抗生素相关性肠炎，感染性、嗜酸性和缺血性结肠炎等。以肠镜和活检结果为金标准，总的敏感性为 95%，特异性为 94%，准确性为 95%。3 例假阴性病例的原因为轻度炎症，两例假阳性是由于同时存在胃肠道活动性出血和结肠腺癌。2003 年 Koutroubakis 等将 ^{99m}Tc（Ⅴ）-DMSA 用于评估 IBD 的疾病活动度，所有病例分 3 组，第一组纳入 36 例既有疾病的基础上病情加重的患者或者首次发病患者；第二组为 28 例处于缓解期的 IBD 患者；第三组为 12 例其他类型肠病患者，如缺血性、感染性或节段性肠炎合并憩室病。以肠镜和活检结果为金标准，在检测疾病活动性上，敏感性为 92%，特异性为 86%，阴性预测值为 85.1%，阳性预测值为 91.9%。闪烁活动指数与内镜和组织学活动度吻合较好，3 例假阴性的活动期疾病是由于轻度炎症。2008 年 Stathaki 等比较了 ^{99m}Tc（Ⅴ）-DMSA 和 ^{99m}Tc-HMPAO-WBC 在评价 IBD 上的差异，共纳入 23 例既有疾病的基础上病情加重的患者或者首次发病患者，两种闪烁技术的检出一致性为 72.5%，内镜与 ^{99m}Tc-HMPAO-WBC 的一致性为 91.9%，与 ^{99m}Tc（Ⅴ）-DMSA 为 84.4%。^{99m}Tc-HMPAO-WBC 总的敏感性是 91%，而 ^{99m}Tc（Ⅴ）-DMSA 是 84%。2 例 UC（全称）患者出现 ^{99m}Tc（Ⅴ）-DMSA 显像假阴性结果可能是因为轻度炎症病变。

2.2　放射性核素标记白细胞显像

放射性核素标记白细胞显像是目前公认的炎症显像的金标准。核素标记白细胞显像的不足之处是，从采集病人自体血液至分离白细胞和标记白细胞等过程费时、复杂、技术性强，且存在污染或交叉感染的可能性；显像过程亦费时。上述不足使其广泛应用于临床受到局限。因此，有待开发诊断性能与标记白细胞相当而制备和操作又简便的炎症病灶显像剂。炎症性肠道病变主要包括溃疡性结肠炎和克罗恩病。常规检查有 X 线钡剂灌肠和结肠内镜，但对于严重病例常为禁忌。核素标记白细胞显像结果与钡剂放射学和结肠内镜结果有很好的一致性。核素显像不仅用于检测上述疾病急性加重阶段，可以探查内镜难以查及的部位，还可以用来监测、评价疗效。活动性结肠炎表现为呈肠型分布的异常浓聚灶，非活动性的结肠炎核素显像呈阴性结果。利用核素标记白细胞显像显示炎性病变的分布特点还可对克罗恩病和溃疡性结肠炎二者进行鉴别。如直肠无病变、小肠受累，病变呈非连续性，提示克罗恩病；而结肠至直肠连续性病变且不伴小肠受累，则提示溃疡性结肠炎。核素标记白细胞显像在下述肠道病变时也可见到腹部异常放射性摄取征象，如缺血性结肠炎、假膜性结肠炎和肠梗死等。

2.2.1　^{111}In 标记白细胞扫描技术

^{111}In 为第一个用于体外标记白细胞的示踪剂，众多研究小组证实了该技术用于检出活动性肠道炎症具有较好的敏感性和特异性。然而由于高的放射剂量，可获得性差和图像质量差等限制其广泛应用。放射性标记白细胞闪烁扫描技术早期用于筛查疑似炎症性肠病，^{111}In 扫描存在最主要的问题是假阴性，即使在有症状的活动期患者误判率较低，从而降低其诊断准确性，其应用因此受限。Saverymuttu 等发现作为筛查技术，^{111}In 标记白细胞扫描技术优于肠道影像学技术和直肠组织学技术。

2.2.2　^{99m}Tc-HMPAO 标记白细胞扫描技术

^{99m}Tc-HMPAO 原本是用于评价脑灌注的示踪剂，1986 年 Peters 等首次将其应用于白细胞的标记和炎症显像。自此之后，多个研究小组将其应用于 IBD 的显像。已出版的数据表明其敏感性高达 95%～100%，特异性 85%～100%，准确性 92%～100%。加上低的放射剂量，可获得性好，低廉和较好的图像质量使该项技术更受欢迎。在诊断并发症，评估疾病活动度和确定小肠累及范围方面更显优势。相比其他检查手段，^{99m}Tc-HMPAO WBC 为非侵入性，实用性强，安全，快速，诊断敏感性高。无需肠道准备，无不适感，放射性暴露低等。^{99m}Tc-HMPAO WBC 的放射暴露为 3mSv，而小肠钡餐显像为 6mSv，钡剂灌肠为 8.5mSv。但 ^{99m}Tc-HMPAO 标记白细胞显像的缺点在于费用较高，体外标记耗时长，需要对血标本进行处理等。

目前对于大多数适应证，^{99m}Tc-HMPAO-白细胞因较 ^{111}In-oxine-白细胞核素易获得、价廉、辐射剂量低、显像过程短、图像质量好，可部分取代 ^{111}In-oxine-白细胞（其对于肾脏、膀胱、胆囊等器官的感染灶探测，比前者好）。此外，^{99m}Tc HMPAO 扫描，因为对小肠病变更敏感,图像质量也高,是大众倾向之选。对有症状的患者,其阴性结果差不多可排除 IBD,而强阳性结果应高度怀疑 IBD(图 5-4、图 5-5)。^{99m}Tc-HMPAO 在检出、定位和评估疾病活动度方面的敏感性为 95% ~ 100% ,特异性为 85% ~ 100% ,准确性为 92% ~ 100%。Almer 等在 CD 患者中比较白细胞标记核医学显像和术中小肠镜及手术发现,认为^{99m}Tc-HMPAO 可以早期诊断小肠炎症,并且推荐作为一线诊断模式,特别是儿童和易感人群。

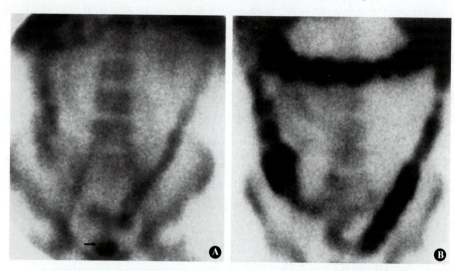

图 5-4　溃疡性结肠炎的^{99m}Tc-HMPAO 标记白细胞扫描表现

全结肠广泛病变:A. 30 分钟;B. 2 小时

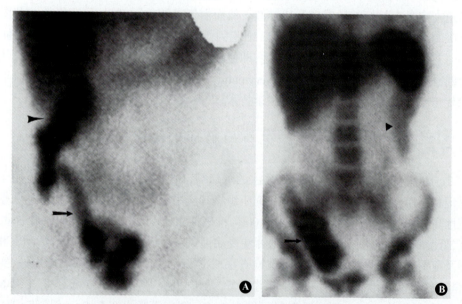

图 5-5　克罗恩病的^{99m}Tc-HMPAO 标记白细胞扫描表现

A. 回肠末端(长箭头)和右半结肠(箭头)的异常摄取;B. 末端回肠(长箭头)和脾曲(箭头)的异常摄取

标记白细胞核医学显像在炎症性肠病中的应用较为广泛。2007 年 Almer 等将标记白细胞显像和 CD 术中小肠镜和腹腔镜的发现进行了比较,进一步证实了^{99m}Tc-HMPAO 标记白细胞扫描技术可用于小肠炎症的早期诊断,并推荐作为一线的检查手段,尤其是儿童患者和危重患者。Alonso 等将[99mTc-HMPAO] 标记白细胞核医学显像应用于亚临床的肠道炎症,入选患者为血清阴性脊柱关节病,无 IBD 的临床证据。认为可以评价亚临床炎症,而且用于确定哪些患者需要 SASP 的治疗,以及用于疗效和疾病复发的评估。El Maghraoui 等进一步证实了如上的结果,而且表明[99mTc-HMPAO] 标记白细胞扫描的结果与回结肠镜的结果存在明显的相关性。也有学者将该技术应用于术后 CD 的无症状复发的早期诊断,Biancone 等表明在 CD 患者回盲部切除后的前 6 个月,吻合口周围的[99mTc-HMPAO] WBC 30 分钟高摄取与疾病复发显著相关。表 5-1 和表 5-2 汇总了[99mTc-HMPAO] 标记白细胞核医学显像技术目前发表相关文献的技术参数以及敏感性和特异度。

表 5-1　[99mTc-HMPAO] 标记白细胞核医学显像技术目前发表相关文献的技术参数

研究	出版年份	标记物	标记放射剂量	显像时间	扫描技术
Heresbach 等	1993	白细胞	3.7~5.5MBq	3 小时,24 小时	平面
Dhote 等	1995	白细胞	296~740 MBq	30 分钟,2 小时	平面
Middleton 等	1995	白细胞	200~300 MBq	1.5~3 小时	平面
Kolkman 等	1996	白细胞	370 MBq	1 小时,4 小时,	平面
Papos 等	1996	白细胞	182~370 MBq	30 分钟,2 小时,4 小时	平面
		抗粒细胞抗体	495~635 MBq	2 小时,6 小时,20~24 小时	
Stahlberg 等	1997	白细胞	185 MBq±20 MBq	10~30 分钟,3 小时	平面
Cucchiara 等	1999	白细胞	185 MBq±74 MBq	30 分钟,2 小时	平面
Molnar 等	2001	白细胞	208~614 MBq	30 分钟,1 小时,2 小时,3 小时	平面
Rispo 等	2005	白细胞	185 MBq±74 MBq		平面

表 5-2　[99mTc-HMPAO] 标记白细胞核医学显像技术目前发表相关文献的敏感性和特异性数据

研究	病例数	研究设计	敏感性	特异性
成人				
Sciarretta	103	确诊活动性 CD vs 肠镜	95%	100%
Mairal	27	确诊 IBD vs [111In-HIG]	100%	85%
Giaffer	31	疑似 IBD vs [111In-标记白细胞]	85%	87%
			94%	71%
Kolkman	32	确诊 IBD vs CT	79%	98%
			81%	86%
Molnár	28	确诊活动性 CD vs CT	76.1%	91%
Almer	48	确诊活动性小肠 CD vs 术中小肠镜、腹腔镜	85%	81%
儿童				
Charron	215	急性肠道炎症(含或不含 IBD)	90%	97%
Cucchiara	48	疑似 IBD vs 结肠镜	76.2%	NA
Charron	130	疑似 IBD vs 结肠镜	94%	99%
Alberini	28	确诊 IBD vs 肠镜,超声和钡剂造影	75%	92%
Charron	313	确诊 IBD vs 肠镜	92%	94%

在如何提高检出率方面,众多学者做了大量的工作,主要集中在如下几个方面:

(1) 优化扫描时间:尽管[99m]Tc-HMPAO 标记白细胞扫描技术在 IBD 中应用广泛,但关于最佳的扫描时间依然存在争议。一些学者推荐早期扫描(30~60 分钟),以避免放射性核素向肠道迁移所致的假阳性结果,而其他一些学者推荐晚期扫描,因为可获得更高的敏感性。最近,Sans 等对于确定活动性病变,评价 IBD 的累及范围和评价炎症程度的最佳扫描时间进行了探讨,发现相比早期扫描,晚期扫描(3 小时)更好,其敏感性更高(85% vs 100%),准确性更佳(85% vs 95%),但特异性稍微降低。

(2) 联合其他生物标志物:白细胞扫描时,在入选疑似 IBD 患者时可采用一些炎症的生物标志物,譬如 CRP,当≥5mg/L 时,可减少假阴性。

有学者对该技术与 CT 进行了比较,核医学优势在于清晰显示节段性活动性炎症和近端累及情况,而 CT 的优势在于显示纤维狭窄性病变的定位和其他并发症的识别,缺点是存在近乎 4 倍于核医学的放射性暴露。有学者建议该技术用于儿童 IBD 患者,他们认为该技术虽然不能取代内镜检查,但是可以用于决定该患者是否需要行肠镜检查,如果该患者闪烁技术的结果是阴性,就没有必要行肠镜检查。然而 Cucchiara 等总结 48 例儿童病例后得出结论,阳性结果表明炎症的存在,但阴性结果不能排除炎症,因为该技术可能会漏诊一些轻度炎症患者。有学者选取 77 例活动性 CD 儿童患者评估了[99m]Tc-HMPAO WBC 用于鉴别连续性病变和非连续性病变结肠炎的准确性,他们发现其中 63 例存在非连续性高摄取;而 29 例 UC 儿童患者中,连续性高摄取为 23 例。因此可以用于 IBD 的随访,并作为诊断手段,用于评估疾病复发和疗效,从而减少肠镜复查的次数。Charron 等对 CT 和[99m]Tc-HMPAO WBC 与结肠镜在 IBD 中的应用进行了比较,共纳入了 313 例,[99m]Tc-HMPAO WBC 的敏感性为 92%,特异性为 94%,阳性预测值 96%,阴性预测值 93%,准确性 94%。[99m]Tc-HMPAO WBC 一般很少会漏诊明显炎症病变,CT 对于肠壁内炎症敏感性较低。然而在成人,CT 在并发症的检出率方面优于核医学技术。

2.2.3 其他示踪剂

除了上述常见的示踪剂外,其他还有许多示踪剂应用于 IBD,其中一些由于结果不理想未能在临床广泛应用,也有一些在某些方面具有明显优势。[111]In 和 [99m]Tc 标记的人类多克隆免疫球蛋白(human polyclonal immunoglobulin, HIG)已被用于 IBD,对比研究表明[99m]Tc-HIG 的敏感性、特异性和准确性分别为 100%、85% 和 96%,明显高于[111]In-HIG(70%、85% 和 74%)。在检测活动性 IBD 方面,[99m]Tc-HIG 敏感性为 33%,[99m]Tc-HMPAO WBC 敏感性为 100%。

3 药物释放部位的确定

核医学 SPECT 扫描技术不仅应用于炎症性肠病的诊断,评价其疾病活动度和疾病累及范围,还可用于一些特殊药物的释放部位,譬如常见的如 5-ASA(图 5-6)。在此应用广泛的放射示踪剂为[152]Sm 氧化钐,由[153]Sm 的中子激活而来,为伽马射线辐射源,能峰 103keV,半衰期 46.7 小时,胃肠道不吸收。

显像方法：

（1）前一晚需禁食,在早上 8 点用 200ml 水送服药物,服用药物后需观察 12 小时,观察期间给予标准餐。药物剂量视情况而定:譬如^{152}Sm 标记的美沙拉嗪 500mg 中含 2mg 氧化钐,剂量为 1.3~1.9 MBq。

（2）采集时间:服药后 6 小时内每 20 分钟扫描一次,随后的 4 小时每 30 分钟 1 次,第 12 小时和 24 小时各扫描一次。

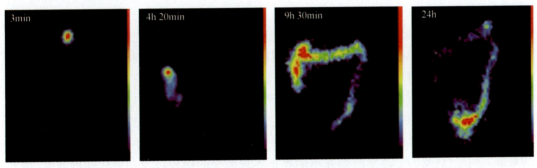

图 5-6　^{152}Sm 标记美沙拉嗪不同时间点的胃肠道转运成像
4 小时 20 分钟进入治疗靶区域

（张晨鹏）

参 考 文 献

黄钢 . 2003. 核医学 . 北京:高等教育出版社 .

Brunner M,Lackner E,Exler PS,et al. 2006. 5-aminosalicylic acid release from a new controlled-release mesalazine formulation during gastrointestinal transit in healthy volunteers. Aliment Pharmacol Ther,23(1):137-144.

Charron M. 2000. Pediatric inflammatory bowel disease imaged with Tc-99m white blood cells. Clin Nucl Med,25(9):708-715.

Horsthuis K,Bipat S,Bennink RJ,et al. 2008. Inflammatory bowel disease diagnosed with US,MR,scintigraphy,and CT:meta-analysis of prospective studies. Radiology,247(1):64-79.

Koutroubakis IE,Koukouraki SI,Dimoulios PD,et al. 2003. Active inflammatory bowel disease:evaluation with 99mTc(Ⅴ)DMSA scintigraphy. Radiology,229(1):70-74.

Rachapalli V,Goyal N,Bartley L,et al. 2009. Role of labeled white cell scintigraphy with SPECT/CT in Crohn disease. Clin Nucl Med,34(12):902-905.

Stathaki MI,Koukouraki SI,Karkavitsas NS,et al. 2009. Role of scintigraphy in inflammatory bowel disease. World J Gastroenterol,15(22):2693-700.

第6章

PET 技术在炎症性肠病诊疗中的应用发展

炎症性肠病的一系列变化,包括肠腔、肠壁、肠道周围组织及淋巴结的异常表现都是日常临床诊断、治疗过程中需要关注的问题。以往的临床影像诊断主要依赖于钡餐或钡灌肠检查,但是此类检查因只能反映肠腔的变化、提供有限的病变诊断信息而逐渐为愈见成熟的 CT、MRI 肠道检查技术所替代。近年来,倍受关注的肠道 CT、MRI 肠道检查技术在诊断炎症性肠道疾病中起到了越来越大的作用,它们不仅反映了肠腔本身的变化,同时再现了肠壁、肠腔外结构的异常变化及周围淋巴结增生情况,为临床诊断、治疗和随访提供了很大的帮助。但是,病变的形态学改变并不能真正体现病变的病理以及功能代谢的异常,因此有关炎症性肠病治疗前后疗效评价及预后判断等还是存在一定的不足和问题,临床上往往不得不通过反复多次的内镜检查、病理活检才能获得所需要的准确的诊断结果。MRI 功能成像,如 DWI 等虽然有望给炎症性肠病的诊断带来新的突破,但是鉴于目前 DWI 等功能MRI 成像技术在实施肠道疾病诊断时容易受到多种因素的干扰,对于高 b 值的检查仍受到较大的限制;能谱 CT 的崛起可能会给炎症性肠病的影像诊断带来一些福音,但是鉴于该技术目前尚处于实验阶段,很多问题仍存在一定的争议,因此,尚未能真正用于临床。PET 乃是迄今为止真正意义上的功能成像技术,目前临床上已广泛应用于对恶性肿瘤的检出、良恶性肿瘤的鉴别及治疗前后的疗效判断等,同时也被应用于脑部疾病、心肌活性的检测以及各种炎症、感染性疾病的诊断和疗效判定。

1 PET 及 PET-CT 成像技术

正电子发射型计算机断层术(positron emission computed tomography,PET)是利用放出正电子的放射性核素(如 ^{11}C、^{13}N、^{15}O、^{18}F 等)标记的葡萄糖、氨基酸、胆碱、胸腺嘧啶、受体的配体以及 H_2O、O_2(反映血流和氧代谢)等放射性药物为显像剂,以断层显像的方式、从分子水平显示正常机体生理状态下或者各种病变组织病理状态下组织细胞的代谢、功能、细胞增殖、受体分布以及血流状况,因此也被称之为生理或病理断层显像。其基本的成像原理是利用上述正电子放射性核素标记的不同的分子功能显像剂,通过静脉注射等方式被引入机体后定位于靶器官或靶病灶,这些放射性核素在自身衰变过程中所放出的正电子,在机体组织中运行很短的距离($<1\sim3mm$)后,将自身能量全部转移给周围物质中的轨道电子,发生湮没辐射,发射出一对能量相等(511keV)、方向相反的 γ 光子;PET 显像装置通过环形排列的一系列对向配置的探测器,利用符合探测技术来有效探测成对的湮没辐射 γ 光子,经计算机重建处理后获得机体的正电子核素的断层分布图,从而显示正电子核素所标记的一系列代谢物质在正常机体生理状态下靶器官的分布和代谢功能,以及病变的位置、

形态、大小和代谢功能,对疾病进行诊断。

2001 年,伴随着世界上首台 PET-CT 显像装置投入临床应用,PET 分子影像诊断技术全面进入了 PET-CT 时代;与传统的单纯 PET 相比,PET-CT 最大的优点在于它通过 PET 分子影像技术与高质量 CT 的图像融合,从根本上解决了单纯 PET 影像病灶定位不准确、显像剂生理性摄取对准确探测病灶病理性摄取的影响等难题;同时,由于 PET-CT 采用 CT 对 PET 影像进行衰减校正,克服了以往单纯 PET 采用线源进行衰减校正所带来的耗时过长的缺陷;从而大大提高了 PET 分子影像诊断的准确性和效率。

1.1　常用 ^{18}F-FDG PET 显像剂

^{18}F-FDG(18-fluoro-2-deeoxy-D-glucose,18-氟-2-脱氧-D-葡萄糖)是临床最常用的 PET 显像剂。这种类葡萄糖物质经静脉注射后,在葡萄糖转运蛋白的帮助下通过细胞膜进入细胞,细胞内的 ^{18}F-FDG 在己糖激酶(hexokinase)作用下磷酸化,生成 6-PO$_4$-^{18}F-FDG;由于 6-PO$_4$-^{18}F-FDG 与葡萄糖的结构存在一定的差异(2-位碳原子上的羟基被 ^{18}F 取代),因此不能进一步进入随后的糖代谢环节;同时,6-PO$_4$-^{18}F-FDG 亦不能通过细胞膜逆向流出到细胞外,因此将滞留在细胞内达数小时。在葡萄糖代谢平衡状态下,6-PO$_4$-^{18}F-FDG 滞留量大体上与组织细胞葡萄糖消耗量一致,因此,^{18}F-FDG 在组织脏器内的分布量将直接反映其生理或病理状态下葡萄糖的利用状况。

1.2　^{18}F-FDG PET-CT 显像的临床应用

^{18}F-FDG PET-CT 显像目前主要用于恶性肿瘤的检测。绝大多数恶性肿瘤细胞具有高代谢特点,特别是恶性肿瘤细胞的分裂增殖比正常细胞快,能量消耗相应增加。葡萄糖为组织细胞能量的主要来源之一,恶性肿瘤细胞的异常增殖需要葡萄糖的过度利用,其途径是增加葡萄糖膜转运能力和糖代谢通路中的主要调控酶活性。恶性肿瘤细胞糖酵解的增加与糖酵解酶的活性增加有关,与之有关的酶有己糖磷酸激酶、6-磷酸果糖激酶、丙酮酸脱氢酶。肿瘤细胞中的葡萄糖转运信息核糖核酸(mRNA)表达增高,导致细胞膜表面葡萄糖转运蛋白增加。因此,肿瘤细胞内可积聚大量 ^{18}F-FDG,经 PET 显像可显示肿瘤的部位、形态、大小、数量及肿瘤内的 ^{18}F-FDG 代谢水平。因此 ^{18}F-FDG PET-CT 显像已被广泛应用于恶性肿瘤的诊断及良、恶性的鉴别诊断、临床分期、疗效和预后评价以及肿瘤复发的监测等。

但是,葡萄糖高代谢不只仅仅反映在恶性肿瘤细胞中,在炎症性疾病中各种类型的细胞分裂、生长因子等均会刺激葡萄糖的转运,而使其积聚到乏氧情况下的炎性部位。因此 ^{18}F-FDG PET-CT显像也常常被应用于炎性病变的评价、疗效判断等,目前临床应用较多的是对大血管炎以及炎症性肠病(IBD)的诊断和疗效判断。

2　^{18}F-FDG PET-CT 肠道检查技术

由于腹部脏器可以有较多的生理性 ^{18}F-FDG 摄取现象,因此 ^{18}F-FDG PET-CT 显像往往较难解释正常的生理摄取和病理摄取之间的界线,肠道尤是如此。在萎陷的肠段中往往很难鉴别病变和正常结构的 ^{18}F-FDG 摄取,因此检查前的肠道准备及较充分的肠道扩张是必需的,我们称这类检查为 PET-CT 肠道造影检查(PET-CT enteroclysis)。

2.1 肠道准备

患者检查前一日建议低渣或无渣饮食,晚 8 时后禁食,并完成肠道准备(和爽 1 包配成溶液 1000ml 口服)。检查当日需禁食直至检查结束。检查前 1 小时左右再嘱其口服和爽配制溶液 1000ml(控制口服溶液的速度,45~60 分钟内喝完),检查前约 10 分钟静脉推注山莨菪碱 10mg。如病人需同时完成小肠及结肠 CT 检查,则扫描前需另予纯水 800~1000ml 保留灌肠。

在应用 PET-CT 进行肠道疾病检查中,口服或灌注对比剂有助于肠道扩张。但是,由于 PET-CT 成像时需利用 CT 影像对 PET 数据进行衰减校正,使用阳性对比剂可能因过度校正导致 ^{18}F-FDG 活性被高估。因此,我们对于接受 ^{18}F-FDG PET-CT 检查的所有病人仅给予阴性造影剂,如纯净水。

2.2 PET-CT 扫描

禁食 6 小时后,按 0.1~0.15mCi(3.7~5.55MBq)/kg 体重静脉注射 ^{18}F-FDG,安静休息 60 分钟后行全身 PET-CT 扫描,必要时可在随后追加延迟扫描。用于衰减校正的透射 CT 扫描条件为 120kV,160mA,螺距为 0.6~0.8,3.0~5.0mm 层厚,3.0~5.0mm 重建;PET 扫描通常以 3D 模式进行,每床位采集 2~3 分钟(因设备灵敏度不同而有所差异)。影像经重建后获得 CT、PET 以及 PET-CT 融合三维断层影像。

透射 CT 扫描一般只作平扫。因为增强扫描的衰减校正会导致 PET 影像因过度校正而出现伪影。然而,对于最优化的 CT 扫描的采集,静脉内给造影剂是重要的,特别是检查小肠病变时,对于显示肠壁、肠外病变等均有重要意义。因此,通常的做法是透射 CT 平扫首先用于衰减校正,待完成全部 PET 影像采集之后,再行 CT 增强扫描;但是,由于肠蠕动和病人位置的变化,可能使 PET 和增强 CT 所显示的病变部位不能获得很好的匹配。

对于 PET-CT 影像中 ^{18}F-FDG 在病变部位的分布一般采用视觉评价和半定量评价两种方式进行;视觉评价一般选择 ^{18}F-FDG 的生理性摄取相对较为稳定的器官作为比较基准,如腹腔病变视觉评价时一般选择肝脏的 ^{18}F-FDG 分布为参照物进行分级评价,胸部病变则选择纵隔、脑部病变则选择小脑等;半定量评价目前最常用的指标是:标准化摄取值(standardized uptake value,SUV),计算方法如式(1);它是一个病变部位 ^{18}F-FDG 的摄取量相对于注射剂量被患者体重加权平均后的比值,没有量纲。

$$SUV = \frac{局部组织的\,^{18}F\text{-}FDG\,放射性活度(Bq/g)}{注射的\,^{18}F\text{-}FDG\,放射性活度/体重(Bq/g)} \tag{1}$$

3　炎症性肠病的 PET-CT 影像表现

腹腔脏器错综复杂的 ^{18}F-FDG 生理性摄取常常给我们诊断带来一定的困难,为了应用 PET-CT 评估肠道病变,充分了解肠道 ^{18}F-FDG 生理性摄取的影像表现特征是非常重要的,并在此基础上借助于 CT 的形态学改变,综合评估肠道局灶性、条片性和弥漫性等 ^{18}F-FDG 代谢异常表现。

3.1　正常肠道 ^{18}F-FDG 生理性摄取

正常小肠因其蠕动(平滑肌的收缩)等而往往表现为一定程度的 ^{18}F-FDG 摄取,其典型表现为不均匀、轻度的 ^{18}F-FDG 摄取,但是这种生理性摄取的 SUV 值一般低于肝组织。肠道 ^{18}F-FDG 生理性摄取的样式可表现为弥漫性、多灶性,这种现象多见于盆腔内的小肠结构,这主要由于该段小肠往往互相重叠,扩张不良,因此未能充盈的肠道往往给诊断带来一定的困难。

正常结肠的 ^{18}F-FDG 生理性摄取可从轻微局灶性到弥漫性摄取。以盲肠和右半结肠表现较为明显,这可能因该段肠管聚集了较多淋巴细胞的缘故。

3.2　肠道 ^{18}F-FDG 代谢异常表现

通常情况下我们将肠道分为 5 个区域:小肠、升结肠、横结肠、降结肠及直乙结肠。有学者将肠道 ^{18}F-FDG 摄取分成 0~3 四个等级(参照脏器为肝脏)。0 级:FDG 无摄取(或低于肝脏);1 级:FDG 摄取同肝脏;3 级:病变肠段的 FDG 摄取值≥3 倍肝脏的 FDG 摄取水平;2 级系指肠管 FDG 的摄取程度介于 1~3 级之间。因此明显的 FDG 摄取级别应该归类在 2~3 级,提示为可能的异常摄取。

FDG 在肠道表现出的局灶状和多灶状、条片状以及弥漫性摄取增加,均提示潜在的肠道病变存在的可能。在肠道扩张不充分的情况下,CT 的诊断敏感性有限,因此在对 PET-CT 所表现的肠道局灶状、条片状和弥漫性 FDG 摄取进行评价时,融合了 PET 的敏感性和 CT 的特异性优势,提高了诊断的准确性。

在炎症性肠病的患者中,小肠较弥漫的 FDG 摄取、结肠节段性或弥漫性 FDG 明显摄取以及肠腔外斑块、斑片、结节状 FDG 异常浓聚则提示活性炎性病变的所在。结合 CT 影像的形态学改变,如炎性肠壁的异常增厚、病变区肠腔狭窄及肠周的异常改变等,往往比较容易与因各种恶性肿瘤、肠道腺瘤等引起的 FDG 高代谢表现相鉴别。

4　PET-CT 在炎症性肠病诊疗中的作用

PET-CT 在检查小肠和结肠病变的活动性方面,具备较高的敏感性和特异性,这一点在肠道炎症性病变的诊治中也是如此,其主要表现在以下两个方面:其一,在炎症性肠病的活性判断上,其敏感性和准确性明显高于其他影像检查;其二,对炎症性肠病治疗前后的疗效评估具有重要意义。

4.1　炎症性肠病 PET-CT 的诊断优势

炎症性肠病最具代表性的疾病当属溃疡性结肠炎和 Crohn 肠病。PET-CT 呈现的病变肠段 FDG 摄取的增加有助于明确病变部位和对病灶炎症活性的判断;CT 所示炎症性肠病表现,如病变处肠腔狭窄、肠壁增厚、水肿及肠周、肠外脓肿形成等结合 PET 所示高 FDG 代谢影像提示病变活性期改变丰富了炎症性肠病的诊断信息,提高了诊断准确性。

溃疡性结肠炎好发于直肠和乙状结肠,也可累及左半结肠、横结肠,甚至全结肠;在 PET-CT 的 CT 影像上病变肠管表现为肠壁弥漫增厚、水肿,肠袋消失,在 PET 影像上表现为增厚肠壁的弥漫性 FDG 高代谢;而病变肠壁所呈现的 FDG 高代谢表现应归功于溃疡性结肠炎所具有的发生于黏膜及黏膜下层的小溃疡、炎症、大量淋巴细胞和浆细胞浸润的病理学特征;因此,PET-CT 不仅准确提供了溃疡性结肠炎病变肠段的部位、范围,而且其所表现的 FDG 高代谢的程度同时反映了炎症病变的活性。

Crohn 肠病好发于小肠,如空肠下段以及回肠,尤以回肠末段是主要好发部位,也可累及结肠;Crohn 肠病的病理特征是病变肠管呈单发或多发的局段性非干酪样肉芽肿性炎症灶;因此,PET-CT 的 CT 影像表现为病变肠管局段性肠壁增厚、肠腔狭窄,以及病变肠段以上肠管扩张、呈现不同程度肠梗阻表现,PET 影像在增厚肠段呈局灶性异常 FDG 代谢增高。

在炎症性肠病中,PET-CT 所示的高代谢区域可能要超越常规 CT 所见,尤其对于那些扩张不良的小肠,CT 可能较难发现异常区域,PET 因其高敏感性给临床提供更多信息,指导临床做进一步检查。对于肠道某些部位 FDG 的轻微摄取、肠外的细小异常摄取等均有可能提示炎症病变早期或活性炎症存在区域;因此,PET-CT 对于评估炎症性肠病的病变范围、严重程度较 CT、MRI 更直观、准确。由于其高敏感性,^{18}F-FDG PET 已作为非侵袭性监测儿童 IBD 的首选。

需要指出的是,在我们日常临床 PET-CT 检查中,肠道呈现异常 FDG 高代谢的更多见于肿瘤性病变,如结直肠癌、小肠或结肠淋巴瘤以及肠腺瘤等,因此与炎症性肠病的 FDG 高代谢相鉴别亦显得非常重要;肠道恶性肿瘤病变通常表现为病变肠段形成较大的软组织肿块、肠腔基本消失;而肠腺瘤通常不会表现为肠壁增厚、肠腔狭窄,而是仅见突入肠腔的结节状软组织密度影,边缘较光滑。

4.2　PET-CT 对炎症性肠病治疗疗效的评估

对炎症性肠病的疗效评估更是值得我们关注的问题。治疗过程中临床表现同 CT、MRI 影像所见的不匹配常使我们倍感困惑,因此反复多次内镜检查可能是临床唯一判断疗效的金标准。但是考虑到患者的耐受性和内镜检查本身的局限性,临床对判断炎症性肠病的疗效及临床缓解仍然面临着巨大挑战。

目前,多项研究已表明 PET-CT 在评估炎症性肠病疗效、病变缓解上是准确、无创的检查方法之一。通过治疗前后的病变区 FDG 摄取的 SUV 值比较,PET 将提示病变活性的变化或缓解程度。很多临床症状缓解的患者,常规 CT、MRI 扫描仍表现为病变区肠壁异常增厚,通常情况下这很难同肠壁纤维增生相鉴别,而 PET 所示 FDG 代谢的改变常是较为准确判断其活性存在与否的关键。同样,由于炎症性肠病并发症而导致胃肠道刺激引起的一系列临床表现,诸如恶心、呕吐、肠梗阻等症状,临床上有时很难判断病变进展与否,因此常需依赖影像检查,PET-CT 则能提供更有价值的评估信息。

需要指出的是,在应用 PET-CT 对炎症性肠病患者进行治疗前后的对比疗效评估时,需要考虑到因 PET-CT 显像设备不同以及 PET 影像采集条件、影像重建方式不同对病灶 SUV 值测定结果的影响;因此,推荐在同一医疗机构、同一 PET-CT 设备以及相同的 PET-CT 影像采集、处理条件下完成 PET-CT 对炎症性肠病治疗前后的多次检查,以利于得到准确、客观的评估结论。

总之,无创、灵敏、准确的 PET-CT 检查在评估疗效及判断预后上将在炎症性肠病的诊疗中发挥更大的作用。

5　PET-CT 在炎症性肠病诊疗中的风险

在应用 PET-CT 解释肠道 FDG 摄取时,我们突出强调其风险和面临的挑战;解释肠道和其周围的 FDG 高代谢灶,最大的风险就是肠的运动性,这个事实在 PET 和 CT 分别采集扫描时就是一个不可忽略的问题,肠道在两种扫描之间病灶定位可以发生变化。因此,在判断肠道病变时,我们既要考虑肠道的生理性 FDG 摄取,又要兼顾其定位的正确性。

6　PET-CT 在炎症性肠病中的应用发展前景

大量研究已证明[18]F-FDG PET-CT 对判定炎症病变组织活性的敏感性、准确性明显高于其他影像检查,因此它对正确评价炎症性肠病的疗效、预后判断起到很大的作用。但是可能由于某些原因,目前炎症性肠病诊治规范及疗效评估均未将 PET-CT 检查纳入常规检查及判断标准之中;相信在未来的几年里,PET-CT 将成为诊断、评估炎症性肠病的重要检查手段之一,其影像表现将成为较重要的评估标准。

(陈　涛　华　佳)

参考文献

Abdel-Nabi H,Doerr RJ,Lamonica DM,et al. 1998. Staging of primary colorectal carcinomas with fluorine-18 fluorodeoxyglucose whole-body PET:correlation with histopathologic and CT findings. Radiology,206:755-760.

Ahmadi A,Li Q,Muller K,et al. 2010. Labeled Fluoro-2-deoxy-D-glucose Positron Emission Tomography and Computed Tomography Enterography in Active Crohn's Disease. Inflamm Bowel Dis,16:974-981.

Bodily KD,Fletcher JG,Solem CA,etal. 2006. Crohn disease:mural attenuation and thickness at contrast-enhanced CT enterography—correlation with endoscopic and histologic findings of inflammation. Radiology,238:505-516.

Chandler MB,Zeddun S,Borum ML. et al. 2011. The role of positron emission tomography in the evaluation of inflammatory bowel disease. Ann N Y Acad Sci,1228:59-63.

Das CJ,Makharia G,Kumar R,et al. 2007. PET-CT enteroclysis:a new technique for evaluation of inflammatory diseases of the intestine. Eur J Nucl Med Mol Imaging,34:2106-2114.

Das CJ,Makharia GK,Kumar R,et al. 2010. PET/CT colonography:a novel non-invasive technique for assessment of extent and activity of ulcerative colitis. Eur J Nucl Med Mol Imaging,37:714-721.

Groshar D,Bernstine H,Stern,et al. 2010. PET/CT Enterography in Crohn Disease:Correlation of Disease Activity on CT Enterography with ^{18}F-FDG Uptake. J Nucl Med,51:1009-1014.

Halpenny DF,Burke JP,Lawlor GO,et al. 2009. Role of PET and Combination PET/CT in the Evaluation of Patients with Inflammatory Bowel Disease. Inflamm Bowel Dis,15:951-958.

Kodaira C,Osawa S,Mochizuki C,et al. 2009. A case of small bowel adenocarcinoma in a patient with Crohn's disease detected by PET/CT and double-balloon Enteroscopy. World J Gastroenterol,15:1774-1778.

Kresnik E,Mikosch P,Gallowitsch HJ,et al. 2001. F-18 fluorodeoxyglucose positron emission tomography in the diagnosis of inflammatory bowel disease. Clin Nucl Med,26:867.

Lemberg DA,Issenman RM,Cawdron R,et al. 2005. Positron emission tomography in the investigation of pediatric inflammatory bowel disease. Inflamm Bowel Dis,11:733-738.

Loffler M,Weckesser M,Franzius C,et al. 2006. High diagnostic value of ^{18}F-FDG-PET in pediatric patients with chronic inflammatory bowel disease. Ann N Y Acad Sci,1072:379-385.

Louis E,Ancion G,Colard A,et al. 2007. Noninvasive assessment of Crohn's disease intestinal lesions with(18)F-FDG PET/CT. J Nucl Med,48:1053-1059.

Meisner RS,Spier BJ,S Einarsson S,et al. 2007. Pilot study using PET/CT as a novel,noninvasive assessment of disease activity in inflammatory bowel disease. Inflamm Bowel Dis,13:993-1000.

Neurath MF,Vehling D,Schunk K,et al. 2002. Noninvasive assessment of Crohn's disease activity:a comparison of ^{18}F-fluorodeoxyglucose positron emission tomography,hydromagnetic resonance imaging,and granulocyte scintigraphy with labeled antibodies. Am J Gastroenterol,97:1978-1985.

Paul B,Shyn KJ,Mortele1 SH,et al. 2010. Low-Dose ^{18}F-FDG PET/CT Enterography:Improving on CT Enterography Assessment of Patients with Crohn Disease. J Nucl Med,51:1841-1848.

Rubin DT,Surma BL,Gavzy SJ,et al. 2009. Positron Emission Tomography(PET)Used to Image Subclinical Inflammation Associated with Ulcerative Colitis(UC)in Remission. Inflamm Bowel Dis,15:750-755.

Sailer J,Peloschek P,Schober E,et al. 2005. Diagnostic value of CT enteroclysis compared with conventional enteroclysis in patients with Crohn's disease. Am J Roentgenol,185:1575-1581.

Skehan SJ,Issenman R,Mernagh J,et al. 1999. ^{18}F-fluorodeoxyglucose positron tomography in diagnosis of paediatric inflammatory bowel disease. Lancet,354:836-837.

Spier BJ,Perlman S B,Jaskowiak CJ,et al. 2010. PET/CT in the Evaluation of Inflammatory BowelDisease:Studies in Patients Before and After Treatment. Mol Imaging Biol,12:85-88.

Zhuang H,Alavi A. 2002. 18-Fluorodeoxyglucose positron emission tomographic imaging in the detection and monitoring of infection and inflammation. Semin Nucl Med,32:47-59.

第7章

肠结核与炎症性肠病的鉴别

肠结核(intestinal tuberculosis,ITB)是结核分枝杆菌侵犯肠道引起的慢性特异性感染,绝大多数继发于肺结核,特别是开放性肺结核。肠结核在肺外结核好发部位中排第六位。尽管过去几十年来因生活条件及卫生条件改善,结核患病率有所下降,但近年来因 HIV 感染等免疫力低下人群增加,该病在西方国家有增加的趋势。而在我国因肺结核仍然常见,故临床上对本病仍需提高警惕。肠结核发病年龄多为青壮年,40 岁以下占 91.7%,女性多于男性,约 1.85∶1。一般说来,肠结核与溃疡性结肠炎的鉴别较为容易,而鉴于与克罗恩病(Crohn's disease,CD)的消化道和肠外表现及内镜下表现酷似,并且肠结核具有特异性鉴别诊断价值的干酪样坏死活检检出率较低,而两者治疗方案及预后迥异,尤其是肠结核不可用激素治疗,因此两者的鉴别诊断是消化科医师遇到的最棘手问题之一。本章将从临床表现、实验室检查,内镜检查、病理检查和影像学检查等方面着重阐述肠结核与克罗恩病的异同。

1 肠结核

1.1 发病机制

结核病的发病是人体和结核菌相互作用的结果,只有当结核菌数量多、毒力大、且人体免疫功能低下、肠功能紊乱局部抵抗力减弱时,才会发病。

结核分枝杆菌经口感染侵犯肠道,多继发于开放性肺结核或喉结核,因经常吞咽下含结核分枝杆菌的痰液而感染,或和开放性肺结核患者密切接触(如共用餐具消毒不彻底),使得结核菌进入消化道。结核分枝杆菌为抗酸杆菌,在胃内受胃酸影响小,与食糜共同到达回盲部。由于在回盲部停留较久,且回盲部丰富的淋巴组织,使该处成为肠结核好发部位,其余少见部位如十二指肠、直肠等亦可受累。肠结核亦可由血行播散或由腹腔、盆腔内结核病灶直接蔓延引起。肠结核主要位于回盲部,其他部位依次为升结肠、空肠、横结肠、降结肠、阑尾、十二指肠和乙状结肠等处,少数见于直肠。亦偶有胃结核、食管结核。

1.2 临床分型

结核菌数量和毒力与人体对结核菌的免疫反应程度影响该病的病理性质。人体过敏反应强,病变以渗出型为主;感染菌量多,毒力大则可有干酪样坏死,形成溃疡。如果机体

免疫状况良好,感染较轻,则表现为肉芽组织增生,进一步可纤维化。按大体病理分为三型:

(1)溃疡型肠结核:肠壁的淋巴组织充血水肿及炎症渗出性病变,进一步发展为干酪样坏死,随后形成溃疡。溃疡边缘不规则,深浅不一,可深达肌层甚至浆膜层,并累及周围腹膜或邻近肠系膜淋巴结。因溃疡基底多有闭塞性动脉内膜炎,较少发生肠出血。慢性发展过程中病变常于周围组织紧密粘连,所以溃疡一般不发生急性穿孔,因慢性穿孔而形成的腹腔脓肿或肠瘘亦远较克罗恩病少见。病变修复过程中,大量纤维组织增生和瘢痕形成可导致肠管变形和狭窄。

(2)增生型肠结核:病变多在回盲部,可有大量结核肉芽肿和纤维组织增生,使肠壁局部增厚,亦可见瘤样肿块突入肠腔,可使肠腔变窄,引起梗阻。

(3)混合型肠结核:兼有以上两种病变,亦可称为溃疡增生型肠结核。

1.3　临床表现及并发症

肠结核起病晚,早期症状可不明显,患者常伴有活动性肠外结核,临床表现可被掩盖而忽略。因此活动性肠外结核如出现明显消化道症状,应警惕肠结核存在可能性。

(1)腹痛:腹痛为本病主要症状,有时在进餐时诱发。回盲部结核表现为右下腹痛,但常有上腹或脐周疼痛,系回盲部病变引起的牵涉痛,小肠结核疼痛位于脐周。疼痛性质一般为隐痛或钝痛。在增生型肠结核或并发肠梗阻时,有持续性腹绞痛,伴有腹胀、肠鸣音亢进、肠型与蠕动波。

(2)腹泻与便秘:腹泻是溃疡型肠结核的主要临床表现之一,因病变肠段炎症和溃疡,肠蠕动加剧,肠排空过快而引起,每日排便2~4次,粪便呈糊样,一般不含黏液或脓血,不伴里急后重。在增生型肠结核多以便秘为主要表现。

(3)腹部肿块:主要见于增生型肠结核。一旦溃疡型肠结核合并有局限性腹膜炎,病变肠区和周围组织粘连,也可出现腹部肿块。腹部肿块常位于右下腹,较固定,中等质地,伴轻或中度压痛。

(4)全身症状和肠外结核表现:溃疡型肠结核常有结核毒血症,午后低热,伴盗汗,倦怠,消瘦,贫血,可同时有肠外结核特别是活动性肺结核的临床表现。增生型肠结核病程较长,全身情况一般较好,不伴有活动性肺结核或其他肠外结核证据。

(5)并发症:见于晚期患者,肠梗阻多见,慢性穿孔,偶有急性肠穿孔,肠出血少见,瘘管及腹腔脓肿较克罗恩病少见。可因合并结核性腹膜炎而出现相关并发症。

1.4　实验室及其他辅助检查

(1)血液检查:常规检查溃疡型肠结核可有中度贫血,白细胞计数多正常,淋巴细胞计数增高,血沉增快可作为评定病变活动程度的指标。结核菌素试验呈阳性有助于诊断,然而其作用有限,无法区分现症感染还是既往接种所致。

(2)γ干扰素释放试验(interferon-gamma release assays,IGRAs):其原理是检测机体对结核杆菌特异性蛋白 ESAT-6、CFP-10 和 TB-7.7 的免疫反应。与结核菌素试验不同,这些蛋白在所有结核分枝杆菌及致病性牛分枝杆菌中特异表达,而在卡介苗和大多数非结核分枝杆菌中不表达。因此,IGRA 检出结核杆菌感染的特异性和敏感性都较高。

目前临床应用较为广泛的 IGRA 方法包括结核感染 T 细胞斑点试验(T-SPOT.TB)和试管金定量法(QiantiFERON-TB Gold in Tube,QFT-GIT)。2008 年美国 FDA 通过 T-SPOT.TB 认证,其原理为应用酶联免疫斑点技术检测经 MTB 特异性抗原 ESAT-6 和 CFP-10 刺激后释放 γ 干扰素的斑点形成细胞数(spot forming cell,SFC)。而 QFT-GIT 于 2007 年通过美国 FDA 认证,其原理是应用酶联免疫吸附试验检测经 MTB 特异性抗原 ESAT-6 和 CFP-10 刺激后分泌 γ 干扰素的浓度。

(3)粪便检查:肠结核患者粪便多呈糊状,一般不混黏液脓血,常规镜检可见脓细胞及红细胞,粪便结核杆菌阳性有助于肠结核诊断。

(4)X 线检查:X 线胃肠钡餐造影或钡剂灌肠检查对肠结核的诊断具有重要意义。肠结核早期 X 线表现为黏膜增粗、紊乱或破坏,溃疡型者可见肠壁溃疡和边缘不整,钡餐透视时肠壁很难完全充填,病变肠管有激惹表现,排空迅速,充盈不佳,而病变上下部分肠管充盈良好,称钡影跳跃征(Stierlin's sign)。溃疡穿破肠壁可见局部脓肿或瘘管形成。增生型可见肠壁增厚,黏膜呈结节状变形。有溃疡存在时亦可呈激惹现象。小肠增生型结核主要表现为黏膜紊乱增生,多发性小息肉样改变,大息肉可与肿瘤相似。结肠增生型结核可见结肠袋消失,结节状充盈缺损,晚期多见管腔狭窄、肠管缩短。出现不完全性肠梗阻可导致近端肠管扩张,出现明显气液平面。

(5)CT 检查:CT 可发现短节段的肠段狭窄性病变伴对称性的同心性肠壁增厚和均一性的肠壁强化,其他表现如周围淋巴结增大、腹水、腹膜增厚和强化等。

(6)内镜检查:早期肠结核可见回盲部、升结肠起始段黏膜充血、水肿、糜烂、纤维素样渗出,回盲瓣变形,霜斑样白苔,此时结核病灶表浅,活检阳性率高。

内镜下病变肠黏膜充血、水肿、溃疡形成(环形溃疡,溃疡边缘呈鼠咬状,有一定特征性),大小及形态各异的炎症息肉,肠腔变窄等。重点是观察升结肠、盲肠、回肠末端病变,明确溃疡和肉芽肿的性质和部位。活检如能找到干酪样坏死性肉芽肿或结核杆菌具有确诊意义。

(7)病理表现:大体表现呈多样化,与感染的严重程度和疾病分期有关。溃疡型肠结核多呈环形或椭圆形溃疡,横向分布,突出于正常黏膜,可形成狭窄。其特征之一是单个溃疡较大,而呈卫星分布的溃疡较小。病变肠段横断面的表现因疾病分期不同。急性期,干酪样变多局限,浆膜侧可见粟粒性结节,区域淋巴结增大。晚期出现纤维化和狭窄,易出现瘘管和回盲部炎性包块。典型的狭窄较短,但也可见长于 10cm 或呈节段性病变。

显微镜下表现同样也因分期不同而不同。以溃疡、肉芽肿和广泛纤维化为特征。溃疡可能是肠道巨噬细胞,随后干酪样坏死和强烈炎症反应所致。融合的干酪样肉芽肿可见于肠壁全层以及区域淋巴结,特别是派氏集合淋巴结和淋巴样滤泡。肠结核的肉芽肿多大于克罗恩病,有报道 90% 大于 200μm,而克罗恩病平均大小约为 95μm。慢性早期,干酪样坏死可能不再是其特征,进而转变为致密纤维化组织伴肠壁(包括固有肌层)正常组织的破坏。在慢性晚期,肉芽肿逐渐玻璃样变,最终消失,仅剩下小部分淋巴细胞、过多的纤维组织。此期与克罗恩病最难鉴别。区分肠结核和克罗恩病的主要显微镜下特征包括融合的干酪样肉芽肿、小的浆膜结节,少有黏膜下水肿,裂隙性溃疡和肛周病变罕见。区域淋巴结的检查尤为重要,因为它们能够较好地提供既往结核感染证据,相反克罗恩病的区域淋巴结很少会出现肉芽肿。

内镜下活检标本由于体积和深度有限,因此存在一定的局限性。如果活检足够深,黏膜下层也可以发现肉芽肿。如果能够在溃疡基底部发现上皮样组织细胞条带也支持结核。6%~40%的ITB患者内镜黏膜涂片和常规培养发现抗酸杆菌,25%的患者可见特征性的干酪样肉芽肿,约35%的患者可见非干酪样肉芽肿,溃疡伴非特异性肉芽组织和微小脓肿浸润约60%。当存在干酪样坏死时,通常可以发现抗酸杆菌,因此溃疡病变处的活检较容易发现抗酸杆菌;当纤维化后,抗酸杆菌显著减少,甚至消失。这种情况下有必要对区域淋巴结进行Ziehl-Neelsen染色。

2 克罗恩病

克罗恩病为病因不明的慢性胃肠道炎性肉芽肿性疾病,又称局限性肠炎,肉芽肿性肠炎,或节段性肠炎。其病变特点为:非特异性炎症,病变呈节段性分布,主要侵犯回肠和邻近结肠,发病多为青壮年,欧美国家多见。该病病程呈慢性,长短不等的活动期与缓解期交替,有终生复发倾向。

2.1 CD临床表现

2.1.1 消化系统表现

(1)腹痛为最常见症状,多位于右下腹或脐周,间歇性发作,常为痉挛性阵痛伴肠鸣音增加,常于进餐后加重,排便或肛门排气后缓解。出现持续性腹痛和明显压痛,提示炎症波及腹膜或腹腔内脓肿形成,全腹剧痛和腹肌紧张,可能是病变肠段急性穿孔所致。

(2)腹泻先是间歇发作,病程后期可转为持续性。粪便多为糊状,一般无脓血或黏液。病变涉及下段结肠或肛门直肠者,可有黏液血便及里急后重。主要原因是炎症,肠段蠕动增加,继发性吸收不良等。

(3)腹部肿块多位于右下腹与脐周,质地中等,有压痛。

(4)瘘管形成是CD病临床特征之一,肠段之间内瘘形成可致腹泻加重及营养不良。肠瘘通向的组织和器官因粪便污染可致继发性感染。外瘘或通向膀胱、阴道的内瘘均可见粪便与气体排出。

2.1.2 全身表现

(1)发热:间歇性低热或中度热常见,少数呈弛张高热伴毒血症,发热多由肠道炎症或继发感染引起。

(2)营养障碍:表现为消瘦、贫血、低蛋白血症和维生素缺乏等。青春期前患者常有生长发育迟滞。

(3)肠外表现:可全身多个系统损害。肠外表现包括关节炎、杵状指、结节性红斑、葡萄膜炎、虹膜睫状体炎等。

（4）肛门直肠周围病变：瘘管、脓肿、肛裂等。

2.2　CD 实验室和影像学检查

CD 患者血液检查可见贫血、白细胞增多、血沉加快、病变活动时血清溶菌酶升高。粪便潜血阳性，黏液脓血便一般在病变累及左侧结肠和直肠时出现。X 线钡餐呈节段性病变，也可有跳跃征象；黏膜皱襞粗乱，呈铺路卵石样充盈缺损，肠腔边缘呈小锯齿状，典型线样征，肠腔狭窄，呈细条状钡影。

2.3　CD 内镜表现

全结肠及末段回肠检查，可见病变呈节段性、非对称性分布，黏膜表面见阿弗他溃疡、纵行溃疡、鹅卵石或铺路石样改变，肠腔狭窄，肠壁僵硬，可有炎性息肉，病灶与病灶之间黏膜形态结构正常。内镜直视下取病理组织活检，本病典型组织学改变为非干酪性肉芽肿，黏膜固有层基底部及黏膜下层淋巴细胞聚集，黏膜下层增厚，淋巴管扩张及神经节炎。

2.4　CD 病诊断标准

有典型临床表现疑诊 CD 患者，若符合结肠镜或影像学检查中一项，可拟诊为 CD；若有裂隙状溃疡、非干酪性肉芽肿、瘘管及肛门部位病变特征改变，可以确诊；初发病例、临床表现和结肠镜改变均不典型，应密切随访。

CD 诊断内容包括临床类型、严重程度、病变范围、肠外表现和并发症。

（1）临床类型：分为狭窄型、穿透型和炎症型，各型之间有交叉或互相转化。

（2）病情程度：分为轻、中、重度。轻度患者无全身症状、腹部压痛、包块与梗阻；重度患者合并腹痛、腹泻、全身症状及并发症。

（3）病变范围：包括小肠型、结肠型、回结肠型，此外，消化道其他部位如食管、十二指肠等也可受累。

（4）活动性：包括缓解期和活动期。

（5）并发症：超过 40% 患者可合并不同程度肠梗阻，10%～40% 患者可出现急性肠穿孔。另可有肛门、直肠病变、瘘管、脓肿、出血、癌变等。

（6）肠外表现：口腔疱疹溃疡、结节性红斑、坏疽性脓皮病、炎症性眼病、慢性活动性肝炎、脂肪肝、胆石症、胆管炎、肾结石、血栓性静脉炎、强直性脊柱炎、淀粉样变性、关节痛、骨质疏松等。

3　溃疡性结肠炎

溃疡性结肠炎（ulcerative colitis，UC）又称非特异性溃疡性结肠炎，是一种原因不明的直肠和结肠炎性疾病,呈连续性,非节段分布,病变主要限于大肠黏膜和黏膜下层,以腹泻、黏液脓血便、腹痛、里急后重等为主要表现,多有活动期和缓解期反复慢性病程。UC 与 ITB 的鉴别在临床上较为明确。

UC 病变多数在直肠、乙状结肠,连续性弥漫性分布,自直肠开始,逆行向近端发展。病变黏膜表现为弥漫性炎症,黏膜固有层内弥漫性淋巴细胞、浆细胞、单核细胞浸润,活动期可见大量中性粒细胞及嗜酸粒细胞浸润,出现隐窝炎、隐窝脓肿,当脓肿融合破溃即形成广泛的小溃疡,并可逐渐融合成片状。UC 病变一般局限于黏膜和黏膜下层,很少深入肌层,因而并发穿孔、瘘管及结肠周围脓肿少见。UC 为反复发作的慢性过程,黏膜不断破坏和修复,导致正常黏膜结构破坏。晚期大量肉芽增生,出现炎性息肉。

UC 病程呈慢性经过,多表现为发作期与缓解期交替,少数症状持续并逐渐加重。少数急性起病,部分患者可因饮食、劳累、精神因素、感染等诱发或加重病情。临床表现与病变范围、临床类型及所处不同病期有关。

UC 消化系统表现包括以下特点:

(1)腹泻:一般都有腹泻,糊状大便,活动期有黏液脓血,里急后重常见,腹泻和便秘可交替出现。排便次数及便血程度反映病情轻重,轻者每日排便 2~4 次,重者每日排便 10 次以上,伴明显脓血甚至大量便血。

(2)腹痛:一般轻度至中度腹痛,系左下腹或下腹的阵痛,亦可涉及全腹。有疼痛—便意—便后缓解的规律。若并发中毒性结肠扩张或炎症波及腹膜,有持续性剧烈腹痛。

(3)其他症状:可有腹胀,严重病例有食欲不振、恶心、呕吐。

(4)体征轻、中型患者仅有左下腹轻压痛,有时可触及痉挛的肠壁增厚的降结肠或乙状结肠。重型和暴发型患者常有明显压痛和鼓肠。若有腹肌紧张、反跳痛、肠鸣音减弱,应注意中毒性结肠扩张、肠穿孔等并发症。

UC 与 CD 一样可伴有多种肠外表现,如外周关节炎、结节性红斑、巩膜外层炎等,但发病率较克罗恩病为低。

UC 的临床分型可分初发型和慢性复发型。从病程可分轻、中、重三级。根据腹泻次数、便血、发热、脉速、贫血、血沉等指标将 UC 分为轻、中及重度,发热、消瘦、低蛋白血症、贫血 1、电解质紊乱等全身症状一般出现在中、重型患者。

UC 可出现中毒性巨结肠、结直肠癌及出血、穿孔、瘘管、梗阻、直肠周围脓肿及肛周脓肿等并发症。中毒性结肠扩张多发生在急性重症患者,结肠病变广泛严重,一般以横结肠为重。常由低钾、钡剂灌肠、使用抗胆碱药或阿片类制剂而诱发。表现为病情急剧恶化,毒血症状明显,白细胞计数显著升高。预后差,易出现急性肠穿孔。直肠结肠癌变多见于全结肠炎,幼年起病而病程漫长者。其他并发症如梗阻瘘管、肛门直肠周围脓肿等,相对于克罗恩病较少见。

UC 患者血液检查可见贫血,多由慢性失血、营养不良所致,白细胞升高,血沉和 C 反应蛋白升高是活动期的标志,缓解期血 α_2 球蛋白增加为复发先兆,严重者凝血酶原时间延长,凝血因子Ⅷ活性升高,血清白蛋白及钠、钾、氯降低。粪便检查见黏液脓血便,镜检见红细胞及脓细胞,无特异病原体。

UC 钡剂灌肠应用气钡双重对比造影。病变以直肠、乙状结肠为主,弥漫病变。多发性浅溃疡,管壁边缘毛糙呈毛刺状或锯齿状,亦可呈多个小的圆形或卵圆形充盈缺损,肠壁变硬,可呈铅管状。急性重症病人不宜行钡餐灌肠,以免加重病情或诱发中毒性巨结肠。

　　结肠镜检查及组织病理学检查是 UC 诊断与鉴别诊断最重要的手段,相比 X 线准确,有确诊价值,镜下可见直肠、乙状结肠弥漫性病变、血管纹理模糊、紊乱或消失、充血、水肿,黏膜呈细颗粒状,有糜烂及浅溃疡,脆性增加,易出血,病变之间无正常黏膜,后期可见假性息肉及桥状黏膜。病理学活动期可见炎性细胞浸润,糜烂,溃疡、隐窝炎、隐窝脓肿,慢性期见隐窝结构紊乱,杯状细胞减少及潘氏细胞化生。

　　UC 的临床诊断:

　　临床表现有持续或反复发作的腹泻、黏液脓血便伴腹痛、里急后重和不同程度的全身症状,病程多在 1 周以上。可有关节、皮肤、眼、口和肝胆等肠外表现。

　　结肠镜检查病变多从直肠开始, 呈连续性、弥漫性分布, 表现为:①黏膜血管纹理模糊、紊乱或消失、充血、水肿、易脆、出血和脓性分泌物附着,异常黏膜粗糙, 呈细颗粒状;②病变明显处可见弥漫性、多发性糜烂或溃疡;③缓解期患者可见结肠袋囊变浅、变钝或消失以及假息肉和桥形黏膜等。

　　钡剂灌肠检查:①黏膜粗乱和(或)颗粒样改变;②肠管边缘呈锯齿状或毛刺样,肠壁有多发性小充盈缺损;③肠管短缩, 袋囊消失呈铅管样。

　　黏膜组织学检查活动期和缓解期的表现不同。活动期:①固有膜内有弥漫性、慢性炎性细胞和中性粒细胞、嗜酸粒细胞浸润;②隐窝有急性炎性细胞浸润, 尤其是上皮细胞间有中性粒细胞浸润和隐窝炎, 甚至形成隐窝脓肿,可有脓肿溃入固有膜;③隐窝上皮增生, 杯状细胞减少;④可见黏膜表层糜烂、溃疡形成和肉芽组织增生。缓解期:①中性粒细胞消失, 慢性炎性细胞减少;②隐窝大小、形态不规则, 排列紊乱;③腺上皮与黏膜肌层间隙增宽;④ 细胞化生。

4　CD 与肠结核的鉴别要点

4.1　临床表现

　　肠结核和克罗恩病在临床表现上有很大的相似性,均有不同程度的腹痛、腹泻、发热及大便性状的改变(便秘、血便等)和其他消耗症状如消瘦、身体不适等,单单从临床表现上很难将两者进行区分。Patel 等在 2004 年对临床诊断的 25 例 ITB 和 10 例 CD 患者进行分析,总结发现在 ITB 及 CD 两种疾病中, 发热发生率分别为 64.0% 和 10.0%, 腹泻分别为 22.0% 和 60.0%, 出血分别为 4.0% 和 30.0%, 瘘管形成分别为 0 和 20.0%, 腹腔病变分别为 0 和 10.0%, 即发热较为支持 ITB 的诊断, 腹泻、出血、瘘管形成以及腹腔病变则支持 CD 的诊断;而其余统计指标性别、年龄、腹痛症状、体重下降、梗阻、肛周病变等在两病收录资料中无显著差异。其他一些研究则表明, 克罗恩病的病程多大于 12 个月, 而肠结核的病程为 6~7 个月。腹泻和血便多见于 CD,发热、腹水、结核性腹膜炎、肠外结核多见于 ITB。肛周病变、营养不良和术后复发支持 CD 诊断。

4.2 实验室检查

4.2.1 血清学和粪便检查

ITB 和 CD 的活动期均可有白细胞计数异常、血沉升高、C 反应蛋白升高、低蛋白血症和贫血,血小板升高更支持 CD 的诊断(由于活动期所致可逆的脾功能减退),其他血清学标志物 ANCA、p-ANCA、ASCA 无鉴别意义。2012 年 Imad Elkhatib 等发现在重症 CD 及弥漫性小肠病变患者中,血清瓜氨酸浓聚降低,使之在一定条件下可成为用于诊断及鉴别诊断的指标。国外学者证实血管紧张素转换酶(angiotensin converting enzyme,ACE)参与了小鼠多个器官炎症和纤维化的形成,从而参与肉芽肿的形成;活动期 CD 患者粪便中 ACE 的含量显著高于健康人。

近年来,随着 IBD 与肠道菌群关系的研究,肠道菌群同时作为鉴别 ITB 与 CD 也受到广泛的关注,并认为拟杆菌和大肠杆菌的差异可提供一定的鉴别诊断价值,CD 和 ITB 患者肠道中均以双歧杆菌、拟杆菌、大肠杆菌和金葡菌为最多,CD 患者乳酸杆菌、双歧杆菌与正常组比较明显减少,ITB 拟杆菌较 CD 增多明显,CD 组大肠杆菌较肠结核组增多明显;肠球菌、金葡菌和酵母菌数量在各组间无明显差异。

4.2.2 抗酸杆菌培养和结核分枝杆菌聚合酶链反应

鉴别 ITB 和 CD 最为可靠的方法为涂片找抗酸杆菌或培养法,然而敏感性较低、耗时长(培养通常耗 4~6 周)。研究表明内镜活检标本涂片确认抗酸杆菌的敏感性仅为 25%~36%,而黏膜活检的培养也仅在 1/3 的患者显示阳性。尽管新的自动化培养系统(如 BACTEC 法、MGIT 法等)将培养时间缩短为 2~3 周,然而就诊断肠结核而言,敏感性依然较低。

结核分枝杆菌聚合酶链反应(tuberculosis polymerase chain reaction,TB-PCR)可以直接检测标本中的结核杆菌 DNA,可以辅助诊断 ITB。其优点之一为检测时间短,对内镜活检标本或手术标本进行 PCR 检测,24 小时可获得结果。PCR 在 ITB 的诊断中敏感性一般,但特异性很高,然而 PCR 结果阳性与干酪样病变和肉芽肿无关联。Pulimood 等认为活检组织 PCR 检测虽然具有较高的阳性预测值,但是阴性预测值非常低。国内报道其结果其敏感性可达 60% 以上,印度和韩国报道其敏感性为 21.6%~45.0%,而特异性均高达 80% 以上。韩麦等研究发现 ITB 与 CD 肠黏膜 TB-PCR 检测阳性率无明显差异,与非 ITB 非 CD 的其他肠道病变肠黏膜 TB-PCR 也无明显差异,提示 TB-PCR 对 ITB 与 CD 的鉴别诊断意义有待进一步研究。

4.2.3 干扰素释放试验

干扰素释放试验作为诊断结核分枝杆菌感染的新方法成为研究的热点。该方法的优势在于不与 BCG 和大多数非结核分枝杆菌存在交叉反应,但是仍需要 12 小时的孵育和无法鉴别结核分枝杆菌的潜伏感染。目前研究认为 T-SPOT. TB 是诊断 ITB 的一个重要方法,其阴性预测值和准确度高达 94.2% 和 76.5% ,它的敏感度和特异度达 87.5% 和 86.0% 。在 ASCA 及 IGRA 同时对两种疾病进行鉴别诊断的研究中发现,在 ASCA 阳性、IGRA 阴性时,其诊断 CD 的特异性和阳性预测值(PPV)均>90% ,ASCA 阴性、IGRA 阳性时,其诊断 ITB 的特异性和 PPV 均为 90% 。由此可见,联合 ASCA 及 IGRA 可以安全有效地鉴别 ITB 和 CD,但是此研究结果还需要大量的研究证实。

4.3　内镜检查

肠结核的内镜下表现与克罗恩病存在众多相似之处,譬如黏膜炎症反应,好发部位均为回盲部附近。当肠结核累及结肠时,其内镜下表现形式多样化,常见的是节段性溃疡和结肠炎,炎症性狭窄或类似于息肉和肿块样的增生性病变。也有部分表现为类似 UC 样的弥漫性结肠炎,但很少累及直肠。当存在肠腔狭窄,而黏膜表面正常时需要考虑是否为肠外淋巴结累及所致。有时也可见牵引性憩室或窦道形成。

韩国的一项前瞻性研究针对 88 例怀疑 ITB 或 CD 的患者进行内镜检查并随访 4 年余,CD 镜下更常见的表现为阿弗他溃疡、纵行溃疡、铺路石样改变及肛管直肠病变,ITB 在内镜下更常见的表现为回盲瓣水肿畸形、穿透性溃疡、瘢痕形成及假性息肉形成。同时提出将病变范围少于 4 个节段、环形溃疡、回盲瓣开放、瘢痕和假息肉等 4 个倾向肠结核诊断的指标各给−1 分;肛门直肠病变、纵行溃疡、铺路石样外观、阿弗他溃疡等 4 个倾向克罗恩病诊断的指标各给+1 分,发现肠结核组和克罗恩病组的平均分值分别为−1.95分和+1.61 分(P<0.01),以≤−1 分诊断肠结核、≥+1 分诊断克罗恩病,有 4.5% 不能下结论、87.5% 诊断结果与随访结果符合、4.5% 诊断结果与随访结果不符合。而国内学者将内镜下图像病变特征 7 个(还有 5 个临床特征),包括病变≥4 个肠段、病变累及直肠、纵行溃疡、铺路石外观、阿弗他溃疡、环形溃疡以及回盲瓣口固定开放等根据特异度设置一定的分数,由协作组的 10 名专家分别对内镜图像病变特征进行判断,以>80% 专家认同作为肯定的病变特征,并经全体专家讨论后确认。然后利用统计学方法得出的平均数与阈值进行比较,得出诊断结论。这种方法在一定程度上可以提高诊断的准确性,但是仍然有半数患者不能得到确诊。

4.4　组织病理学表现

ITB 和 CD 在病理表现上有很多相似之处,如溃疡、节段性的改变、肉芽肿、慢性非特异性炎症等,但是也有很多差异之处,如 CD 病变范围广,为肠壁全层性炎症,伴有固有膜底部和黏膜下层淋巴细胞聚集,黏膜下层增宽,淋巴管扩张及神经节炎,其典型的病理组织学改变是非干酪性肉芽肿。ITB 病变主要位于回盲部,肠壁的淋巴组织呈充血、水肿及炎症渗出性病变。

4.4.1　外科标本

手术标本虽然对特异性病变的敏感性稍高于内镜活检,但由于其来源有限,且敏感性和特异性都还达不到较高的水平,故也不能很好地解决二者鉴别诊断问题。

大体表现上,TB表现为溃疡,短节段狭窄,肠壁显著增厚,纤维化和粘连。溃疡通常是环形、横向延伸,环绕肠腔,溃疡边界多不规则,分界不清,常为单个,也有多个融合,边缘突起,周围黏膜可表现为平坦皱褶,溃疡,糜烂和假息肉。肠壁的横断面显示瘢痕和坏死;通常分层消失,浆膜面可发现2~5mm大小结节和粘连。区域淋巴结不同程度增大,可伴干酪样。相比之下,CD则表现为肠壁增厚,跳跃性病变和长节段狭窄,脂肪包绕常见,其次如粘连、瘘管、窦道和肠外脓肿。早期可见黏膜阿弗他溃疡,逐渐融合成更大的星形溃疡,深的纵行裂隙性溃疡和铺路石征是CD的特征性表现。

组织学表现特征是含抗酸杆菌的融合性干酪样肉芽肿,可发现在肠壁全层和区域淋巴结,但有时仅表现在后者。早期肉芽肿通常发现在淋巴样组织中。偶尔可见表浅的裂隙溃疡,延伸至黏膜下层。随后逐渐纤维化,溃疡边缘上皮再生。相比之下,CD的镜下表现为淋巴样滤泡之上的阿弗他溃疡、深入固有肌层的裂隙状溃疡、幽门化生、黏膜结构的改变、隐窝脓肿和隐窝周围炎等。这些改变通常是节段性和透壁性,透壁性散在分布淋巴样细胞增生和淋巴滤泡形成是CD的另一特征。典型的小的肉芽肿仅发现在50%~60%的手术标本和约25%的区域淋巴结中。

4.4.2 黏膜标本

因为内镜活检取材部位一般较浅,对特异性病变的敏感性较低,故仅靠内镜活检得出的诊断意义有限。

临床诊断ITB的患者中在黏膜活检标本发现肉芽肿的比率仅为50%~80%,而CD更低,仅为15%~65%。用于诊断ITB的干酪样肉芽肿仅发现于18%~33%的ITB患者,抗酸杆菌仅发现于5%的ITB患者。其他提示ITB诊断的特征如融合性肉芽肿、肉芽肿大于400μm、每个组织块发现大于5个肉芽肿、肉芽肿位于黏膜下层或颗粒样组织中、肉芽肿被上皮样组织细胞包围、溃疡底部上皮细胞的带状分布以及盲肠的肉芽肿炎。如下特征支持CD诊断,每个组织块发现小于5个肉芽肿、肉芽肿小于200μm、肉芽肿位于黏膜层,远离肉芽肿部位黏膜的改变以及乙状结肠和直肠肉芽肿等病理表现则更加倾向于克罗恩病的诊断。其中肉芽肿直径>400μm、肉芽肿性炎症部位超过4个、干酪样坏死性肉芽肿、溃疡底部带状类上皮细胞或盲肠肉芽肿性炎诊断ITB的阳性预测值为84.6%~100%;非干酪样肉芽肿、病灶隐窝炎症、肉芽肿远隔黏膜异常、乙状结肠或直肠肉芽肿诊断CD的阳性预测值为68.8%~100%。且随着活检部位的增多,其诊断ITB或CD的阳性率亦增高。

内镜标本除了常规HE染色外,其他检测指标也在研究之列,如抗酸染色、PCR技术检测活检组织结核杆菌、ACE含量、CD73染色等。研究表明内镜活检标本中ITB患者ACE含量高于CD患者,因而ACE对ITB及CD的鉴别有帮助作用。间充质细胞表面标志物CD73的表达情况可以用于鉴别ITB和克罗恩病的肉芽肿,ITB的肉芽肿周围可见CD73表达,而克罗恩病则不表达。

4.5　影像学检查

4.5.1　钡剂灌肠

狭窄是肠结核最常见的表现,通常较短、同轴性、光滑,伴狭窄前扩张。而 CD 患者的狭窄通常较长,呈系膜对侧边缘的偏心性、无明显狭窄前扩张。纵行溃疡、节段性肠炎、铺路石征、穿孔和瘘管常见于 CD,而肠结石多见于 ITB。

在 X 线钡剂灌肠影像表现上,ITB 和 CD 均有黏膜紊乱、充盈缺损、肠管狭窄等表现。同样在 Patel 等的研究中发现,影像学特征包括肠壁增厚、肠腔狭窄、肠系膜增厚、腹水、腹部淋巴结、回盲部粘连等对 ITB 和 CD 鉴别诊断没有帮助。2006 年 Zhou 等对 30 例 ITB 及 30 例 CD 患者进行研究,发现节段性病变、黏膜溃疡、黏膜增厚、肠管狭窄和息肉增生在 ITB 及 CD 患者中均呈正相关,这也提示影像学检查对 ITB 及 CD 的鉴别诊断作用局限。

4.5.2　CT

活动性 CD 可见肠壁增厚伴分层,还可见木梳征、偏心性狭窄和肠系膜脂肪浸润。而回肠-盲肠连续性肠壁增厚、同心性狭窄、腹水常见于 ITB。肠系膜和后腹膜的低密度淋巴结伴外周强化是 ITB 的特征,而 CD 仅有低密度淋巴结。

(曹大春　童锦禄)

参 考 文 献

林三仁 . 2003. 消化系统疾病电子内镜图谱 . 北京:北京大学医学出版社,167-168.

中华医学会消化病学分会炎症性肠病协作组 . 2007. 对我国炎症性肠病诊断治疗规范的共识意见 . 胃肠病学,12(8):488-495.

Almadi MA, Ghosh S, Aljebreen AM. 2009. Differentiating intestinal tuberculosis from Crohn's disease:a diagnostic challenge. Am J Gastroenterol,104(4):1003-1012.

Campbell DJ, Habener JF. 1986. Angiotensinogen gene is expressed and diferentially regulated in multiple tissues of the rat. J Clin Invest,78(1):31-39.

Donoghue HD, Holton J. 2009. Intestinal tuberculosis. Curr Opin Infect Dis,22(5):490-496.

Euro TB and the national coordinators for tuberculosis surveillance in the WHO European region. Surveillance of tuberculosis in Europe. Report on tuberculosis cases notified in 2005, Institut de Veille Sanitaire, Saint-Maurice, France. 2007.

Gulgun Engin, Emre Balik. 2005. Imaging findings of intestinal tuberculosis. J Comput Assist Tomogr, 29(1):37-41.

Imad Elkhatib, Alan L. Buchman. 2012. Plasma Citrulline Concentration as a Marker for Disease Activity in Patients With Crohn's Disease. J Clin Gastroenterol, 4(46):308-310.

Kwon CI, Park PW, Kang H, et al. 2007. The usefulness of angiotensin converting enzyme in the diferential diagnosis of Crohn's disease and intestinal tuberculosis. Korean J Intern Med,22(1):1-7.

Lee YJ, Yang SK, Byeon JS, et al. 2006. Analysis of colonoscopic findings in the differential diagnosis between intestinal tuberculosis and Crohn's disease. Endoscopy,38(6):592-597.

Letizia C, Picarelli A, De Ciocchis A, et al. 1996. Angiotensin-convening enzyme activity in stools of healthy subjects and patients with celiac disease. Dig Dis Sci,41(11):2268-2271.

Misra S P, Misra V, Dwivedi M. 2007. Ileoscopy in patients with ileocolonic tuberculosis. World J Gastroenterol, 13(11): 1723-1727.

Patel N, Amarapurkar D, Agal S, et al. 2004. Gastrointestinal luminal tuberculosis: establishing the diagnosis. J Gastroenterol Hepatol, 19(11): 1240-1246.

Pulimood AB, Amarapurkar DN, Ghoshal U, et al. 2011. Differentiation of Crohn's disease from intestinal tuberculosis in India in 2010. World J Gastroenterol, 17(4): 433-443.

Pulimood AB, Peter S, Ramakrishna B, et al. 2005. Segmental colonoscopic biopsies in the differentiation of ileocolic tuberculosis from Crohn's disease. J Gastroenterol Hepatol, 20(5): 688-696.

Zhou ZY, Luo HS. 2006. Diferential diagnosis between Crohn's disease and intestinal tuberculosis in China. Int J Clin Pract, 60(2): 212-214.

第8章

肠道感染性疾病与炎症性肠病的鉴别

炎症性肠病(inflammatory bowel disease,IBD)作为一组病因尚不明确的慢性非特异肠道炎症性疾病,包括溃疡性结肠炎(ulcerative colitis, UC)和克罗恩病(Crohn's disease, CD)。随着近年我国经济快速发展,人们的饮食结构、生活环境和生活方式发生了巨大改变,IBD的发病率和患病率也在不断增加。作为临床难点的鉴别诊断问题日益引起临床工作者的高度重视。但IBD的临床诊断和鉴别诊断相当困难,其鉴别难点主要是与肠道感染性疾病的鉴别。有文献报道,UC和CD的漏诊率分别高达32.1%和60.9%。其中,UC最易漏诊为肠道感染性疾病(67.3%),CD最易漏诊为肠结核(30.8%)。因此,关于IBD与肠道感染性疾病的鉴别诊断问题,需引起临床工作者的高度重视。

1 活动期UC与肠道感染性疾病的鉴别

活动期UC和肠道感染性疾病的临床表现如腹痛、腹泻、黏液脓血便等都有共同之处,故对肠道感染性疾病与初发型UC难以做出鉴别诊断。据报道,在国内将UC误诊为肠道感染性疾病者占21.6%。急性肠道感染性疾病常有流行病学史,如不洁饮食、疫水接触史、疫区居住史、出国旅行或长期应用抗生素等。可发生在各年龄组,多为急性起病,出现病程一般不超过4周。主要表现为腹泻、腹痛、里急后重,可伴发热、脓血便或黏液便,累及直乙结肠者可出现里急后重,症状多在1~2周内消散,其病因主要为志贺菌、沙门菌、大肠杆菌、难辨梭状芽孢杆菌、空肠弯曲菌、巨细胞病毒、血吸虫、隐孢子原虫或溶组织内阿米巴感染等。经抗生素治疗后少有复发;但慢性感染者可迁延不愈,持续数月甚至数年,与活动期UC难以鉴别,这就需要结合病史、临床症状、内镜表现、病理及其他实验室检查结果综合判断才能将两者鉴别。

1.1 阿米巴性结肠炎

阿米巴结肠炎由溶组织阿米巴原虫寄生于人体结肠内引起。潜伏期长短不一,1~2周或数月以上。阿米巴结肠炎病变部位主要在盲肠、升结肠,其次为乙状结肠和直肠,临床上以腹痛、腹泻、排暗红色果酱样大便为特征,可因食入的包囊数量、致病力以及机体抵抗力强弱不同,而出现不同的临床表现。本病易变为慢性,并可引起肝脓肿等并发症。内镜下可见烧瓶状溃疡,边缘呈潜行性;早期在肠黏膜表面可见多数隆起的灰黄色帽针头大小的点状坏死或浅在溃疡,组织活检如发现阿米巴滋养体或包囊有助于肠道感染性疾病的确诊,阿米巴滋养体在溃疡面坏死组织中最易找到,因此,活检取材时不仅要取溃疡边缘,也要取溃疡中心坏死组织,才能提高其诊断阳性率。粪便检查时应取新鲜标本于30分钟内检查滋养体,并将粪便浓缩处理后检查包囊。当找到活动的吞噬有红细胞的溶组织阿米巴滋养体即可确诊。

因阿米巴结肠炎的症状和病理表现与UC相似,并且临床上使用甲硝唑等可掩盖粪便中的包囊和滋养体,难以与UC鉴别。这就需要对粪便连续检测(每周3次以上)、粪培养做ELISA或PCR、多点活检,尤其是凹陷部位做PAS染色等来进一步鉴别。另外,pANCA对UC的诊断有较高的特异性,而研究显示单纯阿米巴结肠炎患者pANCA阳性率仅为14.2%,其他肠道感染性疾病患者pANCA均为阴性。在阿米巴性结肠炎患者血清中检出阿米巴抗体的阳性率可高达80%~90%。

1.2 细菌性痢疾

细菌性痢疾是由志贺菌属痢疾杆菌引起的肠道传染病,终年均可发病,但以夏秋二季为最多。患者多有不洁饮食或与菌痢病人接触史;详细询问病史是诊断菌痢的重要证据。细菌性痢疾起病急,临床主要表现为发热、腹痛、腹泻、里急后重和黏液脓血便,严重者可发生感染性休克和(或)中毒性脑病。本病急性期一般数日即愈,少数病人病情迁延不愈,发展成为慢性菌痢,可以反复发作。细菌性痢疾内镜下病变以乙状结肠、直肠病变为主,局限于固有层,为弥漫性浅表溃疡,无正常肠道黏膜,与UC有所类似。但典型细菌性痢疾的粪便常规镜检有大量白细胞或脓细胞[≥15/HPF(400倍)]及分散的红细胞,如见巨噬细胞有助于诊断。有条件地区应同时进行快速病原学诊断,确诊依赖于粪便培养出痢疾杆菌,并同时进行药物敏感试验以指导临床合理选用抗菌药物。

有些非典型病例、慢性病例或者长期应用抗菌药治疗无效者,常有水样便或黏液便,但粪便镜检白细胞不多,应多次反复地留取粪便进行细菌培养。另外,用基因探针或PCR法检测志贺菌核酸,不仅能够缩短检测时间,而且能检出已用抗菌药物治疗病人标本中死亡的志贺菌DNA,故尤其适用于细菌培养阴性病人标本的检测,可提高45%志贺菌的检出率。

1.3 血吸虫病肠炎

血吸虫病肠炎是由于血吸虫寄生于人体引起的一种寄生虫病,病人与疫水接触后可有皮炎出现,经过40余天的潜伏期出现发热、咳嗽、肝脾肿大、腹胀、腹泻、乏力等急性期症状,反复感染后可引起结肠感染症状如腹痛、腹泻,此时常伴随肝硬化、门静脉高压、腹水等症状。肠道血吸虫病为血吸虫虫卵沉着于结直肠引起的急慢性炎症,一般病变在肠系膜下静脉分布的范围内,尤以直肠、降结肠与乙状结肠为显著,小肠病变极少。内镜下早期变化为直肠黏膜有多数黄色或棕色颗粒;病理学检查发现大量嗜酸性细胞浸润、未钙化虫卵沉积固有膜;此时,大便检查易于发现虫卵。急性炎症变化消退后继以结缔组织增生,晚期变化为肠壁因纤维组织增生而增厚,出现黏膜高低不平,有萎缩,息肉形成,溃疡、充血、瘢痕形成等复杂外观。病理学检查可见大量淋巴细胞和浆细胞浸润,包裹钙化的虫卵可明确诊断,但此时粪检阳性机会减少。

血吸虫病肠炎的确诊有赖于病原学检查,目前病原学检测方法有:①直接涂片法检查血吸虫虫卵,方法简便,但虫卵检出率低。②蚴孵化法:可以提高阳性检出率。③定量透明法:用作血吸虫虫卵计数。④直肠黏膜活体组织检查。血吸虫感染的免疫学诊断有:①皮内试验(intradermaltest,IDT):一般皮内试验与粪检虫卵阳性的符合率为 90% 左右,但可出现假阳性或假阴性反应,与其他吸虫病可产生较高的交叉反应;并且病人治愈后多年仍可为阳性反应。此法简便、快速,通常用于现场筛选可疑病例。②检测抗体:血吸虫病病人血清中存在特异性抗体,包括 IgM、IgG、IgE 等,如受检者未经病原治疗,而特异性抗体呈阳性反应,对于确定诊断意义较大;如已经病原治疗,特异性抗体阳性,并不能确定受检者体内仍有成虫寄生,因为治愈后特异性抗体在体内仍可维持较长时间。目前检测抗体的血吸虫病血清学诊断方法很多,常用的有以下几种:①环卵沉淀试验(circunovalprecipitin test,COPT):通常检查 100 个虫卵,虫卵数(环沉率)等于或大于 5% 时,即为阳性。粪检血吸虫虫卵阳性者,COPT 阳性率平均为 97.3%(94.1%~100%)。②间接红细胞凝集试验(indirect haemagglutination test,IHA):粪检血吸虫虫卵阳性者与 IHA 阳性符合率为 92.3% ~100%,正常人假阳性率在 2% 左右,于肺吸虫、华支睾吸虫、旋毛虫感染者可出现假阳性反应。IHA 操作简便,用血量少,判读结果快,目前国内已广泛应用。③酶联免疫吸附试验(enzyme-linked immunosorbent assay,ELISA):此试验具有较高的敏感性和特异性,并且可反映抗体水平,阳性检出率在 95%~100%,假阳性率为 2.6%,病人在吡喹酮治疗后半年至一年有 50%~70% 转为阴性。

1.4　伪膜性肠炎

伪膜性肠炎发生在应用抗生素后,抗生素抑制肠道正常菌群,而耐药的难辨梭状芽孢杆菌趁机繁殖,并可产生肠毒素,使结肠黏膜发生坏死和形成伪膜。伪膜是由纤维素、坏死细胞和少量炎症细胞构成的。本病发病年龄多在 50~59 岁,女性稍多于男性。此病常见于应用抗生素治疗之后,起病大多急骤,病情轻者仅有轻度腹泻,重者可呈暴发型、病情进展迅速。病情严重者可以致死。临床主要表现为发热、腹痛、恶心、腹胀、大量腹泻,腹泻物呈绿色海水样或黄色蛋花样稀便,可见脱落的伪膜;腹泻后腹胀减轻、脉搏增快、血压下降、呼吸急促、出现脱水征象、精神错乱、腹部压痛、腹肌紧张、肠胀气及肠鸣音减弱。

本病血液检查可见白细胞增多,多在(10~20)×10^9/L 或以上,甚至高达 40×10^9/L 或更高,以中性粒细胞增多为主。有低白蛋白血症、电解质失常或酸碱平衡失调,粪常规检查无特异性改变,仅有白细胞,肉眼血便少见。粪便细菌特殊条件下培养,多数病例可发现有难辨梭状芽孢杆菌生长,粪内细胞毒素检测有确诊价值。将患者粪的滤液稀释不同的倍数,置组织培养液中,观察细胞毒作用,1:100 以上有诊断意义。污泥梭状芽孢杆菌抗毒素中和试验常阳性。用纤维结肠镜检查,肉眼和活体显微镜下,可发现本病的特殊病理变化:黏膜发红、水肿,表面有斑块或已融合成的白或黄绿色伪膜。X 线腹部平片显示肠麻痹或肠扩张,钡灌肠造影示肠壁增厚、水肿、结肠袋消失,但都缺乏特异性,故诊断价值不大。空气钡剂对比灌肠检查可提高诊断价值,但有肠穿孔的危险,应慎用。

根据用药史,即在使用抗生素期间或停用抗生素后短期内,特别是在应用林可霉素、氯林可霉素后,突然出现无细胞的黏液腹泻;或腹部手术后病情反而恶化,并出现腹泻,应想到本病。结合实验室检查、内镜检查及 X 线检查即可确诊。

1.5　空肠弯曲菌肠炎

空肠弯曲菌肠炎(campylobacter jejuni enteritis)是由空肠弯曲菌引起的急性肠道传染病。临床以发热、腹痛、血性便、粪便中有较多中性白细胞和红细胞为特征。空肠弯曲菌肠炎的发病率在发达国家超过细菌性痢疾,在发展中国家几乎同细菌性痢疾。传染源主要是动物,多经粪—口传播,病菌主要侵犯空肠、回肠和结肠,侵袭肠黏膜,造成充血及出血性损伤。本病全年均有发病,以夏季为多。本病在发展中国家多见于婴幼儿,而发达国家则以青年为主,且常有不洁食物史、喝生水及旅游史,潜伏期1~10天,平均5天。临床症状主要为发热、腹痛、腹泻,发热多为38℃左右,或无热;腹痛为脐周及全腹痉挛性疼痛,多伴里急后重;腹泻次数一般不多,且可出现间歇性血便。肠道外感染多见于35~70岁的患者或免疫功能低下者。常见症状是发热、咽痛、干咳、荨麻疹、颈淋巴结肿大或肝脾肿大、黄疸及神经症状。确诊有赖于实验室检查,包括:①粪便常规:外观为黏液便或稀水便。镜检有较多白细胞,或有较多红细胞。②细菌学检查:可取患者粪便,肠拭子,或发热病人的血液、穿刺液等为检材,用选择培养基,在厌氧环境下培养,分离病菌。若具有典型的菌落形态及特殊的生化特性即可确诊。③血清学检查:取早期及恢复期双份血清做间接凝血试验,抗体效价呈4倍或以上增长,即可确诊。

1.6　大肠杆菌肠炎

大肠杆菌肠炎包括致病性大肠杆菌肠炎、产毒性大肠杆菌肠炎、侵袭性大肠杆菌肠炎、出血性大肠杆菌肠炎四种,主要发生在婴幼儿,需与儿童炎症性肠病相鉴别。在我国比较常见的是致病性大肠杆菌肠炎,这种大肠杆菌不侵袭肠黏膜,也不产生肠毒素,主要病变在小肠和结肠。2岁以下的幼儿发病多,特别是3个月以内的婴儿病例最多,常在产科婴儿室或儿科新生儿室内发生流行。起病缓慢,不发热或低热,大便每日10多次,呈蛋花汤样,黏液多,有腥臭味,在显微镜下检查可见少量白细胞。大便培养有致病性大肠杆菌生长。大肠杆菌血清型O111引起的肠炎最重,治疗也较棘手。患儿常有轻至中度等渗或低渗性脱水,重度脱水比较少见。病程为1至2周。

2　CD与肠道感染性疾病的鉴别

2.1　CD与肠结核的鉴别

克罗恩病的消化道表现主要包括腹泻、黏液血便、里急后重、肠道痉挛和疼痛,少数病例还可因肠腔的狭窄或梗阻出现便秘、恶心或呕吐等表现;全身性表现主要包括体重减轻、发热、食欲不振、疲劳、盗汗以及在青少年患者中可能出现的生长发育迟缓;消化道并发症主要包括消化道出血、穿孔、腹腔脓肿、狭窄、梗阻、瘘管、肛周病变、中毒性巨结肠和癌变;而肠结核也有腹痛、腹泻、黏液脓血便,间有便秘,或腹泻-便秘交替出现、肠梗阻、肠粘连等消化道表现,以及结核毒血症,如午后低热、不规则热、弛张热或稽留热,伴有盗汗,可有乏力、消瘦、贫血、营养不良性水肿等症状和体征。两者内镜下表现也酷似,并且肠结核具有特异性鉴别诊断价值的干酪样坏死活检检出率仅为 22%,而两者治疗方案及预后迥异,尤其是肠结核不可用激素治疗,因此两者的鉴别诊断是消化科医师遇到的最棘手问题之一。可从以下几方面加以鉴别(表 8-1):

表 8-1　CD 和肠结核的鉴别诊断要点

	CD	肠结核
临床特征		
腹泻	较多见	不多见
直肠出血	可有	极少见
发热	少见	多见
肛周病变	多见	无
病程	病程长,平均 58.1 个月	病程相对短,平均 7.2 个月
肠外结核史	极少见	多见
病变部位	可发生在消化道的任何部位,常多个部位同时受累	好发于回盲部,病变常少于 4 个节段
内镜表现		
纵行溃疡	多见	极少见
口疮样溃疡	较多见	极少见
鹅卵石样改变	多见	极少见
瘢痕或假息肉形成	较多见	极少见
病理特征		
干酪性肉芽肿	极少见	多见
淋巴细胞聚集	多见	少见

　　(1) 临床表现:肠瘘、肠壁或腹腔脓肿、肛门周围病变、病变切除后复发等多考虑 CD;伴有肠外其他器官结核多考虑 IT。

　　(2) 内镜表现:内镜下纵行溃疡、口疮样溃疡、瘘管形成、鹅卵石样改变和肛门周围病变支持 CD 的诊断。肠道病变少于 4 个部位、回盲瓣肿胀变形、瘢痕或假息肉形成、穿透性溃疡、溃疡呈横行特别是环形、肠系膜淋巴结肿大、有干酪样坏死应考虑 IT 的诊断。

　　(3) 组织病理学:非干酪性肉芽肿、淋巴细胞聚集、肠壁全层炎等为 CD 的病理特征;而多取和深取活检检出干酪性坏死对 IT 有确诊价值,从病变处取材培养结核杆菌结果阳性及取材做动物接种有结核改变均对肠结核有确诊价值,有手术指征者应手术探查采取标本病理活检确诊。手术活检标本不但要取病变肠段,还应取周围多个肠系膜淋巴结。

　　(4) 实验室检测:近年各国学者也在致力于寻找鉴别诊断的特异性实验室指标,其中 ASCA 是酵母菌细胞壁甘露聚糖的血清反应性抗体,被认为是特异性的 CD 血清标志物。Kim 等报道的肠结核患者血清 ASCA-IgG 阳性率为 7%,明显低于 CD 患者的 49%,提示 ASCA-IgG 在肠结核和 CD 的鉴别诊断中具有一定价值。近年来,针对结核杆菌特异性蛋白的 T 细胞 γ 干扰素释放试验(IGRA)已被普遍用于结核杆菌感染的诊断。国内应用最多的是结核感染 T 细胞斑点试验(T-SPOT.),该方法对活动性结核和潜伏结核均具有较高敏感性。新近韩国学者的研究显示,在 40 例 T-SPOT. 阴性的肠道炎症性疾病患者中,38 例确诊为 CD,1 例为白塞病,1 例为非特异性结肠炎,没有患者出现肠结核,即肠结核阴性预测值为 100%。该技术可能成为肠结核与 CD 鉴别的一项很有前景的检查,值得深入研究。

(5)影像学检查:随着检查手段的深入,CT、MRI、超声与放射性核素等检查有助于 CD 和 IT 的鉴别诊断,尤其适于探测肠壁增厚、病变范围、瘘管形成或合并脓肿及肠外病变等。其中,肠道 CT 重建对于发现脓肿、瘘管形成等 CD 患者肠腔外并发症有临床意义。克罗恩病活动期 CT 表现为肠壁明显增厚>4mm;肠黏膜明显强化伴有肠壁分层改变,黏膜内环和浆膜外环明显强化,呈"靶征"或"双晕征";肠系膜血管增多、扩张、扭曲,呈"木梳征"改变,相应系膜脂肪密度增高、模糊;肠系膜淋巴结肿大。肠道 MR 对于评估克罗恩病的活动性具有临床价值。相对于传统小肠系造影或肠镜检查而言,MRI 显示的是断层图,能同时观察肠腔、肠壁及肠壁外病变(脓肿、瘘管、淋巴结肿大等),且在图像质量方面 MRI 软组织对比度优于 CT,对于展示肠壁外病变较有优势。活动期克罗恩病可表现为肠壁增厚超过 4mm、肠壁层状强化、肠系膜内血管增多、淋巴结肿大、瘘管和脓肿形成。CT 或 MRI 可发现肠结核段肠管壁明显增厚、增强扫描病变段肠壁明显增强且有分层现象。如并发腹腔淋巴结结核者,还可见肿大淋巴结呈圈状增强。肠道超声检查对发现瘘管和脓肿具有一定意义,但对于克罗恩病诊断准确性较低。活动期克罗恩病的肠道超声表现为肠壁增厚、僵硬;肠壁回声层次改变或消失;肠蠕动减少,肠系膜脂肪纤维增生;淋巴结肿大、腹腔脓肿以及瘘管等。

(6)实验性治疗:鉴别诊断困难时可先行抗结核诊断治疗,如抗结核治疗 4 周后临床症状明显好转、2~3 个月肠镜复查肠黏膜病变明显改善支持 IT 诊断。但仅有临床症状好转尚不能作为支持 IT 诊断的有力证据,因为 CD 的自然病程可以为缓解与复发交替。

2.2 CD 与组织胞浆菌病肠炎的鉴别

荚膜组织胞浆菌(H. capsulatum var. capsulatum,HC)又称美洲组织胞浆菌,属于一种深部真菌,感染后常累及单核巨噬细胞系统,治疗不及时可致死亡。该病主要发生于中、北美洲,我国的病例报道十分罕见。一旦感染荚膜组织胞浆菌,胃肠道受侵最为常见。组织胞浆菌病肠炎多发生在免疫力低下的患者(AIDS)或使用免疫抑制剂的患者(使用 IFX);一般可侵犯回盲部,类似于右半结肠受累的 CD,但其可致全身各系统的病损(包括肺部)等,易于与 CD 鉴别。组织胞浆菌病肠炎内镜下表现缺乏特异性,可表现为黏膜红斑、脆性增加、溃疡、淋巴结增生与假息肉等,病理学显示弥漫性的黏膜层及黏膜下层的淋巴细胞浸润、淋巴结节等。70%~90%进展期组织胞浆菌病肠炎可发现荚膜胞浆菌,血清学试验阳性对诊断有帮助,对菌丝型抗原测定为 1:4 和对酵母型抗原为 1:16 是疾病活动的有力证据。

2.3 CD 与隐孢子虫病肠炎的鉴别

隐孢子虫病肠炎是隐孢子虫感染引起的肠道感染性疾病,发展中国家的感染率较高,占感染性腹泻的 4%~11%。在免疫功能遭受损害的艾滋病病人、低丙种球蛋白血症、白血病病人及各种恶性疾患或因器官移植而接受免疫抑制剂治疗的免疫功能缺陷或免疫功能抑制者均对隐孢子虫易感。空肠近端是胃肠道感染该虫最多的部位。免疫功能正常者感染隐孢子虫后,潜伏期一般在 4~15 天,平均 10 天左右。临床表现主要为急性腹泻,似霍乱样的胃肠症状,伴轻中度发热,可见大量的水样便,粪便中可含黏液或泡沫,但极少有红、白细胞。免疫功能受损害的病人感染隐孢子虫后腹泻的出现机会较免疫功能正常者更多,症状及病情更严重,感染后的病程更长且直接威胁生命。早期对隐孢子虫病的诊断主要以在活检切片中发现隐孢子虫的感染阶段而确定的,所取的活检部位通常是小肠,偶尔也取直肠。活检有许多缺点,如有创伤,取材部位有限,需要快速检查以避免标本发生自溶或虫体自表面脱落。近年来则主要从粪便中查出卵囊确诊,检查方法多用粪便直接涂片染色。水样便的临床症状可作参考。

目前 IBD 的诊断和鉴别诊断仍是一个难题,在临床工作中,应认真搜集病史进行常规化验和结肠检查及黏膜活检,对初发病例、临床表现和结肠镜不典型的患者,须随访 3~6 个月,并多次粪检和培养及多点活检和染色,结合临床、病理改变、观察期的病情变化和治疗转归情况做出正确诊断和鉴别诊断,以最大程度地降低临床漏诊率和误诊率,从而最大限度地使 IBD 病人获益。

(朱明明 冉志华)

参 考 文 献

胡仁伟,欧阳钦,陈曦,等.2007. 近 15 年我国炎症性肠病文献分析. 胃肠病学,12(2):74-77.

陆在英,钟南山.2008. 内科学. 第 7 版. 北京:人民卫生出版社,413.

Almadi MA,Ghosh S,Aljebreen AM. 2009. Differentiating intestinal tuberculosis from Crohn's disease:a diagnostic challenge. Am J Gastroenterol,104(4):1003-1012.

Arslan S,Akcan Y,Bakkaloğlu A,et al. 2000. The significance of p-ANCA in differing chronic amebic colitis from ulcerative colitis complicated with amebic colitis. The Turkish Journal of Gastroenterol,11(1):39-44.

Cheon JH,Kim ES,Shin SJ,et al. 2009. Development and validation of novel diagnostic criteria for intestinal Behçet's disease in Korean patients with ileocolonic ulcers. Am J Gastroenterol,104(10):2492-2499.

De Backer AI,Mortelé KJ,De Keulenaer BL,et al. 2006. CT and MR imaging of gastrointestinal tuberculosis. JBR-BTR,89(4):190-194.

Kahi CJ,Wheat LJ,Allen SD,et al. 2005. Gastrointestinal histoplasmosis. Am J Gastroenterol,100(1):220-231.

Kennedy GD,Heise CP. 2007. Radiation colitis and proctitis. Clin Colon Rectal Surg,20(1):64-72.

Kim B G,Kim Y S,Kim J S,et al. 2002. Diagnostic role of anti-Saccharomyces cerevisiae mannan antibodies combined with antineutrophil cytoplasmic antibodies in patients with inflammatory bowel disease. Dis Colon Rectum,45(8):1062-1069.

Kim Y,Lee JH,Yang SK,et al. 2005. Primary colon lymphoma in Korea:a KASID(Korean Association for the Study of Intestinal Diseases)Study. Dig Dis Sci,50(12):2243-2247.

Kirkpatrick ID,Kroeker MA,Greenberg HM. 2003. Biphasic CT with mesenteric CT angiography in the evaluation of acute mesenteric ischemia:initial experience. Radiology,229(1):91-98.

Kirsch R,Pentecost M,Hall Pde M,et al. 2006. Role of colonoscopic biopsy in distinguishing between Crohn's disease and intestinal tuberculosis. J Clin Pathol,59(8):840-844.

Lamps LW. 2007. Infective disorders of the gastrointestinal tract. Histopathology,50(1):55-63.

Lawrance IC,Welman CJ,Shipman P,et al. 2009. Correlation of MRI-determined small bowel Crohn's disease categories with medical response and surgical pathology. World J Gastroenterol,15(27):3367-3375.

Lee JN,Ryu DY,Park SH,et al. 2010. The usefulness of in vitro interferon-gamma assay for differential diagnosis between intestinal tuberculosis and Crohns disease. Korean J Gastroenterol,55(6):376-383.

Morgan OW,Rodrigues B,Elston T,et al. 2008. Clinical severity of Clostridium difficile PCR ribotype 027:a case-case study. PLoS ONE,3(3):e1812.

Moss A,Parrish FJ,Irving PM,et al. 2008. Quality,clinical impact and tolerance of CT enteroclysis in patients with suspected small bowel disease. Intern Med J,11:Epub ahead of print.

Pai SA. 2009. Amebic colitis can mimic tuberculosis and inflammatory bowel disease on endoscopy and biopsy. Int J Surg Pathol,17(2):116-121.

Reese GE,Constantinides VA,Simillis C,et al. 2006. Diagnostic precision of anti-Saccharomyces cerevisiae antibodies and perinuclear antineutrophil cytoplasmic antibodies in inflammatory bowel disease. Am J Gastroenterol,101(10):2410-2422.

Van Hal SJ,Stark DJ,Fotedar R,et al. 2007. Amoebiasis:current status in Australia. Med J Aust,186(8):412-416.

Visser L G,Verweij J J,Van Esbroeck M,et al. 2006. Diagnostic methods for differentiation of Entamoeba histolytica and Entamoeba dispar in carriers:Performance and clinical implications in a non-endemic setting. Int J Med Microbiol,296(6):397-403.

Yanai S,Matsumoto T,Nakamura S,et al. 2007. Endoscopic findings of enteropathy-type T-cell lymphoma. Endoscopy,39(Suppl 1):E339-340.

Zippi M,Marcheggiano A,Crispino P,et al. 2010. Microscopic colitis:a concise review. Clin Ter,161(4):385-390.

Zou X,Cao J,Yao Y,et al. 2009. Endoscopic findings and clinicopathologic characteristics of ischemic colitis:a report of 85 cases. Dig Dis Sci,54(9):2009-2015.

第 9 章

非感染性肠炎与炎症性肠病的鉴别

炎症性肠病和一些肠道的非感染性炎症性疾病往往具有相似的临床表现,需要做认真细致的鉴别。

1 白塞病

白塞病(Behçet's disease)是一种原因不明的以细小血管炎为病理基础的慢性复发性多系统疾病,其临床特点为口腔溃疡、生殖器溃疡和眼葡萄膜炎;可同时累及胃肠道、关节、心血管、肾脏和神经系统等。

白塞病累及胃肠道时常表现有腹痛、腹泻。肠黏膜溃疡多发生在末端回肠、盲肠和升结肠,可引起穿孔和出血;其临床、病理和内镜表现酷似 CD,对激素治疗有效,因此有时与 CD 较难鉴别。但白塞病溃疡好发于回盲部周围,呈圆形、卵圆形或不规则形,溃疡较深呈穿透性、边界清楚、周边隆起,溃疡间不融合,多为"孔状溃疡(punched-out)",这种溃疡的术后复发率很高;无 CD 典型的纵行溃疡、鹅卵石样改变、非干酪样肉芽肿、肠腔狭窄和瘘管形成等表现。除常见累及回盲部外,还可引起食管溃疡,静脉曲张和穿孔,肛门溃疡,腹膜炎,幽门狭窄等。

白塞病是一种临床诊断,1990 年颁布的国际标准是:1 年内至少有 3 次复发性口腔溃疡,加以下任意 2 项(但需排除其他系统性疾病):①复发性生殖器溃疡;②眼部病变如葡萄膜炎;③视网膜血管炎或裂隙灯下检查玻璃体内有细胞;④皮肤病变如结节红斑样变、假性毛囊炎、脓性丘疹或未曾使用糖皮质激素的壮年病人出现痤疮样结节;⑤针刺过敏反应阳性,20G 针刺皮肤 24~48 小时后出现大于 2mm 的丘疹。

2 缺血性肠炎

2.1 病因及临床表现

缺血性结肠炎(ischemic colitis,IC)是由于各种原因引起的肠壁血流减少导致某段结肠壁血液供应不足或回流受阻引起结肠壁缺氧损伤所致,表现为腹痛、血便等。好发于老年人,多伴高血压病、动脉硬化等病史;起病突然,病程短,腹痛明显,多为鲜血便,病情变化快;严重者可导致肠坏死、穿孔、腹膜炎及感染性休克。其早期病变局限于黏膜层和黏膜下层,是下消化道出血的常见原因之一,早期确诊较为困难。

2.2 临床分型

缺血性肠炎有不同的分类方法,临床上根据缺血持续时间和严重程度,将缺血性结肠炎分为坏死型和非坏死型,而非坏死型又可分为一过型和慢性型。根据 Brandt 和 Boley 分类分为6型:① 可逆性结肠炎。②一过型:缺血程度轻、短暂,仅引起黏膜和黏膜下层的病理改变如充血、水肿、糜烂、出血、瘀斑等,可有部分黏膜坏死,继之黏膜脱落、溃疡形成,呈环形、纵行,但病变均可逆,能完全恢复正常;这类临床最为常见。③慢性溃疡型。④缺血结肠狭窄型:缺血程度较重或短暂反复发作,肠壁多次破坏、修复,纤维组织增生,引起肠管不可逆性狭窄。⑤慢性坏死型。⑥暴发坏死型:缺血程度重、完全,发生速度快,造成肠壁扩张,全层坏死、穿孔。

临床上 80%~85% 的患者属于非坏死型,其中 50% 为一过型逆性缺血性结肠炎;而慢性型多见于乙状结肠的慢性炎症或狭窄,发生率分别 20%~5% 和 10%~5%;而坏死型约占15%,暴型约为 1%,这二者往往需要手术治疗。

2.3 内镜诊断

结肠镜检查是诊断本病的主要和可靠方法,可确定病变部位、范围、发展阶段及预后。肠镜检查时可同时行病理组织学检查。因缺血性结肠炎病变变化较快,当怀疑该病时,应早行肠镜检查,最好在出现症状 48 小时内进行,检查时结肠内避免多充气及滑行。怀疑有肠坏疽、肠穿孔时禁止行肠镜检查。镜下可见病变部位多位于左半结肠,直肠很少受累,病变黏膜与正常黏膜界限清楚。

内镜检查多见于结肠脾曲附近,很少累及直肠。短暂出血时可见肠黏充血水肿、阶段性红斑、纵行疡和褐色黏坏死结节;严重坏死时黏可呈灰白色或黑色,全层黏增厚,管腔狭窄、肠壁有假膜、假息肉或假瘤形成。

内镜下可分为 3 期:①急性期:指发病后 1~3 天,黏膜不同程度的充血、水肿、瘀斑、出血、糜烂、坏死、血管网消失,严重水肿者皱襞增厚如肿块,称假瘤征;病变黏膜与正常黏膜界限清楚(图 9-1、图 9-2)。②亚急性期:指发病后 3~7 天,此期多形成溃疡,溃疡成纵行或

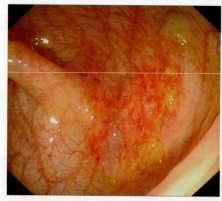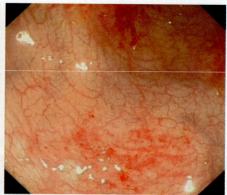

图 9-1 缺血性结肠炎(1)
局部黏膜充血、瘀斑

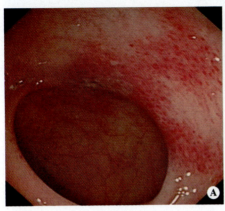
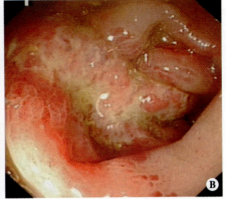

图 9-2　缺血性结肠炎(2)

A. 片状黏膜充血；B. 假瘤征

匐行分布,边界清楚,周围黏膜充血、水肿,散在糜烂及点片状浅溃疡,溃疡多沿肠系膜侧分布(图 9-3~图 9-6)。③慢性期:指发病后 2 周至 3 个月,表现为充血、水肿逐渐消失,溃疡逐渐愈合,肉芽组织及瘢痕形成,严重者导致肠腔狭窄及纤维化。一过型多于 4~6 周内完全恢复正常,狭窄型发生于 6 周至 3 个月内。

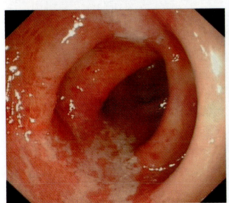
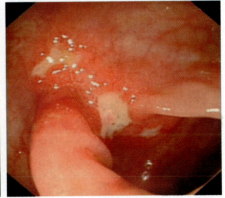

图 9-3　缺血性结肠炎(3)

溃疡

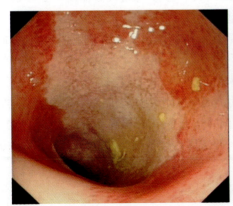
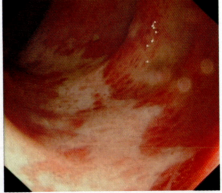

图 9-4　缺血性结肠炎(4)

大片状溃疡

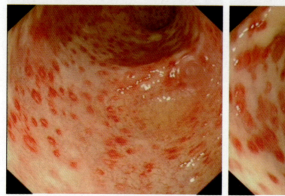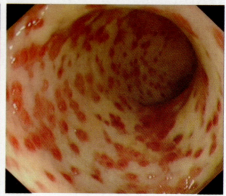

图 9-5　缺血性结肠炎(5)
弥漫性黏膜充血、出血与溃疡

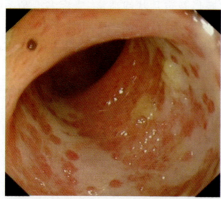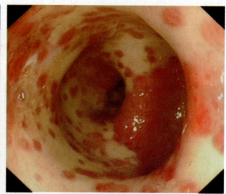

图 9-6　缺血性结肠炎(6)
弥漫性黏膜充血溃疡

2.4　病理学检查

病理学检查显示为结肠黏膜非特异性炎症改变。急性期黏膜及黏膜下层水肿、出血、腺体破坏、小血管、毛细血管内纤维素血栓形成及炎性细胞浸润,黏膜下层巨细胞内含铁血黄素沉着并可见含有含铁血黄素颗粒的吞噬细胞。亚急性期可见残留腺体增生,黏膜上皮再生,形成肉芽组织。慢性期可见黏膜腺体不完整,间质组织增生及纤维化。其中纤维素血栓形成及含铁血黄素沉着对诊断本病有较大价值。

通过临床和内镜,以及螺旋 CT 造影可见动脉或静脉闭塞现象、侧支血管形成及结肠供血减少等,均支持缺血性结肠炎的诊断;通过详细询问病史、完善体检等不难与活动性 UC 鉴别。

非坏死型缺血性结肠炎的治疗是去除病因,改善循环和肠道供血,营养支持和预防感染。

3　嗜酸细胞性胃肠炎

嗜酸细胞性胃肠炎(eosinophilic gastroenteritis)是一种以周围血嗜酸粒细胞增多为特征

的胃肠道疾病,胃和小肠有不同程度的嗜酸粒细胞浸润,病因不明确,与过敏反应、免疫功能障碍有关。对糖皮质激素治疗反应良好,儿童及成人均可累及,但多见于青壮年。

嗜酸细胞性胃肠炎的临床症状和体征依赖于胃肠受浸润的深度和累及范围。临床上多表现为恶心、呕吐、腹痛、腹泻、体重下降,有时可有腹水。累及小肠和结肠时出现小肠吸收不良、蛋白丢失性肠病、贫血等全身性表现;体检可发现皮肤湿疹、荨麻疹、足踝部水肿等。部分患者还可因胃肠道出血表现为贫血。嗜酸细胞性肠炎主要累及黏膜时与溃疡性结肠炎相似,肌层和浆膜层受累为主时与克罗恩病表现相似,应注意鉴别。

嗜酸细胞性肠炎主要根据临床表现、血象、内镜加病理检查结果进行诊断。80%的病人有外周血嗜酸粒细胞增多,内镜可见黏膜皱襞粗大、充血、水肿、溃疡或结节,活检从病理上证实有大量嗜酸粒细胞浸润,对确诊有价值。但活检组织对于肌层和浆膜层受累为主的病人价值不大,有时需经手术病理证实。

4　放射性肠炎

多有放疗史,可在放疗时或照射后发病,表现为腹痛、腹泻、黏液脓血便。晚期放射性结肠炎,尤其是最初症状不严重,直到放疗结束后数年才来就诊的患者已被误诊为 UC。慢性放射性肠炎多有自限性,但持续时间往往差异较大,从 3 个月到 30 年。内镜所见多为肠道受照射区域受到影响,可从回肠到直肠;可见肠黏膜充血水肿,糜烂、溃疡,表面附有灰白色苔样坏死物,也可见肠瘘及肠腔狭窄(图 9-7)。组织学检查可见病变累及肠壁全层,黏膜上皮异常增殖,血管内膜下出现多量泡沫细胞等;详细询问病史可明确诊断。

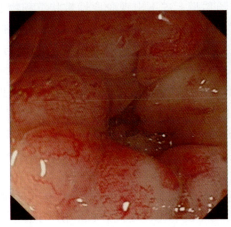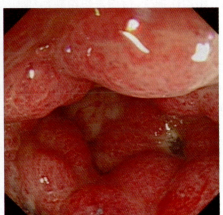

图 9-7　放射性肠炎

5　显微镜下结肠炎

临床上有慢性腹泻,X 线钡剂灌肠和结肠镜检查无异常改变,仅在显微镜下发现肠黏膜固有层内有非特异性炎性细胞浸润,包括胶原性结肠炎(collagenous colitis)和淋巴细胞性结肠炎(lymphocytic colitis)。

5.1 胶原性结肠炎(collagenous colitis)

胶原性结肠炎的发病率为(1.0~4.9/10)万,其中10%因水样泻行结肠镜检查诊断为显微镜下结肠炎。在一项对2815例患者的回顾分析中发现,胶原性结肠炎的发病率为0.4%;女性多于男性(女∶男=1.8),平均诊断年龄女性为55岁,而男性为50岁;该病也可发生于儿童。

(1)临床表现:患者常表现为慢性水样泻,无血便,约有40%的患者可表现为急性腹泻,常被误诊为感染性腹泻。多数患者每日腹泻4~10次,少数患者每日腹泻量可达5L;腹泻常在进食后加重,空腹减轻。一项回顾性研究显示,其常见症状发生率依次为腹泻(95%)、体重下降(41%)、腹痛(40%)、便急(29%)、夜间大便(22%)。

胶原性结肠炎的发病与免疫反应有关,40%的患者同时患有其他自身免疫性疾病如乳糜泻、甲状腺炎、类风湿关节炎或干燥综合征;同时服用NSAID的患者也较多见。

(2)诊断方法:首先进行粪便培养以排除各种感染,约55%患者的粪便中可见到淋巴细胞,但是非特异性;进行粪便渗透压分析有助于区分腹泻的类型。

结肠镜检查和活检对于诊断此病具有重要作用,尽管许多患者结肠镜下表现并无明显异常;但约有30%的患者镜下可见黏膜充血、水肿和血管纹理的改变。少数患者可见黏膜溃疡,这类患者中约有75%曾有服用NSAID药物史;而无黏膜溃疡者服用NSAID的比例仅为20%。如果患者症状持续存在而诊断尚未明确,则需要复查结肠镜。有证据显示,约有25%的胶原性结肠炎和50%的淋巴细胞性肠炎,其临床症状先于组织学出现。

(3)组织病理学:该病毒组织学特征为结肠黏膜上皮下出现胶原性带状沉积物及炎性细胞浸润。上皮细胞可为局灶性或弥漫性,伴有淋巴细胞浸润及数量不等的嗜酸细胞、中性粒细胞浸润。黏膜固有层也可见淋巴细胞、浆细胞、嗜酸细胞浸润。免疫染色显示上皮内的淋巴细胞为CD8阳性细胞。

结肠上皮下胶原带主要为 Ⅰ、Ⅲ、Ⅳ和Ⅵ型胶原,厚度至少10μm,一般为30μm,但通过HE染色判断厚度比较困难,Masson三色染色比较容易且可靠。

(4)病因及发病机制:其确切病因及发病机制尚不清楚。鉴于此病多见于老年女性,有学者推测可能属于一种自身免疫现象,而且应用5-ASA、激素和其他免疫调节剂有效。也有学说认为与粪便中的毒素有关。

关于此病的发病机制可能与固有层的胶原降解异常有关。近期的研究发现,黏膜固有层巨细胞数量及组蛋白较正常对照组增多,但与CD和UC不同。TGF-β1与胶原积聚有关,在此病中嗜酸细胞内TGF-β1的表达增加,同时黏膜内bFGF的分泌增多,VGEF表达增加;另外黏膜内的NO也可能参与发病。

(5)治疗:5-ASA、激素及AZA、6-MP等免疫抑制剂治疗有效。

(6)预后:此病为良性疾病,一般预后良好。目前尚无证据显示具有癌变风险。

5.2 淋巴细胞性结肠炎(lymphocytic colitis)

此病较胶原性结肠炎多见,年发病率约3.1/10万,约是胶原性结肠炎的3倍。诊断此病时的平均发病年龄为 55.4~68.7 岁,女:男 = (1.25~5.75):1。

(1) 临床表现:与胶原性结肠炎相似,慢性腹泻,腹痛、水样泻,无脓血,可伴有便急、不适和体重下降。症状发生率依次为腹泻(96%)、腹痛(47%)、体重下降(41%)。约 63% 的患者半年内仅有一次发作,其余患者表现为慢性或间断性腹泻;约有 10% 的患者有 UC、CD、胶原性结肠炎、乳糜泻等家族史;但同时合并其他自身免疫性疾病者较胶原性结肠炎少见(25.9% 对 53.3%)。

(2) 诊断方法:其诊断方法与胶原性结肠炎基本相同。粪便检查对于排除感染性肠炎有重要价值。结肠镜有助于发现淋巴细胞性结肠炎。

(3) 组织病理学:组织学特征是上皮内淋巴细胞浸润而无上皮下增厚的胶原带。组织足额判断标准为每 100 个上皮细胞中至少有 20 个淋巴细胞,而正常组织不超过 5 个;黏膜固有层存在上皮损伤、慢性炎症改变;有时也可见隐窝破坏或急性隐窝炎。

(4) 病因及发病机制:NSAID、三环类等药物可能与此病有关。HLA 分析显示此病与胶原性结肠炎、IBD 不同。HLA-A1 频率增加而 HLA-A3 降低,HLA-D8/DR3 少见。

(5) 治疗:治疗与胶原性结肠炎相似。

(6) 预后:预后良好。80% 的患者 38 个月内临床症状和组织学可以得到完全改善。

6　药物性肠炎

6.1　NSAID

NSAID 不仅能够引起上消化道黏膜损伤,也可以引起下消化道黏膜炎症。正如前述,一部分患者可以引起胶原性和淋巴细胞性结肠炎,另外也可以引起一些非特异性结肠炎。发病时间可在服药后 2 天至 12 年,平均时间 3 个月。临床表现可呈现腹痛、血便、体重下降,缺铁性贫血,停止服药后症状很快可以得到缓解。内镜下可表现为局部黏膜糜烂,表浅溃疡或较大溃疡,这种溃疡可以单发也可多发,呈阶段性分布,右半结肠多为膜样,少数患者可以出现肠腔狭窄,需要和 CD 认真鉴别。NSAID 肠炎停药后部分可自愈,5-ASA 和黏膜保护剂有效;狭窄可经过气囊扩张治疗,严重者需要外科手术。

6.2　抗肿瘤药物

有文献报道部分抗肿瘤药物如 5-氟尿嘧啶也可以引起肠道黏膜炎症,出现腹痛、腹泻和血便。常见药物有环孢素、5-氟尿嘧啶,详细询问病史可提供鉴别依据。

6.3　其他

灌肠与缓泻剂也可引起肠黏膜局部充血及轻度糜烂,多发生在直肠和乙状结肠,但病程多短暂。

7 憩室炎

（1）临床表现：憩室炎常表现为腹痛和便血、腹部不适、腹胀，内镜下多表现为黏膜充血、红斑、水肿、溃疡，这与 87% 的 UC 和 28% 的 CD 表现相似。

（2）组织病理学：憩室炎的病理学表现呈多样性。内镜活检组织学多呈现弥漫性急性或慢性炎症，可伴有隐窝结构异常、隐窝脓肿，隐窝萎缩或局灶性淋巴组织增生；手术切除标本显示炎症局限于黏膜层，常伴有糜烂、阿弗他溃疡、隐窝脓肿，可与 UC 相似。但局灶性淋巴组织增生在憩室炎多见，是其相对特征性表现。

（3）病因及发病机制：憩室炎特别是结肠憩室炎的发生认为与丁酸及其他短链脂肪酸的营养有关，而短链脂肪酸多有肠道内的细菌提供，因此缺乏肠内容物灌注及肠道菌群紊乱可能与憩室炎有关，具体机制尚不十分清楚。

（4）治疗：给予短链脂肪酸及恢复肠道菌群可以改善临床症状，5-ASA 也具有一定治疗作用。

8 移植物抗宿主病

器官移植后可出现肠道受累，表现为黏膜糜烂、溃疡和出血，多见于肝移植后，发病机制尚不清楚。

（于成功　邹晓平）

参 考 文 献

于成功. 2009. 缺血性肠炎, 放射性肠炎. 见：邹晓平主编. 消化内镜诊疗关键. 南京：江苏科学技术出版社.

朱明明, 冉志华. 2011. 炎症性肠病的鉴别诊断. 胃肠病学, 16（1）：1-4.

Baixauli J, Kiran RP, Delaney CP. 2003. Investigation and management of ischemic colitis. Cleve Clin J Med, 70：920-921, 925-926, 928-930.

Edwards CM, George B, Warren B. 1999. Diversion colitis-new light through old windows. Histopathology, 35（1）：86-87.

Nielsen OH, Vainer B, Rask-Madsen J. 2008. Non-IBD and noninfectious colitis. Nat Clin Pract Gastroenterol Hepatol, 5（1）：28-39.

Theodoropoulou A, Koutroubakis IE. 2008. Ischemic colitis：Clinical practice in diagnosis and treatment. World J Gastroenterol, 14：7302-7308.

Thorsen AJ. 2007. Noninfectious colitides：collagenous colitis, lymphocytic colitis, diversion colitis, and chemically induced colitis. Clin Colon Rectal Surg, 20（1）：47-57.

第 10 章

炎症性肠病病程中的异型增生及肿瘤监测

1925 年 Crohn 和 Rosenberg 首次报道炎症性肠病和结直肠癌之间的关系,40 多年后 Morson 和 Pang 通过直肠扁平黏膜的癌前病变预测 UC 相关性 CRC,进而提出了"监测"这一全新的概念,自此相关研究大量涌现。

1　流行病学与危险因素

各研究报道的 IBD 患者 CRC 风险率差异较大,目前仍未确定其确切的风险。西欧以及北美的研究报道表明,UC 患者发生结直肠癌的总体风险在 1.4% ~ 34%。英国一项随访 30 年的研究显示,UC 患者发病第 20 年的 CRC 和异型增生风险为 7.7%,30 年为 15.8%。但后续人群研究提示 UC 患者的 CRC 风险随时间的推移而下降,可能与氨基水杨酸广泛使用所产生的化学预防作用、某些医学中心对难治性 UC 患者尽早开展结肠切除术和内镜监测等有关。亚洲国家由于 UC 发病率低于西方国家,对于 UC 患者发生结直肠癌的风险研究报道不多,韩国的基于全国人群调查分析表明,UC 癌变总体风险为 0.37%;印度一项单中心回顾性研究分析显示总体癌变风险在 0.94%,均低于西方国家。我国这方面的数据有限,1997 年 1 月至 2007 年 12 月南方医院共行结肠镜检查 32 926 例,对其中 558 例 UC 患者以及 UC-CRC 患者的相关临床资料进行回顾性分析,发现结直肠癌 8 例,均为进展期癌,总体风险为 1.43%。荟萃分析结果显示:病程小于 8 ~ 10 年,发生结肠癌风险很小;UC 患者发病第 10 年的 CRC 风险为 2%,20 年为 8%,30 年为 18%。

CD 患者的 CRC 风险亦存在较大差异,两项经校正的荟萃分析结果显示:CRC 标准化发病比为 2.5(95% CI:1.7 ~ 3.5),相对危险度(RR)为 4.5(95% CI:1.3 ~ 14.9)。UC 和 CD 的 CRC 风险相当(RR 分别为 2.75 和 2.64),且两者的许多 CRC 特点相似。因此,结肠广泛受累的 CD 患者,其 CRC 风险亦增加。然而在我国目前缺乏相关数据。

影响炎症性肠病患者癌变的危险因素众多,如病程、病变范围、原发性硬化性胆管炎(PSC)和散发性 CRC 家族史等。另外结肠狭窄和(或)短结肠和(或)多发性炎症后假息肉的 UC 患者,CRC 风险亦有所增加。

1.1　病程

病程延长是 IBD 患者最重要的 CRC 危险因素之一。IBD 患者发病第 8 年的 CRC 风险明显升高,随后逐年增加。部分 CRC 可发生于第 8 年之前,但因较少见,因此不推荐发病第 8 年前开始随访。而应集中随访存在其他高危因素的患者。Ekbom 做了一项该领域的里程碑式研究,他们以 UC 病程作为分层分析,发现 5~9 年,癌变风险增加 3 倍,25~29 年,癌变风险增加 17 倍。同时 Eaden 还荟萃分析了 UC 病程与 CRC 癌变风险,共纳入了 19 项研究,发现前十年每年癌变率 0.2%,第二个十年每年癌变率 0.7%,第三个十年,每年癌变率升至 1.7%(表 10-1)。

表 10-1 溃疡性结肠炎的结直肠癌变风险:一项来自英国的荟萃分析

参数	值(95%CI)
CRC 患病率,%	3.7(3.2~4.2)
总的每年 CRC 发病率,%	0.3(0.2~0.4)
前 10 年 UC 的每年 CRC 发病率,%	0.2(0.1~0.2)
前 20 年 UC 的每年 CRC 发病率,%	0.7(0.4~1.2)
前 30 年 UC 的每年 CRC 发病率,%	1.2(0.7~1.9)
10 年累计 CRC 发病率,%	1.6(1.2~2.0)
20 年累计 CRC 发病率,%	8.3(4.8~11.7)
30 年累计 CRC 发病率,%	18.4(15.3~21.5)

1.2 病变范围

另外一项公认危险因素为病变范围,病变范围指组织学能确定的最广泛受累范围。CRC 多见于全结肠炎患者,左半结肠炎(脾曲以下)患者的 CRC 风险中等。而直肠炎和直肠乙状结肠炎患者的风险较小或几乎无风险。Uppsala 研究表明:直肠炎单独累及患者的 CRC 癌变风险仅比正常人群癌变率高 70%,而左半结肠的 CRC 癌变风险仅比正常人群癌变率高 2.8 倍,全结肠炎的 CRC 癌变风险仅比正常人群癌变率高 14 倍。Eaden 等荟萃分析进一步证实该项研究。指南建议发病第 8 年后行结肠镜检查以重新定义病变范围并确定其后的随访间隔时间。

1.3 PSC

1992 年 Broome 在一项病例对照研究中提出 UC 伴异型增生或 DNA 非整倍体的 PSC 患病率为 28%,相比之下 55 例无癌前病变的 PSC 患病率为 0,而正常 UC 人群中 PSC 的患病率为 5%,因此 PSC 可能为 CRC 癌病的危险因素。荟萃分析结果显示,合并 PSC 的 UC 患者,CRC 风险增加 4 倍,且肝移植后的 CRC 风险仍持续较高。PSC 患者确诊前,可能已有多年亚临床型 UC 病史,因此对伴 PSC 的 UC 或 CD 患者,推荐确诊 PSC 后每年随访结肠镜,并在肝移植后继续随访。

1.4 CRC 家族史

一级亲属有阳性散发性 CRC 家族史的 IBD 患者,CRC 风险加倍。如一级亲属诊断

CRC 的年龄<50 岁,其风险可高达 9 倍。Nuako 等进行了一项病例对照研究发现散发性 CRC 的家族史增加 UC 相关结直肠癌变的风险高于 2 倍。Eaden 等也在一项病例对照研究中将散发性 CRC 的家族史作为癌变的独立危险因素(OR = 5.0,95% CI,1.1~23)。Askling 等分析瑞典 10 649 例 UC 患者(来自 4 项基于人群的队列研究),发现散发性 CRC 的家族史增加 2 倍癌变率。最近一项来自梅奥诊所的病例对照研究同样也将散发性 CRC 的家族史作为癌变的独立危险因素,即使剔除 PSC,监测肠镜,假息肉存在,5-ASA 治疗,以及非甾体消炎药和阿司匹林的影响后(OR = 3.7,95% CI,1.0~13.2)。CRC 阳性家族史为重要的独立危险因素,但目前仍无法确定其是否会影响随访间隔时间。

1.5　炎症程度

肉眼和组织学炎症程度较高者的 CRC 风险增加。CRC 可发生于内镜正常但组织学表现为活动性肠炎的区域,亦可见于活动性肠炎缓解区,如隐窝畸形。炎症部位的肿瘤风险并不增加,然而一直以来,关于炎症程度增加 UC 癌变率的临床研究证据相当缺乏,先前许多研究并未发现炎症程度与癌变风险存在相关性,这些研究都是基于症状,而无内镜和组织学证据。近来 Rutter 等回顾了 68 例 UC 癌变或异型增生以及 136 例无癌变 UC 患者的内镜报告和病理报告,同时对每一节段进行严重程度评分。单变量分析表明内镜评分(OR = 2.5,95% CI,1.4~4.4)和组织学评分(OR = 5.1,95% CI,2.4~11.1)与癌变存在强相关。剔除其他危险因素后,组织学评分依然(OR = 4.7,95% CI,2.1~10.5)与癌变存在强相关。可见组织学而非内镜下炎症是评估癌变风险的指标。按组织学定义病变范围可便于随访,如内镜示病变距肛门 10 cm,而组织学显示距肛门 60 cm 处的活动性或慢性炎症(或以往有炎症的证据),应考虑为左半结肠炎而非直肠炎。

1.6　起病年龄

目前尚不能明确 IBD 起病早是否为 CRC 的独立危险因素。15 岁之前起病的广泛性 UC 患者的 CRC 累积危险度为 40%,15~39 岁为 25%,但其他数据显示 40 岁后确诊的 IBD 患者,其 CRC 风险增加,提示散发性 CRC 风险随年龄的增加而增加。确诊晚的 IBD 患者与儿童期即确诊者的 CRC 发生率相当。因此,儿童患者的随访频率应与成人相同,且应基于病程而非实际年龄进行随访。

1.7　倒灌性回肠炎

倒灌性回肠炎患者中 CRC 癌变率为 29%,明显高于无倒灌性回肠炎的全结肠炎(9%)以及左半结肠炎(1.8%)。但也有多项研究对倒灌性回肠炎是 CRC 独立危险因素的研究结果持相反结论。因此,目前尚无法确定其是否为 IBD 患者发生 CRC 的独立危险因素。

1.8　地域差异

Eaden 荟萃分析发现英国(0.4%)和美国(0.5%)每年癌变率明显高于斯堪的纳维亚及其他地域(0.2%)。最近来自 Olmsted County 的研究表明至少在该地区 UC 的发生率在明显下降。是否存在地域差异仍然存在争议。

2　病理学特征

炎症性肠病相关CRC的发生部位与既往或当前存在慢性炎症的部位基本一致,且异型增生同时存在于90%以上癌变患者。异型增生常见于癌变邻近部位,但也可远离癌变部位,多发性常见,可发生于结肠任何部位。

2.1　异型增生的分类

根据内镜或大体表现,异型增生可分为平坦型或隆起型,隆起型病变被称为"异型增生相关的病变或肿块"(dysplasia-associated lesion or mass,DALM)。虽然在某些方面,"DALM"不能很好地反映病变特征,如"病变"或"肿块"不能反映出异型增生的生物学行为特征,然而这个分类系统仍具有重要意义,因为平坦型或隆起型异型增生的治疗方法是不同的。不论是平坦型还是隆起型异型增生,均按照显微镜下特点进行分级。1983年,Riddell 等提出了一种用于消化道异型增生的分类系统,为此对患有炎症性肠病(IBD)的患者进展为癌的风险性评估提供了有意义的方法,即将其分为3种独特类型:异型增生阴性型(指正常黏膜或黏膜伴再生改变)、异型增生不确定型和异型增生阳性型(低或高度)。这一"IBD 异型增生分级系统"作为评估 IBD 患者发生癌的风险的"标准"方法,很快就得到了认可。1998年9月5~6日,在维也纳召开了消化道早期肿瘤组织学诊断会议,共有12个国家(欧洲、美国及日本等)的31名病理医师参加,并提出了另一个分类系统,即"维也纳"分类(表10-2)。这个分类系统被部分欧洲国家及日本的病理学家应用,但还没有被美国的病理医生广泛接受。这个新的分类系统的提出是为了规范临床术语,解决一直以来西方和日本病理学家对异型增生和恶性肿瘤判定的分歧。多数西方的病理学家在出现明确的癌细胞浸润到黏膜固有层或黏膜肌层才诊断为癌,而日本病理学家诊断恶性肿瘤主要根据核异型性,而不考虑病变是否侵及黏膜固有层。"维也纳"分类系统将上皮肿瘤分为五类:无上皮内瘤变/异型增生、不确定性上皮内瘤变/异型增生、低级别上皮内瘤变/低度异型增生、高级别上皮内瘤变/高度异型增生、浸润癌。并将浸润癌分为黏膜内型、黏膜下型。

异型增生的形态学标准是基于腺窝上皮的细胞学(核与胞质)和结构异常之上的。用于评价异型增生程度的细胞学特征包括细胞的核/胞质比(N/C);细胞极性丧失;有丝分裂(典型与不典型)的数量和部位的增加;上皮内核分层的程度;核染色程度(增加被称为"过度染色");核仁的存在、大小及多重性;核轮廓的大小及其规则性以及不同细胞间核大小与形态的变化(核多态性);胞质特征包括胞质丢失程度;杯状细胞的数量、部位和形态(正常或营养不良)以及上皮表面成熟的存在与否(上皮表面成熟被定义为从腺窝基底到黏膜表面,细胞胞质黏蛋白不断增多,胞核减小,细胞分层减少)。结构特征方面对于确定异型增生有重要意义的包括上皮绒毛结构的改变以及腺窝芽生、分支与拥挤的存在与否及其程度,后者通常指"背对背"的腺体生长方式。此外,腺窝的轮廓,规则程度以及腺腔桥("筛网")存在与否均是常用于评价 IBD 异型增生的重要结构特征。

表 10-2　消化道上皮性肿瘤新国际分类(维也纳分类)

分类	内容
类型 1	无上皮内瘤变/异型增生
类型 2	不确定性上皮内瘤变/异型增生
类型 3	低级别上皮内瘤变/低度异型增生
类型 4	高级别上皮内瘤变/高度异型增生
4.1	高度异型性腺瘤/异型增生
4.2	非浸润性黏膜内癌(上皮内癌)*
4.3	疑浸润癌
类型 5	浸润癌
5.1	浸润性黏膜内癌**
5.2	浸润黏膜下层或以下癌

*指未见明显浸润的癌,**指浸润黏膜固有层或黏膜肌层的癌。

2.2　平坦型异型增生的病理特征

(1) 无上皮内瘤变/异型增生:无异型增生的病变主要为上皮细胞的自然再生,为 IBD 活动期的表现(活动性炎症、隐窝炎、隐窝脓肿、溃疡等),在某些情况下可出现明显的反应性改变,上皮仅表现轻到中度的细胞形态,隐窝结构保存,与异型增生的非典型表现很相似,难以鉴别(图 10-1)。然而,邻近溃疡黏膜的显著反应性上皮也可呈现明显异型,并且这一部位的腺窝结构也可改变。因此病理医生在评估溃疡边缘黏膜的异型增生时需慎重,内镜专家取活检时也应避开这些部位。

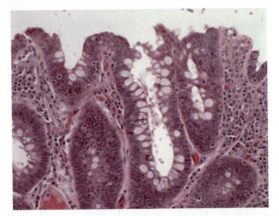

图 10-1　无异型增生的活动性溃疡性结肠炎
隐窝上皮呈再生性改变,核轻度深染,无细胞极性消失、核多形性、病理性核分裂等(HE 染色,200 倍)

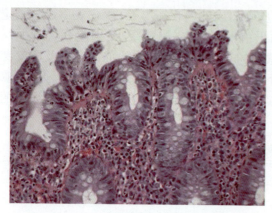

图 10-2　不确定性异型增生的溃疡性结肠炎
病灶表面的细胞核轻度深染和复层排列，难以确定此不
典型性改变为再生性改变还是异型增生(HE 染色，200 倍)

（2）不确定性异型增生：由于形态学的异型增生是逐渐进展的，异型增生的上皮与无异型增生的上皮间无明确的界限，与上皮的再生和修复相关的不典型的反应性形态学改变，特别是在活动性炎症或溃疡处的上皮，有时与真正的异型增生很难鉴别。在这种情况下病理医生常诊断为"不确定性异型增生"（图 10-2）。实际操作时，该诊断常用在以下情况：组织切片制作及染色不理想，对细胞形态和组织结构特征难以评估的情况；炎症或溃疡处不典型的反应性上皮的形态学改变；异型增生样改变只出现在隐窝的底部，这种情况很少见。"不确定性异型增生"的判定常带有很强的主观性，与病理医生的个人经验很有关系，这也是强烈建议在确诊"异型增生"之前最好经另一名有经验的病理医生证实的原因之一。

（3）低度异型增生：低度异型增生的特征是上皮细胞的核增大，深染，核细长，后者被称为"笔杆状"或"腺瘤样"核，染色质颗粒变粗，多个核仁或单个大的核仁。典型的病变，还有胞质黏液减少，嗜酸性增强，也可观察到杯状细胞数目减少。异型的细胞可复层排列，核位于胞质带的 1/2 以下。核分裂象多见，但极少见到病理性核分裂。最重要特征的是异型增生的上皮没有发生表面成熟现象（图 10-3）。轻度的结构异常可发生在低度异型增生，但明显的结构异常需诊断为高度异型增生。

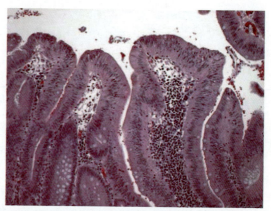

图 10-3　低度异型增生的溃疡性结肠炎
黏膜表现出笔杆状胞核，核轻度深染，伴复层排列，
核分裂象多见，无表面成熟现象(HE 染色，200 倍)

（4）高度异型增生：高度异型增生的细胞形态和组织结构明显异常。上皮细胞复层排列更明显，参差不齐，可占据整个胞质带，即核可达腺腔表面。核的极性完全消失，核多形，病理性核分裂象多见，经常发生在上皮表层。细胞核可变圆形或椭圆形，核质比增高。出现明显的结构异常，如隐窝出芽或分支，背靠背生长，但不累及固有层。腺体囊性改变、筛状结构、表面绒毛状改变也是高度异型增生的特征（图 10-4）。一般而言，异型增生的分级根据黏膜异型性最严重的部位来判定。但是出现多少高级别异型增生的隐窝才判定为高度异型增生，胃肠道病理学家们意见还不一致。IBD 异型增生形态学研究组的专家们也没给出明确的规定，只是提醒只有一、两个隐窝出现高级别异型增生不能判定为高度异型增生。低度异型增生与高度异型增生的判定往往带有明显的主观性，不同观察者对同一张病理切片可能会给出不一致的诊断结果。现在有越来越多的病理医生将异型增生的客观信

息用描述性语句提供给临床医生,而不是简单地给出分级,这有助于临床医生把握患者病变的现状、进展等情况,从而采取更恰当的处理。

（5）浸润癌:异型增生的肿瘤细胞局限于基底膜内,当癌变的细胞浸润到黏膜固有层或黏膜肌层时分别称为黏膜内癌、黏膜下癌。腺癌最显著的特征是常常有散在的细胞或小腺体浸润到黏膜固有层。浸润的腺体增大、不规则、形态大小不均一,并可能出现管腔内坏死物。出现纤维组织增生是侵袭性肿瘤的特征,通常意味着肿瘤已达黏膜下层。

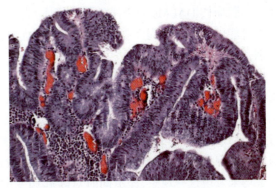

图 10-4　高度异型增生的溃疡性结肠炎
相比低度异型增生,复层排列、细胞极性消失、核多形性、病理性核分裂的程度更深,伴隐窝扭曲、背靠背生长等现象
（HE 染色,200 倍）

2.3　隆起型异型增生的病理特征

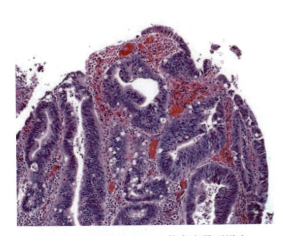

图 10-5　腺瘤样 DALM 伴高度异型增生
（HE 染色,200 倍）

自从 1981 年 Blackstone 等提出了"DALM"的术语以来,已有多项研究证实了 DALM 与癌的高度相关性。Blackstone 等对 112 例病程较长的 UC 研究发现,其中 12 例发生 DALM,发生 DALM 的患者中 58% 发生恶性肿瘤。因此认为 IBD 患者的 DALM 与结直肠癌有明显的相关性,出现 DALM 常常意味着需要进行直肠结肠切除术。最近的一些研究建议将 DALMs 分为两大类,一类在内镜下类似于非 IBD 相关的散发性腺瘤,称为"腺瘤样"DALMs（图 10-5）。另一类,在内镜下表现与腺瘤相异,称为"非腺瘤样"DALMs。

两者具有不同的自然史、恶变风险和治疗方法。腺瘤样 DALMs 发生癌变的风险较低,可以通过息肉摘除术和术后的内镜随访保守治疗。非腺瘤样 DALMs 癌变的风险较高,不管是低度异型增生还是高度异型增生,最终治疗方法常需行结肠切除。Rutter 等的研究发现 IBD 患者的多数隆起型异型增生是腺瘤样 DALMs。他们对 56 例 UC 患者的 110 个异型增生病灶分析,发现 77% 为隆起型,隆起型病变中 87% 是腺瘤样 DALMs。大体上,腺瘤样 DALMs 表现为局限的表面光滑或乳头状、有或无蒂的息肉,无坏死,与散发性腺瘤相似,通常通过内镜下摘除术可较容易地切除病灶。非腺瘤样 DALMs 的病变可表现为绒毛状斑片、不规则的肿块或结节,浸润性狭窄或广基的肿块。这些病变在内镜下不易摘除,常常需要手术切除。显微镜下,两种类型具相似的形态学改变,通常由管状、绒毛管状或绒毛腺瘤样的异型增生上皮细胞组成,异型增生上皮的细胞学特征与平坦型异型增生的上皮细胞相似。非腺瘤样 DALMs 的表浅的活检标本可能只能显示异型增生的上皮细胞碎片,而深部组织可能已发生非浸润性腺癌。腺瘤样 DALMs 的镜下表现与散发性腺瘤相似,两者很难鉴别,有时甚至无法区分开。为了鉴别两者,在形态学、免疫组化、分子生物学方面开展了不少研究。Torres 等对 59 例 UC 患者的 89 个腺瘤样 DALMs 分析,发现发生腺瘤样 DALMs 的患者病程常超过十年,多数表现为绒毛管状或绒毛状息肉,息肉的表面同时存在正常上皮和异型增生的上皮,固有层内较多的单个核炎症细胞浸润。另外,UC 患者发生腺瘤样 DALMs 的中位年龄(48 岁)显著小于散发性腺瘤患者(平均年龄为 63.5 岁)。最重要的发现是腺瘤样 DALMs 患者在 DALMs 附近或远处存在平坦型异型增生,而在散发性腺瘤患者均未发现这一现象,提示同时对隆起病变的周围或远处的平坦型黏膜取材很有必要,发生 DALM 的患者同时存在平坦型异型增生可有力地支持病变是 IBD 相关性的。有助于鉴别散发性腺瘤与腺瘤样 DALMs 的特征见表 10-3。

表 10-3　散发性腺瘤与腺瘤样 DALMs 的鉴别特征

	散发性腺瘤	腺瘤样 DALMs
中位年龄	63.5 岁	48.0 岁
中位病程	5 年	11 年
部位	任意	炎症处
炎症累及范围	较小	较广
邻近黏膜异型增生	无	有
其他部位异型增生	偶尔	较多见
混有正常或异型增生的上皮	无	可见

2.4　癌变的病理特征

炎症性肠病相关的肿瘤临床、流行病学及病理等方面的许多特征不同于散发性结肠癌。IBD 相关的肿瘤,在各段结肠或直肠均可发生(UC 相关的结直肠癌更倾向于发生在左半结肠或直肠,对发生在 CD 基础上的肿瘤好发部位的报道并不一致),数量上易多发,组织学分化相对较好,黏液性癌比例较高,在癌灶附近或较远处往往存在异型增生。Svrcek 等报道发生结直肠癌的 16 例 CD 和 41 例 UC 其邻近及远离癌灶处出现异型增生的概率在 CD 中分别为 56.3%、37.5%,在 UC 中分别为 65.8%、39%。虽然认为多数 CD 相关的结直肠癌发生在炎症部位,但有研究报道高达 42% 的癌变发生在无炎症部位;但这有可能是由于治疗作用,导致这些部位的炎症已消退。

IBD 相关的肿瘤发病年龄小于散发性肿瘤,UC、CD 患者被确诊发生恶变的中位年龄相似,分别为 51 岁、52 岁。一些研究报道,27% 的 IBD 相关的肿瘤是多发性的,镜下发现,大多数 IBD 相关的肿瘤是腺癌,黏液腺癌的发生率较高,在一些研究中占到了 50%,更倾向于以弥漫浸润的方式生长,可能只比周围黏膜稍微突出,在内镜下难以发现。大体表现多样,可表现为狭窄型、溃疡型、不规则型、息肉样(有蒂或无蒂)、结节样或不规则斑片等。有些肿瘤大体上可无黏膜异常,只是在显微镜下发现癌变细胞。还有很少部分的 IBD 相关的肿瘤分化很好,腺体排列规则,无纤维组织增生,只有中度异型的单层癌上皮细胞和轻度非典型性增生的细胞浸润。此外,印戒细胞癌比例是普通人群的 10 倍。其他类型的癌,如神经内分泌癌、腺鳞癌、未分化癌,甚至是纯鳞癌(特别是 CD 的远端直肠和肛管)偶有遇见。不过,这些类型的癌是罕见的,多为个案报道或小系列报道。

3 分子机制

3.1 结肠炎相关性结肠肿瘤发生的分子机制

散发性结直肠癌变是上皮细胞增殖和分化的一系列突变的过程,其发病模式:腺瘤→癌变,而在 IBD 相关性结直肠癌则不是按照由腺瘤到癌症的顺序,而是与许多其他的肠炎相关性结直肠癌一样,其癌变模式可归纳为:炎症→异型增生→癌变。

许多对散发性结直肠癌发生具有促进作用的分子变异都在结肠炎相关结肠肿瘤的发生中发挥一定作用。事实上,越来越多的证据表明染色体不稳定(chromosomal instability,CIN)和微卫星不稳定(microsatellite instability,MSI)两种机制也在结肠炎相关结直肠癌中发挥作用,并且和散发性大肠癌中的概率基本一致(85% 染色体不稳定,15% 微卫星不稳定)。但是结肠炎相关性结肠肿瘤和散发性结肠癌基因组变异的时间有所不同。例如 APC 丧失功能被认为是散发性结肠癌发生的早期事件,但是在结肠炎相关异型增生和肿瘤的发生中发生频率较低同时出现较晚。相反,在散发性结肠癌中 p53 突变通常出现在结肠腺瘤向结肠癌转变的后期过程中,但是在结肠炎患者中 p53 和 P16 突变出现较早同时一般在非异型增生或者轻度异型增生的肠黏膜中有表达。基因甲基化异常可能在 IBD 癌变中起重要作用,UC 患者多个基因 CpG 岛甲基化可能与异型增生有关。

3.2 染色体不稳定

研究表明,在与 UC 相关 CRC 中染色体不稳定(chromosomal instability,CIN)发生频率最高(85%),因此,和散发性结直肠癌一样,染色体不稳定也是炎症性肠病发展成为结直肠癌的最主要途径。使用特异性的染色体 8、11、17 和 18 探针,荧光原位杂交发现具有高度异型增生和肿瘤的溃疡性结肠炎患者结肠黏膜不仅在肿瘤部位具有染色体臂的变异,在远离肿瘤部位的非异型增生直肠黏膜部位也有染色体臂的变异。没有溃疡性结肠炎的对照组正常黏膜和溃疡性结肠炎患者的非异型增生黏膜中未检出染色体不稳定。这项研究得到了 DNA 指纹图谱实验的证实,表明在异型增生和溃疡性结肠炎已发生癌变以外的部位具有明显的基因组不稳定。因此广泛的基因组不稳定通常可能发生在溃疡性结肠炎发生结肠癌变的患者中,而在溃疡性结肠炎未发生癌变的患者中未表达,这和病程无关。

CIN 在 UC 相关 CRC 癌变进程中是一个早期事件,通常发生在非异型增生上皮到异型增生上皮,以及异型增生到癌症进程中,最终导致染色体的一系列改变。有学者研究发现在具有异型增生或结肠癌的溃疡性结肠炎患者的非异型增生处做黏膜活检,染色体丢失和端粒缩短均高于正常对照者或者无结直肠癌的溃疡性结肠炎患者,因此提示和溃疡性结肠炎染色体不稳定相关的机制可能与端粒的缩短相关。端粒是染色体的保护性末端,在染色体末端的端端融合、降解和重组中发挥了重要的作用。随着年龄增长,多数正常组织中的端粒长度会有不同程度的变短,缩短的端粒变得有黏性,使易感的染色体末端紊乱地融合在一起,形成桥接结构继而使染色体臂容易断裂。在 UC 患者中,病变结肠的细胞端粒缩短速度快于正常结肠组织,而在异型增生和癌变的进程中尤为显著。

遗憾的是,目前 UC 癌变进程中端粒缩短的具体机制不明,推测可能与炎症反应和氧化损伤有关。当端粒缩短到一定程度使 DNA 损伤检查点缺乏时,就可引起细胞有丝分裂后期形成染色体端端融合,导致染色体断裂—融合—桥周期形成,该周期可促进染色体不稳定性的累积。染色体的端粒损耗最常出现在 10、11、21、16 和 19 号。

在染色体不稳定中值得一提的是异倍体,异常的 DNA 含量(异倍体,aneuploid)已在许多人类肿瘤中被证实。研究发现,14% ~ 33% 的长期罹患溃疡性结肠炎患者中可检测到异倍体的存在,然而异倍体与异型增生的程度是否相关还存在争议。值得注意的是,可能有不到 35% 的组织学活检非异型增生的活检标本其实已经发生了异倍体变异。因此,异倍体是一种与肿瘤相关的早期事件。

3.3 抑癌基因的丧失

抑癌基因是一种控制细胞增殖、死亡和分化的正常基因。抑癌基因功能的缺失导致机体容易罹患肿瘤。抑癌基因的失活通常存在两种独立的可能机制:等位基因的缺失和基因突变。经典的抑癌基因如 APC、p53 和 DCC/DPC4 在散发性结肠癌的发生过程中是极为重要的。

3.3.1 p53 基因

早在 1992 年,Burmer 等就发现 p53 杂合体丢失和恶性病变的进程相关,与散发性结肠癌不同,p53 的突变可能是 UCRCC 发病过程中的早期事件。在炎症、不典型增生上皮中,都可检测到 p53 突变,且它的变异率与 UC 导致的不典型增生程度相关。在非不典型增生的组织中 p53 杂合体缺失的发生率为 6%,在可疑不典型增生、低度不典型增生、高度不典型增生组织中发生率分别为 9%、33%、63%,而在 50% ~ 85% 癌症组织中可以检测到 p53 变异。另一些研究者发现 p53 变异和异倍体之间的关系是易变的,但是在大约 19% 的没有异型增生的活检标本中仍能发现 p53 基因突变,并且随着异型增生程度的增加基因突变率增加。实际上,在未发现癌变的溃疡性结肠炎组织中,Hussain 和同事们发现炎症黏膜中存在高频 p53 基因突变,表明慢性炎症本身可能导致早期的 p53 基因突变。

3.3.2 APC 抑癌基因

在 UCRCC 发生发展中,APC 的改变比在散发性结肠癌发生发展中所起的作用要小,而且一般发生在 UCRCC 的晚期。通常低于 14% 的低度异型增生组织中发现 APC 突变,而在炎症、非不典型增生上皮中没有发现异常。高度异型增生病变 APC 突变的频率为 50% ~

100%,但是这些研究的例数较少,循证力度不够。虽然在溃疡性结肠炎诱发的结肠癌病理标本中,免疫组化发现 76% 的组织出现了 APC 蛋白的异常表达,但是总体数据表明在结直肠癌中 APC 仅发挥了很小的作用。其他研究表明 wnt 途径中 β-catenin 的表达异常与不典型增生、恶变均有关,但在 UCRCC 中,Wnt 途径的激活与 APC 基因突变相关性较小。

3.3.3　抑癌基因 DCC/DPG4

染色体 18q 等位基因的缺失,尤其是 18q21.1 的缺失通常见于散发性和炎症相关性结直肠癌的发生。据报道,在大约 78% 的溃疡性结肠炎相关结肠癌和 69% 散发性结肠癌患者中发现 18q 等位基因缺失。而且 3/5 的异型增生和 1/5 的非异型增生标本中发现 18q 等位基因的缺失。而这一部位对应的抑癌基因是 DCC 和 DPC4。DCC 杂合体丢失据报道存在于 54% 的肠炎相关结肠癌和 39% 的散发性结直肠癌患者中。一项研究调查了 10 例肠炎相关结肠癌患者,发现 3 例患者存在 18q 杂合体丢失,其中 1 例患者同时发现 DPC4 基因突变。而其余的患者未发现 DPC4 基因突变。

3.4　原癌基因的激活

原癌基因从本质上是正常的细胞基因,当发生等位基因突变时能阻断细胞的正常生长和分化,同时引起细胞向恶性方向转化。关于结肠炎相关性结肠肿瘤有两种主要的基因 k-ras 和 c-src 受到了较大的关注。

3.4.1　k-ras 癌基因

在散发性结肠癌组织中,K-ras 突变率为 30%~40%,与之相比,K-ras 突变在 UCRCC 中的作用较小。在炎症上皮细胞、不典型增生、癌变标本中,K-ras 突变的检出率分别是 15%、23%、24%。当出现 k-ras 突变,它们趋向于存在高度异型增生或者癌性病变中。

3.4.2　Src 癌基因

细胞癌基因 c-src 是一种和多种肿瘤恶性转变相关的酪氨酸激酶。在散发性结肠腺癌和腺瘤中均发现 c-src 水平的增加。溃疡性结肠炎患者 c-src 活性在炎症黏膜较低,但是随着异型增生的程度增加而增加。

3.5　微卫星不稳定

微卫星不稳定(MSI)在正常结肠黏膜和其他类型良性结肠炎的患者中均无法见到。MSI 在克罗恩病患者的结肠黏膜中也非常少见。在 15%~40% 的溃疡性结肠炎相关结肠癌患者中可发现 MSI。微卫星不稳定性(microsatellite instability, MSI)通常发生在 UC 相关 CRC 癌变的早期阶段,MSI 在 UC 患者的异型增生区和癌变细胞中均存在。散发性 CRC 中 MSI 涉及 6 种包含在错配修复系统中的不同蛋白(hMSH2、hMLH1、hPMS1、hPMS2、hM-

SH6 和 hMLH3），在 UC 相关 CRC 中，MSI 所导致的错配修复缺失主要涉及 MLH1、MSH2、MSH6 和 PMS2，此外还包括低频率的 MLH1 启动子甲基化。Fujiwara 等在 57 例 UC 患者结肠黏膜（病理诊断包括癌症、异型增生、诊断未明和正常黏膜）中分析了 MSI 的表达情况，MSI 高表达在上述四组中的比例分别为 36%、33%、45% 和 0，MSI 高表达与 hMLH1 高甲基化和 hMSH2 表达丧失显著相关，同时发现 MSI 旁路途径是通过 TGF-βR Ⅱ 突变最终导致基因错配修复系统的失效。因此，作为一个 MSI 的靶基因，TGFβR Ⅱ 不稳定见于散发性结肠癌病例 81% 的 MSI 中。相反，在 18 例溃疡性结肠炎相关结肠癌患者中，虽然所有患者均有 MSI，但仅有 3 例（17%）发现 TGFβR Ⅱ 不稳定，这表明这种现象也发生在结肠炎相关结肠癌中，但是频率略低。

3.6　启动子甲基化

CpG 岛甲基化现象（CpG island methylator phenotype，CIMP）在散发性 CRC 中普遍存在，该现象同样也在 UC 相关的 CRC 癌变机制中发挥重要作用。一些基因的 CpG 岛甲基化似乎先于异型增生并较异型增生更为广泛。结肠炎相关肿瘤中，hMLH1 高甲基化见于 13 例 MSI-H 中的 6 例（46%），6 例 MSI-L 中的 1 例（16%），以及 27 例微卫星稳定患者中的 4 例（15%），表明此类后天改变是 MSI 的一种原因。DNA 甲基化分为 A 型和 C 型，A 型甲基化与年龄相关，在正常及癌变的结直肠黏膜中均可检测到（如 ER）；C 型甲基化与 CRC 癌变相关，可导致相关基因的病理性沉默（如 hMLH1、MGMT、p16、p14）。在 UC 相关 CRC 癌变进程中，过度甲基化表达通常来说是一个早期事件，在发生时段上与散发性 CRC 相同，其发生率在癌变进程中可从 <1% 到 70% 不等。

细胞周期抑制剂 p16^{INK4α} 的缺失和散发性结肠癌发生相关，同时 p16^{INK4α} 的高甲基化在溃疡性结肠炎相关结肠癌中也较为常见。大约 10% 未发生异型增生的活检标本中发现有 p16 启动子的高甲基化，随着异型增生程度的增加高甲基化率不断增加，在癌变标本中 100% 出现 p16 启动子高甲基化。P14^{ARF} 是 p53 的间接调节因子，存在和 p16^{INK4α} 同样的基因部位。启动子高甲基化导致的 p14^{ARF} 功能缺失存在于 50% 的腺癌、33% 的异型增生和 60% 的溃疡性结肠炎患者结肠黏膜中。HPP1 基因近来认为和高分化息肉-齿状腺瘤-癌途径相关，其甲基化静默存在于 50% 的结肠炎相关性结肠肿瘤和 40% 的异型增生中。

E-cadherin（CDH1）是钙离子依赖性细胞黏附分子家族成员之一，在细胞-细胞连接中发挥重要作用，因此可作为一种抑癌基因。E-cadherin 功能的缺失存在于许多肿瘤中，包括进展期胃癌、乳腺癌和前列腺癌中。E-cadherin 表达的缺失存在于大约 57% 结肠炎相关性结肠肿瘤中，但是其中 E-cadherin 启动子的高甲基化远较等位基因缺失为多。事实上，CDH1 启动子高甲基化可以在约 93% 的异型增生结肠标本中见到，而没有异型增生的结肠镜标本中 17 例患者仅有 1 例发现高甲基化。而异型增生标本中可以发现 E-cadherin 蛋白的低表达。

EYA4 基因（一种和凋亡相关的转录激活因子）的甲基化是一种显著的高甲基化标志物。可见于 83% 的溃疡性结肠炎相关结肠癌肿瘤组织和 67% 溃疡性结肠炎异型增生组织中，但是在炎症黏膜中丝毫不见。

4　监测手段

内镜检查是发现结直肠癌前病变和早期结直肠癌的重要手段之一,其不仅可直观病变,还可同时行组织活检和全瘤切除。但常规内镜技术只对结直肠息肉样病变敏感。难以发现微小非息肉样病变,如结直肠平坦型病变或凹陷型病变(0-Ⅱc),因此极易漏诊。近年来,色素内镜(chromoendoscopy)和放大内镜(magnifying endoscopy)技术在临床广泛应用。特别是两者联合应用——放大色素内镜(magnifying chromoendoscopy),显著提高了结直肠癌前病变和早期结直肠癌的检出水平。

4.1　色素内镜

随着色素内镜的使用,越来越多的黏膜扁平隆起而形态正常的癌前病变被发现,随机多点活检被定向活检代替,活检数目显著减少。常用的色素有 0.3% 靛胭脂(Indigocarmine),直接喷洒于观察部位,靛胭脂几乎不被消化道黏膜吸收,主要是隐窝着色,故可清楚地显示隐窝的形态和大小。黏膜白苔、癌组织、异型增生均不着色。Matsumoto 等对 57 例溃疡性结肠炎患者随访 5 年,行 117 次色素内镜检查,对息肉($n=89$)、扁平型病变($n=27$)和外观正常的平坦黏膜($n=702$)行组织活检。在其中 15 个息肉、10 个扁平型病变中发现轻度异型增生/腺瘤或重度异型增生/癌。在 702 个外观正常的平坦黏膜中发现 3 处异型增生,但无重度异型增生和浸润。

近年来,随着内镜技术的发展,出现了与电子分光技术结合的分光内镜,无需染色剂即可完成染色,即"电子色素内镜",如荧光内镜、窄带成像技术(narrow band imaging,NBI)、Fujinon 智能色素内镜技术(Fuiinon intelligent chromoendoscopy,FICE)等。NBI 利用不同波长的光可穿透到黏膜的不同深度,从连续波长中提取片段进行分析并重构图像,可有效提高对细微病灶的检出率和血管纹理对比度。结肠病变中 NBI 对于凹陷型病灶的显示效果显著优于传统内镜,但不如色素内镜。NBI 对于黏膜血管网和病变色调的显示效果优于传统内镜。在区分肿瘤和非肿瘤病变方面,NBI 和色素内镜检查具有相似的效果(两者的敏感性均为 100%,特异性均为 75%),显著优于传统内镜(敏感性为 83%,特异性为 75%)。Machida 等发现虽然 NBI 诊断的敏感性和准确率相比色素内镜并无优势,且在观察腺管开口、小凹形态方面不及色素内镜,但显示血管纹理更清晰,病灶与周围组织之间对比度更佳,且操作简便。适合全结肠检查。FICE 能较好地勾勒出病灶边缘,更清晰地显示血管结构,还可部分避免传统 NBI 技术可能造成的假阳性情况。

4.2　放大内镜

目前新型高分辨率的放大内镜可清晰显示消化道黏膜腺管开口和微细血管等细微结构的变化,发现和诊断普通内镜难以发现的一些早期病变,特别是早期恶性肿瘤及其癌前病变,并能指导组织活检,有助于发现早期癌和鉴别良、恶性病变。放大肠镜可以根据腺瘤大小、瘤面凹陷和腺管开口类型等情况对进展型大肠腺瘤做出准确判断并能和非瘤性病变进行鉴别。一般说来,息肉越大,恶变发现率越高,目前放大肠镜下检出的 1~2 mm 微小病变已越来越多。在放大内镜下,结直肠黏膜凹陷的形态按不同类型可分为正常黏膜、非瘤样、瘤样病变(低分化或高分化 IEN),癌肿表面形状多呈无定形或不规则。但仅依据形态大小难免出现漏诊或误诊,故目前仍以观察腺瘤腺管开口判断良、恶性为主,Kudo 放大结肠镜下隐窝分类(pit pattern)法普遍为人们接受,该法将结直肠黏膜隐窝形态分为 5 型:即 Ⅰ型(中圆形,为正常)、Ⅱ型(星状,良性增生)、ⅢS 型(小椭圆形,凹陷性肿瘤)、ⅢL 型(大的管状或圆形,隆起性肿瘤)、Ⅳ型(脑回形,绒毛性腺瘤)、Ⅴ型(不定形,癌肿)。

近年来有两种新的大肠肿瘤类型引起国内外关注,一是侧向发育型肿瘤,另一为锯齿状腺瘤,认为与早期大肠癌关系密切。放大内镜有助于两者的鉴别。LST 在放大内镜下隐窝开口形态多呈现ⅢL 和Ⅳ型,少部分为Ⅴ型。若发现为Ⅴ型,则需高度警惕癌变可能。放大内镜下锯齿状腺瘤呈正常与异常黏膜相互交错的形态或规律性凹陷(非肿瘤性区域)和脑皮质峭状黏膜(肿瘤性区域)。

4.3　放大色素内镜

放大色素内镜技术是将具有放大功能的内镜和黏膜染色相结合的一种检查方法,在发现微小病变,区别良、恶性肿瘤,鉴别黏膜和黏膜下病变,了解黏膜有无萎缩及程度,指导黏膜活检等方面都有十分重要意义。一般的检查顺序是:先行常规内镜检查,若发现可疑病变,则局部色素喷洒,仔细观察黏膜,再应用放大内镜对腺管开口形态和微细结构进一步观察,以确定是否为瘤性病变和判断病变浸润程度。最后根据所获得的资料。决定下一步方案(随访观察或内镜下治疗或手术治疗)。Kiesslich 等将 263 例长期患有溃疡性结肠炎的患者纳入随机对照研究,采用放大色素内镜(局部喷洒亚甲蓝法)对炎症所致的黏膜新生物和早期癌变进行观察,并采用 Kudo 等对陷窝分类的标准预测肿瘤性病变的组织学类型,发现根据隐窝形态分型区分肿瘤性和非肿瘤性病变的敏感性和特异性均为 93%,故认为 McE 可作为一种监测 UC 患者有无并发肿瘤的新方法。Fu 等对放大色素内镜在鉴别结直肠肿瘤性和非肿瘤性病变中的作用进行了评价,认为其诊断准确率(95.6%)显著高于色素内镜(89.4%)和常规电子内镜(84.0%)。Hurlstone 等的研究进一步显示,放大色素内镜区分非侵袭性和侵袭性肿瘤性结直肠病变的特异性为 98%,敏感性为 50%。Goldblum 观察到与炎性肠病有关的异型增生病变表面呈异型增生和非异型增生隐窝的混合型可能性较散发性腺瘤更大。但是 McE 本身也存在一些缺点和不足有待解决:①需先喷洒色素,色素种类的选择、用量的多少、有无毒副作用及对活检后病理诊断有无影响都是使用前应考虑的问题。②炎症病变也可引起黏膜细微结构的显著改变,这会造成一定的假阳性,故需治疗后再观察病变是否和肿瘤有关。③相对于其临床价值,病变的形态学分类太复杂,需简化,但目前还缺乏标准。④内镜的放大倍数越高,胃肠蠕动对其影响就越大,仔细观察成为问题。

4.4　共聚焦激光显微内镜

共聚焦显微内镜是将激光扫描共聚焦显微镜整合于传统电子内镜远端而成,可在结肠镜检查的同时对病变进行组织学评价。Kiesslich 等为了评价色素内镜结合共聚焦显微内镜对 UC 的上皮内肿瘤的诊断价值,与常规内镜检查进行了随机对照研究。将 153 例长期患病的 UC 患者随机分为 2 组,A 组进行色素内镜结合共聚焦显微内镜检查,B 组进行常规结肠镜检查。结果表明,色素内镜+共聚焦内镜组($n=80$)发现的肿瘤性病变比普通内镜组($n=73$)多 4.75 倍($P=-0.005$),而活检量比普通内镜组少 50%($P=0.008$)。共聚焦显微内镜对于肿瘤性病变的诊断敏感度、特异度、准确度分别为 94.7%、98.3、97.8%。

5　监测策略

5.1　需监测人群

IBD 患者随访结肠镜获益的证据在于其能降低 CRC 死亡率,但评估结肠镜随访有效性的随机对照试验尚未开展。大量病例研究和 3 项病例对照研究结果提示,临床对 IBD 患者随访结肠镜有益处,尤其是广泛性结肠型 UC 或 CD 患者。但 Cochrane 协作组的一项汇总分析结果表明,尚无足够证据证实在 UC 患者随访结肠镜可延长广泛性结肠炎患者的生存时间。然而,有证据表明行结肠镜随访的患者较未行结肠镜随访者,其癌症发现时间更早、预后更好。因此,间接证据表明随访结肠镜可降低 IBD 相关 CRC 的死亡风险。随访结肠镜有助于发现异型增生或早期 CRC。各个指南对需监测人群推荐意见不一,如所有病程 8~10 年的左半结肠炎和(或)全结肠炎患者;发现结肠炎后 7~8 年的所有患者;直乙结肠炎,等同普通人群;既往有广泛性病变而目前病变范围明显缩小者是否从监测中获益不明确;全结肠患者症状起始超过 8~10 年和左半结肠炎患者超过 15~20 年;全结肠患者症状起始超过 8 年和左半结肠炎患者超过 15 年。值得一提的是,溃疡性直肠炎、溃疡性直肠乙状结肠炎或局限性 CD 患者等无需随访结肠镜,可按普通人群进行随访。

5.2　监测策略

迄今,结肠镜随访疗效主要来自结直肠黏膜随机活检和内镜下可疑病变的靶向活检结果。首选的结肠镜随访基于国际 IBD 专家意见。然而全球的结肠镜随访方式差异较大。研究提示,若要发现异型增生和(或)腺瘤,需行严格的结肠镜随访,全结肠炎患者至少需对所有肠段随机活检 33 块组织。因异型增生和腺瘤常见于左半结肠,推荐对左半结肠特别是直肠行更广泛的活检,并需与腺瘤样和非腺瘤样 DALM 基底部周边的扁平黏膜分开取活检。同时需在结肠镜检查时认真观察结直肠黏膜并获取足够的活检标本量。对掌握色素内镜或其他图像增强技术的内科医师,推荐使用上述技术。通过内镜增强技术采取靶向活检,可替代随机活检。患者对内镜随访计划的依从性差会降低内镜随访的有效性。目前,内镜随访推荐指南如下。

(1)所有患者无论其初诊时的病变范围,均应在初发症状 8 年内行内镜筛查和全结肠多点活检以评估显微镜下的真实炎症范围。

(2)溃疡性直肠炎或溃疡性直肠乙状结肠炎患者的 IBD 相关 CRC 风险不增加,因此推荐按平均风险病变处理。

（3）广泛性或左半结肠炎患者需在首次内镜筛查后的 1~2 年内开始随访。

（4）最佳随访间隔时间尚未确定。两次检查阴性后应每 1~3 年随访一次结肠镜。最新数据提示并非所有患者均需在发病 20 年后增加结肠镜随访频率至每 1~2 年一次，而应根据其他危险因素个体化决定随访频率。

（5）尚无前瞻性研究确定检出异型增生的最佳活检标本数，需对每个结肠解剖节段做代表性活检。每 10cm 黏膜行四象限活检，有研究推荐对全结肠炎患者至少取 33 块活检，尤其关注结节、肿块和狭窄处。

（6）色素内镜发现异型增生的敏感性高于传统白光内镜。对掌握该项技术的内镜医师推荐色素内镜检查结合靶向活检。

（7）PSC 患者应在确诊后即开始行内镜随访，并需每年行内镜检查。

（8）应在结肠炎缓解期随访结肠镜。

（9）一级亲属有 CRC 者，如内镜或组织学示炎症或解剖学异常如短结肠、狭窄或多发性炎性假息肉，增加结肠镜检查频率对患者有益。

（10）上述建议也适用于结肠受累 1/3 以上的 CD 患者。

（童锦禄　冉志华）

参考文献

李延青 . 2008. 共聚焦激光显微内镜在炎症性肠病中的应用 . 第四届全国肠道疾病学术大会论文汇编,20-22.

刘萱,杜正光,冀明,等 . 2008. 溃疡性结肠炎患者发生异型增生的诊治研究 . 临床内科杂志,25(2):93-94.

秦玉成,杨兆升 . 2007. 炎症性肠病异型增生和癌变的病理学研究进展 . 临床消化病学杂志,19(6):388-390.

沈骏 . 2010. 美国胃肠病学会对炎症性肠病患者结直肠癌的诊断和处理观点 . 胃肠病学,15(7):442-445.

项平 . 2007. 放大色素内镜在诊断结直肠癌前病变中的作用 . 胃肠病学,12(6):323-326.

熊超亮,黄缘 . 2008. 放大内镜对早期消化系肿瘤及其癌前病变的诊断价值 . 世界华人消化杂志,16(27):3086-3090.

Farraye FA,Odze RD,Eaden J,et al. 2010. AGA medical position statement on the diagnosis and management of colorectal neoplasia in inflammatory bowel disease. Gastroenterology,138(2):738-745.

Odze RD. 2006. Pathology of dysplasia and cancer in inflammatory bowel disease. Gastroenterol Clin North Am,35(3):533-552.

第 11 章

儿童及青少年炎症性肠病与成人炎症性肠病的发病特征差异

近年来,国内外报道的儿童及青少年炎症性肠病(inflammatory bowel disease,IBD)病例数逐年上升,已引起临床高度重视。尽管 IBD 的诊治水平已经有了很大提高,但是由于儿童及青少年 IBD 特殊的发病特征,其诊断较成人复杂,常在误诊多年后才被确诊,失去了早期治疗的机会,给患儿、家庭和社会带来沉重负担。如在生长发育的早期能敏锐地观察到该病的特点,有助于发现早期病例,并在治疗方面给予正确、恰当的引导,从而提高儿童及青少年的生活质量。

1 流行病学特点

1.1 发病率

研究显示,20 岁以下溃疡性结肠炎(ulcerative colitis,UC)和克罗恩病(Crohn's disease,CD)患儿占 IBD 总数的 25% ~ 30%。最近几十年中,儿童及青少年 IBD 的增长和总的 IBD 发病呈现一致性,呈持续增高趋势,可能与环境因素变化有关。据欧洲儿科胃肠病学、肝脏病学和营养学会报道,儿童 CD 的发病率从 30 年前 0.1/10 万上升到 4.6/10 万,UC 从 0.5/10 万到 3.2/10 万。芬兰的一项对住院儿童回顾性研究显示,1987~2003 年小儿 IBD 发病率上升了近 1 倍,由 1987 年的 0.39/万上升至 2003 年的 0.70/万,12 ~ 15 岁儿童最多(33%),3 岁以下占 5%。我国一项多中心儿童 IBD 研究显示,2000~2010 年间,上海儿童及青少年 IBD 的发病率逐步上升,发病高峰期为 10 ~ 14 岁,最常见的症状主要为腹泻(68.6%)、血便(68.6%)、腹痛(61.4%)。

1.2 性别比例

儿童及青少年 IBD 发病中的男女比例与成人有所不同。在西方人群中,成人 CD 发病女性稍多,而在亚洲国家男性更多见。UC 在东西方国家中男性与女性比例相仿。儿童及青少年 CD 患者好发于男性,男女比例约为 1.5:1。儿童及青少年 UC 的发病男女无明显差异(表 11-1)。

表 11-1 儿童及青少年与成人炎症性肠病的流行病学差异

项目	儿童及青少年	成人	老年人
发病率	CD 发病率升高,UC 发病率平稳	CD 与 UC 发病率升高	CD 与 UC 发病率平稳
IBD 类型	CD>UC	CD<UC	CD<UC

续表

项目	儿童及青少年	成人	老年人
IBD 人群所占比例(%)	5~25	60~65	10~15
性别	CD:男性>女性	CD:男性<女性	CD:男性<女性
	UC:男性=女性	UC:男性>女性	UC:男性>女性

1.3 CD/UC 比例

儿童及青少年中 CD/UC 的比例与成人显著不同。有研究显示,儿童及青少年中 CD 比 UC 更常见,比例约为 2.8∶1,而成人中 UC 比 CD 更常见,比例约为 1∶0.85。

1.4 发病部位

儿童及青少年克罗恩病可发生在消化道的任意段,但不同年龄组好发部位有所不同(表 11-2)。研究显示,在婴幼儿期(0~6 岁)和老年期发病的 CD 患者中,发病部位主要累及结肠(L2),而在儿童期及青少年期(6~18 岁)和成人期发病的 CD 患者中,发病部位主要累及回结肠(L3)。与成人期发病的 CD 患者相比,儿童及青少年(0~18 岁)更多累及近端小肠(L4),肛周疾病也更为常见。儿童及青少年 UC 的累及部位较成人更广泛(E3),且随着时间推移比例进一步上升。一系列研究显示,儿童及青少年 UC 80%~90% 表现为全结肠炎,而成人 UC 中直肠和左侧结肠累及更为常见。

1.5 疾病表型

与成人 IBD 相比,儿童及青少年 IBD 的发生有着其特殊的表型(表 11-2)。儿童及青少年、成人病程早期都以炎症型为主,随着病程的延长,成人则相对更多地表现为狭窄及穿透型。儿童及青少年 UC 全结肠型较为常见,而且比成人更为严重。最新的研究显示,儿童及青少年 UC 从诊断至第一次手术治疗时间比成人显著缩短,儿童及青少年 UC 诊断 10 年后的肠切除率超过 40%,而成人仅约为 20%。

表 11-2 儿童及青少年与成人炎症性肠病发病部位及疾病表型差异*

项目	儿童及青少年	成人	老年人
CD			
发病部位	L3>L2>L1	L3>L2>L1	L2>L3>L1
疾病表型	B1>B2>B3	B1>B2>B3	B1>B2>B3
UC			
发病部位	E3>E1>E2	E1 & E2>E3	E2>E1>E3

*根据蒙特利尔分型;L1,末端回肠;L2,结肠;L3,回结肠;B1,炎症型;B2,狭窄型;B3,穿透型;E1,直肠;E2,左半结肠;E3,全结肠。

2　病因和发病机制特点

2.1　环境

环境因素对 IBD 的发生起着相当重要的作用。研究显示,炎症性肠病家族史、母乳喂养、卡介苗接种、湿疹病史是青少年 CD 发病的重要危险因素,规律饮用自来水是其预防性因素。炎症性肠病家族史、孕期疾病及共用卧室是青少年 UC 的危险因素,而阑尾切除是其预防性因素。儿童期被动吸烟与成年期主动吸烟对 UC 的发生影响一致。童年期暴露在吸烟环境将会增加 CD 的危险性,但不增加 UC 的危险性。

2.2　遗传

与成人期发病的炎症性肠病患者相比,遗传因素在早期发病的炎症性肠病患儿中起着更为重要的作用。家族遗传研究表明遗传易感性在儿童及青少年炎症性肠病的形成中似乎发挥着尤其重要的作用。美国的一份调查显示,177 位炎症性肠病患者其中年龄<20 岁、20~39 岁、>40 岁的家族史阳性率分别为 30%、18%、13%。加拿大的一份统计学数据显示,儿童及青少年炎症性肠病患者中犹太民族所占比例高达 20%,且发现犹太民族儿童及青少年炎症性肠病患者中有阳性家族史的达 45.6%,而非犹太民族患者阳性家族史仅为26.7%。遗传易感基因的研究发现是炎症性肠病发病机制研究的重大突破。随着人类基因组计划的实施,已鉴定出来的克罗恩病的易感基因有 NOD2/CARD15、IBD5 等,这些基因在维持黏膜屏障的完整性、调节机体天然和获得性免疫的过程中具有重要作用,当其发生突变后会促使炎症的发生。NOD2/CARD15 多态性和儿童及青少年回肠部克罗恩病患者相关性已被证实。突变型 NOD2 基因的发生主要与回肠病变有显著相关性,而与结肠受累无明显相关性,而且在有基因突变的克罗恩病家系中患者通常发病较早(≤21 岁)。最近研究发现,CARD15 的 R702W 突变型、SLC22A4/5 的 SNP rs3792876 与儿童及青少年克罗恩病发病相关。3020insC 和 SLC22A4/5 的 rs3792876 突变频率在儿童及青少年克罗恩病中比成人明显更高。

2.3　免疫

机体免疫系统的异常是诱发炎症性肠病的重要原因,普遍认为无论遗传学改变还是环境因素的影响,能否导致免疫缺陷才是炎症性肠病发病的关键因素。然而,目前关于儿童及青少年炎症性肠病发病免疫机制研究尚不多。由于儿童及青少年炎症性肠病的发生相对较少受环境因素的影响,诊断时往往肠黏膜炎症发生时间并不长,一些明显的适应性反应(如组织重建、纤维化)尚未发生,儿童及青少年炎症性肠病人群可很好地应用于研究起始宿主免疫反应和观察使用免疫调节药物的长期影响。免疫调节剂英夫利昔单抗治疗儿童及青少年炎症性肠病时发现,其缓解持续时间有很大差异性,当第一症状出现的早期给予治疗时可在较长时间内得到缓解,而若在疾病出现两年之后治疗则只能短时间内缓解。目前儿童及青少年炎症性肠病与成人炎症性肠病免疫反应机制是否不同还不清楚。最近研究发现抗酿酒酵母抗体标志物在克罗恩病发病大概 5 年前就开始存在于体内,鉴定相似的免疫标志物可以从早期预防疾病的发生。儿童及青少年炎症性肠病患者小于 7 岁很少检测出抗酿酒酵母抗体和外周型抗中性粒细胞胞质抗体,因此,有必要做进一步研究寻求与儿童及青少年炎症性肠病相关的标志物从而预防疾病的发生。

2.4　微生物

目前普遍认为肠道炎症是由于宿主对内源性微生菌群的异常反应所触发和持续的结果。细菌生态系统的失调与炎症性肠病患者黏膜炎症之间的相关性已经在一系列的临床和基础研究中得以证实。一些研究显示,炎症性肠病患者的粪便细菌与健康人不同,且在其活动期与静止期也有差异。因而通过调节宿主细菌来下调病理性免疫反应的设想是合理的。由于研究人类肠道菌群时存在方法学上的困难,应用以培养为基础和以核酸为基础的分析方法常得到不同的结果缺乏可比性,因此难以获得炎症性肠病患者特异性肠道菌群异常方面有结论意义的证据。值得关注的是,最近有研究者运用特殊的方法观察儿童及青少年炎症性肠病肠道微生物丛与对照组的不同时指出,儿童及青少年肠道微生物丛和细菌模型识别受体的鉴定也许比成人更简便。肠道的微生物丛异常复杂,不可能培养所有相关的细菌,最近出现的技术可以使研究者们通过分析细菌核糖体 DNA 而避免对细菌的培养。这种方法可用于分析儿童及青少年肠道微生物丛和母体因素的关系,特别是母乳喂养对炎症性肠病发生的影响。

3　临床表现特点

儿童及青少年炎症性肠病早期症状常较隐匿,不典型,无特异性,而且肠外症状更突出,因而常给诊断带来困难。典型的克罗恩病"三联症"(腹痛、腹泻、体重减轻)只占患儿的25%。如果患儿腹痛、腹泻、直肠出血和体重减轻等症状持续 4 周以上或 6 个月内类似症状反复发作 2 次以上,临床上应高度怀疑炎症性肠病。儿童及青少年炎症性肠病与成人炎症性肠病比较,具有一些特有的临床表现:①儿童及青少年肠外表现和生长迟缓常在消化道症状之前出现,漏诊和误诊率高,导致对儿童营养、生长发育影响大,贫血发生率达 80% ~ 90%,常出现青春发育延迟、继发性闭经等。②由于儿童及青少年的骨骼结构尚未发育完全,与成人生理上很大的不同,受炎症性肠病的影响更普遍,常易出现骨骼系统疾病,如骨折等。③青春期前的男性患儿出现生长迟缓的危险比女性患儿高。④儿童及青少年患者很少发生葡萄膜、角膜、视网膜或视神经炎症,而青光眼或白内障较常见。⑤硬化性胆管炎在成人克罗恩病患者中常见,而在儿童和青少年中少见。青少年溃疡性结肠炎发生硬化性胆管炎的概率为 3.5%,而克罗恩病则<1%。⑥儿童及青少年易受社会心理因素等影响,后期易出现焦虑症、抑郁症等。

4　诊断策略

儿童和青少年炎症性肠病的诊断较成人复杂、困难得多。欧洲儿童胃肠、肝病和营养学会（ESPGHAN）炎症性肠病协作组 2004 年达成共识，制定了儿童及青少年炎症性肠病诊断指南（波尔图标准），并于 2014 年对波尔图标准进行了修改：儿童及青少年如有炎症性肠病的症状，需要向儿科胃肠病学专家咨询以便进行诊断性检查。首先完成实验室的检查以排除血性腹泻的感染因素。所有患儿要进行内镜评价（回结肠镜检查、上消化道内镜检查）。内镜检查时，必须在胃肠道的不同部位活检（包括炎症部位和非炎症部位的黏膜），可多点取材，但要详细记录取材的部位。临床表现结合内镜检查和组织学特点可对炎症性肠病进行诊断并分型（表 11-3，表 11-4）。只有当诊断步骤全部完成后才可诊断为未定型结肠炎。若由于技术上的因素，回结肠镜检查不能完成时，如高度怀疑克罗恩病或不能确定结肠炎症的类型时，尽可能重新行回结肠镜检查。2014 年修改后的波尔图诊断标准建议，除通过内镜和组织学检查就可确诊的溃疡性结肠炎外，小肠影像学检查（MRE 或胶囊内镜）是必需的。

表 11-3　儿童 UC 活动指数（PUCAI）

项　目	表　现	评　分
腹痛	无	0
	可以忍受	5
	无法忍受	10
便血	无	0
	便中有少量血丝（次数少于 50%）	10
	便中少量带血，次数占大多数	20
	大量便血（大于 50%）	30
粪便性状	成形	0
	部分成形	5
	完全不成形	10
大便次数/天	0~2	0
	3~5	5
	6~8	10
	>8	15
夜间大便	无	0
	有	10
活动水平	无活动限制	0
	日常活动受限制	5
	严重受到限制	10

注：>65 分：重度；35~64：中度；10~34 分：轻度；<10 分：无炎症活动。

表 11-4　儿童 CD 活动指数（PCDAI）

项　目	评分标准
腹痛	无:0 分;轻度(短暂,不影响活动):5 分;中重度(每天持续时间较长,影响活动,有夜间痛):10 分
一般状况	好,活动不受限:0 分;稍差,偶尔活动受限:5 分;很差,经常活动受限:10 分
大便/天	0 或 1 次稀便,无血便:0 分;2~5 次水样便或 1~2 次血便:5 分;夜间腹泻或 6 次以上水样便或肉眼血便:10 分
体重	体重增长:0 分;体重较正常轻≤10%:5 分;体重较正常轻≥10%:10 分
身高	身高下降 1 个百分位等级内或身高生长速率在-1 个标准差之内:0 分;身高下降 1~2 个百分位等级内或身高生长速率在-1~-2 个标准差:5 分;身高下降 2 个百分位等级以上或身高生长速率在-2 个标准差以下:10 分
腹部检查	无压痛无肿块:0 分;压痛或有肿块无压痛:5 分;压痛、肌卫、明确的肿块:10 分
肛周疾病	无或者无症状皮赘:0 分;1~2 个无痛性瘘管、无窦道、无压痛:5 分;活动性瘘管、窦道、压痛、脓肿:10 分
肠外表现	(1 周内超过 3 天体温>38.5℃、关节炎、葡萄膜炎、皮肤结节性红斑或皮肤坏疽)无:0 分;1 个表现:5 分;≥2 个表现:10 分
血细胞比容(%)	男、女(<10 岁)≥33,女(10~19 岁)≥34,男(11~15 岁)≥35,男(>15~19 岁)≥37:0 分;男、女(<10 岁)≥28~32,女(10~19 岁)29~33,男(11~15 岁)30~34,男(>15~19 岁)32~36:2.5 分;男、女(<10 岁)<28,女(10~19 岁)<29,男(11~15 岁)<30,男(>15~19 岁)<32:5 分
血沉(mm/h)	<20:0 分;20~50:2 分;>50:5 分
白蛋白(g/L)	>35:0 分;25~35:5 分;<25:10 分

注:疾病活动总分≤10 为临床缓解期;≥30 为中重度活动期。治疗前后下降>12.5 提示治疗明显有效。

中华医学会儿科学分会消化学组 2010 年发布了我国儿童 IBD 诊断规范的专家共识意见。临床怀疑 UC 时,推荐以下逐级诊断步骤:①粪便除外细菌性痢疾、肠结核、阿米巴痢疾、血吸虫病等;②结肠镜检查和多点活检(暴发型者暂缓);③钡剂灌肠检查酌情应用,重度患儿不推荐;④根据条件进行粪钙卫蛋白和乳铁蛋白以了解炎症的活动性;⑤血白细胞计数(WBC)、血沉(ESR)、C-反应蛋白(CRP)和血浆蛋白水平、酵母菌寡甘露糖表位抗体(ASCA)、核周抗中性粒细胞胞质抗体(pANCA)、血气分析、电解质、血清肌酐和尿素氮、肝功能、凝血功能检查等对诊断和病情评估有帮助;⑥血钙、25-羟基维生素 D_3[25(OH)D_3]、叶酸、维生素 B_{12}(VitB$_{12}$)水平测定有助于营养状态的评估;⑦结核感染相关检查,如 X 线胸片、结核菌素(OT)试验、血清结核菌纯化蛋白衍生物(PPD)试验、血清结核抗体检测和血清腺苷脱氨酶(ADA)检查等。临床怀疑 CD 时,推荐以下逐级诊断步骤:①结肠镜和胃镜检查及活检病理组织学检查:结肠镜检查须达到回肠末段,病变组织行病理检查,同时行抗酸染色,若条件允许,可对病变组织采用特异性引物行结核 DNA 分析;②胃肠钡剂造影、腹部 B 超以帮助了解肠道病变;③根据条件酌情选择:胶囊内镜检查(须在排除小肠狭窄后进行)、小肠镜检查、CT、磁共振,有助于更好地了解肠道病变;④上述用于 UC 的结核感染相关检查和实验室检查同样可用来评价 CD 疾病的活动性和严重度。其他:①初发病例、临床与影像或内镜及活检改变难以确诊时,应随访 3~6 个月;②与肠结核混淆不清者应按肠结核做诊断性治疗,以观后效。

(徐锡涛　何顺勇　冉志华)

参 考 文 献

陈洁,许春娣,龚四堂,等. 2010. 儿童炎症性肠病诊断规范共识意见. 中国实用儿科杂志,25:263-265.

陈世耀,张颖 2007. 2006 年日本儿童胃肠病学会儿童克罗恩病处理指南解读及案例分析. 中国循证儿科杂志,2:445-448.

江米足. 2006. 青少年儿童炎症性肠病诊断指南(波尔图标准). 实用儿科临床杂志,21:443-445.

李静,唐承薇. 2005. 儿童和青少年炎症性肠病的临床特点. 胃肠病学,10:382-383.

Baron S,Turck D,Leplat C,et al. 2005. Environmental risk factors in paediatric inflammatory bowel diseases:a population based case control study. Gut,54:357-363.

Bosques-Padilla F. 2007. Current medical treatment of inflammatory bowel disease. Rev Gastroenterol Mex,72 Suppl 2:92-101.

Bousvaros A,Sylvester F,Kugathasan S,et al. 2006. Challenges in pediatric inflammatory bowel disease. Inflamm Bowel Dis,12:885-913.

Dubinsky M. 2008. Special issues in pediatric inflammatory bowel disease. World J Gastroenterol,14:413-420.

Eidelwein AP,Thompson R,Fiorino K,et al. 2007. Disease presentation and clinical course in black and white children with inflammatory bowel disease. J Pediatr Gastroenterol Nutr,44(5):555-560.

Escher JC,Taminiau JA,Nieuwenhuis EE,et al. 2003. Treatment of inflammatory bowel disease in childhood:best available evidence. Inflamm Bowel Dis,9:34-58.

Griffiths AM. 2004. Specificities of inflammatory bowel disease in childhood. Best Pract Res Clin Gastroenterol,18:509-523.

Hugot JP,Bellaiche M. 2007. Inflammatory bowel diseases:the paediatric gastroenterologist's perspective. Pediatr Radiol,37:1065-1070.

IBD Working Group of the European Society for Paediatric Gastroenterology,Hepatology and Nutrition. 2005. Inflammatory bowel disease in children and adolescents:recommendations for diagnosis—the Porto criteria. J Pediatr Gastroenterol Nutr,41:1-7.

Levine A,Griffiths A,Markowitz J,et al. 2011. Pediatric modification of the Montreal classification of inflammatory bowel disease:the Paris classification. Inflamm Bowel Dis,17(6):1314-1321.

Levine A,Koletzko S,Turner D,et al. 2014. ESPGHAN revised porto criteria for the diagnosis of inflammatory bowel disease in children and adolescents. J Pediatr Gastroenterol Nutr,58(6):795-806.

Orel R,Kamhi T,Vidmar G,et al. 2009. Epidemiology of pediatric chronic inflammatory bowel disease in central and western Slovenia,1994-2005. J Pediatr Gastmenteml Nutr,48(5):579-586.

Patel HI,Leichtner AM,Colodny AH,et al. 1997. Surgery for Crohn's disease in infants and children. J Pediatr Surg,32:1063-1067.

Ruel J,Ruane D,Mehandru S,et al. 2014. IBD across the age spectrum:is it the same disease? Nat Rev Gastroenterol Hepatol,11(2):88-98.

Rufo PA,Bousvaros A. 2007. Challenges and progress in pediatric inflammatory bowel disease. Curr Opin Gastroenterol,23:406-412.

治 疗 篇

第12章

顿服还是分次服用：水杨酸类药物的给药方式

炎症性肠病（inflammatory bowel disease，IBD）是一种肠道慢性非特异性炎症性疾病，包括克罗恩病（Crohn's disease，CD）和溃疡性结肠炎（ulcerative colitis，UC），其病因和发病机制目前尚不完全清楚，治疗上也缺乏特异有效的药物。因此，寻找和开发各种新的药物是当今研究的热点。然而，经过多年的努力，人们发现寻找和开发各种新的药物有时是那么的困难，以至于人们不得不把目光再次投向了一个已经使用了半个多世纪的老药——氨基水杨酸类药物，以这个老药为基础，开发出了新的剂型，研究出了新的用法，以期这"老药新用"能给 IBD 患者带来更多的福音。

1　氨基水杨酸类药物是治疗 IBD 的一线药物和基石

目前，炎症性肠病的治疗药物主要包括氨基水杨酸类制剂、糖皮质激素、免疫抑制剂以及生物制剂四大类。尽管目前有不少学者提出 IBD 的治疗应采用"下阶梯"的治疗，但大多数学者对此持保留态度，认为仍应采用以氨基水杨酸类制剂为基础的"上阶梯"治疗。一项来自丹麦哥本哈根历时 20 年的大规模研究支持了后一种观点。该研究发现，尽管约 80% 的 IBD 患者在确诊后的第一年内病情较重，处于疾病重度或急性活动期，但一年之后，大多数（约 70%）的患者病情明显缓解，处于轻度或缓解期，并且约有半数的病人在此后的数十年中保持缓解（轻度）。这一结果表明：绝大多数 IBD 患者属于轻度到中度，不需要使用免疫抑制剂或生物制剂，对这些患者使用氨基水杨酸类制剂就足够了。实际上，包括世界胃肠病组织推荐的 IBD 全球诊治指南；欧美的 IBD 诊治指南，亚太地区 IBD 诊治共识以及中国的 IBD 诊治共识意见等各国诊治指南和共识都明确提出，对于轻到中度的 IBD，5-氨基水杨酸制剂应作为诱导缓解和维持缓解的首选药物。因此，尽管治疗 IBD 的药物种类很多，但是 5-氨基水杨酸类药物过去是，现在仍然是治疗 IBD 的一线药物和基石。

2　炎症性肠病药物治疗的里程碑——氨基水杨酸类药物的应用

氨基水杨酸制剂应用于 IBD 的治疗迄今已有 50 余年的历史。早在 20 世纪 40 年代，瑞典科学家 Nana Svartz 就发现柳氮磺吡啶（sulfasalazine，SASP）在治疗类风湿关节炎的同时还可以改善同时伴发的结肠炎的症状，由此开启了 SASP 治疗 IBD 的大门，这是 IBD 药物治疗领域的重大里程碑。30 多年以后，也就是 1977 年，Hanauer 等在英国牛津大学研究发现:SASP 中真正对 IBD 起治疗作用的是 SASP 经肠道细菌分解后产生的 5-氨基水杨酸(5-ASA),而同时产生的磺胺,是引起其副作用的主要成分。此发现为以后开发新型的、副作用小的氨基水杨酸类制剂提供了依据,这一发现也是 IBD 药物治疗领域的又一里程碑。

3 氨基水杨酸类药物的作用机制

氨基水杨酸类药物的确切作用机制仍不完全清楚。目前研究公认的作用机制包括影响花生四烯酸代谢的多个步骤,抑制前列腺素和白三烯的合成,清除氧自由基等。近来多项研究发现氨基水杨酸类药物还可以通过抑制核因子-κB(NF-κB)进而减少肿瘤坏死因子(TNF-α)等细胞因子产生;抑制淋巴细胞活性和相关抗体分泌,抑制脂氧化酶等。最新研究发现氨基水杨酸类药物还可以促进细胞凋亡,发挥抗肿瘤作用,因而氨基水杨酸类药物对预防溃疡性结肠炎癌变可能也有重要作用。

4 开发新型氨基水杨酸类制剂的必要性和可能性——氨基水杨酸类药物的副作用及肠内代谢特点

正确认识氨基水杨酸类药物的代谢途径是开发新型氨基水杨酸类制剂的前提和基础。研究已经证实,SASP 口服后,在上消化道一般仍保持完整,小肠可有部分吸收,然后进入肠道;到达回肠和结肠后,在肠道细菌的作用下,连接水杨酸和磺胺吡啶的偶氮键断裂,释放出的 5-ASA 仅有小部分被吸收,其余约80%在肠上皮细胞内被乙酰化,并以乙酰5-ASA 的形式再排入结肠,最后随大便排出;而同时释放出的磺胺吡啶大多在结肠被吸收,进入肝内乙酰化,随后以游离磺胺、乙酰化、羟化或葡萄糖醛酸衍生物等形式从尿液中排出。释放出的磺胺是其毒副作用产生的主要原因。

控制和减少氨基水杨酸类药物的副作用是开发新型氨基水杨酸类制剂的重要原因。氨基水杨酸类药物的不良反应大致可分为两类:一类是与药物剂量相关的副作用,如恶心、呕吐、厌食、叶酸吸收障碍、脱发、头痛、肌痛等;另一类副作用与药物剂量不相关,包括过敏性皮疹(偶伴有光敏反应)、溶血性贫血、粒细胞缺乏、纤维性肺泡炎、肝炎、男性不育、肺嗜酸性细胞增多症等,发生率为 5%~30%。更有文献报道其不良反应发生率高达 60%,且绝大多数均与剂量相关。少数患者还可出现骨髓抑制及肾脏损害等。

因此,研发新的剂型,以增加炎症局部药物浓度,加强药物的靶向性,提高疗效,同时减少药物的副作用,便成为人们关注和研究的热点。

5 开发新型氨基水杨酸类制剂的手段及现有的新剂型

开发新型氨基水杨酸类制剂目前主要采用以下两种途径。

5.1 5-ASA 类药物与载体相结合

此法仍然延续了柳氮磺吡啶的作用途径,将 5-ASA 与另一代替磺胺吡啶的载体通过偶氮键相连,制成偶氮键性前药,确保药物到达末端回肠和结肠,避免 ASA 在胃和小肠过早被吸收,同时减少了磺胺所带来的副作用。这类药物的主要代表是奥柳氮(olsalazine)和巴柳氮(basalazine)。奥柳氮是 2 分子 5-氨基水杨酸借偶氮键相互连接而构成的二聚体,而巴柳氮是由一种无活性的氨基苯丙氨酸做载体;该方式的优点是采用了无磺胺吡啶毒性的载体,最大程度地减少了药物的副作用;其活性取决于肠内细菌偶氮键还原酶活性,确保药物到达末端回肠和结肠。

5.2　5-ASA 类药物外包被被膜

(1) pH 依赖性缓释被膜制剂

1) 莎尔福(Salofalk):是 5-ASA 经碳酸氢盐缓冲后,用乙基纤维包裹,并外包聚丙烯酯树脂(Eudragil-L)的美沙拉嗪肠溶片。口服后在 pH>6 时溶解,可使 5-氨基水杨酸在末端回肠及结肠中释放。

2) 安萨科(Asacol):是利用 Eudragit-S 包裹美沙拉嗪,其外衣厚 80~120μm,当 pH 升高到 7 以上时崩解并释放美沙拉嗪。研究表明,该药在回肠末段已开始释放活性药物,但大部分可至结肠再释放。由于肠道通过时间及肠内 pH 的差异,本品个体间生物利用度差异较大,差异介于 15%~30%。

3) 艾迪莎(Etiasa):系法国进口的美沙拉嗪缓释颗粒剂,同时利用 Endragit-S 与 Endragit-L 包裹美沙拉嗪,其通过控制 2 种多聚体的比例,准确控制美沙拉嗪的释放部位。本品进入胃肠道后逐渐膨胀溶解,虽有部分吸收,但在结肠仍保持足量的剩余有效剂量。

(2) 时间依赖性缓释被膜制剂(乙基纤维素)

颇得斯安(Pentasa):是由乙基纤维素包被的美沙拉嗪控释微小胶囊剂,服用后在小肠中开始释放 5-ASA,其释放量随着时间的推移和肠道 pH 的升高而增加。本品口服后约 50% 释放入小肠,随后吸收入血并随尿液排出,其余 50% 在结肠随粪便排出,提示其在小肠和结肠中均能达到有效治疗浓度。

各种新型氨基水杨酸类制剂的特点、释放部位等详见表 12-1。

表 12-1　常见 5-ASA 的不同剂型和释放部位

化学名	商品名	药物剂型(mg)	释放部位
美沙拉嗪	Pentasa	500,1000,2000	十二指肠到结肠
美沙拉嗪	Asacol	400,800	回肠末段,结肠
美沙拉嗪	Mezavant/Lialsa	1200	回肠末段,结肠
美沙拉嗪	Salofalk	250	回肠中段至末段,结肠
美沙拉嗪	Ipocol	400	回肠末段,结肠
巴柳氮	Colazal	750	结肠
奥柳氮	Dipentum	250	结肠
柳氮磺吡啶	Salazopyrin	500	结肠

5.3 MMX mesalazine

多基质系统美沙拉嗪(multi matrix system mesalazine, MMX mesalazine, 美国商品名 Lialda, 欧洲商品名 Mezavant, 其他国家为 MMX 美沙拉嗪)是一种新型美沙拉嗪制剂。利用最新的 MMX 技术, 除外覆 pH 依赖包膜外, MMX 美沙拉嗪中还包被了两层 MMX 多基质, 一层亲脂和一层亲水, 避免其在小肠被吸收, 使该药物最大程度地延迟释放, 以达到结肠最远端, 作用于整个结肠, 发挥局部抗炎作用。

6 新剂型的问世并不总是带来高疗效和高满意度

多种氨基水杨酸新型制剂的问世无疑为 IBD 患者的治疗带来了福音, 不仅实现了药物疗效的最大化, 而且大大减少了副作用的发生, 也方便了患者的服用。大量的前期临床试验也证实了这些新剂型的疗效(90% 左右)与安全性。然而, 在实际的临床应用过程中, 这些新剂型的疗效和患者满意度有时却并不如前期临床试验的那么理想。Loftus 等对 49 410 位服用新型氨基水杨酸制剂的 IBD 患者进行的缓解率和满意度的调查发现, 患者服用不同新型氨基水杨酸制剂的缓解率并不高, 仅 60% 左右, 满意度也是 60% ~ 70%。那么, 前期临床试验的疗效和临床实际应用中疗效差别如此之大, 究竟是什么原因呢? 原来, 尽管这里面有很多可能的原因, 但一个重要的原因就是在实际的临床应用过程中, 患者的依从性远远低于前期临床试验时。所谓依从性, 也称顺从性, 是指病人按医生规定进行治疗、与医嘱一直的行为, 反之则为没有依从性。显然, 假如患者没有依从性, 再有效的药物都会变得无效或减效, 尤其是像 IBD 这样的慢性疾病, 需要长期服药, 就更需要有很好的依从性了。然而, 非常遗憾的是, 一项来自美国克罗恩病与结肠炎基金会(CCFA)的调查发现, 长期服用 5-ASA 药物的 IBD 患者中, 缺乏依从性的患者超过 65%。Bernal 等也发现了类似的情况, 他们调查了 214 名 IBD 患者服药情况, 55% 的患者没有依从性。其实, 在实际临床应用中, 医生们总是高估了 IBD 患者的依从性。因此, 5-ASA 新剂型疗效的好坏, 不仅取决于药物本身, 更重要的是需要患者有很好的依从性。提高 IBD 患者的依从性, 是提高其疗效的重要手段。

7 低依从性导致的严重后果

患者的依从性降低, 将导致一系列严重问题, 主要包括以下几个方面。

7.1 低依从性导致高复发率

大量研究发现, 对于 IBD 患者来说, 依从性降低, 其复发率增加。Kane 等对 99 例 IBD 患者随访 2 年后发现, 有依从性的患者其复发率仅为 11%, 相反, 没有依从性的患者, 其复发率高达 61%。因此, 提高患者的依从性, 是提高氨基水杨酸类药物疗效及减少其复发的重要手段之一。

7.2　低依从性增加癌变机会

众所周知,5-ASA 有预防溃疡性结肠炎癌变的作用,大量研究已经证实,长期服用 5-ASA 可降低溃疡性结肠炎相关性结肠癌发生的危险,特别是有规律地服用时。Moody 等对 175 例溃疡性结肠炎患者进行了为期 10 年的随访,结果发现,长期规则使用 5-ASA(即有依从性)的患者,仅 3% 发生了癌变,相反,没有依从性的患者,31% 发生了癌变。Velayos 等对这一问题进行了一项荟萃研究,从循证医学角度证实长期规则服用 5-ASA 可降低溃疡性结肠炎相关性结肠癌发生的危险。可见,提高依从性降低了溃疡性结肠炎癌变的概率。

7.3　低依从性导致高医疗费用

对于炎症性肠病的患者来说,高医疗费用已经成为严重的负担,特别是对那些依从性很差的患者,由于其复发率大大增加,随之而来的即是进一步增加的高医疗费用。Mitra 等研究发现,依从性差的溃疡性结肠炎患者,其一年的医疗总费用要比依从性高的患者多出 4000 美元左右。可见,依从性降低,还将导致医疗费用提高。

总之,提高患者的依从性,不仅可以从根本上缓解和控制病情,降低癌变概率,而且还为患者减轻了经济负担,对于疾病的治疗是非常重要的。

8　影响依从性的因素

影响 IBD 患者依从性的一些常见因素包括可以改变的和改变困难的两类。其中药物的使用是最重要也是最能掌控的一个因素。因此,改变药物的使用方法和使用新剂型是提高患者依从性的重要手段。

世界各国的 IBD 治疗指南或共识意见都推荐使用大剂量的氨基水杨酸类药物治疗 IBD,要达到这一要求,就需要使用较大体积的药片,但是理论上讲,一片药能够负载的药物剂量是有限的,一般不超过 500mg,且太大的药片也导致咽下困难,因此,就需要增加药片的数量(一般是 6~10 片药)才能达到推荐的剂量,这样,在使用传统氨基水杨酸类药物时可能存在以下 3 个问题:①药片太大,咽下困难;②药片数太多,吃药麻烦;③吃药次数太多,不方便且容易遗忘。这些都是导致患者依从性降低的重要原因,尤其是给药次数影响更大。Claxton 等研究发现,采用一天一次给药方式,患者的依从性达 74%,明显高于采用一天三次给药方式的患者,后者的依从性仅为 46%。Chiu 等研究也发现,随着服药药片数量的增加,患者的依从性也逐渐降低。因此,为提高患者的依从性,就需要改变给药方式(如减少给药次数等)和开发新型剂型。理想中的药物应该是单片药物的剂量足够大,但药片体积更小或者是颗粒剂,以减少给药片数和容易吞咽;增加每次给药的剂量,以减少每天给药次数,同时还能实现药物的最大疗效,降低药物的副作用。为此,人们进行了不懈的探索,开发出了许多氨基水杨酸类药物新的剂型,比如莎尔福、安萨科、艾迪沙、颇得斯安、MMX 美沙拉嗪等,这些新剂型药物基本上满足了以上的要求,为广大 IBD 患者带来了福音。

9 顿服优于分次服的临床证据及药理学依据

如上所述,减少每天给药次数可以提高患者的依从性,特别是一天一次的给药方式,患者的依从性更高。显然,传统的氨基水杨酸类药物不能满足一天一次的给药方式;新型氨基水杨酸类药物的问世,解决了传统的氨基水杨酸类药物药片负载量小、药片太大、药片数量多、服药次数太多等问题,为实现只需每天给一次药(即顿服)就能满足患者一天的药物需要量提供了可能性。

尽管在技术层面上,一天一次给药已成为可能,但在实际临床应用过程中,一天一次给药方式的临床疗效究竟怎样呢?患者的依从性究竟怎样呢?为此,人们进行了大量的临床研究。Dignass 等对 362 例轻-中度的溃疡性结肠炎患者进行了一项多中心、随机、对照、双盲临床试验,结果发现:使用颇得斯安(Pentasa)2g 一天一次的患者其临床缓解率为70.9%,而使用颇得斯安(Pentasa)1g 一天两次的患者其临床缓解率仅为 58.9%,二者比较 $P<0.05$ 有统计学差异;且采用一天一次给药方式的患者其满意度和依从性明显高于采用一天两次给药的患者,提示一天一次的给药方式(顿服)明显优于分次服。另一项来自Prantera 等的多中心、随机、对照、双盲临床试验也得到了类似的结果,他们对 325 例溃疡性结肠炎患者分别使用 MMX 美沙拉嗪 2.4g 一天一次和安萨科(Asacol)2.4g 一天两次治疗12 个月,结果发现使用一天一次 MMX 美沙拉嗪的患者其临床缓解率为 69.2%,而使用一天两次安萨科的患者临床缓解率为 56.8%,$P<0.05$ 有统计学差异,进一步证实了顿服优于多次服。此外,还有大量临床研究证实采用一天一次给药方式的临床疗效与采用分次服的疗效相当。来自 Lichtenstein 等的一项多中心、随机、对照、双盲临床试验显示,280 例溃疡性结肠炎患者分别使用 MMX 美沙拉嗪 2.4g 一天两次和 4.8g 一天一次治疗 8 周后,采用一天一次给药方式的患者其临床缓解率 29.2%,而采用一天两次给药的患者临床缓解率为34.1%,二者比较 $P>0.05$ 无统计学差异。尽管在这一临床研究中发现顿服在临床疗效方面并不优于分次服,但如上所述,一天一次的给药方式可提高患者的依从性,这一试验本身也证实了这一点,患者的依从性和满意度顿服明显优于分次服,因此,在长期使用美沙拉嗪的患者,采用顿服可能会更具优势,带来更好的疗效。一项来自上海医院 Tong 等的荟萃分析从循证医学角度支持了上述观点。他们荟萃分析发现美沙拉嗪在维持溃疡性结肠炎缓解时,顿服与分次服疗效相当,但在诱导缓解时,前者优于后者。

尽管大量的临床试验证实了美沙拉嗪顿服优于多次服或二者疗效相当,但人们不禁要问,顿服与多次服在血药浓度方面有差异吗?顿服会不会导致一个体内瞬间血药高峰浓度而影响疗效呢?来自 Hussain 等的研究消除了大家这一疑问。他们研究发现美沙拉嗪一天一次给药与一天多次给药的血药浓度相似,甚至在结肠组织中的药物浓度也相似,一天一次给药没有产生高峰浓度。这一研究结果从药理学角度证实了顿服与多次服在药理学上没有差异。

10 顿服优于多次服的卫生经济学证据

尽管已经从临床试验和药理学均证实了美沙拉嗪顿服优于或相当于多次服,然而,从卫生经济学的角度,顿服有没有优势呢? Connolly 等的研究给出了肯定的答案。他们的研究发现,在维持溃疡性结肠炎患者临床缓解时,采用美沙拉嗪 2g 一天一次的方案,其一年的总费用是 815 欧元;而采用美沙拉嗪 1g 一天两次的方案,其一年的总费用是 971 欧元,二者相差 156 欧元。这一研究表明顿服比多次服更省钱。炎症性肠病是一种慢性疾病,需要长期的治疗,因此,高昂的医疗费用就成为许多患者的难题。因此,将以前一天多次给药的方式变成了一天一次给药,会大大减轻患者的经济负担,这不仅从疗效上,而且从经济上给溃疡性结肠炎患者带来更多实惠。

11 目前存在的争论

也有不少学者对顿服持不同意见,他们认为减少给药次数并不明显提高患者的依从性。Loftus 等研究发现,导致患者依从性降低的最主要原因是患者的遗忘;而且,患者最关心不是给药的次数,而是药物的疗效和副作用。Kane 等研究发现,对于溃疡性结肠炎患者的维持缓解来说,美沙拉嗪一天一次与一天两次或三次比较,其患者的依从性和复发率都没有差异。因此,有学者认为应该从药物本身着手,提高疗效和减少副作用才是根本,而减少给药次数并不重要。

总之,没有一个"金标准"来决定给药的方式。大量研究证实美沙拉嗪一天一次与一天多次在疗效和安全性方面是相似的,或者前者更优。尽管减少每天给药次数并不一定确保能提高患者的依从性,但一天一次给药方便有效,至少可以提高部分患者的依从性,从而提高疗效,因此,顿服可作为目前临床医生和患者的一个新选择。

（谢　沁　甘华田）

参考文献

Bernal I, Domènech E, Garcia-Planella E, et al. 2006. Medication-taking behavior in a cohort of patients with inflammatory bowel disease. Dig Dis Sci, 151:2165-2169.

Chiu YW, Teitelbaum I, Misra M, et al. 2009. Pill burden, adherence, hyperphosphatatemia, and quality of life in maintenance dialysis patients. Clin J Am Soc Nephrol, 4(6):1089-1096.

Claxton AJ, Cramer J, Pierce C. 2001. A systematic review of the associations between dose regimens and medication compliance. Clin Ther, 23:1296-1310.

Connolly MP, Nielsen SK, Currie CJ, et al. 2009. An economic evaluation comparing once daily with twice daily mesalazine for maintaining remission based on results from a randomised controlled clinical trialJournal of Crohn's and Colitis, 3:32-37.

Desreumaux P, Ghosh S. 2006. Review article: mode of action and delivery of 5-aminosalicylic acid-new evidence. Aliment Pharmacol Ther, 24:2-9.

Dignass AU, Bokemeyer B, Adamek H, et al. 2009. Once daily is more effective than twice daily in patients with quiescent ulverative colitis. Clinical Gastroenterology and Hepatology, 7:762-769.

Hanauer SB, Sandborn W. 2001. The practice parameters committee of the American College of Gastroenterology. Management of Crohn's disease in adults. Am J Gastroenterol, 96:635-645.

Higgins PD, Rubin DT, Kaulback K, et al. 2009. System review: Impact of nonadherence to 5-aminosalicylic and products on the frequency and cost of ulcerative colitis flares. Aliment Pharmacol Ther, 29(3):247-257.

Hussain FN, Aiian RA, Kapur K, et al. 2001. Once versus divided daily dosing with delayed-release mesalazine: a study of tissue drug concentrations and standard pharmacokinetic paramaters. Aliment Pharmacol Ther,15:53-62.

Kamm MA,Lichtenstein GR,Sandborn WJ,et al. 2008. Randomised trial of once-or tweice-daily MMX mesalazine for maintenance of remission in ulcerative colitis. Gut,57:893-902.

Kane S, Huo D, Aikens J, et al. 2003. Medication nonadherence and the outcomes of patients with quiescent ulcerative colitis. Am J Med,114:39-43.

Kane SV,Cohen RD,Aikens JE,et al. 2001. Prevalence of nonadherence with maintenance in quiscent ulcerative colitis. Am J Gastroenterol,96:2929-2933.

Lichtenstein GR,Kamm MA,BodduP,et al. 2007. Effect of once or twice daily MMX mesalamine(SPD476)for the induction of remission of mild to moderately active ulcerative colitis. Clin Gastroenterol and Hepatol,5:95-102.

Loftus EV Jr. 2006. A practical perspective on ulcerative colitis:patients' needs from aminosalicylate therapies. Inflamm Bowel Dis,12:1107-1113.

López San Román A,Bermejo F,Carrera E,et al. 2005. Adherence to treatment in inflammatory bowel disease. Rev Esp Enferm Dig,97:249-257.

Mitra D,Hodgkins P,Yen L,et al. 2009. The impact of oral 5-aminosalicylic acid adherence on all-cause healthcare costs among ulcerative colitis patients. Inflamm Bowel Dis,15:S32.

Moody GA,Javanthi V,Probert CS,et al. 1996. Long term therapy with sulphasalazine protects against colorectal cancer in ulcerative colitis:a retrospective study of colorectal cancer risk and compliance with treatment in Lercestershire. Eur J Aastroenterol Hepatol,8:1179-1183.

Munkholm P, Langholz E, Davidsen M, et al. 1995. Disease activity courses in a regional cohort of Crohn's disease patients. Scand J Gastroenterol,30:699-706.

Saini SD,Schoenfeld P,Kaulback K,et al. 2009. Effect of medication dosing frequency on adherence in chronic disease. Am J Manag Care,15:e22-23.

Sandborn WJ,Kamm MA,Lichtenstein GR,et al. 2007. MMX Multi Matrix System mesalazine for the induction of remission in patients with mild-to-modetate ulcerative colitis:a combined analysis of two randomized,double-blind,placebo-controlled trials. Aliment Pharmacol Thee,26:205-215.

Sandborn WJ,Korzenik J,Lashner B,et al. 2010. Once-daily dosing of delayed-release oral mesalamine(400-mg tablet)is as effctive as twice-daily dosing for maintenance of remission of ulcerative colitis. Gastroenterology,138(4):1286-1296.

Shale MJ,Riley SA. 2003. The studies of compliance with delayed-release mesalazine therapy in patients with inflammatory bowel disease. Aliment Pharmacl Ther,18:191-198.

Tong JL,Huang ML,Xu XT,et al. 2012. Once-daily versus multiple-daily mesalamine for patients with ulcerative colitis:A meta-analysis. J Dig Dis,13:200-207.

van Staa TP,Card T,Logan RF,et al. 2005. 5-Aminosalicylate use and colorectal cancer risk in inflammatory bowel disease:a large epidemiological study. Gut,54:1573-1578.

Velayos FS,Terdiman JP,Walsh JM. 2005. Effect of 5-aminosalicylate use on colorectal cancer and dysplasia risk:a systematic review and metaanalysis of observational studies. Am J Gastroenterol,100:1345-1353.

第13章

炎症性肠病的激素耐药和依赖：界定和应对

1859 年 Wilks 首次描述了溃疡性结肠炎（ulcerative colitis，UC）的特征，稍后到 1932 年 Crohn 首次报道了"局限性回肠炎（regional ileitis）也就是后来的克罗恩病（Crohn's disease，CD）"。CD 可以累及结肠而且有些临床特征与 UC 相似，这些结肠炎经常有重叠，因此被统称为炎症性肠病（inflammatory bowel disease，IBD）。目前 IBD 已经是西方发达国家常见的消化道疾病，而疾病谱向西方靠拢的一些发展中国家 IBD 的发病率也呈上升趋势。IBD 发病机制并不十分明确，治疗方法主要是药物和手术。

1 糖皮质激素在 IBD 中的应用

目前 IBD 的治疗药物主要有柳氮磺吡啶和 5-氨基水杨酸、糖皮质激素、免疫抑制剂和新型的生物制剂等。糖皮质激素具有抗炎和免疫抑制作用，可用于多种炎症性和免疫性疾病如哮喘、类风湿关节炎等。其作用机制为降低毛细血管通透性，稳定细胞及溶酶体膜，阻止细胞膜磷脂中的结合花生四烯酸转化为游离花生四烯酸，从而使白三烯、前列腺素、血栓素及其他致炎因子减少，抑制免疫反应，减少巨噬细胞及中性白细胞进入炎症区。1954 年，Turelove 和 Witts 报道了在初发以及复发的溃疡性结肠炎患者中使用可的松治疗，治疗 6 周以后，可的松治疗组的患者在临床表现以及结肠镜或钡灌肠等影像学检查结果表现上的缓解率均明显高于安慰剂对照组。在随访 18 个月以后，对于初发型的溃疡性结肠炎患者使用可的松组仍明显优于安慰剂对照组。从那以后糖皮质激素被广泛用于 IBD 患者活动期的诱导缓解治疗。

目前糖皮质激素（包括系统性糖皮质激素和局部作用的糖皮质激素）有口服泼尼松龙、泼尼松、布地奈德，或静脉注射的氢化可的松和甲泼尼松龙。局部栓剂、泡沫或液体灌肠剂包括氢化可的松、甲泼尼松龙、倍他米松和布地奈德。激素对于 IBD 的维持缓解没有作用，主要用于以下活动期 IBD 患者：①柳氮磺吡啶和 5-氨基水杨酸口服、局部或联合治疗是轻-中度 UC 活动期首选方案，诱导缓解率可达 50%。其中直肠炎患者首选栓剂或灌肠剂。大部分患者 2 周内可以达到临床缓解，如果无效可以考虑使用糖皮质激素灌肠（氢化可的松每天 100mg，或新型激素制剂布地奈德等）。如果仍无效可以考虑激素口服（一般使用泼尼松 40mg/d 或等量的其他糖皮质激素制剂）。②轻-中度左半和广泛 UC 患者活动期首选单独口服或联合局部 5-氨基水杨酸制剂，如果无效可以考虑使用口服糖皮质激素。③重症活动性 UC 患者一般首选 5~7 天静脉糖皮质激素，临床症状缓解后改为口服。④轻度局限在回盲部的活动期 CD 患者，首选布地奈德 9mg/d 治疗。布地奈德疗效优于安慰剂（RR1.96，95% CI 1.19~3.23）和美沙拉嗪（RR 1.63,95% CI 1.23~2.16）。布地奈德在激素副作用方面优于泼尼松(RR 0.64,95% CI 0.54~0.76),但疗效不如传统激素(RR 0.86,95% CI 0.76~0.98),治疗8~10周诱导缓解的疗效可以达到51%~60%。⑤中度局限在回盲部的活动期CD患者,首选布地奈德9mg/d或系统性糖皮质激素口服。⑥重度局限在回盲部的活动期CD患者,首选系统性糖皮质激素。⑦结肠型CD活动期可以考虑选择系统性糖皮质激素。⑧广泛小肠型CD活动期推荐使用系统性糖皮质激素联合免疫抑制剂治疗。⑨累及上消化道的CD患者需使用PPI制剂,必要时需联合系统性糖皮质激素和免疫抑制剂。⑩布地奈德灌肠液可以用于治疗急性贮袋炎,疗效与甲硝唑相当。

目前激素在IBD患者中应用比较广泛,但是国内一些医生对激素在IBD患者中的合理使用存在一定缺陷。主要是适应证掌握不好,给予患者长期反复激素使用,对于激素耐药或依赖患者不能及时调整治疗方案等,故希望多中心的合作能够促进激素在中国IBD患者中的规范使用。

2 激素耐药和依赖的界定

美国克罗恩病协作研究随机纳入162名活动期CD患者使用0.5~0.75mg/kg泼尼松(病情严重者使用更高剂量),17周内逐渐减量,60%取得缓解。欧洲克罗恩病协作研究中105名活动期CD患者使用甲泼尼松龙1mg/kg取得81%的缓解率。Ho等报道了86例新诊断的活动期UC患者使用激素治疗,30天后51%的患者取得了完全缓解,31%取得部分缓解,18%无反应。1年后55%的患者维持无激素缓解,17%激素依赖,21%需要手术。激素在IBD的诱导缓解中能取得较高的疗效,但是仍有20%~30%的患者出现激素耐药或称抵抗(steroid refractori-ness)或依赖(steroid dependence)。

根据ECCO共识意见对激素耐药的定义是:患者使用泼尼松量达到至少0.75mg/kg,时间至少4周,疾病仍处于活动期。而对激素依赖的定义是:患者3个月内不能把激素减量至10mg/d(这里指泼尼松,或者等同于泼尼松10mg的其他糖皮质激素),或者停用激素3个月内复发者。另外,如果是重症溃疡性结肠炎患者静脉使用足量激素治疗1周无效者也定义为激素耐药。也有一些研究文章采用其他定义如使用足够量和足够疗程(泼尼松≥20mg/d,时间≥2周)无反应者为激素耐药,激素不能减量至20mg/d或停用6周内复发者认为是激素依赖。目前大部分学者及笔者均倾向ECCO共识中对激素耐药和激素依赖的界定。

IBD患者使用激素的启始剂量,维持时间多长,如何减量一直没有统一标准。2011年英国胃肠病学会关于成人IBD治疗指南提出了两个常用方案:①开始使用40mg/d的泼尼松,之后每周减少5mg/d;②或(对中度患者)开始使用20mg/d的泼尼松,连续使用4周之后每周减少5mg/d。其他常用的方案有开始0.75~1mg/kg的泼尼松,诱导缓解后每周减量5mg/d,20mg以下每周减量2.5mg/d或每2周减量5mg/d。采用标准的剂量和撤药方案有助于准确评价激素耐药或依赖。做出激素耐药或依赖的界定还要注意仔细排除疾病特殊的并发症,比如患者合并有脓肿,合并有巨细胞病毒感染,合并难辨梭状芽孢杆菌感染等。激素依赖的界定还要求大于10mg/d泼尼松的使用时限不超过3个月。

3　激素耐药和依赖的作用机制

目前,IBD 患者在使用激素控制病情时发生激素耐药或依赖的现象已很常见,但激素耐药和依赖确切的分子机制仍未完全明确。迄今为止,已有不少研究就此问题进行了深入探讨且取得了一定进展。

关于 IBD 患者产生激素耐药的分子机制研究,主要集中在以下几个方面:①糖皮质激素受体;② 促炎细胞因子;③P-糖蛋白;④核因子-κB 等。

3.1　糖皮质激素受体(glucocorticoid Receptor,GR)

糖皮质激素受体(GR)是核受体超家族的一员,属于核转录因子,GR 广泛存在于机体各种组织细胞胞质中,主要有正常的 GRα 和变异片段 GRβ 两种异构体。GRα 在多数细胞中的含量远远超过 GRβ,它可与糖皮质激素(GC)结合,形成 GR-GC 复合物后进入细胞核后发挥生物效应。GRβ 不与激素结合,但它能通过两方面机制抑制 GRα 的功能:其一它与 GRα 形成异源二聚体,使 GRα 无法与宿主细胞 DNA 结合;其二它能与 GRα 竞争 DNA 的靶位点,使得 GRα 与 DNA 靶位点的结合减少,从而降低激素的作用导致激素耐药。因此,GRβ 对激素的活性起到负性调节作用。

鉴于糖皮质激素需与 GR 结合才能发挥生物学效应,因此 GR 数量的减少、GR 与 GC 的亲和力改变及 GR 基因的异常是最可能导致激素耐药的原因。Raddatz 等的研究显示激素耐药的 UC 患者,结肠黏膜中的 GR mRNA 表达显著降低。此外,Kam 等研究显示激素耐药的 UC 患者外周血单核细胞中,GR 与 GCs 的亲和力下降。Fujishima 等对 UC 患者的结肠黏膜进行活检后发现,激素耐药的患者 GRβ(+)细胞明显多于激素敏感患者及对照组人群。

对编码 GR 基因的多态性,虽然已进行了大量的研究,但迄今为止仅仅发现少数基因片段与其功能相关。研究较多的基因片段包括 TthⅢ1、ER22/23EK、N363S、Bcl1 和 GR-9β 等。De Iudicibus 等在对 11 例儿童 IBD 患者的研究发现,对激素治疗敏感的患者中,Bcl1 的表达显著升高。因此将来也许可以在通过检测 GR 含量、GR 基因多态性等来预测患者激素耐药的风险。

3.2　促炎细胞因子

促炎症性细胞因子在 IBD 的发病机制中起着重要作用。激素能够下调促炎症性细胞因子(如 IL-1α、IL-1β、IL-8、IFN-α、IFN-β、MIF 等)、趋化因子、黏附分子等的表达。与此同时,激素上调抑炎细胞因子的表达(如 TGF-β3 及 IL-10)。在众多促炎细胞因子中,IL-1β 起着关键作用。单核细胞及巨噬细胞分泌无活性的 IL-1β,经 Caspase-1 作用后生成成熟的 IL-1β。它不仅诱导 IL-6 和其他细胞因子、趋化因子的表达,尚能够提高黏附分子的表达。Caspase-1 是 NACHT 富亮氨酸蛋白 1(Leucine-Rich-Repeat Protein 1,NALP1)和 NALP3 复合体的一部分,De Iudicibus 等研究发现,具有 NALP1 纯合子基因型的 IBD 患者,对激素治疗无应答的概率较高。Raddatz 等在 IEC-6(大鼠小肠隐窝上皮细胞)和 Caco-2(结肠癌细胞)中的研究表明,IL-1β 可抑制 GR 的功能。Cucchiara 等对 386 例 CD 患者进行检测后发现,其中 200 例表现为激素耐药及需要手术治疗的患者表现出 TNF-α G-308A 多态性。此外,Louis 等进行的一项大样本 CD 患者的研究表明,TNF-α G-308A 多态性的患者易发生激素依赖。由此提示 TNF-α G-308A 的多态性与激素耐药密切相关。Franchimont 等在单核细胞中的研究发现,TNF-α 能下调 GR 的表达。

IL-17 是主要由 Th17 细胞产生的促炎细胞因子。Hata 等发现,IL-17 可以通过增强核因子(nuclear factor,NF)-κB 途径从而发挥其生物学效应。Fujino 等的研究表明,与正常人群相比,在 IBD 患者的肠黏膜中能够检测到 IL-17 的高表达。IL-17 增高使得 NF-κB 的过度激活,过度激活的 NF-κB 可以抑制 GR 的转录过程,减少 GRα 的数量,从而导致激素耐药。

近年来,巨噬细胞移动抑制因子(macrophage migration inhibitory factor,MIF)逐步引起了研究人员的重视。它是固有性免疫系统中一个重要的效应因子,由激素诱导产生,并能够拮抗激素的活性。除免疫系统外,呼吸道、皮肤上皮层、胃肠道上皮都能表达 MIF。Ohkawara 等研究显示,激素耐药的 UC 患者,结肠黏膜中单核细胞 MIF 的表达明显升高。而在给予 MIF 抗体治疗后,激素的抗炎活性得到恢复。

如果能明确炎症因子与激素耐药的关系,明确哪些炎症因子与激素耐药有关,从而有可能通过靶向治疗方法恢复激素的活性,减少患者的激素耐药。

3.3 P-糖蛋白(P-glycoprotein,P-gp)

P-gp170 由多药耐药基因(multidrug resistance,MDR)1 编码,在人体组织中广泛表达,常见于胰腺的导管上皮细胞、肠道细胞的腔膜面、肾脏的近曲小管及肾上腺细胞等。它嵌插在细胞质膜上,作为一种 ATP 供能的跨膜转运蛋白,有药物流出泵活性,将进入细胞内的药物泵出,使得胞内的药物浓度下降而诱导药物耐药的产生。Farrell 等研究显示,在激素耐药的 IBD 患者的淋巴细胞及肠上皮细胞中能检测到高表达的 P-糖蛋白 170。但 P-糖蛋白的升高究竟是 IBD 疾病本身的一种现象,抑或是因为使用激素治疗后引起升高仍有待证实。

最初,Potocnik 等发现在激素抵抗的 CD 患者与 MDR1 多态性之间存在微弱的联系,但随后的一系列研究并未证实这种联系。2007 年,Cucchiara 对 200 例意大利的儿童 CD 患者及 186 例儿童 UC 患者使用激素治疗,未发现 MDR1 多态性和激素疗效之间存在相关性。Palmieri 等的一项基于意大利成人 IBD 患者的大型研究也未在两者之间找到共通点。因此,尚需其他对照和非对照研究来阐明两者的关系。

3.4 核因子(nuclear factor,NF)-κB

NF-κB 是一种重要的高度保守的核转录因子,广泛存在于各种组织中,能与多种基因的启动子和增强子中的 κB 位点特异性地结合,在免疫反应、炎症反应等方面发挥重要作用。糖皮质激素的抗炎作用与抑制 NF-κB 活性有关。Bantel 等对激素耐药及激素敏感的

IBD 患者的结肠黏膜进行活检后发现:激素敏感患者结肠中 NF-κB 主要由固有层巨噬细胞表达。但在超过 60% 的激素耐药患者中,NF-κB 主要由肠上皮细胞表达,肠上皮细胞 NF-κB 的过度激活可以抑制 GR 的转录过程,从而使 GR 蛋白表达降低。

除了上述提到的机制可能在激素耐药中起了一定的作用,热休克蛋白 90、核运输蛋白及细胞色素 3A 等因素,虽然尚无在激素耐药 IBD 患者中的研究,但在其他免疫相关疾病如支气管哮喘、多发性硬化、肾移植术后等已存在相关报道。未来这些因素可能成为 IBD 激素耐药研究的热点。

4 激素耐药和依赖的应对

如前所述,如果经过标准激素起始治疗,然后采用了标准撤药方案,并排除了其他可能的并发症后,患者出现激素耐药或依赖需及时调整用药方案或考虑手术。目前不建议对该类患者反复长期使用激素。激素耐药或依赖的补救药物治疗主要是免疫抑制剂和生物制剂包括硫唑嘌呤(azathioprine,AZA)、巯基嘌呤(mercaptopurine,MP)、甲氨蝶呤(methotrexate,MTX)、环孢素(ciclosporin,CsA)、他克莫司、抗肿瘤坏死因子制剂等。

激素依赖的 CD 患者应对策略:对于激素依赖的 CD 患者应调整方案,加用硫唑嘌呤(AZA)/巯基嘌呤(MP)或甲氨蝶呤(MTX)等联合或不联合抗肿瘤坏死因子制剂治疗。笔者的经验是对于激素依赖患者再次使用激素至足量同时加用免疫抑制剂(首先选择 AZA,如果 AZA 无效可以考虑 MTX 等),根据患者临床反应逐渐激素减量,调整免疫抑制剂至有效剂量。

AZA1.5~2.5mg/(kg·d)或者 MP0.75~1.5mg/(kg·d)可能对于激素依赖的 CD 患者是一线选择。AZA 可以抑制核糖核酸的合成,但免疫调节的机制是调节细胞(Rac1)信号途径,进行诱导 T 细胞凋亡。AZA 是非酶代谢到 MP 的,这个过程包括一个硝基咪唑侧链的丢失,这可以用来解释 AZA 的一些副作用,而 MP 相对则少见。MP 随后代谢为 6-硫鸟嘌呤核苷酸(6-thioguanine nucleotides,6-TGN)。6-TGN 已用于治疗 IBD,但因为有潜在的肝毒性,应谨慎使用。AZA 或 MP 可以帮助激素撤退,诱导疾病缓解和维持缓解。Willoughby 和 Rosenberg 的研究纳入激素依赖患者,在加用 AZA 或安慰剂后撤用皮质激素,观察激素的减量效应。在 AZA 组患者中为 87%,安慰剂组为 53%。

甲氨蝶呤(MTX)的聚谷氨酸代谢物抑制二氢叶酸还原酶,它通过抑制细胞因子和类花生酸合成起到了一定的抗炎作用。MTX 诱导和维持 CD 缓解是有效的,且可能促进黏膜愈合。来自一个大样本成人患者随机对照试验的证据显示肌内注射 MTX 25mg/w 在 16 周时诱导无激素缓解率较对照组更有效(39% vs 19%,$P=0.025$)。后续研究中,76 名患者诱导缓解后继续肌内注射 MTX 15mg/w,40 周时治疗组 65% 的病人维持继续缓解,而安慰剂组仅 39% 的病人继续维持缓解($P=0.04$)。

在患者 AZA 或 MP 抵抗或不耐受时,MTX 可作为二线免疫抑制剂,目前尚不清楚 AZA 或 MP 在诱导或维持疾病缓解上是否比 MTX 更有效。

如果传统免疫抑制剂没有效果,可以考虑使用抗肿瘤坏死因子制剂。目前也有观念认为对激素依赖的 CD 患者如果早期使用抗肿瘤坏死制剂也是一个合适的选择。根据此类患者的临床特征和既往对各种药物的疗效进行早期治疗可能会使患者受益,同时合用免疫抑制剂可能会提高疗效。

目前两种主要的治疗 IBD 生物制剂都是抗肿瘤坏死因子(抗 TNF)α 的单克隆抗体,包括英夫利昔单抗(infliximab,IFX)是一种抗 TNF 单克隆抗体,由 75% 人 IgG 和 25% 鼠 IgG 构成,能结合与膜结合的和游离的 TNFα。IFX 只能静脉给药。阿达木单抗(adalimumab,ADA)是全人源的抗 TNF 抗体,只能通过皮下注射给药。目前这两个药物都许可用于治疗 CD,IFX 可用于治疗 UC。

一个多中心、双盲的 108 例美沙拉嗪、糖皮质激素和(或)免疫抑制剂难治的中重度 CD 患者研究显示,5mg/kgIFX 治疗第 4 周有 81% 的反应率,而安慰剂组为 17%。反应的持续时间各不相同,但 48% 的接受 5mg/kg IFX 治疗的患者第 12 周仍有反应。ACCENT-1 研究了 335 名对单次注射 IFX 5mg/kg 治疗活动性 CD 有反应的(573 个初始患者)缓解维持的时间。患者每 8 周接受安慰剂、5mg/kg 或 10mg/kg 治疗,直到第 46 周。第 30 周时,安慰剂组、5mg/kg 组和 10mg/kg 组的缓解率分别为 21%、39%($P=0.003$)和 45%($P=0.0002$)。众多大样本的 RCTs 证实了 IFX 和 ADA 对克罗恩病的有效性,也证实了 IFX 对 UC 的有效性。

激素耐药的 CD 患者应对策略:对于那些激素耐药的活动性 CD 患者,应该仔细排除局部并发症如脓肿等。如果是明确的激素无效的活动性 CD 建议首先选择抗肿瘤坏死因子制剂联合或不联合免疫抑制剂治疗(已有证据显示合用免疫抑制剂可以提高疗效)。外科手术治疗也可以根据患者的病情如症状的严重程度、炎症的程度,还有患者的意愿等与外科医生充分交流后适时介入。

激素依赖的 UC 患者应对策略:对于诱导激素依赖的 UC 患者,在临床症状和内镜的缓解上,AZA 比美沙拉嗪更有效。在排除其他原因引起症状的持续如巨细胞病毒感染或并发肿瘤后,AZA 应作为首选治疗。AZA 能有效维持治疗美沙拉嗪治疗失败或不能耐受和需要重复激素治疗的患者。Ardizzone 等研究 72 名激素依赖的活动性 UC 患者,随机分成两组,一组给予 AZA 2mg/(kg·d),一组使用美沙拉嗪 3.2g/d,两组均合并使用泼尼松龙 4mg/d,6 个月以后 AZA 组有 53% 的患者激素成功撤退,并取得了临床和内镜缓解率,而美沙拉嗪组为 21%(OR 4.78,95% CI 1.57~14.5)。因此,在激素依赖的 UC 患者中,也建议再次开始激素治疗并加用 AZA,激素按计划减量,同时调整 AZA 至合适剂量。

如果 AZA 使用无效或不能耐受,可以考虑其他免疫抑制。但 MTX 在 UC 中的疗效如何并不十分明确,目前支持 MTX 在 UC 中的使用证据十分有限。笔者有数例在 UC 中使用 MTX 取得长期维持缓解的经验,但仅为个例。

他克莫司是一种钙调磷蛋白磷酸酶抑制剂,经常在移植治疗时作为首选药物。有一些研究表明他克莫司在一些顽固性 UC 患者中可能有效,但目前我们尚缺乏使用经验。

激素依赖的 UC 患者还可以考虑直接选择抗 TNF 制剂,IFX 有助于 UC 患者的激素撤退。使用 AZA 无效的患者也可以考虑使用 IFX。有时候激素依赖的 UC 患者使用免疫抑制剂仍无效的话,可能会考虑手术治疗,医生与患者可以充分交流,权衡使用生物制剂和手术的利弊而做出决定。

激素耐药的 UC 患者应对策略:对于口服激素耐药,病情持续活动的 UC 患者应该分析病情持续活动的原因,有无巨细胞病毒感染等问题。确定为激素耐药后应予以 AZA 或 MP

治疗,如 AZA 等无效可以考虑选择抗 TNF 制剂或他克莫司等。也可以直接考虑选择抗 TNF 制剂,特别是暂时不合适手术的患者 IFX 也是合适选择。部分患者可以直接考虑手术治疗。

对于重症 UC 患者,静脉使用激素 5~7 天无效,排除合并感染等因素后可认为是激素耐药。对于激素耐药的重症 UC 患者的补救方案目前包括 CsA 和 IFX 的治疗,补救方案失败可以考虑手术。对于重症 UC 患者手术时机的抉择仍然是一个难题,也可以根据患者的具体情况,与外科医生充分沟通后直接选择手术治疗。

CsA 是钙调磷酸酶抑制剂,它可以通过阻止 T 细胞克隆扩展而起到抗炎作用。1994 年一项对照研究证实了 CsA 作为补救措施在治疗重症 UC 静脉激素无效的患者中的作用。11 名激素耐药的患者有 9 名使用 CsA 后取得缓解。CsA 能迅速起效,能有效治疗重症 UC,作为补救治疗方法,可以避免部分患者的结肠切除。但它的使用因毒性和长期失败率而有争议。CsA 使用不应持续超过 3~6 个月,发生疗效后可过渡到硫唑嘌呤治疗。

Jarnerot 等对 45 例患者进行为期 90 天的单药 IFX(5mg/kg)治疗和安慰剂随机对照研究显示:结肠切除率显著降低。目前陆续有关于 IFX 在重症 UC 中的良好疗效报道,但在重症 UC 激素耐药的患者中选用 CsA 还是选用 IFX 并没有定论。有专家指出 IFX 可能起效更快。但英国 NICE(National Institute for Clinical Excellence)的指南还是建议 CsA 作为激素耐药急性重症 UC 的一线治疗,IFX 只在 CsA 禁忌时使用,理由是基于经济考虑和缺乏支持 IFX 效果好于 CsA 的数据。也有关于 IFX 使用失败后再使用 CSA 仍然有效,反之亦然的报道,但也有专家认为 IFX 使用失败后不再建议使用 CsA,也不建议 CsA 使用失败后换用 IFX,而是认为任何一种补救方案失败后可以考虑手术治疗。但我们缺乏这方面的经验,需要更多的数据和经验帮助决策。

即使是进入了"生物制剂时代",糖皮质激素仍然在 IBD 的治疗中扮演了重要角色。但临床医生需正确把握激素的适应证,避免过多反复长期在 IBD 患者中使用激素,以避免激素的副作用;应正确掌握激素耐药和依赖的升级治疗原则,优化治疗方案,提高 IBD 治疗疗效。

（曹　倩）

参　考　文　献

Wilks S. 1859. Morbid appearances in the intestines of Miss Bankes. Med Times Gazette,2:264-265.

Crohn BB,Ginzburg L,Oppenheimer GD. 1932. Regional ileitis:a pathologic and clinical entity. JAMA,99:1323-1329.

Truelove SC,Witts LJ. 1955. Cortisone in Ulcerative Colitis:final report on a therapeutic trial. Br Med J,2:1041-1048.

Seow CH,Benchimol EI,Griffiths AM,et al. 2008. Budesonide for induction of remission in Crohn's disease. Cochrane Database Syst Rev,16:CD000296.

Summers RW, Switz DM, Sessions JT, et al. 1979. National cooperative Crohn's disease study group: results of drug treatment. Gastroenterology,77:847-869.

Malchow H, Ewe K, Brandes JW, et al. 1984. European co-operative Crohn's disease study (ECCDS): results of drug treatment. Gastroenterology,86:249-266.

Ho GT,Chiam P,Drummond H,et al. 2006. The efficacy of corticosteroid therapy in inflammatory bowel disease:analysis of a 5-year UK inception cohort. Aliment Pharmacol Ther,24:319-330.

Gert Van Assche, Axel Dignass, Julian Panes, et al. 2010. The second European evidence-based consensus on the diagnosis and management of Crohn's disease: Definitions and diagnosis. J Crohns Colitis, 4:7-27.

Mowat C, Cole A, Windsor A, et al. 2011. Guidelines for the management of inflammatory bowel disease in adults. Gut, 60: 571-607.

De Iudicibus S, Stocco G, Martelossi S, et al. 2011. Genetic Predictors of Glucocorticoid Response in Pediatric Patients With Inflammatory Bowel Diseases. J Clin Gastroenterol, 45: e1-e7.

Bantel H, Domschke W, Schulze-Osthoff K, et al. 2000. Abnormal activation of transcription factor NF-[kappa]B involved in steroid resistance in chronic inflammatory bowel disease. Am J Gastroenterol, 95:1845-1846.

Willoughby JM, Beckett J, Kumar PJ, et al. 1971. Controlled trial of azathioprine in Crohn's disease. Lancet, 2:944-947.

Rosenberg JL, Levin B, Wall AJ, et al. 1975. A controlled trial of azathioprine in Crohn's disease. Am J Dig Dis, 20:721-726.

Feagan BG, Rochon J, Fedorak RN, et al. 1995. Methotrexate for the treatment of Crohn's disease. The North American Crohn's Study Group Investigators. N Engl J Med, 332:292-297.

Feagan BG, Fedorak RN, Irvine EJ, et al. 2000. A comparison of methotrexate with placebo for the maintenance of remission in Crohn's disease. North American Crohn's Study Group Investigators. N Engl J Med, 342:1627-1632.

Targan SR, Hanauer SB, Van Deventer SJ, et al. 1997. A short-term study of chimeric monoclonal antibody cA2 to tumor necrosis factor alpha for Crohn's disease. Crohn's Disease cA2 Study Group. N Engl J Med, 337:1029-1035.

Hanauer SB, Feagan BG, Lichtenstein GR, et al. 2002. Maintenance infliximab for Crohn's disease: the ACCENT I randomised trial. Lancet, 359:1541-1549.

Ardizzone S, Maconi G, Russo A, et al. 2006. Randomised controlled trial of azathioprine and 5-aminosalicylic acid for treatment of steroid dependent ulcerative colitis. Gut, 55:47-53.

Lichtiger S, Present DH, Kornbluth A, et al. 1994. Cyclosporine in severe ulcerative colitis refractory to steroid therapy. N Engl J Med, 330:1841-1845.

Jarnerot G, Hertervig E, Friis-Liby I, et al. 2005. Infliximab as rescue therapy in severe to moderately severe ulcerative colitis: a randomized, placebo-controlled study. Gastroenterology, 128:1805-1811.

第14章

新型激素在炎症性肠病的应用概览

炎症性肠病(IBD)包括克罗恩病(CD)和溃疡性结肠炎(UC),是一类慢性炎症性疾病,具有终身复发倾向,治疗的目的旨在诱导缓解并维持缓解。传统的糖皮质激素是IBD治疗中最重要的药物之一,其在IBD诱导缓解中的地位获得广泛认可。糖皮质激素通过多种机制起到抗炎作用,包括抑制体液免疫和细胞免疫,抑制中性粒细胞和巨噬细胞,减少细胞因子产生。然而,糖皮质激素受体在人体组织无处不在,而糖皮质激素与受体的相互作用并不具有特异性,因而糖皮质激素在有效治疗的同时,也易出现全身不良反应,如肾上腺抑制、高血压、糖耐量受损、白内障、骨质疏松症、骨坏死、精神紊乱和其他库欣样症状等。长期用糖皮质激素几乎都会出现库欣综合征。有时甚至出现不可逆转的不良反应。因此,糖皮质激素治疗是一把双刃剑,其获益往往被不良反应抵消。这促使我们寻找一种具有强大的局部抗炎活性且全身不良反应少的新的糖皮质激素。一种理想的糖皮质激素需具备:①强大的抗炎活性;②局部选择性;③全身吸收少;④吸收后快速降解为无活性的代谢产物。20世纪80年代初开发了一种新型糖皮质激素——布地奈德。布地奈德的第一个对照试验是比较布地奈德2mg/100ml与标准泼尼松龙(31.25mg/100ml)保留灌肠对远端UC的疗效,发现4周后布地奈德组在组织学和内镜评分以及主观症状评分三方面均优于泼尼松龙组,且泼尼松龙组在治疗期间内源性皮质醇水平明显降低,而布地奈德组几乎无内源性皮质醇水平的影响,这一结果令人振奋。后经广泛研究,其局部浓度高而全身分布少的药代动力学获得了认可,成为了能减少全身副作用的最有希望的新型糖皮质激素。

目前市售布地奈德包括布地奈德肠溶缓释胶囊、灌肠剂和泡沫剂。布地奈德口服剂有2种类型:回肠控释剂(controlled ileal release,CIR)旨在回肠末端释放(Entocort Ⓡ,阿斯利康公司;Entocir Ⓡ,Sofar S. p. A)和一种pH依赖释放剂(Budenofalk Ⓡ或Budeson Ⓡ,德国福克大药厂)。布地奈德局部用药包括灌肠剂(Entocort)和泡沫剂(Budenofalk)。

布地奈德是一种人工合成的非卤化糖皮质激素(16α,17α-22R,S-丙基亚甲基二氧-孕甾-1,4-二烯-11β,21-二羟基-3,20-二酮)。由于其亲水性结构,故可迅速溶解在肠腔内。布地奈德具有亲脂性,因而组织吸收能力较强。这个特性确保靶向组织具有高浓度的活性糖皮质激素聚集。与氢化可的松或地塞米松相比,布地奈德在黏膜停留时间较长。布地奈德经肝脏的细胞色素P450酶迅速进行生物转化。主要代谢物6β-羟布地奈德和16α-羟泼尼松龙的活性不到布地奈德的1%。肠道的大部分血液都经门静脉进入肝脏,从而能快速进行最大程度的首关代谢。很多动物试验和临床研究已经证实布地奈德在肠黏膜具有局部选择性。布地奈德这些特性使其很适合作为肠道局部抗炎药。与传统糖皮质激素类似,布地奈德也是通过下调NF-κB、IL-1、IL-6和TNF-α的产生达到抗炎作用。布地奈德与糖皮质激素受体具有很强的亲和力,从而发挥其强大的抗炎作用,其与糖皮质激素受体亲和力较泼尼松龙强 15 倍,其受体亲和力也优于地塞米松和曲安奈德。这主要是通过将泼尼松龙的 6α 羟基修饰成 16α 和 17α 乙酰基。布地奈德肠溶缓释胶囊或灌肠剂的全身生物利用度为 9.3%~15%。药物在肝脏进行充分的首关代谢。两个主要的代谢产物 6β-羟布地奈德和 16α-羟泼尼松龙活性很低。布地奈德主要以代谢物的形式经肾排泄,有极小部分的共轭代谢物经由胆汁排泄。布地奈德胶囊根据 IBD 的病变分布特点设计,旨在针对肠道特定区域靶向释放。胶囊内装对酸稳定的多微粒体,外包乙基纤维素,最外层是甲基丙烯酸聚合物涂层,在 pH≥5.5 的环境溶解。50%~79% 布地奈德在回肠末端和邻近结肠吸收,健康志愿者平均吸收时间 6.4 小时。这种剂型设计使当胶囊通过结肠时可以持续释放活性药物。

1 布地奈德的临床疗效

1.1 CD 的诱导缓解

国际循证医学数据库最近的一项荟萃分析表明,布地奈德用于克罗恩病的诱导缓解时,其疗效优于安慰剂和 5-氨基水杨酸制剂(5-ASA),略逊于传统糖皮质激素,与以往的荟萃分析结果一致。在一项儿科克罗恩病研究中,布地奈德 9mg/d 的标准剂量和较高剂量 12mg/d 均可有效诱导缓解,较高剂量组的诱导缓解率相应较高,且糖皮质激素相关的不良反应或其他不良反应并未相应增高。如以克罗恩病活动指数(CDAI)的下降来评估药物疗效,也同样发现:布地奈德优于安慰剂和 5-ASA,但较传统激素稍差。有关药物起效时间,目前尚缺乏充分的数据来比较布地奈德与 5-ASA 或传统糖皮质激素达到缓解所需时间。最近的一项照研究显示布地奈德(pH 依赖释放剂型)与 5-ASA 相比,疗效至少是相当的。这项研究晚于国际循证医学协作组 2008 年的荟萃分析,但结论是一致的。布地奈德与硫唑嘌呤(AZA)相比,虽然临床缓解率并无明显差异,但其在黏膜愈合和组织缓解等方面要比 AZA 差。

在克罗恩病的诱导缓解中,布地奈德虽优于安慰剂和 5-ASA,但逊于传统糖皮质激素,尤其是对于那些重症或结肠广泛病变者。第 2 版克《罗恩病诊治欧洲共识》推荐布地奈德作为首选用于诱导缓解病变局限在回盲肠的轻中度克罗恩病,国际循证医学协作组认为布地奈德 9mg/d 为适宜剂量。

1.2 CD 的维持缓解

免疫抑制剂对 CD 的维持缓解作用已获得广泛认可。研究发现,布地奈德对 CD 的维持缓解疗效较 AZA 差。且国际循证医学协作组 2009 年发表的一项荟萃分析表明,在克罗恩病的维持缓解中布地奈德并未优于安慰剂或最小有效剂量的泼尼松龙。这个结论也与国际循证医学数据库一篇关于克罗恩病患者术后预防复发的治疗的综述结论相吻合。而多项研究发现,不同剂型或剂量的布地奈德对 CD 的维持缓解疗效相似。虽然维持缓解作用未获认可,但有研究表明布地奈德可在不同程度上延长复发时间(剂量在 6mg/d 时约延长 60 天,3mg/d 时约延长 30 天)。380 例经药物诱导缓解的 CD 患者随机分三组,一组口服布地奈德 3mg,一组口服布地奈德 6mg,一组为安慰剂,为期一年。结果显示布地奈德不能有效维持缓解达 12 个月,但第 3、6 个月复发率明显降低,平均复发时间分别为 268、170、154 天($P=0.0072$)。

　　总之,布地奈德在克罗恩病的维持缓解中其疗效并未优于安慰剂或泼尼松龙。虽然布地奈德可延迟疾病复发,但这个微弱的优势被不良反应发生率增加及肾上腺功能抑制所抵消。此外,青春期前的儿童群体长时间用布地奈德可能影响生长发育。鉴于以上理由,第 2 版《克罗恩病诊治欧洲共识》并不推荐布地奈德用于克罗恩病的维持缓解。

1.3　UC 的诱导缓解

　　轻中度 UC 的一线治疗方案仍然是各种 5-ASA,包括口服或直肠制剂。对直肠炎和左半结肠炎,直肠局部用药疗效可能优于口服剂。糖皮质激素如氢化可的松、布地奈德、倍氯米松直肠给药均有效。对于活动期直肠炎或直乙状结肠炎,不论是用布地奈德液体灌肠或泡沫剂灌肠,第 4 周时临床缓解率均可达 60% ~ 66%。虽然糖皮质类激素直肠给药可有效治疗 UC,但由于 5-ASA 疗效优于激素,故 UC 诱导缓解的一线用药仍是 5-ASA。最近的一项研究也证实在 UC 的诱导缓解中,5-ASA 直肠制剂疗效优于布地奈德。此外,用 5-ASA 治疗的患者内镜和组织学改善均较高,并且可有效改善生活质量。这些结果与之前报道的一个荟萃分析一致。

　　国际循证医学协作组最近发表的一篇综述认为,布地奈德口服剂用于 UC 诱导缓解的高质量研究较少。因此,作者认为没有证据支持布地奈德口服剂可用于 UC 的诱导缓解,因为其疗效弱于 5-ASA,且并未优于安慰剂。几乎所有研究小组报道的布地奈德用于 UC 治疗时的不良反应均较轻微。Haens 等的一项比较布地奈德与安慰剂的研究表明,布地奈德对血皮质醇浓度及垂体-肾上腺轴的影响与安慰剂相比并无明显差异。

　　总之,在 UC 的诱导缓解中,布地奈德口服剂及直肠制剂疗效均比 5-ASA 差。鉴于可以选择疗效更卓越的 5-ASA,目前并不推荐布地奈德用于 UC 的诱导缓解。

1.4　UC 的维持缓解

　　经布地奈德灌肠剂诱导缓解后的 UC 患者继续用布地奈德灌肠(一周两次),其复发率与安慰剂灌肠相似。长期用布地奈德灌肠的患者与安慰剂组相比,肾上腺功能障碍发生率更高(32% vs 5%)。至今尚无布地奈德口服剂用于 UC 维持缓解的报道。

2　布地奈德的不良反应

　　多项研究均表明布地奈德用于克罗恩病的诱导缓解时,其不良反应明显低于传统糖皮质激素。布地奈德的糖皮质激素相关副作用与接受安慰剂治疗的患者无明显差异。与安慰剂或 5-ASA 相比,接受布地奈德治疗的患者其肾上腺功能减退,但比例明显低于用传统激素治疗的患者。尽管布地奈德对肾上腺功能的影响较传统皮质激素小,但已有证据表明许多青春期患者的生长发育受到影响。

布地奈德用于克罗恩病的维持缓解时同样存在不良反应。在一项评估不同剂量布地奈德用于 CD 维持缓解的不良反应的研究中，布地奈德 6mg/d 较安慰剂不良反应更常见，布地奈德 3mg/d 则与安慰剂组无明显差异。此外，与安慰剂组相比，布地奈德组不论是 3mg/d 或 6mg/d，其 ACTH 兴奋试验异常率几乎升高 3 倍。这些结果与之前发表的一个汇总分析结果相似。最近有一例用布地奈德治疗 CD 造成严重肾上腺功能不全的报道，这虽极少见，但仍值得注意。

另外，布地奈德对血糖的影响较传统激素小。Rutgeerts 等报道在为期 10 周的实验期间，泼尼松组升高平均空腹血糖的作用明显大于布地奈德。

糖皮质激素有导致骨质流失的不良反应。据一项前瞻性研究报道，CD 患者在为期 2 年的维持治疗期间，用泼尼松的患者骨密度变化不大，然而，接受布地奈德治疗的患者腰椎及股骨颈骨质均有流失。因而，在保持骨密度方面，布地奈德并未优于小剂量的泼尼松。

有关布地奈德的罕见不良反应分个例报道和系列报道。包括 1 例变态反应（与已经报道的其他糖皮质激素引发的变态反应相似）、1 例严重低血钾致横纹肌溶解综合征和一系列斑贴试验报告糖皮质激素过敏（包括布地奈德）。传统激素的副作用包括后囊下白内障，但在一个布地奈德维持缓解安全性汇总分析中，一年的研究期内并无白内障报告。

多个随机对照试验均表明布地奈德用于儿科克罗恩病患者诱导缓解有效且较安全。然而，这并不足以确定其对线性生长的长期影响。用布地奈德进行较长时间的维持治疗时，生长抑制和骨密度降低将更明显。实际上，一个为期 6~13 个月的小型前瞻性对照研究显示，用布地奈德 6mg/d 治疗的儿科克罗恩病患者线性生长速率要低于正常。在一个用布地奈德维持治疗 10 周的研究中，约 60% 的儿童患者出现皮质醇水平抑制，因而肾上腺功能抑制在儿科患者中引发重要关注。但目前还没有精心设计的用于验证儿科患者长期用布地奈德对肾上腺功能及骨密度影响的试验。最近发表的一个小型研究表明妇女在怀孕期间用布地奈德未发现不良反应。

如前所述，布地奈德主要经肝细胞色素 P450 系统的 CYP3A4 同工酶代谢。因此，这可能与其他在同一系统内代谢的药物存在药物间的相互作用。CYP3A4 抑制剂包括蛋白酶抑制剂（如利托那韦和茚地那韦）、大环内酯类抗生素（如红霉素和克拉霉素）、唑类抗真菌药（如氟康唑和酮康唑）、维拉帕米以及西柚汁等。这些化合物均有可能提高布地奈德的血药浓度。虽然口服避孕药会影响传统激素的血药浓度，但布地奈德血药浓度却不受影响。

对肾功能不全的患者，因为布地奈德的代谢产物几乎没有系统性作用，不需要进行剂量调整。肝硬化时肝脏对布地奈德的代谢能力下降，这可能导致血药浓度明显升高（可达 2.5 倍正常水平）。这类人群用布地奈德时尤需谨慎，须减少剂量。暂时没有关于老年人使用布地奈德的专门研究。但老年患者更容易伴发如肝功能不全、高血压、骨质疏松症、糖尿病等合并症，因而同时合用其他药物的可能性更大。当用布地奈德治疗时，需要充分考虑这些因素。

3　小结

布地奈德是人工合成的激素，其强大的局部抗炎效应归功于定向释放以及因广泛的首关代谢使全身生物利用度较低。因此，布地奈德已被证明是传统糖皮质激素激素一个更安全的替代品。对于累及回肠和升结肠的轻中度克罗恩病的诱导缓解其疗效是肯定的。虽然此适应证的疗效不如传统激素,但其不良反应明显下降。与传统皮质激素一样,布地奈德对于克罗恩病的维持缓解无效。对 UC 的诱导缓解,布地奈德口服剂疗效不如 5-ASA。同样,对左半结肠炎,总体上 5-ASA 的灌肠剂不论是在诱导缓解还是维持缓解均优于布地奈德灌肠剂。但对于 5-ASA 无效的 UC 需要改用激素时,作为传统激素的替代品,布地奈德仍有一定地位。

(吴小平)

参考文献

Barnes PJ. 2005. Molecular mechanisms and cellular effects of glucocorticosteroids. Immunol Allergy Clin North Am, 25: 451-468.

Benchimol, Seow CH, Otley AR, et al. 2009. Budesonide for maintenance of remission in Crohn's disease. Cochrane Database Syst Rev, 1: CD002913.

Brattsand R. 1990. Overview of newer glucocorticosteroid preparations for inflammatory bowel disease. Can J Gastroenterol, 4: 407-414.

Brattsand R. 1993. Steroid development: a case of enhanced selectivity for the bowel wall. Res Clin Forum, 15: 17-31.

Colombel JF, Danese S, D'Hoore A, et al. 2010. The second European evidence-based Consensus on the diagnosis and management of Crohn's disease: Current management. J Crohns Colitis, 4: 28-62.

Danielsson A, Hellers G, Lyrenas E, et al. 1987. A controlled randomized trial of budesonide versus prednisolone retention enemas in active distal ulcerative colitis. Scand J Gastroenterol, 22: 987-992.

de Jong DJ, Bac DJ, Tan G, et al. 2007. Maintenance treatment with budesonide 6mg versus 9mg once daily in patients with Crohn's disease in remission. Neth J Med, 65: 339-345.

Doherty G, Bennett G, Patil S, et al. 2009. Interventions for prevention of post-operative recurrence of Crohn's disease. Cochrane Database Syst Rev, 4: CD006873.

Edsbacker S, Bengtsson B, Larsson P, et al. 2003. A pharmacoscintigraphic evaluation of oral budesonide given as controlled-release(Entocort) capsules. Aliment Pharmacol Ther, 17: 525-536.

Escher JC. 2004. European Collaborative Research Group on Budesonide in Paediatric IBD. Budesonide versus prednisolone for the treatment of active Crohn's disease in children: a randomized, double-blind, controlled, multicentre trial. Eur J Gastroenterol Hepatol, 16: 47-54.

Fabia R, Ar Rajab A, WillCn R, et al. 1994. Topical anticolitic efficacy and selectivity of the glucocorticoid budesonide in a new model of acetic acid induced acute colitis in the rat. Aliment Pharmacol Ther. 8: 433-446.

Fahey JV, Guyre PM, Munck A. 1981. Mechanisms of anti-inflammatory actions of giucocorticoids. New York, Raven Press, 2: 21-51.

Gross V, Bar-Meir S, Lavy A, et al. 2006. Budesonide foam versus budesonide enema in active ulcerative proctitis and proctosigmoiditis. Aliment Pharmacol Ther, 23: 303-312.

Gustafsson JA, Carlstedt-Duke J, Stromstedt PE. 1990. Structure, function and regulation of the glucocorticoid receptor. New York, Alan R. Liss, 2: 65-82.

Haens GD, Kovács A, Vergauwe P. 2010. Clinical trial: preliminary efficacy and safety study of a new Budesonide-MMX ® 9mg extended-release tablets in patients with active left-sided ulcerative colitis. J Crohn's Colitis, 4: 153-160.

Hanauer S. 2005. Budesonide as maintenance treatment in Crohn's disease: a placebo-controlled trial. Aliment Pharmacol Ther, 21(4): 363-371.

Hartmann F, Stein J. 2010. BudMesa-Study Group. Clinical trial: controlled, open, randomized multicentre study comparing the effects of treatment on quality of life, safety and efficacy of budesonide or mesalazine enemas in active left-sided ulcerative colitis. Aliment Pharmacol Ther,32:368-376.

Hellers G,Cortot A,Jewell D. 1999. Oral budesonide for prevention of postsurgical recurrence in Crohn's disease. Gastroenterology,116:294-300.

Hofer KN. 2003. Oral budesonide in the management of Crohn's disease. Ann Pharmacother,37:1457-1464.

Jonsson G,Astrom A,Anderson L. 1995. Budesonide is metabolized by cytochromie P450 3A(CYP3A)enzymes in human liver. Drug Metab Dispos,23:137-142.

Levine A,Kori M,Dinari G,et al. 2009. Comparison of two dosing methods for induction of response and remission with oral budesonide in active pediatric Crohn's disease:a randomized placebo-controlled trial. Inflamm Bowel Dis,15:1055-1061.

Mantzaris GJ,Christidou A,Sfakianakis M,et al. 2009. Azathioprine is superior to budesonide in achieving and maintaining mucosal healing and histologic remission in steroid-dependent Crohn's disease. Inflamm Bowel Dis,15:375-382.

Mantzaris GJ,Petraki K,Sfakianakis M,et al. 2003. Budesonide versus mesalamine for maintaining remission in patients refusing other immunomodulators for steroid-dependent Crohn's disease. Clin Gastroenterol Hepatol,1:122-128.

Marshall JK,Irvine EJ. 1997. Rectal corticosteroids versus alternative treatments in ulcerative colitis:a meta-analysis. Gut,40:775-781.

Papi C,Luchetti R,Gili L,et al. 2000. Budesonide in the treatment of Crohn's disease:a meta-analysis. Aliment Pharmacol Ther,14:1419-1428.

Sandborn WJ,Lofberg R,Feagan BG,et al. 2005. Budesonide for maintenance of remission in patients with Crohn's disease in medically induced remission:a predetermined pooled analysis of four randomized,double-blind,placebo-controlled trials. Am J Gastroenterol,100:1780-1787.

Scholmerich J. 2004. Review article:systemic and topical steroids in inflammatory bowel disease. Aliment Pharmacol Ther,20:66-74.

Seow CH,Benchimol EI,Griffiths AM,et al. 2008. Budesonide for induction of remission in Crohn's disease. Cochrane Database Syst Rev,3:CD000296.

Sherlock ME,Seow CH,Steinhart AH,et al. 2010. Oral budesonide for induction of remission in ulcerative colitis. Cochrane Database Syst Rev,10:CD007698.

Tromm A,Bunganic I,Tomsova E,et al. 2011. Budesonide 9mg is at least as effective as mesalamine 4. 5 g in patients with mildly to moderately active Crohn's disease. Gastroenterology,140:425-434.

第 15 章

从诱导缓解到维持治疗：炎症性肠病中抗生素的使用

　　炎症性肠病(IBD)主要包括克罗恩病(CD)和溃疡性结肠炎(UC)。CD 的并发症主要有瘘管(多数为肛周瘘管)和脓肿等,抗生素治疗化脓性并发症具有良好的疗效。虽然临床上普遍使用抗生素治疗 IBD,但是迄今尚无确凿的证据表明抗生素在 CD、UC 和储袋炎中可以获得良好的疗效。临床上使用抗生素治疗 IBD 是基于研究表明肠腔内的细菌或真菌在 IBD 致病机制中发挥重要作用。推测抗生素能通过以下 4 个方面影响 IBD 的转归。第一,抗生素可以降低 IBD 患者肠道内细菌和真菌浓度。通过对 HLA-B27/132 转基因小鼠模型的研究发现,结肠炎严重程度与肠道内细菌浓度有关,特定的抗生素对 IBD 有预防作用,广谱抗生素还可降低肠道内细菌含量甚至彻底根除细菌以达到治疗 IBD 的作用;第二,抗生素可以改变肠道菌群的构成,促进益生菌的生长。研究表明 IBD 患者丧失了对共生菌的免疫耐受性,IBD 患者肠道内脆弱拟杆菌、大肠杆菌和肠球菌数量增加,而乳酸杆菌和双歧杆菌数量减少,抗生素如甲硝唑可抑制肠道内厌氧菌生长,减少有害细菌,纠正失调的肠道菌群,而有助于缓解 IBD 病情;第三,抗生素还可以减少肠内细菌对组织的侵袭,并可治疗一些微小脓肿;第四,抗生素能减少细菌的迁移和全身性播散。

　　大量研究表明,在 IBD 特征性表现的慢性肠道炎症中肠道细菌提供了反复的刺激。T 细胞介导的细胞免疫应答和 B 细胞介导的体液免疫应答共同参与肠道对共生细菌的免疫耐受,而 IBD 患者的免疫耐受机制发生障碍。肠道屏障功能的丧失可引起免疫应答水平的改变,使正常的肠道免疫调节功能障碍,究其原因可能存在遗传学方面的异常。研究发现部分 CD 患者的 NOD2/CARD15 基因存在多态性。该基因编码一种细胞质受体,在肠上皮细胞和巨噬细胞内均有表达,识别细菌胞壁上一种称为肽聚糖的特殊成分,即胞壁二肽(MDP)。目前已陆续阐明 NOD2 的功能。NOD2 基因的变异导致肠道免疫系统对 MDP 应答的信号路径出现缺陷,降低 NF-κB 的活化。另外,最近的研究认为 NOD2 基因的突变,导致肠黏膜上皮内潘氏细胞产生抗菌的防御素减少。上述研究结果表明,存在 NOD2 基因突变的患者,针对肠道细菌的肠道免疫应答存在缺陷。NOD2 突变的纯合子患者可能比正常人易患 CD 高出 20 倍以上,特别是病变在回肠部位的患者,NOD2 突变的杂合子也导致发生 CD 的危险性增加。特别需要说明的是,只有大约20% 的 CD 患者是 NOD2 突变的纯合子,至今尚无已知的遗传学因素导致 UC 的发生。虽然 NOD2 为 CD 的发病机制提供了丰富的信息,但是这也从另一个侧面说明 IBD 存在多种致病因素。

　　近期累积的证据认为 IBD 的发生是遗传易感性患者存在对肠道菌群产生异常的免疫应答所致。确切的发病机制尚不清楚,但是比如在 NOD2 多态性的背景下,可能的机制包括某种特异性病原体的持续感染,肠道菌群的改变引起慢性炎症,也可能由于异常的黏膜屏障功能导致对正常肠道菌群的暴露增加,或者对正常的肠道内容物产生异常的超强的免疫反应。通过对细菌在 IBD 发病机制中发挥作用的种种推测,其结果为使用抗生素以改变肠道菌群治疗 IBD 提供了依据。

某些抗生素(甲硝唑)用于治疗 IBD 不单是依靠它们的抗菌作用机制,同时可发挥其免疫调节剂的作用。此外,一些抗生素还可用于治疗结核分枝杆菌的感染,这可能与结核杆菌在 CD 病程进展中发挥重要作用有关。杀灭肠道致病细菌的治疗方案可以联合其他的治疗措施包括益生元(促进益生菌生长的膳食成分)和益生菌(有益菌)。如何把这些治疗方案联合起来治疗 IBD 仍需进一步研究。本文简要综述了抗生素治疗 IBD 的临床研究进展,主要是 CD,这一直是临床上研究最多的课题。

1 肠道 CD

国外报道了使用抗生素治疗活动性 CD 的几项对照研究试验。大部分研究都是小样本(16~213 例)试验,采用短期治疗(2~24 周)和不同的研究方法。由于研究的入选标准、辅助治疗方法和治疗终点的不均一性,限制了各研究组之间的直接比较。然而,在一项 2011年 meta 分析的对照性研究中,抗生素对活动性 CD 的诱导缓解明显优于安慰剂(未缓解的活动性 CD 的 RR 值 0.85,95% CI 0.73~0.99),meta 分析还发现抗生素在 CD 的维持缓解方面也明显优于安慰剂组(复发率 RR 0.62,95% CI 0.43~0.96)。

使用抗生素治疗 IBD 的临床经验远远超过已发表的研究结果。结合文献和临床经验显示适量使用甲硝唑[10~20mg/(kg·g)]或甲硝唑联合环丙沙星作为主要或辅助性治疗结肠型 CD 可以取得良好的疗效,但是对单纯的小肠型 CD 疗效较差。然而,临床上存在许多不确定性的因素影响抗生素治疗结果的判断,包括抗生素能维持疗效的时间,治疗的初始剂量和疗程,如何降低药物的不良反应,特别是大剂量长期应用甲硝唑可以导致永久性的周围神经病变。

大多数的抗生素只能暂时改变肠道细菌的浓度,治疗结束后细菌会再次聚集于黏膜上。抗生素能促进耐药菌株的增殖,有研究显示,长期应用甲硝唑减少 CD 患者的肠道细菌种类至少可以维持 6 个月。而且,厌氧细菌的清除率与疾病的缓解密切相关,这表明清除厌氧菌的重要性。环丙沙星对厌氧菌的效果较差,但是却对大肠杆菌有较好的疗效。

联合应用甲硝唑和环丙沙星 1 周和 2 周后能明显降低黏膜相关性细菌。然而,在抗生素停用 1~18 周后黏膜相关性细菌的数量反弹到比用药前更多,但是在停药 6 个月后细菌数量又回复到用药前的水平。脆弱杆菌和大肠杆菌都没有得到持久的抑制。抗菌药物的抗菌指标和疗效之间的关系目前还不明确,对某一特定的抗生素的疗效的研究是否可以适用于其他的抗生素也不确定。下文对患病人群、临床治疗终点和临床干预等各项指标都有严格设计的大样本研究进行归纳总结。

1.1 甲硝唑

甲硝唑是一种硝基咪唑类抗生素,对革兰阳性和阴性厌氧菌(包括脆弱类杆菌)均有强大的杀菌活性。105 例活动性 CD 患者随机接受甲硝唑(20mg/kg 或 10mg/kg)和安慰剂治疗 16 周。最后只有 56 例患者完成治疗,其中退出研究的因素有临床症状恶化、药物的不良反应或违反协议。在治疗结束的患者中,CD 的活动指数明显下降,并且甲硝唑组中患者的C-反应蛋白也明显下降。几项研究都得出了类似的结论:病变累及结肠的患者比单纯回肠型患者的疗效好。虽然在这次试验中观察到完成治疗的患者从中获益,但由于退出研究的人数较多,使得很难判断本次的研究结果。

另外一项对活动性 CD 患者的随机双盲、十字交叉的研究中,78 例患者随机接受甲硝唑和柳氮磺胺吡啶治疗 4 个月,结果显示甲硝唑组优于柳氮磺胺吡啶组。

在以 Ursing 等为首的一个涉及多中心的北欧研究中,患者被随机交叉进行甲硝唑(400mg,每日两次)和柳氮磺吡啶(1.5 g,每日两次)治疗 4 个月。结果表明,经柳氮磺吡啶治疗的患者如果再改用甲硝唑治疗,其 CDAI 显著下降,但是在从甲硝唑改为柳氮磺吡啶治疗的患者中没有发现这样的现象。另外,研究小组分析发现,甲硝唑治疗有结肠炎或者回结肠炎的患者比只有回肠炎的患者更有效。因此认定在治疗结肠型 CD 中,甲硝唑比柳氮磺吡啶可能更加有效。

Feller 等也对抗生素治疗 CD 的多项安慰剂对照试验进行了 meta 分析,平均疗程 6 个月,OR 值大于 1 提示抗生素疗效优于安慰剂,结果发现 3 项硝基咪唑类抗生素试验的总OR 值为 3.54(95% CI 1.94~6.47),表明长期使用硝基咪唑类抗生素可有效治疗 CD。

1.2　环丙沙星

环丙沙星是一种氟喹诺酮类抗生素,它能杀灭肠道革兰阴性和需氧革兰阳性细菌。在对 47 例中度活动性、激素抵抗性 CD 患者的对照研究中,患者被随机分为环丙沙星组(500mg/d,2 次/日)单一治疗和安慰剂治疗 6 个月,试验结束后,抗生素治疗组 CDAI 指数明显低于安慰剂组。认为在常规治疗抵抗的活动性中度 CD 患者中,环丙沙星可能是一种有效的补充治疗药物。

Rahimi 等对纳入广谱抗生素治疗 804 例活动性 CD 患者(2~24 周)的 6 项随机安慰剂对照试验进行 meta 分析,其中 135 例只接受甲硝唑治疗,128 例患者单用环丙沙星治疗,66 例联合甲硝唑和环丙沙星治疗,56 例联合甲硝唑和磺胺甲基异噁唑治疗,373 例接受安慰剂治疗,结果显示抗生素治疗组有 54% 达到临床改善,与安慰剂组相比其 OR 值为2.257(95% CI 1.678~3.036,$P<0.001=$,提示广谱抗生素可改善 CD 患者的临床结局,但仍需进一步研究。与甲硝唑相比,环丙沙星的毒副作用低,更易耐受。

另有研究业已评价了环丙沙星治疗活动性 CD 的疗效。早期病例报告认为在治疗包括回肠病变的 CD 中,环丙沙星能发挥有益的作用。另一项轻中度复发的 CD 患者随机接受环丙沙星(1g,1 次/日)和颇得斯安(4g,1 次/日)治疗 6 周,最后两组达到完全缓解为治疗终点,其临床缓解率类似(分别是 55% 和 56%)。认为在轻中度 CD 患者的诱导缓解中,1 g/天的环丙沙星与 4 g/天的颇得斯安有同样的治疗效果。但是此试验的目的不是确定药物的等效性,而且,因为没有设立安慰剂组,很难确定哪一组是由于疾病的自然转归。环丙沙星的不良反应包括光敏性、肌腱炎和罕见的肌腱断裂,抑制胎儿和儿童软骨的生长,鹅口疮、念珠菌病和罕见 QT 间隔延长。

1.3　甲硝唑和环丙沙星的联合应用

一项对回肠型 CD 患者(有或没有累及右半结肠)的研究中,134 例患者随机接受环丙沙星(500mg,2 次/日)联合甲硝唑(500mg,2 次/日)治疗和安慰剂治疗 8 周,所有的患者均口服布地奈德(9mg,1 次/日),治疗结束后,抗生素组与安慰剂组的临床缓解率没有显著性差异(缓解率分别是 33% 和 38%)。有较多的结肠病变患者在应用抗生素治疗后获得较高的缓解率(分别是 53% 和 25%),但是统计学没有差异。

抗生素治疗更容易因药物的不良反应而终止,有人总结布地奈德加用抗生素对活动性回肠型 CD 无效,但是却对结肠病变者有效。有研究表明,治疗效果与血清学指标对细菌或真菌抗原的反应性相关。虽然统计学没有差异,但是对 OmpC 和 OmpI 有明显的血清学反应的患者其临床缓解率最高,因而推测共生菌的血清学反应可能预测抗生素治疗的疗效。

41 例患者随机接受环丙沙星(500mg,2 次/日)加甲硝唑(250mg,4 次/日)和环丙沙星(500mg,2 次/日)加甲泼尼龙[0.7~1mg/(kg·d)]治疗 12 周,治疗结束后,应用皮质类固醇组的临床缓解率较高(63% 和 46%),两组之间没有统计学差异。治疗失败和副作用的比例在抗生素治疗组分别是 22.7% 和 27.3% ,而在甲泼尼龙治疗组分别是 26.3% 和 10.6% 。认为在 CD 的急性期内甲硝唑和环丙沙星联合治疗是一种替代类固醇治疗的方法。随后,在一项回顾性分析里,作者综述了 233 例活动性 CD 患者因接受环丙沙星(1 g/d)和(或)甲硝唑(1 g/d)治疗的临床记录。结果表明,两种抗生素联合使用的临床缓解率是 70.6% ,而甲硝唑组和环丙沙星组分别为 72.8% 和 69% 。20% 的患者因药物的副作用需要终止治疗。作者断定甲硝唑和环丙沙星对治疗活动性 CD 显然有效,并且联合治疗并不优于甲硝唑和环丙沙星单独使用的效果。

一项开放性研究中,72 例患者随机接受环丙沙星(500mg,2 次/日)联合甲硝唑(250mg,3 次/日)治疗 10 周,同时加用泼尼松(平均剂量每日 15mg)或不加用泼尼松,没有加用泼尼松组有 67% 的患者有临床应答,而加用泼尼松治疗组有 90% 的患者有临床应答,有结肠病变的患者伴或不伴回肠病变的临床反应率比单纯回肠病变组的临床应答率高(86% vs 64%)。有 5 例患者因药物不良反应而停用抗生素。这项研究表明皮质激素与两种抗生素联合治疗活动性 CD 患者,比单独使用两种抗生素更有效。并且本项研究结果类似于以往的研究,即对有结肠病变的 CD 患者,抗生素治疗非常有益。

Steinhart 等进行了一项涉及多个中心的随机化对照试验,134 例患者分别采用两种治疗方案之一进行了为期 8 周的治疗,一组使用布地奈德(9mg,1 次/日)加上环丙沙星(500mg,2 次/日和甲硝唑(500mg,2 次/日),另一组为布地奈德(9mg,1 次/日)加上安慰剂,结果表明抗生素治疗组(33%,21/64 例)与安慰剂对照组(38%,25/66 例)相比较,临床缓解率无显著性差异。另外,通过分析病变的部位,发现结肠有病变的患者抗生素的治疗效果显著。右半结肠病变者抗生素联合治疗的临床缓解率 53% (9/17 例)显著高于安慰剂对照者 25% (4/16 例)。值得说明的是,抗生素治疗组中 20% 的患者因药物副作用而中途退出试验,而在安慰剂对照组则没有。作者断定在布地奈德治疗活动性回肠 CD 患者时加用环丙沙星和甲硝唑无治疗效果,但是,当病变涉及结肠时该治疗可能有益。

1.4　利福昔明

利福昔明是一种广谱和不易被吸收的口服抗生素。在 83 例患者接受利福昔明（800mg,2 次/日,800mg,1 次/日）和安慰剂 4 周的对照性研究中,应用利福昔明（800mg,2 次/日）治疗组的无效率明显低于安慰剂组。在第 2 阶段试验中,添加了能增加利福昔明肠道利用率的配方剂（延长利福昔明肠道释放,EIR）,402 例中度活动性 CD 患者接受利福昔明-EIR（400mg,2 次/日）、利福昔明-EIR（800mg,2 次/日）、利福昔明-EIR（1200mg,2 次/日）和安慰剂治疗 12 周,应用利福昔明-EIR（800mg,2 次/日）治疗组在治疗结束时其病情缓解率明显高于安慰机组（62% *vs.* 43%）,应用利福昔明 400mg,2 次/日（54%）和 1200mg,2 次/日（47%）治疗组相对于安慰剂组没有明显差异性。

Shafron 等对 64 例（94%）接受利福昔明 60mg/d 的患者进行研究,其中 31 例患者同时联合类固醇,平均疗程 16.6 周,显示 65% 的 CD 患者病情缓解,其中未接受类固醇组的缓解率可改善为 70%,联合类固醇组为 58%,利福昔明治疗 4 个月后患者的临床症状持续改善,这说明利福昔明可改善 CD 患者的临床症状,并有可能用于 CD 患者的诱导和维持缓解,此外,有研究先以利福昔明诱导 CD 的缓解,然后使用益生菌维持治疗,结果显示利福昔明作为益生菌治疗 CD 的辅助治疗有一定的疗效。

1.5　克拉霉素

25 例开放性标记研究中,接受克拉霉素（250mg,2 次/日）治疗活动性 CD4 周后,有临床应答并持续应用克拉霉素至 12 周,其中 64% 的患者有临床应答,而只有 48% 的患者临床症状缓解。11 例患者持续应用平均 28 周后,只有 73% 的患者能维持缓解。然而,在接受克拉霉素（1mg,1 次/日）治疗 3 个月后没有临床应答的 41 例活动性 CD 患者被纳入随后进行的安慰剂对照组,在 1 个月后的事后分析中获得短暂的缓解。在接受克拉霉素（200mg,2 次/日）治疗 4 周的非对照实验中,只有 57% 的患者有临床应答,36% 的患者达到临床缓解,其中有 14 例是日本患者。

1.6　抗结核治疗试验

有几项研究指出 CD 与结核分枝杆菌有关,这就为抗结核药物治疗 CD 患者提供了依据。

一种推测认为分枝杆菌感染,特别是鸟型分枝杆菌亚种副结核分枝杆菌（MAP）,能导致 CD 的发生。早在 1913 年就首次注意到 CD 和结核性胃肠炎之间的病理学表现十分似。在 CD 和 Johne 病（在奶牛等动物中发生的由禽分枝杆菌副结核亚种 MAP 引起的传染性肠炎:副结核病）之间也能观察到相似的组织学表现。在 20 世纪 80 年代首次在 CD 患者的肠组织中检测到了 MAP。从此,业已采用培养和多聚酶链式反应等方法来检测 MAP。几项最近的实验研究表明,从 CD 患者的肠组织和血液中检测到了 MAP 的 DNA。但是,一直存在很多对这些研究结果的争论,迄今尚没有建立直接的因果关系。有几个论点反对慢性 MAP 感染引起 CD,包括抗分枝杆菌治疗缺乏明显的疗效。

各种各样的抗分枝杆菌联合治疗方案,包括单种和多种药物方案,业已在多个小型研究和病例报告中阐述用于治疗 CD 的可能性。通常使用的抗生素包括利福布丁和克拉霉素。包括随机化安慰剂对照试验的荟萃分析在内的大多数研究并没有发现显著的疗效。在 8 个随机化试验(7 个出现在 Cochrane 综述中)的报告中,有 2 个是摘要,均收集在该荟萃分析中。总之,抗分枝杆菌治疗在维持 CD 患者的缓解方面不能显示确证的治疗效果。值得说明的是,2 个试验在抗分枝杆菌和标准化治疗中使用了皮质类固醇递减方案能诱导疾病的缓解。作者认定在皮质类固醇治疗期间采用抗分枝杆菌治疗对维持疾病的缓解有效,但是尚不能根据这个证据广泛推荐。

一项新近的随机化对照试验比较联合克拉霉素(500mg,2 次/日)和乙胺丁醇[15mg/(kg·d)]辅助治疗 31 例活动性 CD 患者 3 个月的疗效,治疗 12 个月后,在抗生素联合治疗组和安慰剂对照组之间没有显著的差异。

不过,一些小型开放标签的研究已经显示抗生素治疗有益于疾病的临床改善。在其中一项研究中,36 例活动性 CD 患者的 p35 和 p36 抗原(MAP 的重组蛋白质)阳性,所有患者接受利福布丁(150mg,2 次/日)和克拉霉素(250mg,2 次/日)治疗,同时给予益生菌辅助治疗。由于药物的副作用,7 例(19%)患者从试验中退出。58%(21/29 例)的患者保持临床症状改善。这项研究认为利福布丁和克拉霉素可能对治疗 MAP 感染阳性的 CD 患者有益。

至少有两个 meta 分析表明抗结核治疗可以获得较好的临床反应,虽然不清楚这种临床反应是由于抗结核治疗还是某种非特异性抗生素。然而,在随后的大样本(213 例)安慰剂对照试验中,分别接受克拉霉素、利福布丁和氯法齐明治疗 2 年,研究发现并没有获得持续的有效性,虽然在应用抗生素 4 周后获得良好的临床改善(缓解率,抗生素组 66%,安慰剂组 50%),这种临床有效性是由于对共生菌的治疗,但是对 MAP 的疗效较差。在这项研究中并没有检测治疗前后黏膜中 MAP 的含量。应用体外药敏分析方法分别检测人类 CD 的体外 MAP 分离株对抗生素的敏感性,结果显示对异烟肼有耐药性。在这项研究中 70% 人类 MAP 分离株对环丙沙星敏感。

2 瘘管型 CD

肛瘘是 CD 的常见并发症,其首选的治疗方法通常是联合药物治疗和外科手术治疗,已经发表的几项针对瘘管型 CD 的研究中,大部分的患者为肛周瘘管。2011 年的 meta 分析中有 3 个试验是针对肛周瘘管的患者,结果显示环丙沙星或甲硝唑治疗组相对于安慰剂组能明显减少瘘管流量(RR 值 0.8,95%CI0.66~0.98)。

这些研究引领了抗生素治疗新发的、单一肛瘘的新领域,应用大剂量甲硝唑治疗[20mg/(kg·d)]的临床缓解率超过 50%,50% 的患者应用甲硝唑治疗平均 6.5 个月后因出现神经症状而需要减量或停用。在小样本试验中,接受环丙沙星治疗后有 40% 的患者病情改善(瘘管闭合大于 50%),甲硝唑组和安慰剂组分别是 14% 和 13%。环丙沙星和安慰剂治疗组有低于 13% 的患者提前结束治疗,而甲硝唑治疗组有 71% 的患者提前结束治疗。

小剂量的抗生素对瘘管型 CD 患者也有效,并且能减少不良反应的发生。在接受英夫利昔 5mg/kg 联合环丙沙星(500mg,2 次/日)或联合安慰剂治疗 18 周的双盲、对照试验中,环丙沙星(73%)相对于安慰剂(39%)能明显增加临床应答性。值得重视的是,应用抗生素和英夫利昔治疗后,与 CD 相关的 NOD2 变异型(0)其临床应答性比 NOD2 野生型低(33%)。在治疗肛周瘘管的非对照研究中,硫唑嘌呤联合抗生素(48%)治疗组比没有应用免疫抑制剂组(15%)的患者有更好的临床应答率。通常在脓肿引流之后,应用甲硝唑[10~20mg/(kg·d),1 次/日]、环丙沙星(500mg,2 次/日)或联合应用这些药物作为治疗非复杂性肛周瘘管的一线用药,多数情况下,抗生素会持续应用 3 个月,并密切观察甲硝唑治疗后的周围神经病变。临床上通常使用抗生素联合 6-巯基嘌呤、柳氮磺胺吡啶或英夫利昔治疗复杂性或难治性患者。作者认为在肛周 CD 中使用抗生素有益于诱导短期的临床显效,并且可以对免疫抑制治疗提供一种补充治疗或使用免疫抑制剂前的过渡性治疗策略。最近另一项开放性标签的研究发现,美罗培南(500mg,一天 3 次)治疗 6 例对英夫利昔抵抗的难治性肛瘘 CD 患者,是一种有效和安全的选择,但是如同其他研究报告,症状的重现经常在停用抗生素之后发生。而对皮肤革兰阳性细菌的治疗方案仍需进一步研究,因发现这些细菌种类主要是肛周瘘管的定植菌。

Tina 等的双盲安慰剂对照试验中,25 例肛周瘘管的 CD 患者随机接受甲硝唑 500mg、环丙沙星 500mg 或安慰剂治疗 10 周(2 次/日)。结果显示治疗第 10 周时,临床应答率分别是 14.3%、40% 和 12.5%(P = 0.43)。说明环丙沙星治疗 CD 患者肛周瘘管的缓解率和临床应答率均较高,但两种抗生素的不良反应无明显差异性。另有一些非对照性研究支持抗生素对治疗 CD 肛周病变有效。Bernstein 等发现接受甲硝唑 20mg/(kg·d)对治疗 CD 肛周病变有效,其中 83% 的患者症状改善或完全治愈。Turumen 等亦发现以环丙沙星(1.0~1.5g/d)治疗难治性肛周病变 3~12 个月后,病变活动性改善。然而,一旦环丙沙星或甲硝唑的剂量减少或终止用药,CD 患者的肛周病变会频繁复发,因此,抗生素可有效治疗急性发作期的 CD 肛周病变,但其不良反应发生率较高,不推荐抗生素作为一种理想的长期治疗方法。

最近对 10% 甲硝唑软膏治疗肛周 CD 患者的疗效研究进行了评估,接受 10% 甲硝唑软膏治疗的患者,给予肛周 0.7g,3 次/日或安慰剂软膏治疗。4 周后肛周活动性 CD 的活动指数平均下降值在两组之间没有差异性,然而,甲硝唑组中有较多的青少年 CD 患者 CDAI 活动指数相对于安慰剂组至少下降 5 分。肛周流脓和肛周疼痛在甲硝唑治疗的患者中都有明显好转,10% 甲硝唑软膏有良好的耐受性,较少的不良反应,可作为 CD 肛周疼痛和流脓的辅助性治疗手段。

3　术后复发

超过 3/4 的 CD 患者在其漫长的病程中需要借助外科手术进行治疗。在手术切除术后,大多数病人最终将会复发,通常发生在吻合口部位。预防 CD 术后复发的方法不断地在更新,甲硝唑联合硫嘌呤方案优于单一应用甲硝唑,只有当肠黏膜重新暴露于肠腔内的物质时疾病才会复发,这一发现支持抗生素的潜在作用,表明肠道细菌能促使疾病复发。抗生素,特别是最常使用的硝基咪唑类抗生素甲硝唑,业已对其在治疗和预防 CD 手术后的复发中进行研究。

Rutgeerts 等进行的一项随机化对照试验,观察应用甲硝唑在预防手术后新建末端回肠部位复发的疗效。60 例患者接受了回肠切除。在手术切除之后 1 周开始使用甲硝唑[20mg/(kg·d)]或安慰剂共 3 个月,观察抗生素对吻合部位的疗效。3 个月后,安慰剂对照组内 75%(21/28 例)的患者发生内镜下复发,而在甲硝唑治疗组内则只有 52%(12/23 例)的患者复发,经统计学分析这个差异没有显著性。不过,严重的内镜下复发的发生率,甲硝唑治疗组(13%,3/23 例)与安慰剂组(43%,12/28 例)相比较显著地降低。另外,甲硝唑与安慰剂相比较,前者可显著地降低第 1 年(4% 与 25%)的临床复发率,但是在第 2 年(26% 与 43%)和第 3 年(30% 与 50%)两者的差异没有显著性。与安慰剂组相比较,甲硝唑治疗组可出现较多的不良反应。因此,作者断定使用甲硝唑治疗 3 个月,可降低 CD 手术后在新建末端回肠早期复发的严重性程度以及减少延迟性症状的复发。

此后,Rutgeerts 等再次进行的一项随机化对照试验,评估应用奥硝唑治疗在预防手术后临床复发中的疗效和安全性。奥硝唑是一种硝基咪唑类抗生素,与甲硝唑相比较,奥硝唑的副作用更少。在这项研究中,80 例患者接受了回肠或回结肠切除术,手术后 1 周开始使用奥硝唑(500mg,2 次/日)或安慰剂共 1 年。在治疗 12 个月时,奥硝唑(7.9%,3/38 例)比安慰剂(37.5%,15/40 例)显著地降低临床复发率。不过,在治疗 24 和 36 个月时,临床复发率却没有显著的差别。在治疗 12 个月时,奥硝唑(53.6%)比安慰剂(79%)显著地降低内镜下复发率。在治疗 3 个月和 12 个月时出现内镜下复发可预测随后的临床复发。值得一提的是,相当多的患者因为奥硝唑的副作用而中途退出试验。研究认为奥硝唑是 CD 患者回结肠切除手术后预防复发的有效治疗药物。

这些随机化对照试验认为在 CD 手术切除后第一年内使用硝基咪唑类抗生素,可有效地降低临床和内镜下手术后的复发。不过,预防复发的最佳治疗时间仍不清楚,并且这些硝基咪唑类抗生素的副作用很常见。

4 UC

目前抗生素并未普遍用于 UC 的治疗中,有几个对窄谱抗生素用于治疗 UC 患者的对照性试验研究,试验结果不一致。抗生素对活动性 UC 几乎没有治疗价值,但是抗生素对暴发性结肠炎并发脓肿或发生中毒性巨结肠有治疗价值,然而,正是这些有限的研究提出了应用广谱抗生素治疗 UC 的可行性。下面对几个大样本试验的结果进行阐述:70 例轻中度活动性 UC 的患者随机分组,分别给予环丙沙星(250mg,2 次/日)和安慰剂治疗 7 天并加用口服或直肠局部应用糖皮质激素或奥沙拉嗪。结果显示两组之间的缓解率没有显著性差异(71% vs 72%)。39 例重度 UC 患者随机接受静脉滴注甲硝唑(500mg,每 8 小时 1 次)和安慰剂治疗 5 天,所有的患者都静脉给予或直肠局部应用糖皮质激素。两组患者的临床症状改善没有显著的差异性。

对传统激素和美沙拉嗪没有临床应答的 83 例 UC 患者,随机接受环丙沙星(500~750mg,2 次/日)和安慰剂治疗 6 个月,环丙沙星治疗组取得了良好的临床症状改善,其中有 44% 的患者接受安慰剂治疗失败(根据内镜下表现和临床症状),而环丙沙星治疗组有

21%,然而,在治疗 12 个月时,环丙沙星治疗组的治疗失败率为 45%(17/38 例),不再显著地低于安慰剂对照组的 60%(27/45 例)。作者认为加用口服环丙沙星辅助用药治疗 UC6 个月可明显改善泼尼松和美沙拉嗪常规治疗的疗效。

为数不多的研究认为其他抗生素在治疗活动性 UC 中发挥一定的疗效。Burke 等进行了一项随机化对照试验,选择 84 例急性复发性活动性 UC 患者,接受口服妥布霉素(120mg,3 次/日)或安慰剂作为激素治疗的辅助用药治疗 7 天。3~4 周后,妥布霉素治疗组的临床改善率 74%(31/42 例)明显高于安慰剂对照组 43%(18/42 例)。结果表明短期口服妥布霉素可改善复发性活动性 UC 患者的临床表现。不过,Lobo 等随后进行了一项研究,从曾纳入前述研究的 81 例患者中,选择 40 例接受妥布霉素治疗,而 41 例接受安慰剂对照,观察 2 年后发现,两组间的复发率没有显著性差异。认为妥布霉素的疗效不确切。而且,39 例重度 UC 患者随机接受静脉滴注甲硝唑(500mg,3 次/日)、妥布霉素(4mg/kg,3 次/日)和安慰剂治疗并加用肠外营养、静脉和直肠局部糖皮质激素治疗,两组在临床症状改善方面没有显著的差异性(65% vs 64%)。同一组重症 UC 患者接受环丙沙星和安慰剂治疗的对照试验中,两组之间的临床症状改善也没有显著性差异。

Mantzaris 等在随后进行的一项随机化对照试验中,55 例重度急性 UC 患者随机接受静脉环丙沙星(400mg,每天两次)治疗或安慰剂 2 周,作为使用氢化可的松的辅助治疗用药。结果与以往的研究类似,表明两组之间的疾病临床改善率没有显著性差异。79%(23/29)的环丙沙星治疗组患者病情明显改善,而与安慰剂组的 77%(20/26)相近。与之相反,Turunen 等进行了一项随机化对照试验,认为环丙沙星作为辅助用药治疗急性活动性 UC 具有较好的疗效。通过几种不同的抗生素单独或联合使用,以评估治疗活动性 UC 的疗效。对照性研究结果没有揭示抗生素在活动性 UC 治疗中具有始终一致的益处,但是憩室炎患者例外。Gilat 等进行了一项随机化对照试验,42 例急性非重度 UC 患者接受口服甲硝唑(每日 1.35 g)或柳氮磺胺吡啶(每日 4.5 g)治疗 28 天。26%(6/23)的甲硝唑治疗组患者病情明显改善,而柳氮磺胺吡啶治疗组患者则为 68%(13/19),认为甲硝唑在治疗急性非重度 UC 患者时效果不明显。

Casellas 等进行了一项随机化对照试验,选择 30 例活动性 UC 患者,接受口服羟氨苄青霉素-克拉维酸(1 g + 250mg,每日 3 次),静脉给予甲泼尼松龙(每日 40mg),口服安慰剂或口服羟氨苄青霉素-克拉维酸和静脉给予甲泼尼松龙联合使用共 5 天,通过直肠透析评估炎症介质(IL-8、凝血恶烷 A2)的黏膜释放率,通过口服乳果糖后呼气 H_2 的排出量评估结肠菌群的代谢活性。治疗结束后,发现抗生素组或激素加抗生素组患者的 IL-8 和凝血恶烷 A2 的释放量明显降低。另外,抗生素治疗能明显抑制呼气 H_2 的排出量。作者认为短期口服羟氨苄青霉素-克拉维酸可减少肠道内 IL-8 和其他炎症介质的释放。但是,该研究没有观察患者的临床改善率。在最近的另一项研究中,20 例慢性活动性 UC 患者随机地接受抗生素联合治疗(羟氨苄青霉素、四环素、甲硝唑)或不给予抗生素治疗 2 周。本研究中的抗生素可以杀灭可能是 UC 致病因子的一种可变梭杆菌。在治疗 3~5 个月和 12~14 个月,抗生素治疗组能明显降低患者的临床活性指标和内镜/组织学评分。另外,也能显著地提高患者的缓解率。

28 例中重度激素难治患者随机接受利福昔明(400mg,2 次/日)和安慰剂治疗 10 天,并继续给予静脉皮质激素治疗,虽然整个的临床结果不同,但是利福昔明治疗组在大便次数、直肠出血和内镜下评分等方面都有显著的改善。在另一项非对照研究中也有类似的发现。在联合应用阿莫西林、妥布霉素和甲硝唑等广谱抗生素治疗2周的小样本试验中也取得了良好的疗效。在另一项研究中，甲硝唑联合环丙沙星治疗后结肠生物膜中的细菌水平暂时下降，但是在停用抗生素1周内黏膜细菌数量反弹甚至比治疗前更高。这表明抗生素难以维持临床反应性。

虽然目前多数的研究资料并不支持使用抗生素作为轻度-中度或重度UC的主要治疗用药或作为标准激素治疗的辅助治疗用药，但是，对暴发性结肠炎患者，特别是这些患者也在接受皮质激素治疗时还是应该使用广谱抗生素。

这些试验结果在2011年抗生素与安慰剂疗效分析的meta分析结果中（活动性UC的RR值为0.64,95% CI 0.43~0.96）得到证实。

5　储袋炎

大部分患者在接受美沙拉嗪联合其他抗生素短期治疗后有临床应答，证实共生菌的过度繁殖在回肠袋-肛管吻合术患者的储袋炎的发展中发挥重要作用这一假设，联合益生菌治疗可以预防长期复发和复发性储袋炎。

6　细菌过度生长

由于小肠狭窄，回盲瓣的切除和肠内瘘，CD患者小肠内的细菌更容易过度生长，几种抗菌治疗方案，包括环丙沙星、甲硝唑和利福昔明对抑制细菌的过度生长高度有效，能使氢气呼气试验的结果正常化，但是在改善腹胀、腹泻和腹痛等方面疗效却有差异性。利福昔明能暂时抑制细菌的过度生长，治疗结束后30天氢气呼气试验再次出现异常。

7　艰难梭状芽孢杆菌感染

艰难梭状芽孢杆菌毒素诱导的炎症反应是炎症性肠病复燃的一个重要的危险因素并且可能由抗生素引发。几项研究显示在IBD患者中艰难梭状芽孢杆菌的感染率明显增加，包括全结肠切除后的回肠袋。在一项研究中，61%感染艰难梭状芽孢杆菌的IBD患者全部接受过抗生素治疗，应用甲硝唑、口服万古霉素能清除大部分患者的艰难梭状芽孢杆菌，但是IBD患者对临床治疗的应答性与甲硝唑的耐药性增加有关。在IBD患者和艰难梭状芽孢杆菌感染的患者中，治疗失败（死亡和结肠切除）的因素包括低蛋白血症（小于30g/L），血红蛋白低于90g/L，血清肌酐大于1.5mg/d。

由于高重叠感染率和高结肠切除率，所有易复发的住院患者都要接受艰难梭状芽孢杆菌毒素A和B的检测。对艰难梭状芽孢杆菌重叠感染的IBD患者进行的一项分析发现，接受免疫抑制剂治疗的患者其治疗效果都较差。

艰难梭状芽孢杆菌毒素诱导的结肠炎的发生与IBD患者长期使用抗生素相关。虽然甲硝唑是治疗艰难梭状芽孢杆菌性结肠炎的一线药物，但是甲硝唑和环丙沙星，以及其他抗生素，易导致抗菌治疗中这种并发症的发生，尤其是住院患者。Rolney等发现57例住院的患者中,16 例在上一年度使用过抗生素,其中 3 例艰难梭状芽孢杆菌毒素阳性。作者认为 IBD 患者使用抗菌治疗并不比其他患者出现毒素的危险性高。另外,有人认为艰难梭状芽孢杆菌感染可能牵涉 IBD 的复发。但是,另外的研究发现,除了最近接受抗生素治疗的患者以外,在艰难梭状芽孢杆菌毒素和 IBD 的复发之间相关性很小。

8　总结和建议

已经发表的文献和临床经验认为适量地应用甲硝唑[10~20mg/(kg·d)]或甲硝唑联合环丙沙星 500mg,3 次/日作为主要或辅助性治疗结肠型 CD 可以取得较好的疗效。但是对于单纯小肠型 CD 患者来说疗效较差。虽然对利福昔明这种药物没有足够的经验,但是可以试验性地应用。对抗生素治疗还有很多值得探讨的因素,包括疗效和疗程,首次治疗剂量和维持剂量,联合应用是否优于单独用药,降低药物不良反应的方法等。如果甲硝唑长时间大剂量应用,很可能会导致永久性周围神经病变。

在脓肿引流之后,临床上普遍应用抗生素(单独或联合应用甲硝唑或环丙沙星)作为治疗非复杂性肛周瘘管的一线用药。多数情况下抗生素会持续应用 3 个月。并且抗生素常联合 6-巯基嘌呤、柳氮磺胺吡啶或英夫利昔治疗复杂性或难治性患者。

短期应用甲硝唑和类似的药物在防止回结肠吻合术后复发方面有较好的疗效。它们的作用机制还不明确,特别是考虑到长期用药的必要性和潜在的不良反应,有数据显示联合应用甲硝唑 3 个月和长期应用硫唑嘌呤明显优于单一的甲硝唑,但是试验结果仍需进一步验证。

应用窄谱的抗生素治疗 UC 的对照分析中没有取得一致的疗效。虽然抗生素在活动性 UC 中的疗效甚微,但是却对难治性、传统药物耐受和暴发性结肠炎等威胁生命的患者有效。有越来越多的结果显示应用广谱抗生素利福昔明或联合应用抗生素对治疗 UC 有效,但是还需要更多进一步的试验来证实这些结论。

抗生素在治疗储袋炎中有重要的作用,虽然环丙沙星的耐受性比甲硝唑好并且更有效,但是甲硝唑、环丙沙星和利福昔明对储袋炎都有效。环丙沙星联合甲硝唑或利福昔明或替硝唑对难治性 UC 患者都有效,明确大肠杆菌的敏感性可以帮助难治性 UC 伴有储袋炎的患者制定个体化治疗方案。

已报道的研究表明抗生素治疗 CD 患者有效,根据很多专家的意见,应用抗生素治疗 CD 可以作为一线治疗手段或联合免疫抑制剂是较合理的治疗手段。这一假设被最近的 meta 分析结果进一步证实,meta 分析指出长期应用硝基咪唑或氯法齐明对 CD 患者有效。然而仍有许多问题亟待解决,为什么只有一小部分的 IBD 患者对抗生素有效? CD 的病程中并发感染的机制是什么?例如小肠的耶尔森菌,我们应该意识到环丙沙星对耶尔森菌有效。将来如果解决了这些问题就可以针对病因制定出更好的治疗策略。

(庞　智)

参考文献

Arnold GL,Beaves MR,Pryjdun VO,et al. 2002. Preliminary study of ciprofloxacin in active Crohn's disease. Inflamm Bowel

Dis,8:10.

Barnich N,Aguirre JE,Reinecker HC,et al. 2005. Membrane recruitment of NOD2 in intestinal epithelial cells is essential for nuclear factor-[kappa]B activation in muramyl dipeptide recognition. J Cell Biol,170:21-26.

Cuthbert AP,Fisher SA,Mirza MM,et al. 2002. The contribution of NOD2 gene mutations to the risk and site of disease in inflammatory bowel disease. Gastroenterology,122:867-874.

Duchmann R,Kaiser I,Hermann E,et al. 1995. Tolerance exists towards resident intestinal flora but is broken in active inflammatory bowel disease(IBD). Clin Exp Immunol,102:448-455.

Girardin SE,Boneca IG,Viala J,et al. 2003. Nod2 is a general sensor of peptidoglycan through muramyl dipeptide(MDP)detection. J Biol Chem,278:8869-8872.

Guslandi M. 2005. Antibiotics for inflammatory bowel disease:do they work? Eur J Gastroenterol Hepatol,17:145-147.

Hisamatsu T,Suzuki M,Reinecker HC,et al. 2003. CARD15/NOD2 functions as an antibacterial factor in human intestinal epithelial cells. Gastroenterology,124:993-1000.

Hugot JP,Chamaillard M,Zouali H,et al. 2001. Association of NOD2 leucine-rich repeat variants with susceptibility to Crohn's disease. Nature,411:599-603.

Isaacs KL,Lewis JD,Sandborn WJ,et al. 2005. State of the art:IBD therapy and clinical trials in IBD. Inflamm Bowel Dis,11 (Suppl 1):S3-S12.

Isaacs KL, Sartor RB. 2004. Treatment of inflammatory bowel disease with antibiotics. Gastroenterol Clin North Am,33:335-345.

Kobayashi KS,Chamaillard M,Ogura Y,et al. 2005. Nod2-dependent regulation of innate and adaptive immunity in the intestinal tract. Science,307:731-734.

Kruis W. 2004. Review article:antibiotics and probiotics in inflammatory bowel disease. Aliment Pharmacol Ther,20:75-78.

Macpherson A,Khoo UY,Forgacs I,et al. 1996. Mucosal antibodies in inflammatory bowel disease are directed against intestinal bacteria. Gut,38:365-375.

Morikawa K,Watabe H,Araake M,et al. 1996. Modulatory effect of antibiotics on cytokine production by human monocytes in vitro. Antimicrob Agents Chemother,40:1366.

OguraY,Bonen DK,Inohara N,et al. 2001. A frameshift mutation in NOD2 associated with susceptibility to Crohn's disease. Nature,411:603-606.

Ohkusa T,Sato N. 2005. Antibacterial and antimycobacterial treatment for inflammatory bowel disease. J Gastroenterol Hepatol,20:340-351.

Podolsky DK. 2002. Inflammatory bowel disease. N Engl J Med,347:417-429.

Prantera C,Scribano ML. 2009. Antibiotics and probiotics in inflammatory bowel disease:why,when,and how. Curr Opin Gastroenterol,25:329.

Prantera C,Zannoni F,Scribano ML,et al. 1996. An antibiotic regimen for the treatment of active Crohn's disease:a randomized,controlled clinical trial of metronidazole plus ciprofloxacin. Am J Gastroenterol,91:328.

Rahimi R,Nikfar S,Rezaie A,Abdollahi M. 2006. A meta-analysis of broad-spectrum antibiotic therapy in patients with active Crohn's disease. Clin Ther,28:1983.

Rahimi R,Nikfar S,Rezaie A,Abdollahi M. 2007. A meta-analysis of antibiotic therapy for active ulcerative colitis. Dig Dis Sci,52:2920.

Sartor RB. 1997. Pathogenesis and immune mechanisms of chronic inflammatory bowel diseases. Am J Gastroenterol,92(Suppl 12):5S-11S.

Sartor RB. 2004. Therapeutic manipulation of the enteric microflora in inflammatory bowel diseases:antibiotics,probiotics,and prebiotics. Gastroenterologym,126:1620.

Sartor RB. 2008. Microbial influences in inflammatory,bowel diseases. Gastroenterology,134:577.

Steinhart AH,Feagan BG,Wong CJ,et al. 2002. Combined budesonide and antibiotic therapy for active Crohn's disease:a randomized controlled trial. Gastroenterology,123:33.

Sutherland L, Singleton J, Sessions J, et al. 1991. Double blind, placebo controlled trial of metronidazole in Crohn's disease. Gut,32:1071.

Thukral C,Travassos WJ,Peppercorn MA. 2005. The role of antibiotics in inflammatory bowel disease. Curr Treat Options Gastroenterol,8:223-228.

Ursing B,Alm T,Bárány F,et al. 1982. A comparative study of metronidazole and sulfasalazine for active Crohn's disease:the cooperative Crohn's disease study in Sweden. II. Result. Gastroenterology,83:550.

Wekhamp J, Harder J, Weichenthal M, et al. 2004. NOD2 (CARD15) mutations in Crohn's disease are associated with diminished mucosal [alpha]-defensin expression. Gut,53:1658-1664.

Xu G,Fujita J,Negayama K,et al. 1996. Effect of macrolide antibiotics on macrophage functions. Microbiol Immunol,40:473.

第16章

炎症性肠病常用免疫抑制剂的不良反应及防治对策

炎症性肠病（inflammatory bowel disease，IBD）传统的治疗药物主要有氨基水杨酸类、类固醇激素、免疫抑制剂和各种生物抗体类药物。治疗 IBD 的免疫抑制剂包括传统的细胞毒素类免疫抑制剂，如 6-巯嘌呤（6-mercaptopurine，6-MP）、硫唑嘌呤（azathioprine，AZA）、甲氨蝶呤（methotrexate，MTX）和新型的非细胞毒素类免疫抑制剂，如环孢素（cycloporine，CsA）、他克莫司（tacrolimus）、吗替麦考酚酯（mycophenolate mofetil，MMF）等。由于氨基水杨酸类药物对多数克罗恩病患者的症状控制不佳，糖皮质激素无维持缓解的效果，单克隆抗体治疗费用较高，因此，近年来免疫抑制剂的应用越来越多。但其需长期应用，副作用较多，限制其广泛应用。

免疫抑制剂应用的主要适应证如下：①用于减轻或消除患者对糖皮质激素的依赖；②可用于氨基水杨酸和糖皮质激素均无效或疗效欠佳的患者；③用于氨基水杨酸维持缓解无效的患者；④用于合并瘘管的患者；⑤用于糖皮质激素治疗诱导缓解后复发的 CD 患者；⑥用于糖皮质激素依赖患者诱导及维持缓解。

以下就 IBD 常用免疫抑制剂的不良反应和防治对策进行简单的阐述。

1 硫代嘌呤

硫代嘌呤是嘌呤代谢的拮抗剂，包括 6-巯嘌呤（6-MP）及硫唑嘌呤（AZA），是目前临床上最广泛应用于 IBD 治疗的免疫抑制剂。其起效缓慢，多需 2~3 个月以上，往往合用激素和生物制剂作为诱导 IBD 缓解序列治疗的一部分。药物个体疗效的不确定性和药物严重毒副作用都限制了 AZA 及 6-MP 在 IBD 患者中的使用，在国内这一矛盾尤其突出。

1.1 作用机制

两者是特异性的核糖核酸合成抑制药物，主要通过诱导 T 细胞凋亡以抑制过强的 T 细胞免疫反应，从而发挥抗炎作用。

1.2 不良反应

据报道 AZA 和 6-MP 的不良反应高达 28%。AZA 类药物治疗的个体差异与其代谢途径密不可分。AZA 经谷胱甘肽 S-转移酶催化为无活性的中间产物 6-MP。6-MP 进入细胞后面临 3 种竞争性酶代谢途径：①由次黄嘌呤鸟嘌呤磷酸核糖转移酶催化生成巯基次黄嘌嘌呤单磷酸盐,再经次黄嘌呤核苷单磷酸脱氢酶生成巯基黄嘌呤单磷酸盐,之后经鸟苷单磷酸合成酶形成 6-巯代鸟嘌呤核苷酸(6-thioguanine nucleotides,6-TGN),整合到细胞 DNA 或 RNA 生成无功能的核苷酸及核酸,导致细胞死亡而产生疗效,但这也是骨髓毒性的主要原因;②由黄嘌呤氧化酶氧化为非活性产物 6-巯尿酸;③经巯嘌呤甲基转移酶(thiopurine methyl transferase,TPMT)产生 6-甲巯基嘌呤(6-MMP),该产物被认为与肝毒性有关。TPMT 与黄嘌呤氧化酶及次黄嘌呤鸟嘌呤磷酸核糖转移酶竞争底物 6-MP 而导致代谢产物的变化,进而影响 AZA 的疗效和毒副作用。TPMT 活性和 6-TGN 水平呈负相关。总的来看,6-MP 和 AZA 治疗 IBD 可产生以下不良反应。

(1) 过敏反应:是其最常见的不良反应,通常发生于治疗早期(治疗 2~3 周),可能系药物本身引起的,表现为发热、皮疹、关节痛、恶心、腹泻、肝炎等,发生率约为 5%。

(2) 剂量相关毒性:如骨髓抑制,是 6-MP 和 AZA 常见的不良反应,表现为外周血白细胞减少、贫血、血小板减少,其中白细胞减少多见。血小板下降可单独或与白细胞下降同时发生。肝功能损害中部分属于剂量相关性副作用,发生率低,表现为碱性磷酸酶升高,转氨酶多轻度升高。亦有报道导致胰腺炎,但少见(低于 5%)。

(3) 肿瘤的发生:对于 6-MP 和 AZA 的长期应用是否会增加恶性肿瘤,尤其是淋巴瘤的发生报道不一。一些大样本的病例对照研究显示应用 6-MP 和 AZA 治疗的 IBD 患者其淋巴瘤风险并未增加。但最近一项大宗病例的前瞻性研究(近 20 000 例病例随访超过 3 年)显示,接受 6-MP 和 AZA 治疗的 IBD 患者,其淋巴瘤风险增加 5 倍,但其绝对风险实际上非常低(应用超过 10 年风险增加<1%)。还有报道发现应用嘌呤类药物治疗增加非黑色素瘤皮肤癌的风险。总之,目前对于 IBD 的患者是否长期应用 6-MP 和 AZA 的观点是利大于弊,应鼓励应用,但应严密监测。

(4) 对妊娠的影响:关于 6-MP 和 AZA 能否在妊娠后继续应用目前尚未统一。一些资料显示 6-MP 和 AZA 不增加流产、胎儿发育异常及感染的概率。

1.3　防治对策

6-MP 和 AZA 不良反应发生率相对较高,所以在应用此类药物治疗 IBD 患者时,应考虑其带来的不良反应,并做出相应的对策。

(1) 6-TGN 浓度检测:国外有研究表明,对于服用 6-MP 和 AZA 治疗 IBD 的患者,低 TPMT 活性导致 6-TGN 浓度增高与白细胞减少症的发生有关,因此,在服药期间,检测细胞 6-TGN 浓度来指导 IBD 治疗有一定的帮助。但目前缺乏我国 IBD 患者的相关数据。

(2) TPMT 的检测:如前所述,TPMT 是 AZA 及 6-MP 药物代谢途径中重要的代谢酶,竞争性抑制 6-TGNs 的生成,并与 AZA 类药物毒副作用及疗效有着重要关系。初步研究发现 TPMT 活性能较好地预测早期药物毒副作用的发生及治疗疗效,指导药物治疗剂量,因而 TPMT 多态性检测有助于筛选 AZA 药物毒副作用的高危患者,建立个体化治疗方案。但目前研究证明 TPMT 基因突变并不能完全解释 AZA 药物毒副作用。下述问题仍未得到确定答案:如 TPMT 基因多态性与 AZA 药物毒副作用的相关性如何,是否可以通过基因多态性检测来预测 AZA 的药物毒副作用? 国内目前有关资料有限,一项针对健康汉族人的研究显示 TPMT 野生型和杂合子占 97.33% 和 2.67%,未发现突变纯合子,中国人 TPMT

低活性者约占 1%。来自浙江的一项研究报道中国东部 IBD 患者中 TPMT 突变等位基因频率仅 1.59%，与对照组无显著差异。鉴于国人中 TPMT 基因突变率低及低活性者极少，其检测在国内 IBD 患者中预测 AZA 副作用的应用可能有限。目前国内一项卫生计生委行业公益基金项目正在对此进行多中心前瞻性研究。

（3）外周血白细胞和血小板的检测：外周血白细胞和血小板的变化不能反映治疗效果，但可以及早发现骨髓抑制。当白细胞计数下降至 $<3×10^9/L$ 时，应该停用此类药物。建议开始服药前 8 周内每 2~4 周检查一次，达到目的剂量或者患者能够耐受的剂量，外周血白细胞和血小板没有异常变化后，每 4~8 周检查一次。

（4）减少日晒，加强防晒：前已提及嘌呤类药物可能增加非黑色素瘤皮肤癌的风险，因此建议正在接受嘌呤类药物治疗的 IBD 患者避免强的日晒并加强防护。

2 甲氨蝶呤

甲氨蝶呤（MTX）是人工合成的叶酸类似药，是一种抗代谢药物。目前，多将其作为二线免疫抑制剂，用于对 6-MP 和 AZA 抵抗或不耐受的 IBD 患者。

2.1 作用机制

甲氨蝶呤的作用机制与该药的细胞毒性有关。甲氨蝶呤是叶酸类似药，与叶酸竞争性结合二氢叶酸还原酶，干扰核酸的合成与修复，导致细胞死亡，从而发挥治疗作用。甲氨蝶呤可导致 T 淋巴细胞被丝裂原激活后发生凋亡，且这种抑制作用仅限于给药后被活化的细胞。另外，甲氨蝶呤可抑制淋巴细胞活化，抑制细胞因子和类花生酸的合成，从而发挥体内抗炎作用。

2.2 不良反应

甲氨蝶呤对于激素无效或者依赖的克罗恩病患者具有诱导缓解作用，但是长期应用此药物可能发生严重的毒性作用。据报道其不良反应发生率达 27%~49%，10%~25% 的患者因可预料的毒性而停药。

其不良反应有：

（1）早期有恶心、呕吐、腹泻等胃肠道反应，食欲减退常见，偶见假膜性或出血性肠炎等，可用 5mg/d 的叶酸预防，无效则停用。此外，还有口腔炎、口腔溃疡、咽喉炎等。

（2）特异性过敏或超敏反应：包括皮疹和肺炎，应重视其导致的肺损害，据报道发生率为 3%~11%，有时会导致死亡。其引起的肺炎特征为咳嗽、呼吸困难、发热、低氧血症、限制性通气障碍、气体交换困难及放射影像图像显示弥漫性间质改变，停药后可改善。

（3）肝毒性：最值得担忧的不良反应是肝毒性，表现为黄疸，丙氨酸氨基转移酶、碱性磷酸酶等增高，长期口服引起的组织学变化包括巨大囊肿脂肪变性，肝细胞坏死、脂肪肝，进一步发展为纤维化甚至肝硬化，这是由于甲氨蝶呤在肝内累积而引起的。早期每日给药，肝毒性发生率高，改为每周给药后，甲氨蝶呤有充裕的时间经肾排出，减少了肝内累积，因而降低了肝毒性的发生。

（4）骨髓抑制：主要表现为白细胞减少和血小板减少，长期服用发生率较高。血小板下降可引起皮肤或内脏出血。与硫唑嘌呤相比，骨髓抑制的发生率相对较低。

（5）对妊娠的影响：甲氨蝶呤可以导致闭经和精子减少或缺乏并致畸，因此禁用于准备生育的女性和男性，3~6 个月以上才能怀孕。不建议母乳哺乳。

（6）对肿瘤发生的影响：长期服用有潜在的导致继发性肿瘤的危险。

2.3　防治对策

（1）给药途径：研究表明，低剂量口服甲氨蝶呤的生物利用度为 50%~90%，肌内注射及皮下注射则显示几乎完全的生物利用度，因此考虑到给药的方便性，皮下注射较好。

（2）剂量调整：安全有效地使用甲氨蝶呤治疗 IBD 需平衡疗效与毒性间的关系，二者都是剂量依赖性的。在顽固性 IBD 患者中比较每周服用甲氨蝶呤 15mg 或 25mg，疗程 16 周，未发现两种剂量之间存在疗效和毒性方面的明显差异。通常开始治疗时，患者每周一次皮下注射甲氨蝶呤 15mg 或 25mg，一旦有满意的效果，剂量每周减为 15mg，同时检测肝功能，并不推荐定期肝活检，即使患者已经发生肝功能损害。每月肝功能检查正常的患者，如果甲氨蝶呤使用达到 1 年，建议进行 1 次肝活检。

（3）外周血白细胞计数及肝功能检查：与硫唑嘌呤相似，开始服药时每周检查一次，1 个月后每月检查一次。此外，患者在服用甲氨蝶呤期间应戒酒。

3　环孢素 A 与他克莫司

这两种均属于钙神经氨基酶抑制剂。目前环孢素 A 仅用于激素无效的重症 UC 的治疗。有关他克莫司应用于 IBD 治疗的资料不多，尽管有研究表明其对难治性 UC 有效，目前几乎仅用于其他免疫抑制剂治疗无效的 CD 患者。

3.1　作用机制

环孢素有 A~H 多种，是一种真菌源性的环状多肽。他克莫司是一种大环内酯类抗生素。尽管两者化学结构不同，但免疫抑制的机制非常相似，都与细胞内蛋白结合，环孢素有其特异性靶蛋白，他克莫司结合 FK 结合蛋白，这些药物与蛋白的复合物抑制胞内的钙离子依赖性磷酸酶，该酶是活化 T 细胞特异性核因子所必需，此因子调节 T 淋巴细胞活化时最重要的细胞因子的转录，特别是 IL-2 等因子的转录。环孢素和他克莫司通过这种作用机制可特异性抑制 T 淋巴细胞的活化。

3.2　不良反应

（1）环孢素：轻微不良反应发生率 31%~51%，最常见的不良反应为多毛症和感觉异常（20%）、高血压（10%）、震颤、胃肠道不适、头痛、齿龈增生以及肝毒性，亦可见头痛、乏力、食欲减退、闭经、皮疹等。较严重的不良反应发生率为 0~17%，包括肾毒性(5%~10%)、感染和神经毒性。肾毒性多轻微、可逆。儿童或低胆固醇(<3.0mmol/L)、低镁(<0.5mmol/L)患者可出现惊厥。机会性感染(如曲霉菌感染)常见(3%~5%)。

(2)他克莫司：最常见的不良反应为震颤，其发生率高于环孢素，主要副作用是肾毒性，肾功能损害发生率为 35%~42%，肝毒性远小于环孢素，机会性感染率小于环孢素。他克莫司可引起糖尿病，甚至引起酮症酸中毒，多发生在用药后不久，原因可能为他克莫司干扰胰岛素信使核糖核酸的转录，使胰岛素合成与分泌减少，他克莫司引起的血糖升高一般可逆，且与剂量有关，适当减量可能不发生糖尿病，停药后血糖迅速恢复正常。其致命性不良反应罕见，如机会性感染和恶性肿瘤等。

3.3 防治对策

使用环孢素 A 与他克莫司治疗 IBD 时，应遵循以下原则：对患者要有高度的选择性，更安全的免疫抑制剂治疗方案，检测血药浓度以指导用药剂量，严格的毒性作用检测。

(1)注意应用时间：环孢素 A 在我国应用于 IBD 治疗受到限制，与价格昂贵及其毒副作用有关。多用于激素治疗无效的重症 UC，短期静脉应用(7~14 天)诱导缓解后即改为口服，最好控制在 6 个月以内，或加用嘌呤类药物或甲氨蝶呤维持缓解，以免发生严重毒副作用(尤其肾毒性)。

(2)监测血药浓度：静脉用药期间，需每天检测血药浓度，直到达到一个稳定的剂量，口服用药期间，起初每周检测 2 次血药浓度，达到稳定的剂量后，1~2 周检测一次。环孢素 A 能够产生临床效应的药物浓度是 150~300ng/ml(高效液相法)，他克莫司有效血药浓度 3~8ng/ml，需根据血药浓度调整剂量，维持血药浓度<250ng/ml 时较安全。目前尚缺乏我国患者适宜剂量及血药浓度的资料。

(3)肾毒性的防治：严格注意用药适应证和禁忌证，肝肾功能或肾组织病理检查明显小管间质病变者慎用或禁用，严密监测血压、电解质，出现高血压者可选用硝苯地平或维拉帕米等药物治疗。中药如冬虫夏草对环孢素引起的急性肾毒性有保护作用。

(4)其他：环孢素治疗前应排除低胆固醇血症，治疗中必须每周测两次血压，每 1~2 周检测一次血清肌酐、血钾、血糖水平等。

4 吗替麦考酚酯

吗替麦考酚酯(MMF)是一种广泛应用于器官移植后的免疫抑制剂。近来一些研究表明吗替麦考酚酯对于难治性 IBD(嘌呤类无效或不能耐受)患者有一定疗效，但也有一些研究表明吗替麦考酚酯的疗效并不优于嘌呤类药物，且其复发率较高。目前需对其应用于 IBD 治疗的有效性和安全性进行系统研究。

4.1 作用机制

吗替麦考酚酯口服或静脉给药后吸收迅速，在体内脱脂化形成具有活性的代谢产物麦考酚酸。麦考酚酸抑制淋巴细胞中嘌呤的合成,可逆性抑制单磷酸核苷脱氢酶,阻断淋巴细胞中肌苷单磷酸盐转化为鸟苷单磷酸,从而抑制细胞毒性 T 细胞增殖以及 B 细胞抗体的合成,进而发挥免疫抑制作用。与硫唑嘌呤相比,最大的特点是极低的肝毒性、肾毒性和骨髓抑制,亦无高血压、糖尿病、胰腺炎及骨质疏松等不良反应。

4.2　不良反应

(1) 胃肠道反应:最常见,表现为腹痛、腹泻、便秘、恶心、呕吐、消化不良,严重时甚至出现消化道出血,亦见结肠炎、肝脏酶异常,主要见于治疗初期,绝大部分患者通过减少剂量,分次服药后症状可消失。腹泻是主要症状,少数报道可诱发溃疡、出血,对于具有活动性出血的病人使用该药应特别慎重。

(2) 血液系统的不良反应:除胃肠道不良反应外,血液系统不良反应也较常见,临床主要表现为白细胞减少、贫血、血小板减少、低色素贫血,其中以白细胞减少较为常见。

(3) 对妊娠的影响:动物实验证实其有致畸作用,因此孕妇禁用。

(4) 其他不良反应:如高血压头痛、失眠、焦虑和感觉异常等。有研究报道酶酚酸盐可致严重肺部病变,如肺炎和肺纤维化等。

4.3　防治对策

酶酚酸盐是新型的免疫抑制剂,其临床应用在不断增加,因此,应注意其带来的不良反应。酶酚酸盐较其他免疫抑制剂最突出的耐受性是其肝毒性和肾毒性较低,但对于严重肾功能损害的患者应避免大剂量使用。由于其可使孕妇的妊娠实验呈阴性反应,故在应用此药时应采取避孕措施。

5　雷公藤多苷

雷公藤多苷是临床较常用的一种中药制剂,其免疫抑制作用较可靠,在类风湿关节炎、系统性红斑狼疮、强直性脊柱炎等自身免疫性疾病中取得了较好疗效。有学者将其用于临床IBD 的治疗,但目前尚无有关雷公藤多苷用于 IBD 治疗的有效性及安全性的系统性研究。

5.1　作用机制

雷公藤多苷对免疫系统呈双向调节作用,在体外低浓度可促进 T 细胞和 B 细胞增殖,高浓度则呈抑制作用;在体内,低浓度时促进 B 细胞的功能,但对 T 细胞功能无明显影响,高浓度时则对 T、B 细胞均有抑制作用。

5.2　不良反应

雷公藤常见不良反应包括肝肾损害、骨髓抑制、对生殖系统的影响,长期应用可导致肾间质纤维化。其中对生殖系统的影响较为突出,其影响女性的卵巢功能和男性睾丸的精子发育。骨髓抑制可致白细胞及血小板减少,严重者可发生粒细胞缺乏、贫血、再生障碍性贫血,多在用药后 1 周出现,常同时伴有腹泻,停药后可恢复正常。另外还可引起皮肤黏膜改变,如皮肤色素沉着、口腔溃疡、痤疮、皮肤瘙痒等。其他还可导致胃肠道反应、听力减退等。

5.3　防治对策

在使用雷公藤治疗 IBD 时,应严格掌握好适应证和禁忌证,肝肾功能不全及造血功能低下者慎用,青春发育期慎用。此外要掌握好剂量和疗程,可适量联合用药,以提高疗效,减轻不良反应。用药期间严密检测血常规、肝肾功能等,出现不良反应立即停药。

总之,免疫抑制剂药物通常适用于糖皮质激素依赖或抵抗的 IBD 患者。免疫抑制剂能有效地防止其复发,还能使长期接受糖皮质激素治疗的患者逐渐减少激素剂量,甚至完全停用,并且延长病情缓解时间而不至于复发,这有助于 IBD 患者减少因长期应用糖皮质激素而导致的不良反应。但由于其不良反应较多,如以上所述的白细胞、血小板减少症、胃肠道反应、肝肾损害、感染及肿瘤的风险增加等,少数可发生胰腺炎,因此限制了其在临床中的应用。在实际的临床工作中,应用免疫抑制剂时最好能够根据其代谢酶和代谢产物的药理遗传学来调整用药剂量,并应严密监测患者的血常规及肝、肾功能的变化,有条件时对血药物浓度进行监测。此外,临床治疗 IBD 的另一个难点是免疫抑制剂治疗的最佳疗程问题,过早停止治疗,IBD 复发危险性明显增高;但是长期应用免疫抑制剂治疗可致使发生潜在毒副作用的危险性增加。因此,临床医生应定期进行综合评估,权衡免疫抑制剂应用的利弊,以期达到尽量增强疗效而降低风险的目的。

目前我国免疫抑制剂应用率远较欧美国家低,且应用不规范,剂量、疗程均参照欧美指南,无有效性、安全性资料,缺乏我国 IBD 患者免疫抑制剂应用的临床指南,正在对此进行全国多中心前瞻性研究,以期对我国 IBD 患者免疫抑制剂的应用提供临床实践指南。

(李　瑾　闫文凤)

参考文献

韩锐,贾立华,刘泽源,等 . 2011. 几种常见免疫抑制剂的研究进展 . 中国药业,2011;20(13):1-4.

张建萍,关永源,吴珏珩,等 . 2003. 健康汉族人硫嘌呤甲基转移酶基因多态性研究 . 癌症杂志,22(4):385-388.

Beaugerie L,Brousse N,Bouvier AM,et al. 2009. Lymphoproliferative disorders in patients receiving thiopurines for inflammatory bowel disease:a prospective observational cohort study. Lancet,374(9701):1617-1625.

Cao Q,Zhu Q,Shang Y,et al. 2009. Thiopurine methyltransferase gene polymorphisms in Chinese patients with inflammatory bowel disease. Digestion,79(1):58-63.

Gisbert JP,Nino P,Rodrigo L,et al. 2006. Thiopurine methyltransferase(TPMT)activity and adverse effects of azathioprine in inflammatory bowel disease:long-term follow-up study of 394 patients. Am J Gastroenterol,101(12):2769-2776.

Hausmann J,Zabei K,Hermann E,et al. 2010. Methotrexate for maintenance of remission in chronic active Crohn's disease:long-term single-center experience and meta-analysis of observational studies. Inflamm Bowel Dis,16(7):1195-1202.

Huang LJ,Zhu Q,Lei M,et al. 2009. Current use of immunosuppressive agents in inflammatory bowel disease patients in East

China. World J Gastroenterol,15(24):3055-3059.

Kornbluth A,Sachar DB. 2010. Ulcerative colitis practice guidelines in adults:American College Of Gastroenterology,Practice Parameters Committee. Am J Gastroenterol,105(3):501-523.

Lichtenstein GR,Hanauer SB,Sandborn WJ. 2009. Management of Crohn's disease in adults. Am J Gastroenterol,104(2):465-483.

Long MD,Kappelman MD,Pipkin CA. 2011. Nonmelanoma skin cancer in inflammatory bowel disease:a review. Inflamm Bowel Dis,17(6):1423-1427.

Mahadevan U,Kane S. 2006. American gastroenterological association institute technical review on the use of gastrointestinal medications in pregnancy. Gastroenterology,131(1):283-311.

Ogata H,Matsui T,Nakamura M,et al. 2006. A randomized dose finding study of oral tacrolimus(FK506)therapy in refractory ulcerative colitis. Gut,55(9):1255-1262.

Peter Laszlo Lakatos,Lajos S Kiss. 2011. Current status of thiopurine analogues in the treatment in Crohn's disease. World J Gastroenterol,17(39):4372-4381.

Pham CQ,Efros CB,Berardi RR. 2006. Cyclosporine for severe ulcerative colitis. Ann Pharmacother,40(1):96-101.

Prefontaine E,Macdonald JK,Sutherland LR. 2009. Azathioprine or 6-mercaptopurine for induction of remission in Crohn'disease. Cochrane Database Syst Rev,7(4):CD000545

Prefontaine E,Sutherland,LR,Macdonald JK,et al. 2009. Azathioprine or 6-mercaptopurine for maintenance of remission in Crohn's disease. Cochrane Database Syst Rev,21(1):CD000067

Shibolet O,Regushevskaya E,Brezis M,et al. 2005. Cyclosporine A for induction of remission in severe ulcerative colitis. Cochrane Database Syst Rev,(1):CD004277

Tan T,Lawrance IC. 2009. Use of mycophenolate mofetil in inflammatory bowel disease. World J Gastroenterol,15(13):1594-1599.

Thai A,Prindiville T. 2010. Hepatosplenic T-cell lymphoma and inflammatory bowel disease. J Crohns Colitis,4(5):511-522.

The IBD section of the British Society of Gastroenterology. 2011. Guidelines for the management of inflammatory bowel disease in adults. Gut,60(5):571-607.

van Dieren JM,Kuipers EJ,Samsom JN,et al. 2006. Revisiting the immunomodulators tacrolimus,methotrexate,and mycophenolate mofetil:their mechanisms of action and role in the treatment of IBD. Inflamm Bowel Dis,12(4):311-327.

Yamamoto S,Nakase H,Mikami S,et al. 2008. Long-term effect of tacrolimus therapy in patients with refractory ulcerative colitis. Aliment Pharmacol Ther,28(5):589-597.

第17章

新型免疫抑制剂在炎症性肠病中的使用展望

炎症性肠病（inflammatory bowel disease，IBD）是一组特发性、慢性、炎症性肠道疾病，主要包括克罗恩病（Crohn's diseause，CD）和溃疡性结肠炎（ulcerative colitis，UC）。IBD 的病因尚未完全阐明，已知肠道黏膜免疫系统异常反应所导致的炎症反应在 IBD 发病中起重要作用，目前认为这是环境、遗传、感染和免疫因素等多因素相互作用所致。炎症性肠病治疗目的是控制病情活动、维持缓解及防治并发症。治疗 IBD 常用的主要药物有氨基水杨酸制剂，如柳氮磺胺吡啶、美沙拉嗪等和免疫抑制剂，如硫唑嘌呤（azathioprine，AZA）、6-巯嘌呤（6-mercaptopurine，6-MP）、甲氨蝶呤（methotrexate，MTX）等。

免疫抑制剂是指在治疗剂量下对机体的免疫反应具有抑制作用的一类药物。这类药物可作用于免疫反应过程的不同环节，抑制免疫细胞的发育分化，抑制抗原的加工、提呈，抑制淋巴细胞对抗原的识别，抑制活化 T 细胞或 B 细胞增殖和抑制淋巴细胞效应等。免疫抑制剂主要用于器官移植抗排斥反应和自身免疫病如类风湿关节炎、红斑狼疮、皮肤真菌病、膜型肾小球肾炎、炎性肠病和自身免疫性溶血性贫血等的治疗。目前临床上常用的免疫抑制剂主要有七大类：①糖皮质激素类，如可的松、泼尼松和泼尼松龙；②微生物制剂类，如环孢菌素、普乐可复和骁悉等；③抗代谢类，如 AZA 和 6-MP 等；④生物制剂类，如抗淋巴细胞球蛋白和 OKT$_3$ 等；⑤烷化剂类，如环磷酰胺等；⑥抗生素类，如阿霉素和丝裂霉素等；⑦中草药类，如雷公藤多苷等。

临床上用于治疗 IBD 的主要是传统的细胞毒素类免疫抑制剂 AZA、6-MP 和 MTX 等。但是由于这类药物毒副作用较大，尤其是骨髓和肾脏的毒性作用大，且起效缓慢，一般需2~3个月才显效，故其临床应用受到很大限制，在国内的应用远不如国外应用广泛。因此，研制选择性强、安全有效的新型免疫抑制剂，成为近年临床医药学领域研究的热点之一。近年来已有多种非细胞毒素类新型免疫抑制剂用于临床，这类药物高效低毒，已在临床取得了显著的治疗效果。本文将就生物性免疫抑制剂和中草药免疫抑制剂之外的新型免疫抑制剂在 IBD 治疗中的运用进行论述，以了解目前国内外新型免疫抑制剂在 IBD 治疗中的最新进展。

1 环孢素

环孢素 A（cyclosprine，CyA）是一种选择性作用于 T 淋巴细胞的强效免疫抑制剂，由 11个氨基酸组成环状多肽，是土壤中一种真菌的活性代谢物。通过与细胞内免疫嗜素亲环蛋白结合，特异性地抑制 B 淋巴细胞的活性和辅助性 T 细胞的活性及选择性抑制 T 淋巴细胞所分泌的白细胞介素-2，亦能抑制单核、吞噬细胞所分泌的白细胞介素-1。但并不抑制 T 淋巴细胞,反而促进其增殖。在明显抑制宿主细胞免疫的同时,对体液免疫亦有抑制作用。能抑制体内抗移植物抗体的产生,因而具有抗排斥的作用。本品不影响吞噬细胞的功能,不产生明显的骨髓抑制作用。1978 年,首次试用于器官移植的抗排斥反应,20 世纪 80 年代正式用于临床。CyA 的出现使器官移植进入了一个划时代的新时期,其作为一种强效免疫抑制剂,近年来人们对它的研究越来越多,发现它还可用来治疗自身免疫性疾病、血液病及抗寄生虫病等。

1.1　CyA 在 IBD 治疗中的价值

静脉注射 CyA 能够使对激素抵抗的 UC 患者获得缓解,从而能够使患者避免不必要的结肠切除术,但是由于其严重的毒副作用和长期失效率高,使得其在临床上的运用受到广泛争议。Gupta 等在 1984 年首次报道将 CyA 运用于 UC 患者的治疗。Lichtiger 等在 1994 年完成的一项 CyA 运用于治疗激素无效的急性 UC 的小规模随机双盲安慰剂对照实验引起了胃肠病学家的极大关注。实验将 20 名用皮质类固醇激素治疗至少 1 周无效的急性严重 UC 患者随机分为两组,分别运用 CyA[4mg/(kg·d)]或安慰剂治疗,结果显示 11 名应用 CyA 治疗的患者中有 9 名患者约 1 周获得缓解,缓解率为 82%,与此相反,9 名应用安慰剂治疗的患者无一人获得缓解($P<0.001$)。但是狭小的适应证和长期失效率高使得其在临床应用中受到限制。在一篇包含 9 项对严重 UC 治疗的荟萃分析中,只有 100/622(16%)的患者运用环孢素进行补救治疗,其短期缓解率为 51%(95% CI 0.41~0.6),结肠切除率为 29%(95% CI 0.25~0.32)。在迄今为止最大规模的一项随机对照实验中,73 名 UC 患者被随机分入静脉注射 CyA2mg/kg 或静脉注射 CyA4mg/kg 组。两组中 8 天反应率相似(83% vs. 82%),结肠切除率在 2mg/kg 组和 4mg/kg 组分别为 9% 和 13%。但是长期随访结果显示运用 CyA 治疗的患者结肠切除率较高。一篇包含 2 项随机对照研究的荟萃分析显示,与传统的治疗方法相比,CyA 治疗组获得缓解的时间明显缩短,但是没有证据显示 CyA 治疗组与传统治疗组相比结肠切除率能够降低。值得注意的是这篇荟萃分析纳入的样本量较小,很难避免结果偏移。到现在为止还没有 CyA 和英夫利昔单抗用于治疗急性重型激素抵抗 UC 患者的对照研究,但是 CyA 的价格优势十分明显,适用于广大发展中国家。目前临床普遍观点认为 CyA 持续运用时间一般不超过 3~6 个月,静脉使用 CyA 出现临床应答后可转为口服治疗,或加用 6-MP、AZA 等传统免疫抑制剂治疗。CyA 能够显著减少急性重度 UC 患者急性期结肠切除率,同时没有证据显示长期应用能够减少结肠切除率,且与传统免疫抑制剂相比没有明显的治疗优势,其长期运用仍存争议。严重 UC 患者如果使用最大量激素治疗 3~5 天仍不见临床疗效就应该考虑使用 CyA、英夫利昔单抗或手术治疗。

但目前没有确切的证据显示 CyA 在 CD 治疗中有价值。

1.2　剂量和检测

低剂量环孢素(2mg/kg)能够明显减少药物毒副作用的发生,大部分药物毒副作用是剂量依赖性的。根据临床监测给予 2mg/kg CyA 治疗的患者在第 4 天血液中 CyA 的平均浓度为(246±64)ng/ml,而给予 4mg/kg CyA 治疗的患者的平均浓度为(345±146)ng/ml。虽然确切的治疗剂量还不完全清楚,但是临床实践发现如果血药浓度维持在 100~200ng/ml 水平,患者能够取得满意的治疗效果。根据英国 2011 年发布的 IBD 治疗指南,应在治疗开始及第一、第二周测量血压、检测血常规和肾功能及监测 CyA 血药浓度,随后每月监测一次。在治疗前应该检测胆固醇和血清镁浓度。

1.3　CyA 的药物毒副作用

严重的毒副作用发生率为 0~17%,主要包括肾功能损害、机会感染和神经系统中毒。轻微的毒副作用发生率为 31%~51%,主要包括寒战、头痛、全身不适、流感样症状、肝功能异常、牙龈增生及多毛症。当患者胆固醇水平低于 3.0mmol/L 或血清镁水平低于 0.5mmol/L 时,毒副作用发生率明显升高。当上述情况出现时,口服制剂可能是一个更好的选择。要根据患者当时的营养状况、是否合并使用其他免疫抑制剂和持续治疗的时间决定是否需要预防机会性感染的发生。单一用药不同时合并使用激素、使用口服乳剂或采用低剂量治疗能够有效地减少药物毒副作用的发生。

1.4　CyA 诱导重症 UC 缓解后的治疗

CyA 主要用于对激素抵抗的急性重症 UC 患者的补救治疗,但是因为其严重的毒副作用,使用时间不应超过 6 个月。当患者病情缓解后,应当将激素逐渐减量同时加用传统的免疫抑制剂 AZA 或 6-MP。目前的观点认为 CyA 诱导患者缓解后再用传统免疫抑制剂替换治疗能够减小患者结肠切除的风险,但是这些观点都是建立在回顾性研究的基础上的。一项对 29 名患者进行平均约 92 周的随访研究显示,用 6-MP 替换治疗的患者只有 22% 最终进行了结肠切除手术,而持续运用 CyA 的患者却高达 72%。Cohen 等的研究同样显示 6-MP 替换治疗能够降低患者结肠切除率。该项随访 5 年的研究发现用 6-MP 替换治疗的患者结肠切除率为 20%,而持续运用 CyA 的患者为 45%。Moskovitz 等对 142 名患者的研究显示,118(83%)名患者能够获得初次缓解并且在住院期间避免结肠切除手术。寿命表分析显示有 33% 的患者在第一年中进行了结肠切除,而如果持续运用 CyA 治疗 7 年的患者结肠切除率高达 88%。

2　他克莫司

他克莫司(acrolimus)又名 FK506,是从链霉菌属(streptomyces tsukubaensis)中分离出的发酵产物,其化学结构属 23 元大环内酯类抗生素。为一种强力的新型免疫抑制剂,主要通过与细胞内免疫嗜素 FK 结合蛋白(FKBP)结合而抑制 Th 细胞释放 IL-2、IL-3、IFN-γ 并抑制 IL-2R 表达。临床上主要用于抗移植排斥反应,近年来逐渐用于 IBD 等疾病的治疗。他克莫司和 CyA 同属钙神经素,但与 CyA 相比具有更强的抑制 T 淋巴细胞的能力、更加稳定的药物代谢动力学特征和更少的药物毒副作用。

2.1　在炎症性肠病治疗中的价值

他克莫司主要用于对激素抵抗或激素依赖的 IBD 患者的治疗,其可以使大部分急性重型 UC 患者避免结肠切除。通过对 1997 年 1 月至今发表的有关他克莫司治疗激素抵抗 UC 患者疗效的随机安慰剂对照研究进行检索,共检索到一篇相关文献。该研究将 UC 患者随机分入高血浆浓度组(10~15ng/ml)、低血浆浓度组(5~10ng/ml)和安慰剂对照组,结果显示在第二周高血浆浓度组的临床缓解率(19%)明显高于低血浆浓度组(9%)和安慰剂组(5%),差异具有统计学意义,第二周临床好转率分别为 62%、36% 和 10%。没有一名患者需要行结肠切除术。该文献认为治疗效果与剂量有关,同时认为口服制剂在激素抵抗 UC 患者治疗有效并且短期内是安全的。Baumgart 等对运用他克莫司治疗的激素抵抗或激素依赖 IBD 患者进行了长期随访,发现长期使用他克莫司是安全有效的。Van dieren 等对 19 名左半结肠炎或直肠炎的患者给予他克莫司 2~4mg/d 灌肠或 2mg/d 纳肛治疗,其中 2 名左半结肠炎患者患有 CD,其他 17 名均为 UC 患者。结果没有一名患者发生药物毒副作用,其中 13 名患者在治疗 4 周后临床症状获得改善,更重要的是发现使用栓剂组获得了显著的组织学改善。

2.2　剂量和检测

目前对于他克莫司诱导 IBD 患者的急性期缓解和维持治疗的剂量尚无定论,但他克莫司血浆浓度维持在 10~15ng/ml 能够获得很好的治疗效果。目前大部分研究机构的推荐初始剂量为 0.05mg/(kg·d),分 2 次口服,如果病人情况不适于口服,则给予 24 小时持续静脉泵入。在开始治疗后的 12 小时或者 24 小时抽血检测患者的药物血浆浓度,由临床判断并辅以他克莫司血中浓度监测以调整治疗剂量。另一种给药方式是直接给予他克莫司 0.025mg/kg,一般两天后能达到血浆浓度 10~15ng/ml。目前还没有关于他克莫司治疗 IBD 随访时间和监测指标的指南或专家共识,一般认为当患者达到治疗血药浓度后应该每隔 4 周检测一次血药浓度。

2.3　药物毒副作用

目前对他克莫司药物毒副作用发生率的报道不一,可以确定的是他克莫司与环孢素相比毒副作用发生率明显减低。根据 Ogata 等的报道,他克莫司较常见的药物毒副作用(>5%)主要是手颤、嗜睡、颜面潮红、头痛、呕吐、上腹不适等,严重的并发症主要有胃肠炎和败血症。他克莫司毒副作用的发生率与剂量呈正相关。

3　6-硫鸟嘌呤

硫嘌呤类免疫抑制剂 AZA 及其代谢产物 6-MP 广泛用于激素治疗效果不佳、激素依赖以及不能耐受激素副作用的 IBD 患者的诱导缓解和维持治疗,然而 AZA 的毒副作用在很大程度上限制了其应用。9%~34%的IBD患者在治疗过程中发生结节性再生性增生、胃肠道作用、过敏反应、血液学毒副作用、肝脏毒副作用、恶性肿瘤和胰腺炎等毒副作用,而其中近1/3的患者被迫减少治疗剂量或终止治疗。虽然生物制剂英夫利昔单抗和阿达木单抗近年来被推荐运用于上述患者的治疗,但是因为其价格昂贵无法广泛运用。有学者认为在这种情况下,6-硫鸟嘌呤(6-tioguanine,6-TG)可能是一种简单、安全的选择。6-TG是鸟嘌呤的类似物,属于抑制嘌呤合成途径的常用嘌呤代谢拮抗药物,是细胞周期特异性药物,对处于S期细胞最敏感,除能抑制细胞DNA的合成外,对RNA的合成亦有轻度抑制作用。6-TG于1955年合成。在体内被次黄嘌呤-鸟苷酸转移酶代谢为活化的6-硫代鸟嘌呤核苷酸(6-thioguanine nucleotides,6-TGNs),后者可阻断次黄嘌呤核酸变成鸟嘌呤核苷酸,并竞争性抑制鸟嘌呤核苷酸激酶,阻止鸟嘌呤核苷-磷酸变成鸟嘌呤核苷二磷酸。6-TGNs已经在AZA的代谢中证实是其活性代谢产物,6-TGNs浓度的高低直接决定AZA的疗效。1966年6-TG首次用于治疗UC,随后因为其毒副作用多而被终止。2004年在普拉格和维恩纳举行的欧洲6-TG治疗IBD工作组会议对6-TG治疗IBD进行了更为深入的分析后认为6-TG是安全有效的。

3.1 6-TG 在 IBD 治疗中的运用

根据2004年欧洲6-TG工作组专家共识意见,6-TG主要用于需要维持治疗的IBD患者而又不能耐受5-氨基水杨酸、AZA、6-MP和MTX等药物或上述药物治疗无效,而又不适合手术治疗,如短肠综合征患者合并小肠CD或身体状况极差无法手术的患者。目前仅推荐在少数大型医学中心使用。由于6-TG目前没有被批准为IBD治疗的适应证并且由于其具有严重的肝脏毒副作用,治疗前必须签署知情同意书,向患者说明可能出现的风险,同时告知患者应密切进行随访。对6-TG用于治疗TPMT等位基因突变的患者仍存在争议,因为6-TGN水平的增高可能带来严重的毒副作用。因6-TG起效较慢,对考虑为6-TG耐药的患者需治疗满6个月后才考虑撤药。

3.2 药物剂量和监测

目前缺乏6-TG治疗IBD剂量的研究,根据2004年欧洲6-TG工作组专家共识意见,6-TG的药物起始剂量不应超过每天20mg,最大剂量不应超过每天25mg。如超过每天25mg,肝脏结节性增生的风险将明显升高。患者应该接受密切的随访(表17-1)。当患者出现如下指标异常时应停止6-TG治疗:①白细胞计数≤3.5×10^9/L,血小板≤100×10^9/L。②谷草转氨酶、谷丙转氨酶、碱性磷酸酶、γ谷氨酰胺转移酶、胆红素等大于正常上限两倍。③肝活检发现组织异常和胃十二指肠镜发现胃底食管静脉曲张。如发现血小板在$(100 \sim 150) \times 10^9$/L,应立即进行肝活检,因为血小板降低可能与肝脏结节性增生和门静脉高压有关。由于磁共振对肝脏病变具有较高的敏感性和特异性,可考虑用于6-TG治疗期间不明原因的实验室检测指标异常患者的随访,但是监测6-TG相关肝脏毒副作用的金标准仍是病理学检查。红细胞中6-TGN水平主要用于预测疗效和毒副作用的发生。

表 17-1　6-TG 治疗 IBD 患者的随访

随访指标	随访时间
血常规	治疗开始,第 1、第 2、第 4、第 8 及第 12 周,以后每 3 个月一次
6-TGN	任意时间,以了解病人依从性
谷丙转氨酶	治疗开始,第 1、第 2、第 4、第 8 及第 12 周,以后每 3 个月一次
谷草转氨酶	治疗开始,第 1、第 2、第 4、第 8 及第 12 周,以后每 3 个月一次
碱性磷酸酶	治疗开始,第 1、第 2、第 4、第 8 及第 12 周,以后每 3 个月一次
γ 谷氨酰胺转移酶	治疗开始,第 1、第 2、第 4、第 8 及第 12 周,以后每 3 个月一次
胆红素	治疗开始,第 1、第 2、第 4、第 8 及第 12 周,以后每 3 个月一次
C 反应蛋白	治疗开始,第 1、第 2、第 4、第 8 及第 12 周,以后每 3 个月一次
肝活检	治疗后第 1、第 3 年,以后每 3 年一次
胃镜	治疗后第 1、第 3 年,以后每 3 年一次

3.3　药物毒副作用

6-TG 最常见的毒副作用是骨髓抑制和胃肠道反应,而其中最严重的毒副作用为肝硬化食管胃底静脉曲张。Dubinsky 等报告对 26 名用 6-TG 治疗的 IBD 患者进行活检发现 16 名发生了肝脏结节性再生。虽然作者认为这种严重的毒副作用是特异性体质所致,但是由于其可导致 62% 的患者发生肝硬化食管胃底静脉曲张,作者最后认为 6-TG 不适用于 IBD 患者的治疗。该研究的不足之处是在运用 6-TG 之前绝大多数患者都使用过 AZA 或 6-MP,而其中 40% 的患者在治疗过程中已发生了肝脏毒副作用。更重要的是并没用说明 6-TG 的治疗剂量。Gilissen 等对 14 名用 6-TG 治疗的患者进行长期随访研究却得出相反的结论。他们对 14 名用 6-TG 治疗的 IBD 患者进行了平均 36 个月的随访,患者的平均治疗剂量为 18.8mg(0.28mg/kg),红细胞平均 6-TGN 浓度为 705pmol/$8×10^8$RBC,通过肝活检和磁共振对患者的肝脏毒副作用进行监测,结果未发现结节性增生患者。作者认为在低剂量 6-TG 和低浓度代谢物的情况下,结节性增生的发生率并不会增加,另外结节性增生可能跟 IBD 本身有关。

4　吗替麦考酚酯

吗替麦考酚酯(mycophemolate mofeil,MMF)是霉酚酸(mycophenolic acid,MPA)的 α-乙基酯类衍生物。MPA 能够高效、选择性、非竞争性、可逆地抑制淋巴细胞嘌呤从头合成途径中次黄嘌呤核苷酸脱氢酸(inosine monophosphatede hydrogenize,IMPDH)的活性,因而具有强大的抑制淋巴细胞增殖的作用。IMPDH 是正常细胞中鸟嘌呤核苷酸再合成限速酶,因此对 T、B 细胞及抗原和分裂素反应极为重要,而次黄嘌呤转磷酸核糖苷酶催化的嘌呤补救途径,对激活淋巴细胞相对却不重要,所以 IMPDH 抑制剂有可能成为强有力的免疫抑制剂。因为抗原激活 B 和 T 淋巴细胞高度依赖于嘌呤再合成的经典途径,所以 MMF 作为选择性强的免疫抑制剂,可以控制细胞和抗体介导的免疫反应,抑制抗体形成。自从 1992 年其首次运用于治疗肾移植患者以来,成功地避免了大量排异反应的发生,今年来也有报道其在 IBD 的治疗中取得了良好的效果。MMF 在 IBD 中的治疗机制首先是抑制 T 细胞增殖,其次是调节树突细胞。是机体功能最强的专职抗原递呈细胞(antigen presenting cells,APC),它能高效地摄取、加工处理肠黏膜中食物和细菌抗原递呈 T 细胞,因此,能够诱导树突细胞耐受以减轻对 T 细胞的刺激,这可能是 MMF 作用于 IBD 的一个重要机制。然后,MMF 抑制表面黏附分子的表达可能是作用于 IBD 的另一大机制。

4.1　在 IBD 治疗中的价值

目前关于 MMF 在 IBD 治疗中的作用还存在争议,还没有安慰剂对照试验评估 MMF 在 IBD 治疗中的效果,最近有文献报道 MMF 对难治性 IBD 的治疗是有效的,同时认为无论是短期还是长期运用 MMF 都是安全、有效且耐受良好。

目前缺乏关于 MMF 治疗 UC 的安慰剂对照试验。一项非对照试验显示尽管通过使用 MMF 加激素能够使 UC 患者获得缓解,但有 46%(6/13)的患者在随后的 12 个月中复发。Orth 等对 MMF 与 AZA 治疗慢性活动性 UC 进行了对照研究,通过 12 个月的随访发现 AZA 组的缓解率明显高于 MMF 组。AZA 组与 MMF 组在第 4 周的缓解率分别为 92% vs. 67%,3 个月后分别为 92% vs. 67%,9 个月后分别为 83% vs. 78%,1 年后分别为 100% vs. 88%。鉴于目前的研究现状,我们认为 MMF 可能在治疗难治性 UC 中具有一定的角色,尤其是在传统的治疗方法无效的情况下。

目前还没有关于 MMF 在 CD 治疗中的安慰剂对照实验。有 2 项研究对比了 MMF 与 AZA 在 CD 治疗中的效果。Miehsler 等研究认为 MMF 和 AZA 都能诱导 CD 缓解,MMF 能够更快诱导患者缓解,但 AZA 在维持缓解中表现更佳。两种药物均能减少激素的用量,但是 AZA 组激素减量明显慢于 MMF 组。Neurath 等将 70 名慢性活动性 CD 患者随机分为 AZA 加激素组和 MMF 加激素组,对中度活动 CD 和重度活动 CD 患者进行了 6 个月的研究。结果发现 MMF 加激素组中度活动 CD(CDAI150~300)患者的临床活动指数与 AZA 加激素组相比明显下降。MMF 加激素组的重度活动 CD 活动指数也明显下降并且下降比 AZA 加激素组早。MMF 加激素组毒副作用发生率更低。一项小规模的非对照实验认为没有证据显示 MMF 在 CD 的治疗中有效。Wenzl 等对 MMF 在 CD 治疗中的效果进行了长期随访研究,结果显示 MMF 在 CD 的初始治疗阶段是有效的,但是在 18 个月后大部分患者将复发。总之,MMF 主要是用于难治性 CD 的诱导缓解治疗,尤其适用于对 AZA 和 6-MP 治疗无效果的患者。

4.2　剂量和监测

目前 MMF 治疗 IBD 的最佳剂量尚无定论,临床治疗经验主要是通过抗移植排斥反应获得。目前认为 MMF 副作用少,生物利用度高,浓度稳定,应用较为简单,抗移植排斥反应口服治疗的剂量从每天 0.5~3g 不等,同时通过监测血药浓度调整药物剂量。目前并不清楚 MMF 血浆浓度处于什么范围对于 IBD 的治疗更加有效且安全。MMF 治疗过程中有大约 1% 的人发生骨髓抑制,所以要定期监测血常规,具体方法可以参考他克莫司的监测方法。

4.3　药物毒副作用

（1）对造血系统影响：虽对骨髓抑制的发生率没有 AZA 高，但也应引起重视。

（2）胃肠道反应：较为常见，恶心、呕吐、胃炎、腹泻，似与剂量有关。

（3）对胎儿有致畸可能，孕妇禁用，可通过乳汁分泌，服药期间不宜哺乳。

（4）接受 MMF 对于部分免疫抑制的病人，发生淋巴瘤和恶性肿瘤的危险性增加，尤其是皮肤。

5　西罗莫司

目前治疗 IBD 的手段有限，IBD 尤其是 CD 的维持治疗效果并不太令人满意，寻找新的治疗药物成为临床的迫切需求，于是新型免疫抑制剂西罗莫司（sirolimus）进入了人们的视野。西罗莫司又称雷帕霉素（rapamycin），是一种大环内酯抗生素类免疫抑制剂，它能阻断 T 淋巴细胞活化的后期反应（增殖），抑制细胞从 G_1 期进入 S 期，阻断白细胞介素-2（IL-2）与其受体的结合，使 Tc、Td 细胞不能成为具有免疫应答作用的致敏性 T 淋巴细胞，从而发挥其免疫作用。西罗莫司主要用于抗移植排斥反应，治疗过敏性结膜炎、银屑病等。Matsuda 等进行了有效的探索，他们将 IL-10 基因敲除小鼠随机分为 2 组，一组给予鼻饲西罗莫司 4 周 [3.0mg/（kg·d）]，对照组给予鼻饲安慰剂。通过对小鼠结肠黏膜、淋巴细胞和相关炎症因子的监测，发现西罗莫司组结肠黏膜炎症明显缓解，黏膜固有层 $CD4^+T$ 细胞明显减少。目前还没有使用西罗莫司治疗人类 UC 的报道，而用于治疗人类 CD 的报道较少。Massey 等在 2008 年首次将西罗莫司运用于治疗重症难治性 CD，该患者为一名 37 岁的中年女性，运用 AZA、MTX、IFX 治疗无效。以往这样的患者手术治疗可能是唯一的选择。CD 的发生可能与免疫活性因子 IL-2 等的异常增加有关，而西罗莫司能够阻断 IL-2 与其受体的结合。该名患者使用西罗莫司治疗 6 个月，患者血浆浓度维持在 5ng/ml。6 个月来的随访发现该患者症状得到明显的改善，哈维-布拉德肖指数（Harvey-Bradshaw index，HBI）从 13 下降到 3，血浆炎症标志物 C 反应蛋白也从 79 下降到 2，最主要的是内镜评估获得缓解。目前尚缺乏关于西罗莫司治疗 IBD 疗效与副作用的报道，根据其运用于治疗银屑病的研究发现其疗效与 CsA 相同，但副作用较轻，不引起肾毒性和高血压。

来氟米特（leflunomide）是一种具有抗增生活性的异噁唑类免抑制剂，其作用机制主要是抑制二氢乳清酸脱氢酶的活性，从而影响活化淋巴细胞的嘧啶合成。其主要作用于细胞分裂的 DNA 合成前期（G_1 期）的早期，而 MTX 则在 G_1 期的晚期起效，因此两者有协同治疗作用。体内外试验表明本品具有抗炎作用。来氟米特的体内活性主要通过被代谢为活性产物 A771726（M1）而产生。主要用于成人活动性类风湿关节炎的治疗。目前还没有关于来氟米特单独用于治疗 IBD 的报道，Rodríguez-Reyna 等认为其主要适合于风湿性关节炎合并 IBD 的治疗。其治疗剂量和监测可以参考类风湿关节炎相关指南，第 1~3 天使用负荷量 50~100mg，以后改为 20mg/d，连续服用 4~8 周可使多数病人的临床症状获得缓解，服药初始阶段应定期检查 ALT 和血常规。来氟米特作为一种新型免疫抑制剂毒副作用较少，主要表现为腹泻、瘙痒、皮疹、可逆性肝酶升高、脱发等。

　　虽然新型免疫抑制剂在 IBD 的诱导缓解和维持治疗具有一定的作用且毒副作用少,但是没有证据显示显示新型免疫抑制剂在 IBD 的治疗中比传统免疫抑制剂更加有效,其主要还是运用于对激素和传统免疫抑制剂无效或者不能耐受的 IBD 患者的治疗。CyA 和他克莫司主要用于上述患者的诱导缓解,其可以使大部分急性重型 UC 患者避免结肠切除,但长期治疗失效率高使得其在临床上的运用受到广泛争议。目前关于 MMF 在 IBD 维持治疗中的作用还存在争议,还没有安慰剂对照试验评估 MMF 在 IBD 治疗中的效果。西罗莫司等新型免疫抑制剂在 IBD 治疗中的角色还有待于大规模随机双盲安慰剂对照实验进行评估。

(董显文　黄志刚)

参 考 文 献

Baumgart DC,Pintoffl JP,Sturm A,et al. 2006. Tacrolimus is safe and effective in patients with severe steroid-refractory or steroid-dependent inflammatory bowel disease—a long-term follow-up. Am J Gastroenterol,101(5):1048-1056.

Cohen RD,Stein R,Hanauer SB. 1999. Intravenous cyclosporin in ulcerative colitis:a five-year experience. Am J Gastroenterol,94(6):1587-1592.

De Boer NK,Reinisch W,Teml A,et al. 2006. 6-Thioguanine treatmentin inflammatory bowel disease:a critical appraisal by a European 6-TG working party. Digestion,73(1):25-31.

Dubinsky MC,Hassard PV,Seidman EG,et al. 2001. An open-label pilotstudy using thioguanine as a therapeutic alternative in Crohn's diseasepatients resistant to 6-mercaptopurine therapy. Inflamm Bowel Dis,7(3):181-189.

Fellermann K,Steffen M,Stein J,et al. 2000. Mycophenolate mofetil:lack of efficacy in chronic active inflammatory bowel disease. Aliment Pharmacol Ther,14(2):171-176.

Gilissen LP,Derijks LJ,Driessen A,et al. 2007. Toxicity of 6-thioguanine:no hepatotoxicity in a series of IBD patients treated with long-term,low dose 6-thioguanine. Some evidence for dose or metabolite level dependent effects? Dig Liver Dis,39(2):156-159.

Gupta S,Keshavarzain A,Hodgson HJF. 1984. Cyclosporin in ulcerative colitis. Lancet,(2):1277-1278.

Hindorf U,Lindqvist M,Hildebrand H,et al. 2006. Adverse events leading to modification of therapy in a large cohort of patients with inflammatory bowel disease. Aliment Pharmacol Ther,24(2):331-342.

Lichtiger S,Present DH,Kornbluth A,et al. 1994. Cyclosporine in severe ulcerative colitis refractory to steroid therapy. N Engl J Med,330(26):1841-1845.

Marion JF,Present D. 1996. 6-MP maintains cyclosporine-induced response in patients with severe acute colitis. Am J Gastroenterol,91:1975.

Massey DC,Bredin F,Parkes M. 2008. Use of sirolimus(rapamycin)to treat refractory Crohn's disease. Gut,57(9):1294-1296.

Matsuda C,Ito T,Song J,et al. 2007. Therapeutic effect of a new immunosuppressive agent,everolimus,on interleukin-10 gene-deficient mice with colitis. Clin Exp Immunol,148(2):348-359.

Miehsler W,Reinisch W,Moser G,et al. 2001. Is mycophenolate mofetil aneffective alternative in azathioprine-intolerant patients with chronicactive Crohn_s disease? Am J Gastroenterol,96(3):782-787.

Moskovitz DN,Van Assche G,Maenhout B,et al. 2006. Incidence of colectomy during long-term follow-up after cyclosporine-induced remission of severe ulcerative colitis. Clin Gastroenterol Hepatol,4(6):760-755.

Neurath MF,Wanitschke R,Peters M,et al. 1998. Mycophenolate mofetil for treatment of active inflammatory bowel disease. Clinical and immunological studies. Ann N Y Acad Sci,859:315-318.

Ogata H,Matsui T,Nakamura M,et al. 2006. A randomized dose findingstudy of oral tacrolimus(FK506)therapy in refractory ulcerative colitis. Gut,55(9):1255-1262.

Orth T,Peters M,Schlaak JF. 2000. Mycophenolate mofetil versus azathioprine in patients with chronic active ulcerative colitis:a 12-month pilot study. Am J Gastroenterol,95(5):1201-1207.

Rodríguez-Reyna TS, Martínez-Reyes C, Yamamoto-Furusho JK. 2009. Rheumatic manifestations of inflammatory bowel disease. World J Gastroenterol, 15(44):5517-5524.

Shibolet O, Regushevskaya E, Brezis M, et al. 2005. Cyclosporine A for induction of remission in severe ulcerative colitis. Cochrane Database Syst Rev, 1:CD004277.

Skelly MM, Logan RF, Jenkins D, et al. 2002. Toxicity of mycophenolate mofetil in patients with inflammatory bowel disease. Inflamm Bowel Dis, 8(2):93-97.

Tan T, Lawrance IC. 2009. Use of mycophenolate mofetil in inflammatory bowel disease. World J Gastroenterol, 15(13): 1594-1599.

Turner D, Walsh C, Steinhart AH, et al. 2007. Response to corticosteroids in severe ulcerative colitis: a systematic review of the literature and a meta-regression. Clin Gastroenterol Hepatol, 5(1):103-110.

Van Assche G, D'Haens G, Noman M, et al. 2003. Randomized, doubleblind comparison of 4mg/kg vs 2mg/kg intravenous cyclosporine in severe ulcerative colitis. Gastroenterology, 125(4):1025-1031.

van Dieren JM, van Bodegraven AA, Kuipers EJ, et al. 2009. Local application of tacrolimus in distal colitis: feasible and safe. Inflamm Bowel Dis, 15(2):193-198.

Wenzl HH, Hinterleitner TA, Aichbichler BW, et al. 2004. Mycophenolate mofetil for Crohn's disease: short-term efficacy and long-term outcome. Aliment Pharmacol Ther, 19(4):427-434.

第18章

英夫利昔单抗在炎症性肠病中的作用：时机、疗程、终点及困惑

炎症性肠病(inflammatory bowel disease,IBD)是一种病因尚不明确的慢性非特异性肠道炎症性疾病，包括克罗恩病(Crohn's disease,CD)和溃疡性结肠炎(ulcerative colitis,UC)，都对患者的生活有着不同程度的影响。患者往往会有担心自己是否能够维持正常生活，是否能够继续工作，是否能够结婚生子，是否需要手术，是否会有得肿瘤的风险，目前治疗是否合适，是否有不良反应等。因此，炎症性肠病的长期治疗在于降低死亡率、诱导和维持缓解、促进黏膜及瘘管愈合、减少住院及手术率以改善生活质量，更甚者旨在改变疾病自然进程。而治疗方案则根据疾病累及范围、严重程度、相关并发症、患者对疗程及用药方式的喜好等来选择。过去，对于炎症性肠病的药物治疗局限于5-氨基水杨酸制剂、抗生素、激素和免疫抑制剂。而在过去的十年中，抗肿瘤坏死因子α(tumor necrosis factor-α,TNF-α)药物成为有一种有效的治疗手段。英夫利昔单抗(infliximab, IFX)、阿达木单抗(adalimumab,ADA)或近期的CDP870(certolizumab)都被证明在克罗恩病中能效诱导缓解和促进黏膜愈合。英夫利昔单抗是首个应用于炎症性肠病治疗的生物制剂，且目前国内仅英夫利昔被批准用于炎症性肠病的治疗，故下文对英夫利昔在炎症性肠病中的作用及问题作一详述。

1　英夫利昔单抗

1.1　英夫利昔单抗在炎症性肠病中的作用机制

TNF-α是一种由巨噬细胞、T淋巴细胞分泌的细胞因子，是炎症反应中的关键因子。其以前肽的形式固定于细胞膜，被水解为可溶性单体，在一定生理条件下三个可溶性单体可构成三聚体，后者作用于TNF膜受体后发挥其生物学活性。在炎症性肠病中其以旁分泌和自分泌的方式在局部发挥作用，通过迁徙白细胞、抑制抗炎因子、增加中性粒细胞及嗜酸粒细胞而诱导产生前炎症物质等，从而产生细胞毒效应和前炎症效应，最终导致一系列组织损伤和坏死。同时TNF-α亦参与组织修复、诱导血管及结缔组织形成。在炎症性肠病黏膜炎症病理过程中有重要的作用。

英夫利昔单抗是基因重组的人鼠嵌合抗TNF-α的单克隆抗体，由人体恒定区和鼠类可变区组成，为75%人源性和25%鼠源性。英夫利昔单抗通过结合可溶性TNF和膜结合型TNF，从而阻断TNF-α活性。组织学研究显示英夫利昔单抗能减少肠黏膜炎症区炎性细胞浸润，但具体机制尚不明确，可能与补体和抗体依赖的细胞毒作用(antibody-dependent cell cytotoxicity,ADCC)诱导 T 细胞凋亡有关。

1.2　英夫利昔单抗在炎症性肠病中的使用历史

1997 年,英夫利昔单抗首次被证实在活动性克罗恩病中的有效性。该研究中,Targan 对 108 例中至重度活动且常规治疗无效的克罗恩病患者使用英夫利昔单抗,结果显示在 5mg/kg 剂量单次输注的 4 周后其临床缓解率达 33%,而安慰剂组仅为 4%。随后,1999 年 Present 通过对 94 例难治性瘘管型克罗恩病患者在 0 周、2 周、6 周三次使用英夫利昔单抗 证实了其对瘘管型克罗恩病治疗的有效性,用药组瘘管闭合率为 55%,而对照组仅 13%。 上述两项研究证实了英夫利昔单抗诱导缓解活动性克罗恩病和瘘管型克罗恩病的有效性。 而 2003 年英夫利昔单抗的适应证则扩展到活动性克罗恩病和瘘管型克罗恩病的维持治疗, 其推动因素为 ACCENT 1 及 ACCENT 2 两项研究。在 ACCENT 1 中,研究者对单次治疗有 效的患者重复使用同剂量的英夫利昔单抗,监测 30 周、54 周的缓解率,并评估激素停用后 维持缓解的时间,结果确定最佳用药间隔为 8 周。而 ACCENT 2 研究评估了英夫利昔单抗 对瘘管型克罗恩病维持缓解的有效性,54 周时英夫利昔单抗组持续应答率为 46%,对比对 照组为 23%,而完全应答率(即瘘管全部闭合)分别为 36%、19%。另一方面,这两项研究亦 显示了英夫利昔单抗维持治疗的耐受性好。

而 2006 年,因 ACT 1 和 ACT 2 的结果使得英夫利昔单抗得以在中至重度活动且常规 治疗无效的溃疡性结肠炎患者中使用。该两项研究的对象包括有未经治疗的重型溃疡性 结肠炎、对激素和(或)免疫抑制剂治疗后疗效欠佳的溃疡性结肠炎患者。5mg/kg 组、 10m/kg 组、安慰剂组在 8 周的临床缓解率分别为 66.9%、65.3%、33.2%,且英夫利昔单抗 组在 30 周的临床缓解率、黏膜愈合情况、激素停用、住院次数和生活质量方面明显优于安慰 剂组。

1.3　英夫利昔单抗在炎症性肠病中的适应证

因其突出的有效性,在炎症性肠病中英夫利昔单抗治疗被称为“治疗革命”。而得益于 上述各研究结果,其适应证不断扩展。在克罗恩病中的适应证包括以下两点:①对于接受 传统治疗效果不佳的中重度活动性克罗恩病患者,用于减轻体征和症状、达到并维持临床 疗效、促进黏膜愈合、改善生活质量、使患者减少皮质激素用量或停止使用皮质激素;②对 于瘘管型克罗恩病患者,用于减少肠-皮肤瘘和直肠阴道瘘管的数量,促进并维持瘘管愈合、 减轻症状和体征、改善生活质量。

在英国 NICE 指南中,严重克罗恩病定义不单指 CDAI(Crohn's disease activity index, CDAI)大于 300 或 Harvey Bradshaw 评分大于 8~9 分,其指出应该根据患者一般情况、消化 道及全身症状、肠外并发症来综合评估。如使用上述标准则应将运动、感觉、残缺或心理因 素纳入考虑。

而溃疡性结肠炎中的适应证为对于接受传统治疗效果不佳的中重度活动性溃疡性结 肠炎患者,用于减轻体征和症状、达到并维持临床疗效、促进黏膜愈合、使患者减少皮质激 素用量或停止使用皮质激素。但目前国内尚未纳入适应证。

1.4　英夫利昔单抗的禁忌证

英夫利昔单抗为生物制剂,其绝对禁忌证包括有严重过敏反应、现正感染、腹腔或肛周脓肿、潜在未处理或活动性结核、严重心衰(NYHA Ⅲ~Ⅳ级)、既往淋巴瘤史、脱髓鞘病变、视神经炎;相对禁忌证包括有症状的肠道狭窄、合并症多的老年患者、小于5年发生的肿瘤、中度心衰、有怀孕要求的患者。

英夫利昔单抗在克罗恩病中具有诱导缓解和维持缓解的作用,并且对于瘘管闭合有显著的疗效,而在溃疡性结肠炎中对于重型溃疡性结肠炎或传统治疗无效的溃疡性结肠炎有效。与此同时,由于英夫利昔单抗的免疫原性、感染风险、恶变风险、失应答等原因,人们对于英夫利昔单抗治疗的时机、疗程、终点提出了更多的问题。

2　英夫利昔单抗治疗炎症性肠病的时机

2.1　上阶梯治疗(step-up)

在传统治疗或者在之前的RCT研究中,英夫利昔单抗多用于经激素和(或)免疫抑制剂治疗后无效或不耐受或有禁忌的活动性克罗恩病患者。而对于瘘管型的患者,ECCO指南中也声明英夫利昔单抗作为克罗恩病单纯肛瘘的三线治疗,在克罗恩病复杂性肛瘘中,抗生素和硫唑嘌呤(azathioprine,AZA)或巯基嘌呤(mercaptopurine,6-MP)作为一线药物治疗,而英夫利昔单抗或阿达木单抗作为二线药物治疗。究其原因,一是因为一旦停用抗TNF制剂瘘管可能再次出现;二是因为在ACCENT 2研究中英夫利昔单抗维持瘘管闭合的患者中有部分联合使用硫唑嘌呤或巯基嘌呤。

但无论激素还是免疫抑制剂长期治疗都存在一定的安全问题。Faubion指出激素长期治疗预后不佳,激素使用1年后持续有效的患者仅32%,而30%的患者出现激素依赖,38%则接受手术治疗。且有研究分析长期使用激素与死亡率增高相关。另一方面,虽然免疫抑制剂的使用逐年增加,但并未降低克罗恩病手术率。

2.2　下阶梯治疗(top-down)

值得注意的是克罗恩病的自然进程,其显示疾病早期为炎症或狭窄病变为主,而远期发展为狭窄或穿透性病变,那么早期抗TNF治疗是否能够通过早期黏膜愈合来延缓疾病进程？2008年刊登在Lancet上的一篇文章引起了极大的关注。D'Haens将新近诊断、未使用激素或免疫抑制剂的133例活动性克罗恩病患者分为两组,上阶梯治疗组指最初接受激素治疗,后随病情发展而使用免疫抑制剂(硫唑嘌呤或甲氨蝶呤),更甚者英夫利昔单抗;而下阶梯治疗指最初接受3次英夫利昔单抗并联合硫唑嘌呤治疗,后予以硫唑嘌呤维持,如果疾病需要,给予再次英夫利昔单抗或激素治疗。研究结果显示下阶梯治疗在新发患者中的诱导缓解效果更好,减少激素使用率和黏膜愈合率更高,故研究认为早期深度治疗获益更多。虽然下阶梯治疗效果更佳,但是英夫利昔单抗联合免疫抑制剂治疗的安全性令人担忧,联合治疗使得感染风险、罹患肿瘤风险等增加,且花费更大。另一方面,流行病学数据表明克罗恩病中约有 50% 为轻度患者,故联合治疗对这部分患者来说可能存在过度治疗。

2.3　上阶梯治疗还是下阶梯治疗

哪些患者应当早期治疗?有关疾病预后因素的研究从未停歇。最初发现疾病累及范围大于 100cm,上消化道累及与死亡率有关;又有研究发现吸烟、结肠炎、非纤维狭窄型、诊断时年龄与激素依赖相关;疾病严重度、回肠累及、激素治疗与狭窄梗阻有关;激素需求、肛周病变、发病年龄小于 40 岁与 5 年内住院率、手术率相关;近期研究证实发病年龄小于 40 岁、狭窄或肛周病变、发热、低体重、血小板升高与疾病严重度、手术范围、复杂性肛瘘、吻合口情况相关。

下阶梯治疗能够迅速诱导缓解、早期促进黏膜愈合,并可能改变疾病自然病程,但其长期用药安全、费用等因素亦需纳入考虑范围。而目前尚缺少有效的指标来鉴别高危患者,但多推荐于存在多种预后差因素的患者使用下阶梯治疗,如发病年龄小于 40 岁、激素依赖、肛周病变的患者。

3　英夫利昔单抗治疗炎症性肠病的疗程

3.1　英夫利昔单抗治疗前准备及监测

英夫利昔单抗治疗前准备包括有权衡利弊、排除禁忌证、血清学检测和疫苗。血清学检测包括有全血细胞分析、肝功能、CRP、病毒学(如 HIV、HBV、HCV、VZV,必要时 CMV、EB)、抗核抗体等。英夫利昔单抗药物间相互作用未有特别指出,但不建议与活疫苗同时使用。如为非活疫苗,如 DTP、乙肝、流感、HPV、甲肝等疫苗则无特殊要求;若为减毒活疫苗如 VZV、黄热病、伤寒、卡介苗、口服脊髓灰质炎、麻腮风、牛痘、减毒活流感疫苗,如需注射,则建议在治疗前 3 周或治疗结束后 3 个月才可注射。

3.2　英夫利昔单抗治疗

3.2.1　英夫利昔单抗剂量、用药间隔

Present 在治疗瘘管型克罗恩病研究中发现 5mg/kg 剂量组和 10mg/kg 组未有统计学差异,而 ACCENT 1 通过分析诱导治疗中的"剂量-疗效"关系,亦提示 5mg/kg 为最佳剂量,而提高剂量并没有获得更好的疗效,并基于药代动力学予以每 8 周用药以维持缓解。而同样是 ACCENT 1 研究,单次使用英夫利昔单抗诱导缓解后予每 8 周维持治疗,结果显示

30 周时缓解率为 18%，复发中位数为 19 周，故调整诱导缓解为 0 周、2 周、6 周用药。

3.2.2 规律治疗还是按需治疗

目前推荐在 2 次诱导缓解后，即 6 周时有应答者继续英夫利昔单抗治疗。其中规律治疗指每 8 周一次维持缓解治疗，按需治疗指在有症状时再进行治疗。有研究重新分析了 ACCENT 1，发现规律使用英夫利昔单抗的患者抗英夫利昔抗体（antibody to infliximab，ATI）发生率更低。而 ATI 除可能引起输液反应外，亦影响英夫利昔单抗血清水平，当抗英夫利昔抗体大于 8μg/ml 时，其浓度与输注后 4 周血清英夫利昔单抗水平降低有关，故目前认为其与英夫利昔单抗失应答、停用后再次使用的疗效有关。

3.2.3 单药治疗还是联合治疗

用药初期，因研究显示诱导缓解后联合应用免疫抑制剂并没有更好的效果以及出于安全性考虑，并未系统性联合应用英夫利昔单抗和免疫抑制剂。但在 2010 年发表的 SONIC 研究结果使得越来越多的学者关注联合用药。SONIC 研究选用了 508 例未经免疫调节剂治疗的克罗恩病患者，分为联合用药组（英夫利昔单抗 5mg/kg+硫唑嘌呤 2.5mg/kg）、英夫利昔单抗组（5mg/kg）和硫唑嘌呤组（2.5mg/kg），评估 26 周时无激素缓解率分别为 56.8%、44.4% 和 30.6%，黏膜愈合率分别为 44%、30%、17%。而早期黏膜愈合能降低远期手术率。且联合治疗可能减少抗英夫利昔抗体产生，并增加血清英夫利昔单抗水平。但有关于药物安全性的研究层出不穷，其中 CEASME 研究表明单用硫唑嘌呤在年老患者中大大增加淋巴瘤风险，而联合用药显然会使药物毒副作用更多。而如果选择早期联合治疗，我们仍面临很多问题。

如果联合治疗，1 年后仍然需要联用么？反对的观点主要集中在药物安全性方面，2009 年的一项含有 8905 例患者的 meta 分析表明非霍奇金淋巴瘤（non-Hodgkin lymphoma，NHL）在使用抗 TNF 制剂的患者中发生率更高，其标化发病比（standardized incidence ratio，SIR）为 3.23，其中多数患者合并使用免疫抑制剂，而单用免疫抑制剂 SIR 为 1.7。引人注目的是在年轻男性长期联合治疗中发现越来越多的肝脾 T 细胞淋巴瘤发生。另一方面，使用免疫调节剂尤其联用英夫利昔单抗或激素于年老患者中将增加机会致病菌感染。而单用英夫利昔单抗，其长期使用耐受好，且恶变风险未增加。因此，1 年后联合治疗仅适用于某些特定年龄的严重患者。

如果联合治疗，能否停用硫唑嘌呤？回顾性研究发现当英夫利昔单抗+硫唑嘌呤联合治疗 6 个月以上后停用硫唑嘌呤，结果 73% 的患者失疗效，深入原因分析发现其与联合治疗时间、CRP、血小板计数有关，显示联合治疗后达到临床缓解的患者如治疗小于 27 个月伴或不伴有炎症指标上升（CRP 大于 5mg/L、血小板计数大于 $298×10^9/L$），在停用硫唑嘌呤后易复发。因此，是否停用硫唑嘌呤取决于是否达到深度缓解，包括临床表现、血清学指标和内镜下表现。

如果联合治疗，可否选择甲氨蝶呤？Vermeire 等联合发现免疫抑制剂使用时抗英夫利昔抗体形成少，英夫利昔单抗血清水平更高，而甲氨蝶呤和硫唑嘌呤在此结果上并无差异。

但是研究表明甲氨蝶呤并不增加英夫利昔单抗的有效性，故仅在患者硫唑嘌呤不耐受或有禁忌时选择甲氨蝶呤。

如果联合治疗，哪些患者需要？治疗药物的选择取决于疾病进程（发病初期情况、发病频率与严重程度）、累及范围（局限或广泛）、初期药物治疗反应。而疾病严重度与病变广泛、肠腔狭窄或瘘管形成、上消化道累及和内镜下表现严重有关。根据纳入 1188 例患者的研究结果，年龄小于 40 岁、存在肛周疾病、早期有激素需求的患者预后差。目前推荐疾病严重及预后差的患者联合治疗。并基于上述药物安全性结果，预后差或疾病严重的患者选择联合治疗，但若为未婚年轻男性考虑单用抗 TNF 治疗，而对于轻中度且不存在预后差因素的患者单用硫唑嘌呤。

3.3　英夫利昔单抗失应答后治疗

虽然抗 TNF 治疗有效性得以证实，但长期治疗中有部分患者出现失应答。在 ACCENT 1 中单次使用后 6 周、12 周失应答率为 49% 及 57%，而在 CHARM 中失应答率为 48% 及 59%，PRECISE 中为 37% 及 53%。ACCENT 1 中这些患者通过调整剂量（将 5mg/kg 剂量加为 10mg/kg）来应对，而在鲁汶大学医疗中心的一项研究中则通过缩短用药间隔、改变按需治疗方式来解决失应答。除此之外，亦可考虑更改抗 TNF 制剂或其他靶向治疗。

ECCO 指出当抗 TNF 治疗失应答时，首先应重新评估疾病活动，排除并发症，行肠镜检查排除功能性肠病可能，并在必要时讨论进一步手术治疗。而确定为疾病活动时，更改药物前可尝试增大剂量或缩短用药间隔。但选用何种方式尚未有共识，但阿达木单抗多缩短用药间隔。另外，因抗英夫利昔抗体形成，可考虑联用免疫抑制剂。而更改抗 TNF 制剂被证实有效，但远期治疗余地减少。如果出现耐受问题，则应更改抗 TNF 制剂，在某些患者中可能出现更换三种抗 TNF 制剂。另外，强调规律治疗而不是按需治疗。

4　英夫利昔单抗治疗炎症性肠病的终点

对使用硫唑嘌呤维持缓解的患者可在达缓解期 4 年后停用硫唑嘌呤，那英夫利昔单抗呢？何时可停止英夫利昔单抗治疗？停用后是否会复发？复发后再治疗效果如何？对第一个问题目前尚未有充分的证据来给出一个清晰而明确的答案。因现有的临床随机对照研究中英夫利昔单抗治疗疗程均小于 1 年，故尚未有专家建议其疗程应大于 1 年或无限制延长。但通过探讨克罗恩病的自然进程、长期用药的安全性、停用免疫抑制剂或英夫利昔单抗后的复发等情况能够得出一个可能的答案。除了费用问题外，对一个处于缓解期且耐受良好的患者是否需要停用英夫利昔单抗，应当权衡利弊来决定。1 年为止的延长治疗无疑能够使患者处于疾病缓解期、减少手术率及住院率，且证实死亡率未增加。但长期使用英夫利昔单抗后可能存在失应答、感染及患癌风险增加。因此，探讨长期使用的必要性应当是基于单用免疫抑制剂维持还是完全停用的情况下对疾病进程和转归、安全性、费用等各方面的权衡。

4.1　克罗恩病的自然进程

对大部分的克罗恩病患者来说,克罗恩病是一种慢性活动性疾病。只有很小部分的患者复发、住院、手术次数少,这些患者无需长期抗 TNF 治疗。但其他大部分患者会出现如肠道狭窄或瘘管形成,需要住院或手术,这部分患者需要强而有效的治疗来减缓疾病进程。而疾病后期和早期不同,其黏膜和黏膜下层结构发生改变,如纤维化、狭窄、复杂性瘘管等情况,且患者免疫状态的改变使得很难达到缓解,甚至出现药物依赖。早期抗 TNF 治疗使其获益更多,且阻止免疫进展和组织损伤,使其可能更适合停止治疗。

4.2　停用免疫抑制剂后转归

尽管免疫抑制剂在临床缓解和黏膜愈合方面的有效性不如抗 TNF 制剂,但停用免疫抑制剂后的疾病转归可能对停用英夫利昔单抗后的疾病转归有所启示。GETAID 研究显示在硫唑嘌呤治疗后持续缓解的时间越长,停用硫唑嘌呤后复发的风险越小,ECCO 建议达缓解期 4 年后停用硫唑嘌呤。而另一项回顾性研究显示使用硫唑嘌呤 42 个月后停用,20% 的患者在 18 个月内复发,而继续使用硫唑嘌呤的患者复发率为 10%,长期随访发现 3 年后停用组复发率达 60%。即使达到缓解的患者在停用药物后仍有复发可能,尽管 1 年复发率低。而免疫抑制剂与英夫利昔单抗最大的区别在于停用前者后没有药物维持治疗,而停用英夫利昔单抗后还有免疫抑制剂能维持治疗。

4.3　抗 TNF 的长期安全性

短期和中期英夫利昔单抗治疗耐受性好,但长期使用所带来的并发症使我们不禁考虑要停用英夫利昔单抗。生理情况下,TNF-α 参与抗病原微生物感染和抗肿瘤,而抗 TNF 制剂以其作为靶点来阻断疾病进程。有关其增加感染风险,尤其是结核的报道很多,另一方面淋巴瘤的发生率轻微增加。而对潜在结核的监测和预防性治疗大大减少了抗 TNF 治疗时结核活动的发生。另一方面,应避免长期联合免疫抑制剂治疗,尽管 SONIC 研究显示了联合治疗的有效性,但长期获益证据少。长期联用激素、免疫抑制剂或英夫利昔单抗中的两种将显著增加机会致病菌感染,另有病例报道在使用英夫利昔单抗的年轻患者罹患发病率低且预后极差的肝脾 T 细胞淋巴瘤,均合并使用免疫抑制剂。

4.4　现有的研究

早期研究多围绕英夫利昔单抗的诱导缓解,单次治疗后有部分患者有长时间的临床应答或缓解,这些数据提示可能对这些患者无需延长治疗,但短期治疗并非一个好的选择,我们看到单次使用的患者平均复发时间为 10 周,而时隔 4 个月再次输注英夫利昔单抗则可能导致过敏反应。而在 3 次英夫利昔单抗诱导治疗后使用免疫抑制剂维持的结果亦令人失望,英夫利昔单抗迅速起效,但免疫抑制剂维持效果差,1 年后缓解率低,而只有当诱导缓解时未经使用免疫抑制剂的患者 1 年后缓解率为 40%。因此认为免疫抑制剂无效的患者需要长期抗 TNF 治疗。STORI 研究纳入 115 例使用英夫利昔单抗+免疫抑制剂至少 1 年且激素停用至少 6 个月以上的克罗恩病患者，停用英夫利昔单抗后 12 个月约有 45% 的患者复发，在这些复发患者中有 71% 再次使用英夫利昔单抗治疗，95% 可再次应答。停用英夫利昔单抗后 1~4 个月内复发的患者再次治疗时未出现输液反应。另一项纳入 440 例克罗恩病患者的回顾性研究发现超过 60% 的患者在连续 4 年英夫利昔单抗治疗后获益更多，同时发现长期使用英夫利昔单抗后，约 20% 的患者失应答，需更换抗 TNF 治疗或手术治疗。

4.5　克罗恩病中停用抗 TNF

一般来讲，生物制剂用于对传统治疗无应答的患者。对一些未达到完全缓解的患者即停用英夫利昔单抗并不明智。而对于已处于一段时间的临床缓解的患者则需要全面检查来评估疾病活动。STORI 后期数据分析表明复发的危险因素包括男性、无肠道切除手术史、白细胞大于 $6×10^9/L$、血红蛋白小于 145g/L，CRP 大于 5mg/L，粪钙卫蛋白大于 300µg/g。该研究中有 2 个以下危险因素的患者 1 年复发率为 15%。另一方面，黏膜愈合虽与临床症状、血清学治疗关联性不强，但黏膜愈合率高与住院率、手术率减少相关，故需行肠镜检查或肠道影像学检查来评估。

总体而言，应当权衡潜在风险和获益，并兼顾医疗费用问题来决定是否延长英夫利昔单抗治疗。对处于慢性活动期的患者来说，停用英夫利昔单抗可致并发症发生。而长期处于缓解的患者在停用英夫利昔单抗前需进行临床、血清学、内镜检查来评估病情。NICE 指南指出应当规律治疗直至失效，但英夫利昔单抗治疗时间应至少持续 12 个月，且在治疗期间至少每年评估一次。如在停用后复发，可重新使用。

5　英夫利昔单抗在炎症性肠病治疗中的其他困惑

5.1　英夫利昔单抗与感染

生理情况下，TNF-α 能够促进其他炎症因子释放和感染性肉芽肿形成，对清除胞内菌感染有重要作用。动物实验证据表明体内缺乏 TNF-α 时易致严重细菌感染。TREAT 研究对患者长达 5 年的随访来评估英夫利昔单抗的安全性，研究显示存在潜在不良事件，如机会致病菌感染、恶变、淋巴瘤、脱髓鞘病变、狼疮样紊乱，但英夫利昔单抗与其他单药治疗相比死亡率并未增加，但与严重感染增加相关。英夫利昔单抗可能致使机会致病菌感染、激活病毒复制（如带状疱疹、乙肝病毒、人乳头瘤病毒等），且在联合治疗中其感染率增加，故在使用前应排除感染，如有瘘管则应排除脓肿。

FDA 统计显示自 1998 年英夫利昔单抗上市以来，部分类风湿关节炎患者发生严重细菌感染，而主要是结核菌感染。直至 2001 年已有 130 例活动性结核被报道。英国、法国等于 2005 年相继推出关于抗 TNF 治疗前结核评估和治疗的指南，均指出应在用药前完善病史、临床检查、胸片、PPD 等，强调必须明确有无结核后再决定是否抗 TNF 治疗。而结核的诊断可通过检测 IFN-γ，即 QuantiFERON 或 T-SPOT，其为结核分枝杆菌的保护性免疫应答，与 PPD 相比，其与卡介苗无交叉反应，且与结核感染相关性强。对活动性结核患者应予以正规抗结核治疗，而对于潜在结核或结核菌感染的患者，包括初次感染和可能激活结核的既往感染患者，应当接受预防性抗结核治疗。目前有以下几种预防性治疗方案：异烟肼单药治疗 6 个月（6H），利福平联合异烟肼治疗 3 个月（3RH），如异烟肼有禁忌证则利福平联合吡嗪酰胺治疗 2 个月（该方案禁用于肝病患者），异烟肼剂量减半单药治疗 9 个月（适用于年老患者和肝硬化患者）。上述治疗至少 3 周后才能开始抗 TNF 治疗。如在抗 TNF 治疗期间或末次输注后 6 个月出现咳嗽、发热、消瘦等症状时，需警惕结核发生，且 RATIO 发现肠外结核发生率较高，为 55%。另外，研究亦显示在接受抗 TNF 治疗时发生结核的 69 例患者中没有接受预防性治疗的患者。但预防治疗的有效性并不是 100%，有研究证实 6H 方案有效性为 60%，而 3RH 方案为 50%。

5.2　英夫利昔单抗治疗后手术

目前对于抗 TNF 治疗后手术并发症是否增加存在争议。有文献报道回结肠切除术前 3 个月使用 TNF 制剂，术后 30 天英夫利昔单抗组和非英夫利昔单抗组并发症发生率相似，而多项分析认为英夫利昔单抗与再次手术、败血症、腹腔内脓肿有关，其原因可能与术前抗 TNF 治疗后影响回结肠吻合有关。另一方面，英夫利昔单抗治疗与手术间的最佳间隔时间尚未有定论，该间隔可能为 1 个月，但目前没有数据，而药代动力学表明英夫利昔单抗血清水平持续至少 8 周。但对于复杂性瘘管型克罗恩病均建议早期手术。

5.3　英夫利昔单抗与妊娠

在疾病静止期炎症性肠病并不影响生育。动物实验中并未发现英夫利昔单抗有胚胎毒性或致畸性。孕初期使用英夫利昔单抗的报道较为多见且结果令人欣慰，但孕中期和孕晚期的报道不多。孕期使用英夫利昔单抗后出生的胎儿并未发现有特别之处。PIANO 显示接受英夫利昔单抗+免疫抑制剂治疗的妇女其新生儿中先天畸形、生长发育异常或其他并发症发生并不相关。由于英夫利昔单抗能透过胎盘屏障，故母体和胎儿中英夫利昔单抗浓度一致，且英夫利昔单抗可持续存在至出生后 6 个月，但目前尚不清楚婴儿体内是否会有抗体形成。因此建议孕晚期停用英夫利昔单抗直至生产。若整个孕期都使用英夫利昔单抗，需注意母体和胎儿感染情况。PIANO 亦显示新生儿 9～12 个月感染发生率增高，由于药物不应在 9～12 个月被检测出，故研究者认为可能与免疫功能异常有关，研究将对这些患儿继续随访以明确是否有持续感染增加。另外，经英夫利昔单抗治疗的哺乳期妇女母乳和子女血液中未检测到英夫利昔单抗，故哺乳期妇女可能可接受治疗。

（冉志华　顾　嫣）

参 考 文 献

Allen PB,Lindsay H,Tham TC. 2010. How do patients with inflammatory bowel disease want their biological therapy adminis-
　　tered? BMC Gastroenterol,10:1.

Baert F Noman M,Vermeire S,et al. 2003. Influence of immunogenicity on the long-term efficacy of infliximab in Crohn's dis-
　　ease. N Engl J Med,348:601-608.

Beaugerie L,Seksik P,Nion-Lamurier,et al. 2006. Predictors of Crohn's disease. Gastroenterology,130:650-656.

Colombel JF,Sandborm WJ,Reinisch N,et al. 2010. Infliximab,azathioprine,or combination therapy for Crohn's disease. N
　　Engl J Med,362:1383-1395.

Cosnes J,Cattam,S,Biain A,et al. 2002. Long-term evolution of disease behavior of Crohn's disease. Inflamm Bowel Dis,8:
　　244-250.

Cosnes J,Nion-Lamuries I,Beaugeier L,et al. 2005. Impact of the increasing use of immunosuppressants in Crohn's disease on
　　the need for intestinal surgery. Gut,54:237-241.

D'Haens G,Beart F, Van Assche G,et al. 2008. Early combined immunosuppression or conventional management in patients
　　with newly diagnosed Crohn's disease:an open randomized trial. Lancet,371:660-667.

Faubion W. Loftus EV, Harmsen WS,2001. The natural history of corticosteroid therapy for inflammatory bowel disease:a pop-
　　ulation-based study. Gastroenterology,121:255.

Fidder,Schnitzier F, Ferramte M,et al. 2009. Long-term safety of infliximab for the treatment of inflammatory bowel disease:a
　　single-center cohort study. Gut,58(4):501-508.

Franchimont D,Louis E, Cnoes F,et al. 1998. Clinical pattern of cortisosteroid dependent Crohn's disease. Euro J Gastroenterol
　　Hepato,10:821-825.

Hanauer SB,Feagan BG,Lichtenstein JR,et al. 2002. Maintenance infliximab for Crohn's disease:the ACCENT 1 randomised
　　trial. Lancet,39:1541-1549.

Hanauer SB,Wagner CL,Bali M,et al. 2004. Incidence and importance of antibody responses to infliximab after maintenance or
　　episodic treatment in Crohn's disease. Clin Gastroenterol Hepatol,2:542-553.

Hecht GA. 2008. Inflammatory bowel disease live transmission. N Engl J Med,358:528-530.

Kotlyar DS,Osterman MT,Diamond RH,et al. 2011. A systematic review of factors that contribute to hepatosplenic T-cell lym-
　　phoma in patients with inflammatory bowel disease. Clin Gastroenterol Hepatol,9(1):36-41.

Lee TW,Fedorak RN. 2010. Tumor necrosis factor-a monoclonal antibodies in the treatment of inflammatory bowel disease:clin-
　　ical practice pharmacology. Gastroenterol Clin North Am,30:543-557.

Lichtenstein G,Olson A,Travers S,et al. 2006. Factors associated with development of intestinal strictures or obstructions in pa-
　　tients with Crohn's disease. Am J Gastroenterology,101:2892-2893.

Lichtenstein Gr. 2010. Emerging prognostic markers to determine Crohn's disease natural history and improve management strat-
　　egies:a review of recent literature. Gastroenterol Hepatol,6:99-107.

Mowat C,Cole A,Windsor A,et al. 2011. Guidelines for the management of inflammatory bowel disease in adults. Gut,60:
　　571-607.

Munkholm P,Langholz E, Davidsen M,et al. 1995. Disease activity courses in a regional cohort of Crohn's disease pa-
　　tients. Scand J Gastroenterol,30:699-706.

Oussalah A,Daness S, Peyrin-Biroulet L. 2010. Efficacy of TNF antagonists beyond one year in adult and pediatric inflammato-
　　ry bowel diseae:a systematic review. Curr Drug Targets,11:156-175.

Present DH,Rutgeerts P, Targan S,et al. 1999. Infliximab for the treatment of fistulas in patients with Crohn's disease. N Engl J
　　Med,340:1398-1405.

Rosh JR, Gross T, Mamula P, et al. 2007. Hepatosplenic T-cell lymphoma in adolescents and young adults with Crohn's
　　disease:a cautionary tale? Inflammatory Bowel disease,13(8):1024-1030.

Rutgeerts P,Feagan BG, Lichfenstein GR,et al. 2004. Comparison of scheduled and episodic treatment strategies of infliximab in Crohn's disease. Gastroenterology,126:402-413.

Rutgeerts,Sandborm WJ, Feagan BG,et al. 2005. Infliximab for induction and Maintenance therapy for ulcerative colitis. N Engl J Med,353:2462-2476.

Sands BE,Anderson FH, Bernstein CN,et al. 2004. Infliximab maintenance therapy for fistulizing Crohn's disease. N Engl J Med,350:876-885.

Siegel CA,Marden SM, Persing SM,et al. 2009. Risk of lymphoma associated with combination anti-tumor necrosis factor and immunomodulator therapy for the treatment of Crohn's disease:a meta analysis. Clin Gastroenterol Hepato,7:874-881.

Targan SR,Hanauer SB, van Deventer SJ,et al. 1997. A short-term study of chimeric monoclonal antibody cA2 to tumor necrosis factor alpha for Crohn's disease. Crohn's disease cA2 study group. N Engl J Med,337:1029-1035.

Toruner M,Loftus EV Jr, Harmsen WS,et al. 2008. Risk factors for opportunistic infections in patients with inflammatory bowel disease. Gastroenterology,134(4):929-936.

Van Assche,Dignass A, Reinisch W,et al. 2010. The second European evidence-based consensus on the diagnosis and management of Crohn's disease:special situations. JCC,4:63-101.

Vermeire,Noman M, Van Assche G,et al. 2007. Effectiveness of concomitant immunosuppressive therapy to suppress formation of antibodies to infliximab in Crohn's disease. Gut,56:1226-1231.

第 19 章

生物制剂使用过程中的浓度监测和抗体反应

尽管生物制剂在炎症性肠病中的作用被得到充分肯定,但是生物治疗仍有一些限制,包括在部分患者中存在原发耐药和继发失效的问题。这其中,生物制剂低血药浓度和抗药抗体的形成被认为是减少药物有效性最重要的两个因素。目前对生物制剂血药浓度和抗体形成的临床研究主要集中在 TNF-α 抗体。

1 生物制剂血药浓度和抗体水平的检测方法

对 TNF-α 单抗药代动力学的研究发现 TNF-α 单抗的使用剂量和 TNF-α 单抗血药浓度之间成正比。但 TNF-α 单抗在身体中的分布主要受体重、血清白蛋白浓度和抗药抗体(anti-drug antibodies,ADA)形成的影响。因为以上三个因素个体化差异大,目前药代动力学用于估测 TNF-α 浓度的模型只能用于评估患者人群的状态,而无法做到对每一个患者个体进行估测。

目前研究通常采用测定生物制剂血药浓度和抗体水平的时间点是在规律使用下一次注射前,即距离前一次生物制剂注射 8 周后。也有文献报道在第三次注射之前抽取血清标本,即与前一次注射相隔 4 周时测定生物制剂血清血药浓度和抗体水平。有报道显示注射英夫利昔后即刻抽取的血清英夫利昔血药浓度在继发性失效的患者中低于持续应答者。研究分析认为这种差别主要由于抗体介导的药物清除,提示即刻注射后的生物制剂血药浓度可以作为有效药物浓度的测量手段。这种方法目前尚未在实验或临床中得到广泛应用。

目前使用的测定生物制剂血药浓度和 ADA 浓度的方法主要有三种。其中最常用的方法是酶联免疫荧光法(enzyme-linked immunosorbent assay,ELISA)。但使用 ELISA 法测量 ADA 并不精确,因为血清中存在的生物制剂会与 ADA 竞争反应底物。因此,在患者血清中能检测出生物制剂的情况下,使用 ELISA 法测定 ADA 浓度是不精确的。相反的,用基于高压液相色谱的迁移率测定法[high pressure liquid chromatography(HPLC)-based mobility-shift-assay(HMSA)]测量时就可以将血清中的生物制剂和 ADA 区分开来,并分别给予准确测定。第三种方法是液相免疫反射测定法(liquid phase radio-immune assay)。以英夫利昔为例,这种方法将患者血清与可溶性放射性抗原一起孵育,后加入抗-Fc 片段的抗体,使形成 IFX-TNF-anti-Fc 复合物沉淀,离心分离后通过测量沉淀物的放射性来测量英夫利昔的浓度。因为生物制剂的分子成分是固定的,目前认为使用这三种测定方法对生物制剂浓度的判定影响不大。但 ADA 是一系列类似但不完全相同的蛋白质,使用不同方法测量所得到的差异会较大。目前尚没有文献对这三种测量方法进行比较。

2 生物制剂血药浓度和临床疗效之间的关系

已经有多组研究发现血清生物制剂浓度和炎症性肠病、类风湿关节炎及银屑病的治疗效果呈正相关性。在炎症性肠病患者中,生物制剂血药浓度低的患者治疗疗效较血药浓度高的患者差,这种现象与造成血药浓度低的原因无关,不论是因为药代动力学差异或是药物敏感性。有研究者提出可以用注射 4 周后的血清英夫利昔浓度预测复发间隔,他们发现英夫利昔血药浓度大于 12μg/ml 的患者比血药浓度较低的复发间隔中位期时间更长。在多组研究中发现使用英夫利昔患者中,合用免疫抑制剂的患者血药浓度较高。

尽管有多组强烈的证据显示高血药浓度和良好的临床治疗效果呈正相关,但是这之间的因果关系尚不能轻易建立,因为不能排除其他可能参杂的因素。尽管如此,这些研究还是表示使血清药物浓度达到理想状态可能得到更大的临床获益。通常认为英夫利昔的血药浓度需要大于 3μg/ml 方能较好地发挥作用。

3 生物制剂抗体和临床疗效之间的关系

目前临床上获得审批通过使用的生物制剂是重组蛋白,可以通过激活人固有免疫反应,制造出抗体。血清抗药抗体(anti-drug antibodies,ADA)的存在会通过增加药物清除率来改变药代动力学,影响生物制剂的血药浓度及分布,从而改变药物临床疗效。ADA 也使患者注射不良反应的概率升高两倍。使用生物制剂治疗的患者部分存在原发失效的现象,另外大约 40% 在初始治疗中获益的炎症性肠病患者中会出现逐渐丧失应答。

ACCENT I 研究发现对生物制剂持续应答的患者血液 ADA 浓度较继发失效患者低。高滴度的 ADA 和复发时间呈负相关。低 ADA 浓度的患者复发间隔中位期更长。血液中可检出的抗体浓度小于 8μg/ml 的患者中位应答时间明显短于抗体浓度高的患者。在对2021 份血清标本采用 HPLC 方法监测 ADA 时发现,ADA 和疾病活动性呈正相关,即使当时血药浓度是合适的。相反的,足够的英夫利昔血药浓度能够表现为以 CRP 降低为主要特征的疾病缓解。

目前认为可以减少 ADA 对治疗影响的方法主要是以下四种:联合使用免疫抑制剂、规律地使用生物制剂治疗、保持合适的血药浓度和注射前加用氢化可的松。在 SONIC 研究中发现联合使用硫唑嘌呤和英夫利昔可以升高血清英夫利昔浓度,同时可以延长不使用激素的缓解期。在 COMMIT 研究中亦发现联合使用甲氨蝶呤和英夫利昔可以防止 ADA 的产生。另外,ACCENT I 研究者发现按计划规律使用生物制剂的患者比阶段性加用生物制剂的患者产生抗体的概率大大降低(8% vs. 30%;OR 0.21)。Vande 等提出在低血清药物浓度患者中增加药物使用剂量可以预防致敏及抗体产生,从而防止治疗失败。在研究中他们发现血清中能短暂检测出抗体的患者有 20% 可以通过增加药物剂量后使抗体消失,剩下80% 的患者出现自发性抗体消失。但同时也有研究发现即使当时的生物制剂血药浓度是合适的,仍会出现 ADA 浓度和疾病活动度的正相关,这提示增加生物制剂浓度可能无法克服致敏及抗体产生的问题。有一项研究发现在注射英夫利昔前加用 200mg 氢化可的松可以减少患者产生 ADA 的概率及浓度。

尽管目前有大量的证据支持抗体产生会减弱临床治疗的效果,但是也有 ACCENT 研究的后续分析发现,应答和缓解率在有抗体组与无抗体组之间没有发现明显差异。

4　生物制剂血药浓度和抗体浓度检测指导临床决策

因为目前已知的生物制剂及抗体浓度对治疗效果的影响,有学者提出将治疗药物监测(therapeutic drug monitoring, TDM)作为继发治疗失败时的一个重要管理监测手段。

最早在 2010 年 Afif 等发表了 TDM 的使用经验。他们观察到,应答失效的患者中,对血药浓度低于治疗有效浓度的患者,加大英夫利昔剂量的效果优于换用另一种 TNF-α 单抗的效果。在对生物制剂治疗有应答,但是血清中能够检测出 ADA 的患者中,换用另一种 TNF-α 单抗治疗更有效。在类风湿关节炎的生物制剂研究中也发现了同样的结果。

目前 TDM 最主要使用在评估继发性生物制剂治疗失败。这种情况可能有多种参与的原因,临床医师可以选择增加药物剂量,改换生物制剂种类,或者换用其他类的药物。TDM 还可以在其他方面得到应用,主要在估测患者注射反应,指导阶段性按需使用生物制剂的决策。

（戴张晗　冉志华）

参 考 文 献

Afif W, Loftus EV Jr, Faubion WA, et al. 2010. Clinical utility of measuring infliximab and human anti-chimeric antibody concentrations in patients with inflammatory bowel disease. Am J Gastroenterol, 105: 1133-1139.

Asanmade A, Olson A, Bao W, et al. 2002. Relationship between infliximab pharmacokinetics and improvement in Crohn's disease. Gastroenterology, 122(Suppl 1): A617-A618.

Baert F, Noman M, Vermeire S, et al. 2003. Influence of immunogenicity on the long-term efficacy of infliximab in Crohn's disease. N Engl J Med, 348: 601-608.

Farrell RJ, Alsahli M, Jeen YT, et al. 2003. Intravenous hydrocortisone premedication reduces antibodies to infliximab in Crohn's disease: a randomized controlled trial. Gastroenterology, 124: 917-924.

Fasanmade AA, Adedokun OJ, Ford J, et al. 2009. Population pharmacokinetic analysis of infliximab in patients with ulcerative colitis. Eur J Clin Pharmacol, 65: 1211-1228.

Fasanmade AA, Marsters P, Munsanje E, et al. 2003. Infliximab pharmacokinetics and improvement in fistulizing Crohn's disease. Gastroenterology, 124(Suppl 1): A61.

Feagan BG, Singh S, Lockton S, et al. 2012. Novel infliximab(IFX) and antibody-to-infliximab(ATI) assays are predictive of disease activity in patients with Crohn's disease(CD). Gastroenterology, 142: S114.

Gottlieb AB, Masud S, Ramamurthi R, et al. 2003. Pharmacodynamic and pharmacokinetic response to anti-tumor necrosis factor-a monoclonal antibody(infliximab) treatment of moderate to severe psoriasis vulgaris. J Am Acad Dermatol, 48: 68-75.

Hanauer SB, Wagner CL, Bala M, et al. 2004. Incidence and importance of antibody responses to infliximab after maintenance or episodic treatment in Crohn's disease. Clin Gastroenterol Hepatol, 2: 542-553.

Siddiqui MA, Scott JL. 2006. Infliximab: a review of its use in Crohn's disease and rheumatoid arthritis. Drug, 66: 2179-2208.

St. Clair EW, Wagner CL, Fasanmade AA, et al. 2002. The relationship of serum infliximab concentrations to clinical improvement in rheumatoid arthritis. Arthritis Rheum, 46: 1451-1459.

Vande Casteele N, Gils A, Singh S, et al. 2013. Antibody response to infliximab and its impact on pharmacokinetics can be transient. Am J Gastroenterol, 108: 962-971.

第 20 章

生物制剂在炎症性肠病使用中的安全性及不良反应

　　炎症性肠病(inflammatory bowel disease,IBD)是一类病因尚未明确的慢性非特异性肠道炎症性疾病,包括溃疡性结肠炎(ulcerative colitis,UC)和克罗恩病(Crohn's disease,CD)。常用的治疗药物有氨基水杨酸类制剂、糖皮质激素和免疫抑制剂等,这些药物对 UC 的治疗效果相对较好,但对 CD 的疗效欠理想。近年来,随着对 IBD 发病机制的深入研究,认识到一些炎症因子或细胞因子在 IBD 发生、发展中的作用,因此,开发出了许多针对这些炎症因子或细胞因子的新型生物制剂,包括重组人蛋白、单克隆抗体和融合蛋白,如抗肿瘤坏死因子(TNF)单克隆抗体(anti-TNF monoclonal antibody)、T 淋巴细胞迁移抑制剂(inhibitors of T cell migration)、Th1 细胞极化抑制剂(inhibitors of Th1 polarization)、T 淋巴细胞激活因子抑制剂(inhibitors of T cell activation)、促上皮细胞修复因子(epidermal repair factor)、集落刺激因子(colony-stimulating factor)等。

　　目前美国 FDA 批准用于 IBD 治疗的生物制剂主要有抗 TNF-α 单克隆抗体(如英夫利昔 infliximab、阿达木单抗 adalimumab 等)、塞妥珠单抗(certolizumab pegol)、α4 整合素抗体(如那他珠单抗 natalizumab),其他生物制剂尚处于临床试验阶段。这些生物制剂虽然价格昂贵,但对 IBD 的疗效还比较理想,为 IBD 治疗(特别是重症 UC 或顽固性 CD 的治疗)提供了强有力的治疗手段,取得比较好的治疗效果。与关注它们的疗效一样,人们对生物制剂的安全性和不良反应也同样关注,因此,本文对生物制剂在 IBD 使用中的安全性和不良反应做一概述。

1　感染

　　许多生物制剂都是通过抑制或者拮抗人体体内炎症因子或细胞因子的活性,这些炎症因子或细胞因子被抑制之后,可能会降低机体对一些病原微生物的抵抗力,而诱发感染,如引起细菌感染、增加机会性感染、激活潜伏感染等,这些感染有时是致命性的。

1.1　细菌感染

　　生物制剂可能增加普通细菌感染的机会,如社区获得性肺炎、尿路感染、蜂窝织炎,对于穿透性 CD 患者还可能引起盆腔或腹腔脓肿等。

　　美国梅奥医学中心的一项研究发现:500 例接受英夫利昔治疗的 CD 患者中有 20 例(4%)出现严重感染,其中 4 例(0.8%)死亡。另一项研究包括 52 例 UC、42 例 CD 和 3 例乳糜泻患者,接受英夫利昔治疗后随访 2.4 年(1~4.9 年),结果发现,42 例(20.8%)出现细菌感染,其中 22 例(10.9%)为严重细菌感染。也有妇女使用英夫利昔后出现肺军团菌感染的报道。

同样,塞妥珠单抗的应用也有引起严重细菌感染的风险。一项临床研究发现 216 例使用塞妥珠单抗的 CD 患者中有 6 例(3%)出现严重感染,而 212 例使用安慰剂的 CD 患者中仅有 2 例(0.9%)出现严重感染。

上述这些临床资料似乎都证实了生物制剂可能会增加严重感染的风险。但是,也有一些研究结果并不支持这一结论。

Fidder 等进行的一项单中心 Cohort 研究纳入了 1400 例 CD 患者,其中 734 例患者长期接受英夫利昔单抗治疗,其余患者未接受生物制剂治疗(作为对照组),经过长达 33~88 个月(中位数 58 个月)的随访,结果发现,长期使用英夫利昔单抗组的严重感染率为 6%(每年、每百人感染人数为 1.6),对照组的严重感染率为 9%(每年、每百人感染人数为 1.1),两组之间并没有统计学差异。Peyrin-Biroulet 等对抗 TNF 抗体治疗 CD 的安全性作了一项 meta 分析,纳入符合研究条件的 CD 患者 5356 例,其中 3341 例 CD 患者接受抗 TNF 制剂(包括英夫利昔单抗、阿达木单抗、塞妥珠单抗)治疗,另外 2015 例 CD 患者未接受抗 TNF 制剂治疗(对照组),中位随访时间为 24 周(4~60 周),meta 分析解果发现,不管是在诱导缓解治疗阶段、还是在维持治疗阶段,抗 TNF 制剂治疗组 CD 患者出现严重感染的风险(2.09%)与对照组(2.13%)的差异并没有统计学意义。因此,使用抗 TNF 制剂并没有增加 CD 患者发生严重感染的机会。

事实上,影响临床研究结论的因素比较多,纳入研究时的基线条件、研究者偏倚等都可能影响最终的结果,例如,CD 患者的疾病活动度、生物制剂的剂量和给药时间、患者所处的环境、是否联合用药(不少 CD 患者并非仅仅接受单一的治疗措施,许多临床试验中 CD 患者除了接受某种生物制剂以外,常常还会联合用免疫抑制剂或者糖皮质激素等)等,因此,需要更多的双盲、随机、对照、多中心研究。

一旦出现感染就要认真对待。一般而言,使用生物制剂后出现的获得性细菌感染(如社区获得性肺炎、尿路感染等)是容易治愈的,当出现这些感染时,一般不必停用生物制剂,但需要调整剂量,同时给予敏感的抗菌药物治疗。如果在使用生物制剂之前已经发现有口腔感染、盆腔或腹腔脓肿、蜂窝织炎等,应该先予穿刺排脓、使用抗菌药物治疗等,待感染完全控制之后再考虑使用生物制剂。

1.2　机会性感染

生物制剂是否增加机会性感染的危险尚无定论,但是,多数的报道认为生物制剂可能增加机会性感染的风险,在使用过程中需要密切监测。

一项回顾性队列研究纳入了 734 例接受英夫利昔单抗治疗的 CD 患者和 666 例未接受该单抗治疗的患者,结果发现,在 14 年随访时间内,这两组患者发生机会性感染的概率并没有显著性差异。

理论上,任何降低机体细胞和(或)体液免疫功能的治疗药物,都可能增加机会性感染的风险。Colombel 等研究发现,在接受阿达木单抗治疗的 3000 例 CD 患者中,1.8%出现机会性感染,其中口腔念珠菌感染最常见,占 1.2%。关于 IBD 患者机会性感染危险因素的多中心、病例-对照研究发现,英夫利昔单抗使机会性感染率增加 4 倍(OR = 4.4,95% CI 1.2~17.1)、糖皮质激素治疗发生机会性感染的 OR 值为 3.4(95% CI 1.8~6.2)、硫唑嘌呤为 3.1(95% CI 1.7~5.5)、英夫利昔单抗为 4.4(95% CI 1.2~17.1)、上述药物 2 种或 2 种以上联用时 OR 值为 12.9(95% CI 4.5~3.7)、英夫利昔单抗联用糖皮质激素或硫唑嘌呤时机会性感染率 OR 值为 14.5(95% CI 4.9~43)、不用上述 3 药物发生机会性感染的 OR 值为 2.6(95% CI 1.4~4.7)。因此,IBD 本身和治疗 IBD 的不同药物都可能增加机会性感染的风险。

值得重视的是,进行性多灶性白质脑病(PML)是由人多瘤病毒引起的一种罕见的致死性中枢神经系统机会性感染。曾有 3 例(多发性硬化症 2 例、CD 1 例)使用那他珠单抗治疗后出现 PML 的报道,为此,那他珠单抗在 2005 年 2 月被停止使用,此后经过一系列回顾性研究才于 2006 年 5 月再次被 FDA 批准用于治疗多发性硬化症和 CD,但是需要经过严格的筛选程序才能用于那些难治性的、对免疫抑制剂和抗 TNF 制剂没有反应的患者,并要求连续监测人多瘤病毒感染的任何迹象(包括脑脊液检查、颅脑 MRI 等)。

1.3 潜伏感染的激活

IBD 患者体内存在病原微生物(如结核菌感染、乙型肝炎病毒感染等),但是并没有感染活动,或谓"潜伏状态",此时,应用生物制剂有可能激活这些潜在的感染,使感染扩散,甚至威胁生命。

结核菌感染是全球性的问题,特别是发展中国家和欠发达国家的结核菌感染率比较高。在抗 TNF 制剂应用过程中出现较多的是潜在结核病灶的再活动,小部分是新的结核菌感染。一项研究观察了 146 000 例 CD 和类风湿关节炎患者,接受英夫利昔单抗治疗(治疗的中位时间为 12 周),治疗后有 70 例出现结核菌感染,其中 48 例接受英夫利昔单抗治疗的次数≤3 次,这 48 例中有 40 例发展成肺外结核。截止到 2003 年,公开报道的 40 万例接受英夫利昔单抗治疗的患者中有 350 例出现潜在结核病灶的再活动。

潜在结核病灶的再活动患者的病死率往往比较高。据报道,在接受抗 TNF 制剂治疗的时候出现活动性结核病的死亡率达 13%。因此,为了减少应用生物制剂之后使潜伏感染再激活的危险性,对所有拟接受生物制剂治疗的患者都要认真、仔细地排除潜在的结核病灶,同时要对每位患者进行危险性评估,如结核菌素试验、胸部 X 线检查或 CT 检查(强烈建议 CT 扫描)、生殖器检查(男性附睾、女性附件等)。

值得注意的是,结核菌素试验阴性并不能排除结核菌感染的可能性。一些患者在应用生物制剂之前已经使用糖皮质激素或免疫抑制剂,这可能导致结核菌素试验假阴性结果,况且结核菌素试验的敏感性和特异性并不高,因此,不能仅仅根据结核菌素试验阴性就排除结核菌感染。干扰素-γ 释放试验(Quanti FERON-TB Gold In-Tube,QFT-G-IT)受免疫抑制剂的影响很小,对检测结核菌感染具有较高的敏感性和特异性,对潜伏结核菌感染的检测更可靠,更有价值。

如果患者存在结核菌感染、但是又需要接受生物制剂治疗,应该先给予规范的抗结核化学治疗,比较理想的是在接受生物制剂治疗之前应用包括异烟肼在内的抗结核治疗 9 个月。一项单中心队列研究提示:734 例有潜伏结核菌感染的 IBD 患者,经过抗结核化学治后,再给予英夫利昔单抗治疗,这些患者没有出现结核活动。

我国的乙型肝炎病毒感染率仍比较高,在应用生物制剂之前应该常规筛查乙型肝炎病毒和丙型肝炎病毒的感染。有乙型肝炎病毒或丙型肝炎病毒感染证据的患者应先行抗病毒治疗,以避免应用生物制剂之后出现暴发性肝衰竭。

Esteve 等报道一组 80 例应用英夫利昔单抗患者,行血清学病毒检测和肝脏生化检查时发现 3 例是慢性乙肝病毒携带者,停止使用英夫利昔单抗,但是 2 例仍出现暴发性肝炎,其中 1 例因此死亡。另有报道 1 例患者在使用英夫利昔单抗的同时接受拉米夫定抗病毒治疗,最终还是因为乙型肝炎病毒活动引起暴发性肝衰竭而死亡。

因此,在使用生物制剂之前,都要十分认真细致地排查是否存在结核菌、乙型肝炎病毒等的感染。

2　自身免疫性疾病

由于生物制剂可能干扰机体的免疫功能和免疫调节,可诱发自身免疫性疾病。

抗 TNF 制剂与 T 细胞的凋亡有关,T 细胞溶解后可能诱发机体产生抗双链 DNA(dsDNA)抗体和抗核抗体(ANA),引起自身免疫性疾病。Zabana 等对 152 例使用英夫利昔单抗的 IBD 患者(CD 121 例、UC 24 例、未确定型 IBD 7 例)进行了观察,他们接受英夫利昔单抗输注的中位次数为 5 次(3~8 次),中位随访时间 142 周之后,发现 1 例患者出现血清 ANA 阳性、并被诊断为药物性狼疮,另外有 8 例患者血清抗 dsDNA 阳性,其中 1 例出现自身免疫相关事件。

一项临床队列研究发现:125 例患者接受英夫利昔单抗治疗 24 个月后,57% 的患者出现血清 ANA 阳性,其中一半以上在第一次注射英夫利昔单抗后就出现 ANA 阳性;英夫利昔单抗注射次数≤3 次的患者中,75% 的患者出现血清 ANA 阳性,其中 2 例(0.2%)同时出现血清抗 dsDNA 阳性,并被诊断为药物性狼疮。1 例血清 ANA 阳性患者在停用英夫利昔单抗 1 年之后血清 ANA 仍然阳性,最后该患者出现自身免疫性溶血性贫血。CLASSIC Ⅱ 研究纳入使用阿达木单抗治疗的 172 例患者,其中 33 例(19%)出现血清 ANA 阳性,但是并未发现药物性狼疮、溶血性贫血等自身免疫性疾病。

在生物制剂的治疗过程中,如果出现狼疮样综合征或自身免疫性溶血,则需要立即停止使用抗 TNF 制剂。理论上,塞妥珠单抗不会引起 T 细胞凋亡,因此,当英夫利昔单抗使用过程中出现上述问题时,塞妥珠单抗可能是一个替代选择,但这还需要临床试验进一步验证。

3　恶性肿瘤

IBD 患者发生恶性肿瘤的危险性增加,生物制剂可能影响机体的抗肿瘤机制,如抗 TNF 抗体直接针对 TNF,而 TNF 具有促凋亡和抑制肿瘤的作用,如果长期阻断 TNF 的作用,是否增加发生恶性肿瘤的风险呢?

3.1 非淋巴瘤

美国梅奥医学中心的一项回顾性病例研究发现,500 例接受英夫利昔单抗治疗的患者中,有 7 例罹患恶性肿瘤,但是可能只有 2 例患者的恶性肿瘤与英夫利昔单抗有关。含有 1107 例患者的 6 个临床试验中,每位患者至少接受了 1 次英夫利昔单抗治疗,结果发现 9 例(0.81%)患者罹患恶性肿瘤。另一项回顾性研究发现 2319 例接受英夫利昔单抗治疗的患者中,有 30 例(1.29%)罹患恶性肿瘤。因此,英夫利昔单抗治疗似乎会增加 IBD 患者罹患恶性肿瘤的机会。

但是,更多的研究认为抗 TNF 制剂不会增加恶性肿瘤的风险。一项研究随访了 651 例接受英夫利昔单抗治疗的 CD 患者,4 例患者罹患恶性肿瘤,低于预期值(5.9 例)。2006 年,从 TREAT 登记数据库中纳入 6273 例患者进行研究,其中 3272 例应用英夫利昔单抗治疗,结果发现,接受英夫利昔单抗治疗组罹患恶性肿瘤的相关危险数是 1.1(95% CI 0.71 ~ 1.63)。另一项多中心配对研究发现,接受英夫利昔单抗治疗组的 404 例患者中,9 例罹患恶性肿瘤,而不用英夫利昔单抗的对照组也有 7 例患者罹患恶性肿瘤,两者无统计学意义。一项有安慰剂对照的 meta 分析收集了 21 个临床试验 5356 例患者,结果并未发现抗 TNF 制剂会增加恶性肿瘤的风险。因此,没有证据表明英夫利昔单抗的使用会增加恶性肿瘤的发生率。

但是,需要值得注意的是,目前的研究样本量还不够大、临床研究影响因素多,很多患者都联合应用免疫抑制剂,所以尚难完全判断抗 TNF 制剂在恶性肿瘤发生中的真正作用。另外,目前也没有证据表明抗 TNF 制剂不会导致肿瘤扩散。因此,在使用抗 TNF 制剂之前要认真评估风险,在使用过程中要严密监测。

3.2 淋巴瘤

IBD 患者,特别是接受免疫抑制剂治疗的 CD 患者,发生非霍奇金淋巴瘤(NHL)的风险增加。虽然尚不明确生物制剂(如抗 TNF 制剂)是否增加 IBD 患者发生 NHL 的风险,但是在临床实践中,生物制剂(如抗 TNF 制剂)常与免疫抑制剂一同使用,因此,NHL 的风险自然备受临床医师关注。

美国梅奥医学中心从 500 例接受英夫利昔单抗和硫唑嘌呤的患者中发现 2 例 NHL,其中 1 例被认为与英夫利昔单抗有关。一项纳入了 26 项研究、含有 8905 例接受抗 TNF 制剂(英夫利昔单抗、阿达木单抗、塞妥珠单抗)治疗 IBD 患者的 meta 分析发现,13 例患者罹患 NHL(其中 11 例患者同时接受免疫抑制剂治疗),即治疗组发生 NHL 的概率是每万人每年 6.1 例(6.1/万·年),高于 SEER 数据库中正常人群每万人每年 1.9 例的 NHL 患病率,而单独应用免疫调节剂患者 NHL 的患病率为每万人每年 4.0 例。使用抗 TNF 制剂治疗的 CD 患者罹患 NHL 的标准化发病率(standardized incidence ratio,SIR)为 3.23(95% CI 1.5 ~ 6.9),高于单独应用免疫调节剂者(SIR = 1.7,95% CI 0.5 ~ 7.1)。因此,抗 TNF 制剂有可能增加 CD 患者罹患 NHL 的风险。

肝脾型 T 细胞淋巴瘤是一种罕见的外周 T 细胞非霍奇金淋巴瘤,有侵袭脾血窦、肝、骨髓的特点。文献报道 8 例 CD 患者罹患肝脾型 T 细胞淋巴瘤,他们都接受了嘌呤类抗代谢药和英夫利昔单抗治疗,其中 6 例死亡。另有学者报道 3 例接受阿达木单抗治疗的 CD 患者罹患此病,2 例死亡。

因此,抗 TNF 制剂有可能增加罹患 NHL 的风险,在与免疫抑制剂联合使用时要特别注意监测。

4　对生育和胎儿的影响

活动期 IBD 对生育、胚胎和胎儿均有影响,因此,在确定生育之前应该控制 IBD 活动。用于诱导缓解或维持治疗的生物制剂(如抗 TNF 制剂)对女性 IBD 患者的生育、胚胎和胎儿的生长是否有影响,尚无明确的直接证据,目前均为个案报道或小样本临床研究报道。

Cheent 等报道 1 例 28 岁女性难治性 CD 患者,在怀孕期间仍然每 8 周接受英夫利昔单抗(10mg/kg)治疗,婴儿出生时是健康的,在第 3 个月时卡介苗接种后不久开始生病,第 4.5 个月时死亡,这似乎提示孕期使用英夫利昔单抗可能使新生儿的抗病能力降低。Mahadevan 等观察了 10 位在孕期继续使用英夫利昔单抗治疗的 CD 患者,均顺利分娩出活婴,但有 3 个是早产儿,1 个为低体重儿。因此,孕期使用英夫利昔单抗对胎儿、婴儿是否有影响还需要有更多的临床观察。

研究发现,怀孕期间接受英夫利昔单抗治疗的女性 CD 患者,67% 为正常分娩、15% 流产、19% 药物终止妊娠,而同时期历史对照组的正常分娩率为 66%、流产率为 17%、药物终止妊娠率为 20%,两组之间的差异没有统计学意义,因此,英夫利昔单抗不会增加 CD 孕妇的流产风险。

一般情况下,妊娠前 6 个月英夫利昔单抗不会通过胎盘,在怀孕第 30 周时停用英夫利昔单抗后,新生儿血浆中检测不到该药,因此,在怀孕 6 个月前停用英夫利昔单抗,会降低该药物在胎儿内累积可能引起的毒害。另外,英夫利昔单抗不会通过母乳进入婴儿体内。

其他生物制剂(如阿达木单抗等)对生育、胎儿影响的资料还比较少,尚需积累更多的临床资料。

5　免疫原性

许多生物制剂属于多肽类,具有免疫原性,在人体内可能诱导针对该多肽的抗体,如针对英夫利昔单抗的抗体(ATI),因此,反复、多次注射英夫利昔单抗后,它的疗效可能会减低。

文献报道 6%~70% 接受英夫利昔单抗治疗者出现 ATI,且 ATI 的出现概率与治疗方法,或与糖皮质激素、免疫抑制剂共同应用有关。随机对照临床研究发现,英夫利昔单抗 5mg/kg 和 10mg/kg 组出现 ATI 的概率分别为 6% 和 3%。联合免疫调节剂治疗患者的 ATI 比例(10%~43%)低于没有联用免疫调节剂者(18%~75%)。不规则接受英夫利昔单抗治疗的患者出现 ATI 的概率为 36%~61%,而规则治疗者仅 5%~18%。

如果血清 ATI 浓度超过 8.0μg/ml,就会增加注射的风险及短暂的临床不良反应。ATI 阳性患者出现注射反应的概率(16%)是 ATI 阴性者(8%)的 2 倍,这些注射反应包括头痛、头晕、恶心、注射部位刺激、胸痛、潮红、呼吸困难、瘙痒等。不过,这些反应给予一般处理即可,大多不影响用药,如应用苯海拉明、对乙酰氨基酚、抗组胺药和糖皮质激素等。

研究报道 30 例对英夫利昔单抗治疗低效应的 CD 患者,17 例单独接受阿达木单抗治疗,其中 4 例出现抗阿达木单抗的抗体(ATAd);其余 13 例联合应用免疫抑制剂的,仅 1 例出现 ATAd;这 5 例 ATAd 阳性的患者中,有 4 例对阿达木单抗治疗没有反应,因此,ATAd 是导致对阿达木单抗治疗反应降低的主要原因。

同样地,12.3% 使用塞妥珠单抗的患者血清中出现抗塞妥珠单抗的抗体(ATA),此时体内塞妥珠单抗的浓度降低,但疗效似乎并没有降低。那他珠单抗治疗 12 周后,也有 7.2% 的患者出现抗那他珠单抗抗体。

放射免疫学法是比较敏感的检测方法。

6 其他

在生物制剂的使用过程中还会发现一些特异性或者非特异性的非治疗反应。多数非治疗反应可能是非特异性的,如上腹痛、头痛、胃轻瘫、肠梗阻、食管炎、呕吐、流感样综合征、肝炎样综合征等。

6.1 输液反应

生物制剂治疗过程中输液反应的发生率还是比较高的,这些反应与药物的局部刺激、免疫原性等有关。一项研究发现英夫利昔单抗治疗 14 个月(中位数)后,6% 的患者出现急性输液反应,其中 3% 为呼吸道反应、0.3% 为过敏反应。此时应该考虑更换其他抗 TNF 制剂,如阿达木单抗等。

阿达木单抗、塞妥珠单抗是通过皮下注射,因此,不会有输液反应,主要的不良反应是注射部位的刺激性反应,其中阿达木单抗的发生率为 4%、塞妥珠单抗为 3%。但在 CLASSIC I 研究中,阿达木单抗注射部位刺激性反应的发生率是 29.3%。这些局部的不良反应一般不影响药物的治疗。

6.2 神经系统病变

在生物制剂的临床应用过程中,有视神经炎、多灶性运动型神经病、脱髓鞘性病变的报道。

6.3 心衰

抗 TNF 制剂有诱发或者加重心衰的风险,英夫利昔单抗 10mg/kg 治疗可以使心功能 Ⅲ～Ⅳ级患者的死亡风险显著增加。所以,目前禁用于心衰(纽约分级 Ⅲ～Ⅳ级)患者。

综上所述,以抗 TNF 单抗为代表的生物制剂尽管有许多不良反应和安全性问题,但是,总体上是比较安全的,而且一些不良反应是可预见的。生物制剂的规范化治疗(包括与免疫抑制剂联用)可以为经过选择的 IBD 患者带来更多的益处。

(王承党　郭晓雄)

参考文献

Biancone L，Orlando A，Kohn A，et al. 2006. Infliximab and newly diagnosed neoplasia in Crohn's disease：a multicentre matched pair study. Gut，55(2)：228-233.

Bosani M，Ardizzone S，Porro GB. 2009. Biologic targeting in the treatment of inflammatory bowel diseases. Biologics，3：77-97.

Breedveld FC. 2000. Therapeutic monoclonal antibodies. Lancet，355(9205)：735-740.

Caspersen S，Elkjaer M，Riis L，et al. 2008. Infliximab for inflammatory bowel disease in Denmark 1999-2005：clinical outcome and follow-up evaluation of malignancy and mortality. Clin Gastroenterol Hepatol，6(11)：1212-1217；quiz 1176.

Colbert C，Chavarria A，Berkelhammer C. 2007. Fulminant hepatic failure in chronic hepatitis B on withdrawal of corticosteroids，azathioprine and infliximab for Crohn's disease. Inflamm Bowel Dis，13(11)：1453-1454.

Colombel JF，Loftus EV Jr. ，Tremaine WJ，et al. 2004. The safety profile of infliximab in patients with Crohn's disease：the Mayo clinic experience in 500 patients. Gastroenterology，126(1)：19-31.

Colombel JF，Sandborn WJ，Panaccione R，et al. 2009. Adalimumab safety in global clinical trials of patients with Crohn's disease. Inflamm Bowel Dis，15(9)：1308-1319.

Epping G，van der Valk PD，Hendrix R. 2010. Legionella pneumophila pneumonia in a pregnant woman treated with anti-TNF-alpha antibodies for Crohn's disease：a case report. J Crohns Colitis，4(6)：687-689.

Esteve M，Saro C，Gonzalez-Huix F，et al. 2004. Chronic hepatitis B reactivation following infliximab therapy in Crohn's disease patients：need for primary prophylaxis. Gut，53(9)：1363-1365.

Fidder H，Schnitzler F，Ferrante M，et al. 2009. Long-term safety of infliximab for the treatment of inflammatory bowel disease：a single-centre cohort study. Gut，58(4)：501-508.

Keane J，Gershon S，Wise RP，et al. 2001. Tuberculosis associated with infliximab，a tumor necrosis factor alpha-neutralizing agent. N Engl J Med，345(15)：1098-1104.

Kleinschmidt-DeMasters BK，Tyler KL. 2005. Progressive multifocal leukoencephalopathy complicating treatment with natalizumab and interferon beta-1a for multiple sclerosis. N Engl J Med，353(4)：369-374.

Langer-Gould A，Atlas SW，Green AJ，et al. 2005. Progressive multifocal leukoencephalopathy in a patient treated with natalizumab. N Engl J Med，353(4)：375-381.

Lees CW，Ali AI，Thompson AI，et al. 2009. The safety profile of anti-tumour necrosis factor therapy in inflammatory bowel disease in clinical practice：analysis of 620 patient-years follow-up. Aliment Pharmacol Ther，29(3)：286-297.

Lichtenstein GR，Feagan BG，Cohen RD，et al. 2006. Serious infections and mortality in association with therapies for Crohn's disease：TREAT registry. Clin Gastroenterol Hepatol，4(5)：621-630.

Peyrin-Biroulet L，Deltenre P，de Suray N，et al. 2008. Efficacy and safety of tumor necrosis factor antagonists in Crohn's disease：meta-analysis of placebo-controlled trials. Clin Gastroenterol Hepatol，6(6)：644-653.

Rahier JF，Ben-Horin S，Chowers Y，et al. 2009. European evidence-based Consensus on the prevention，diagnosis and management of opportunistic infections in inflammatory bowel disease. J Crohns Colitis，3(2)：47-91.

Rosh JR，Gross T，Mamula P，et al，2007. Hyams J. Hepatosplenic T-cell lymphoma in adolescents and young adults with Crohn's disease：a cautionary tale？ Inflamm Bowel Dis，13(8)：1024-1030.

Rutgeerts P，Van Assche G，Vermeire S. 2004. Optimizing anti-TNF treatment in inflammatory bowel disease. Gastroenterology，126(6)：1593-1610.

Sandborn WJ，Hanauer SB，Rutgeerts P，et al. 2007. Adalimumab for maintenance treatment of Crohn's disease：results of the CLASSIC Ⅱ trial. Gut，56(9)：1232-1239.

Schnitzler F，Fidder H，Ferrante M，et al. 2009. Long-term outcome of treatment with infliximab in 614 patients with Crohn's disease：results from a single-centre cohort. Gut，58(4)：492-500.

Schoepfer AM,Flogerzi B,Fallegger S,et al. 2008. Comparison of interferon-gamma release assay versus tuberculin skin test for tuberculosis screening in inflammatory bowel disease. Am J Gastroenterol,103(11):2799-2806.

Schreiber S,Khaliq-Kareemi M,Lawrance IC,et al. 2007. Maintenance therapy with certolizumab pegol for Crohn's disease. N Engl J Med,357(3):239-250.

Shale M,Kanfer E,Panaccione R,et al. 2008. Hepatosplenic T cell lymphoma in inflammatory bowel disease. Gut,57(12):1639-1641.

Sichletidis L,Settas L,Spyratos D,et al. 2006. Tuberculosis in patients receiving anti-TNF agents despite chemoprophylaxis. Int J Tuberc Lung Dis,10(10):1127-1132.

Siegel CA,Marden SM,Persing SM,et al. 2009. Risk of lymphoma associated with combination anti-tumor necrosis factor and immunomodulator therapy for the treatment of Crohn's disease:a meta-analysis. Clin Gastroenterol Hepatol,7(8):874-881.

Toruner M,Loftus EV,Jr.,Harmsen WS,et al. 2008. Risk factors for opportunistic infections in patients with inflammatory bowel disease. Gastroenterology,134(4):929-936.

Van Assche G,Van Ranst M,Sciot R,et al. 2005. Progressive multifocal leukoencephalopathy after natalizumab therapy for Crohn's disease. N Engl J Med,353(4):362-368.

Vermeire S,Noman M,Van Assche G,et al. 2003. Autoimmunity associated with anti-tumor necrosis factor alpha treatment in Crohn's disease:a prospective cohort study. Gastroenterology,125(1):32-39.

Zabana Y,Domenech E,Manosa M,et al. 2010. Infliximab safety profile and long-term applicability in inflammatory bowel disease:9-year experience in clinical practice. Aliment Pharmacol Ther,31(5):553-560.

第 21 章

炎症性肠病的新型及在研生物制剂

炎症性肠病(inflammatory bowel diseases,IBD)是一类病因尚不十分明确的慢性非特异性肠道炎症性疾病,包括溃疡性结肠炎(ulcerative colitis,UC)和克罗恩病(Crohn's disease, CD)。该病的发病率及患病率在全球呈快速上升趋势。传统的治疗包括氨基水杨酸、糖皮质激素、免疫抑制剂等,但临床疗效欠佳,难以获得病情的维持缓解。近年来,随着对 IBD 发病机制的基础及临床研究不断深入,人们发现某些炎症细胞因子可能在 IBD 发病中发挥重要作用,阻断这些细胞因子,能明显抑制肠黏膜免疫反应,缓解肠道炎症,有望成为 IBD 的重要治疗方法。随着生物工程技术的迅猛发展,针对炎症通路中各个环节的生物制剂不断应用到治疗中,包括抑制肿瘤坏死因子;抑制淋巴细胞聚集、迁移和黏附;抑制 I 型辅助性 T 细胞(Th1)极化;抑制 T 细胞活化和增殖等。

生物治疗主要包括 5 种类型:纯天然或经修饰的生物制品,如血制品、激素和疫苗等;重组蛋白或多肽;以抗体为主的治疗;以核酸为主的治疗;基因和细胞治疗。目前,对炎症性肠病(IBD)生物治疗的主要研究方向是重组蛋白、抗体和核酸。

1 IBD 生物治疗的基础

IBD 是一种有遗传倾向的疾病,对宿主体内无害性抗原的异常免疫反应导致了胃肠道的慢性炎症和组织损伤。正常情况下,免疫系统可识别胃肠道内无害抗原并引起免疫耐受。肠道黏膜内有一些细胞与抗原提呈有关,包括转运腔内抗原至淋巴滤泡或 Payer 淋巴结的 M 细胞以及吞噬、提呈抗原的树突状细胞。激活的淋巴细胞分泌 γ 干扰素(IFN-γ)和 IL-2,而未分化的淋巴细胞则在抗原提呈细胞传递的刺激作用下,逐渐成熟并分化为效应 T 细胞或辅助 T 细胞。当效应 T 细胞过多时,促炎因子也分泌过多,引起组织损伤,辅助 T 细胞过多时,则引起免疫耐受。

目前认为,CD 和 UC 有不同的免疫表型。在 CD 患者,未分化 T 细胞在 IL-12 或 IL-23 的作用下表现为 Th1 型,分泌 IL-2 和 IFN-γ。IFN-γ 促进内皮细胞合成黏附分子,从而促进炎症细胞的趋化和巨噬细胞的激活,巨噬细胞随后释放自由基和大量的促炎因子(TNF-α、IL-1、IL-6、IL-8、IL-12 和 IL-18),引起组织损伤。CD 患者的肠黏膜固有层细胞分泌 IFN-γ 增加而 IL-13 减少。在 UC 患者,未分化 T 细胞在 IL-4 的作用下表现为 Th2 型,IL-4、IL-5 和 IL-8 的合成增加,IL-13 的分泌增加。

肠道局部内皮细胞和淋巴细胞表面黏附分子间的相互作用能够诱导循环血中的幼稚 T 淋巴细胞、激活的 T 细胞和多形核细胞的趋化,促进局部的炎症反应。通过 T 细胞相关的 L-选择素与其配体细胞间黏附分子-1(intercellular adhesion molecule 1, ICAM-1)的相互作用,幼稚 T 细胞被系膜淋巴结捕获,激活的 T 细胞则通过整合素 α4β7 与其配体黏膜地址素(addressin,MadCAM-1)的相互作用趋化至 Payer 淋巴结。促炎和抗炎因子及不同的细胞在炎症级联反应中均起一定作用,淋巴细胞在炎症部位趋化所涉及的分子通路均是生物治疗的可能靶点。

2 CD 的生物治疗

目前,克罗恩病的生物治疗途径主要为拮抗 TNF-α 和一些促炎因子受体,抑制 Th1 极化和 T 细胞活化,抑制选择性黏附分子和 NF-κB 激活,包括一些抗炎因子、生长因子,以及抗 CD4 抗体等。

2.1 拮抗 TNF 的治疗

TNF 是由肠黏膜巨噬细胞、激活的 T 淋巴细胞、单核细胞和肥大细胞分泌的促炎因子。活动性 CD 患者血、尿和局部肠黏膜的 TNF 水平均显著升高。TNF-α 是 CD 发病过程中重要的促炎介质,因而是 IBD 治疗中的重要靶点。TNF 通道阻滞剂对治疗 CD 和 UC 均有效,目前研发过程中的多种生物制剂均可直接或间接降低 TNF 活性,主要包括以下几种药物。

2.1.1 英夫利昔单抗(infliximab)

英夫利昔单抗是一种直接拮抗 TNF-α 的人鼠嵌合单克隆抗体,已被美国食品与药物管理局(FDA)批准用于 CD 的治疗。数项多中心双盲临床研究证实英夫利昔单抗对活动性 CD 有效,特别是对有瘘管形成者。有学者对 94 例并发腹部或肛周瘘管的 CD 患者进行研究,在 0、2、6 周随机给予 5mg/kg、10mg/kg 英夫利昔单抗或安慰剂治疗,瘘管完全愈合持续至少 4 周的比例分别为 55%、38% 和 13%,研究还提示了英夫利昔单抗治疗 CD 的其他适应证,如治疗累及直肠肛门袋的 CD 等。对 306 例有活动性瘘管的 CD 患者的 ACCENT Ⅱ 临床研究结果表明,在 0、2、6 周时给予 5mg/kg 的诱导剂量后,69% 的患者有疗效,对这部分患者再进行随机分组,每 8 周给予 5mg/kg 英夫利昔单抗或安慰剂维持治疗,丧失疗效者由安慰剂改为 5mg/kg 或从 5mg/kg 增加到 10mg/kg 再治疗,在 12 个月的临床研究结束时,46% 的治疗患者瘘管好转,36% 瘘管完全闭合,而相对应的安慰剂组只有 23% 的患者瘘管好转,19% 的患者瘘管完全闭合。以上临床研究表明,长期的英夫利昔单抗维持治疗对大多数中重度 CD 和并发瘘管的 CD 患者有效,且规律治疗比按需治疗有更好的效果。但英夫利昔单抗具有免疫原性,可导致输液反应,其严重不良反应包括延迟的高血压反应、药物诱导的狼疮、脱髓鞘、非霍奇金淋巴瘤、充血性心力衰竭和严重机会性感染。

2.1.2 人抗 TNF-α 单克隆抗体

其包括阿达木单抗(adalimuab)和 CDP870(certolizumab)。无法耐受英夫利昔单抗的患者,对阿达木单抗和 CDP870 的耐受性均较好。

2.1.2.1　阿达木单抗

阿达木单抗是一种完全人源化的 IgG1 单克隆抗体,可特异性结合可溶性和跨膜 TNFα,结合补体和体外介导 ADCC,导致 T 细胞凋亡。由于完全人源化,其免疫原性比英夫利昔单抗小。皮下给药,半衰期为 12~14 天。在最近的几年里,有很多关于不能耐受英夫利昔单抗或英夫利昔单抗失效的 CD 患者应用阿达木单抗的报道,均已证实阿达木单抗与英夫利昔单抗间无交叉过敏性,且临床反应性较好。Sandborn 等首次将阿达木单抗应用于不能耐受英夫利昔单抗的 CD 患者。在随后进行的一项多中心随机对照研究中,对英夫利昔单抗无效的 CD 患者,随机给予安慰剂、40mg、80mg 或 160mg 阿达木单抗,第 2 周再次分别给予安慰剂、20mg、40mg 或 80mg 阿达木单抗,4 周后临床缓解率(CDAI<150)在高剂量组明显高于对照组。安慰剂组仅 12% 在第 4 周末获得缓解,而高剂量组平均 30% 达到了临床缓解。最近一项随机试验中($n = 299$),30% 应用阿达木单抗的活动期 CD 患者症状缓解,49% 的患者有临床反应(活动性 CD 评分下降幅度超过 100 分)。虽然人抗 TNF-α 单克隆抗体相对于英夫利昔单抗更为安全,患者耐受性更好,但其临床疗效不优于英夫利昔单抗。

2.1.2.2　CDP870(certolizumab)

CDP870 是 CDP571 的 Fab 片段与聚乙烯乙二醇相连而构成,能够结合可溶性和跨膜 TNF,由于仅有 Fab 片段,故不能结合补体、介导 ADCC 或诱导 T 细胞凋亡。半衰期较长,可皮下或静脉给药,耐受性好,免疫原性小,很少发生急性输液反应和迟发型超敏反应。一项对 292 例 CD 患者的 Ⅱ 期临床研究发现,在 0、4、8 周时皮下给予 CDP870 100、200 或 400mg,400mg 组更有效,且在 2 周时即可获得早期临床反应,但在 12 周以后,未观察到阳性结果。进一步分析患者的分组,发现 CRP>10mg/dl 的患者中,所有剂量的 CDP870 较安慰剂组均显著有效,而在没有 CRP 升高的活动性 CD 患者,CDP870 仅具有一定诱导缓解的短期疗效。在一项评估 CDP870 疗效的安慰剂对照试验中,予患者 CDP870 单次静脉给药(1.25、5 和 20mg/kg)和安慰剂,结果显示治疗组和安慰剂组的不良反应发生率相似(安慰剂组为 62.5%~69.9%,治疗组为 63.2%~73%),反应程度均为轻中度。

2.1.2.3　CDP571

CDP571 是基因工程的人 IgG4 单克隆抗体,含 95% 的人源蛋白和 5% 的鼠源蛋白,鼠源蛋白是抗体的互补决定区,免疫原性较英夫利昔单抗低,但由于其 Fc 段为 IgG4 型,不具有英夫利昔单抗 Fc 段的补体结合作用,缺乏诱导凋亡和引发细胞毒作用。对 CDP571 治疗 CD 的研究结果提示,CDP571 对轻至中度 CD 有效,并可促进肛周瘘管愈合。接受 CDP571 治疗的患者中,抗特异性抗体的发生率为 5.3%,输液反应的发生率为 12.7%。由于其随后的 Ⅱ 期临床研究并未证实有相同的疗效,目前已停止生产。

2.1.2.4　依那西普(etanercept)和奥那西普(onercept)

TNF 通过结合细胞表面受体 p55 和 p75 而发挥促炎作用。结合 TNF 细胞表面的受体可有效阻断 TNF 的促炎作用,目前研究的主要药物包括依那西普和奥那西普。依那西普是基因工程融合蛋白,由重组人 TNF-受体 2 条相同的 p75 单体链与人 IgG1 的 Fc 结构域融合形成,为纯人源化重组蛋白,比英夫利昔的免疫原性弱,在美国和欧洲是治疗风湿性关节炎的二线药物。奥纳西普是基因工程重组的人 TNF 受体 p55 受体,也是纯人源化蛋白。一个小样本随机研究显示,给予活动期 CD 患者奥纳西普 11.7mg 或 CDP571 50mg,每周给药 3 次,共 2 周,分别有 18% 和 67% 的患者获临床缓解。在一项 II 期临床对照试验中,奥那西普对活动期 CD 患者无诱导临床缓解的作用,但在另一项非对照研究中,奥那西普可缓解并降低 CD 活动指数。因此尚需行更多试验证实奥那西普对 CD 患者(如 CRP 水平较高的 CD 患者)的疗效。

2.1.2.5　CNI-1493(semapimod)

抑制丝裂原活化蛋白激酶(MAPK)和其他酶可调节基因的表达和细胞增殖,也可阻止 TNF 活化。在一项应用 MAPK 阻滞剂和小分子细胞因子抑制剂 CNI-1493 的小样本试验中($n=12$),4 周后 67% 的重度 CD 患者出现临床应答,8 周后 58% 出现临床应答;第 4 周 25% 的患者获得临床缓解,第 8 周达到 42%。但 CNI-1493 的肝脏毒性可能限制其临床应用。

2.1.2.6　RDP58

RDP58 是一种新的口服抗免疫肽类,可抑制 TNF 合成。其在鼠结肠炎模型中有较好的耐受性,可减少疾病和组织学活动指数评分。安慰剂对照试验显示,RDP58 200 或 300mg/d 对轻、中度 UC 患者有效,而 100mg/d 则无效。其应用仍需大规模临床研究。

2.1.2.7　TNF-α 转换酶抑制剂

TNF-α 转换酶可将 TNF 从膜结合前体中分离出来。GW-3333 是一种 TNF-α 转换酶和基质金属蛋白酶抑制剂,在大鼠关节炎模型中可降低 TNF 水平,减少肿胀和关节损害。目前尚未应用于 IBD 治疗的研究中。

2.1.2.8　沙利度胺(酞胺哌酮)及其类似物

严格意义上说,沙利度胺并不属于生物学制剂,但其具有复杂的免疫调节特性,包括抑制 TNF-α 合成,因而被用于治疗多种免疫性疾病。最近一项开放试验研究结果显示,活动性 CD 患者对沙利度胺的临床应答率为 67%,缓解率达 40%。不良反应一般包括困倦、皮肤干燥和外周神经病变。目前临床正在研发两种可能提高疗效的沙利度胺类似物,第一种类似物可增加白细胞介素 IL-10 的产生,抑制 TNF-α、IL-1β 和 IL-12;第二种类似物可选择性地抑制 TNF-α。更多的沙利度胺类似物试验仍在研究中。

2.2　白细胞聚集、迁移和黏附抑制剂

白细胞从血液中聚集并迁移至内脏黏膜是炎症反应的中心环节。因此,通过阻止细胞

迁移而抑制炎症反应是治疗 IBD 的方法之一。整合素、选择素、细胞间黏附分子-1 和血管细胞黏附分子-1 等可协助白细胞克服高剪切力,使其更易进入黏膜,激发炎症反应。抗 α4 整合素和抗整合素 α4β7 的单克隆抗体及细胞间黏附分子-1(ICAM-1)的反义寡核苷酸可选择性阻断与这一过程有关的黏附分子,从而抑制炎症细胞在肠黏膜的聚集和释放炎症因子,抑制局部炎症的发生。

2.2.1　那他珠单抗(natalizumab)

那他珠单抗是抗 α4 整合素的重组人源化鼠单克隆抗体,是将鼠抗人 α4 整合素单抗的互补结合决定区转移至人 IgG4 抗体上而形成,对 α4 整合素有特异性,可抑制 VLA-1 和 MAdCAM-1 经内皮转运,阻止 α4β7 整合素介导的白细胞迁移。在 Ⅱ 期临床试验中,那他珠单抗治疗组中、重度 CD 患者在多个时间点的缓解率和临床应答率均明显高于安慰剂组。一项包括 30 例活动性 CD 患者的 Ⅱ 期临床研究中,那他珠单抗 3mg/kg 治疗 2 周,临床缓解率为 38%,而安慰剂组仅为 8%。Ghosh 等对 244 例 CD 患者的研究也发现,分别给予单次 3mg/kg、2 次 3mg/kg、6mg/kg(间隔 4 周)或安慰剂治疗,6 周后各组的缓解率分别为 29%、46%、31% 和 27%。Ⅲ 期临床试验中,从 Ⅱ 期试验中入选的应用那他珠单抗治疗的患者,其缓解率并未得到显著改善。然而,那他珠单抗对高水平 CRP 患者的临床缓解率和治疗反应率均较安慰剂组高。有研究显示,6 个月时,Ⅱ 期临床试验中对那他珠单抗治疗有应答的 103 例(61%)患者仍保持应答,57 例(44%)维持缓解。现在认为,间隔 4 周给予 3mg/kg 那他珠单抗 2 次为最适治疗剂量。有临床研究结果表明,对英夫利昔单抗或免疫抑制剂耐受的患者应用那他珠单抗有效。

2.2.2　ISIS2302(alicaforsen)

αLβ2 整合素及其配体 ICAM-1 为白细胞在炎症部位趋化所必需。研究显示,IBD 的活动性与组织 ICAM-1 的表达呈正相关。ISIS2302 可与 ICAM-1mRNA 的 3'-非翻译区杂交的含 20 个碱基的磷硫酰寡脱氧核苷酸形成寡脱氧核苷酸-RNA 异聚二聚体,是广泛存在的 RNase-H 核酸酶的作用底物,可引起特异信使分子的裂解,从而减少 ICAM-1 的表达。关于 ISIS2302 的随机对照试验结果显示其可能对 CD 有一定治疗效果,其中三项试验采用多次静脉内给药,一项采用皮下注射,剂量为 0.5~2.0mg/kg 或 250~350mg。目前,尚需更大规模的研究进一步评估其作用。

2.2.3　MLN-0002(vedolizumab)

Vedolizumab 是一种人源化单克隆抗体,特异性拮抗淋巴细胞上的 α4β7 整合素,从而限制了淋巴细胞通过 α4β7 整合素结合于肠血管和淋巴结表达的黏膜细胞黏附分子 MAdCAM-1。GEMINI Ⅱ 关于 CD 患者的研究结果表明,与安慰剂相比,vedolizumab 显着改善了临床缓解(治疗 6 周和 52 周时)的主要终点。治疗 6 周时,vedolizumab 组和安慰剂组在共同主要终点反应率上无显著差异。治疗 52 周时,vedolizumab 治疗组的反应率、无糖皮质激素临床缓解的患者比例显著高于安慰剂组。Vedolizumab 于 2014 年被美国 FDA 批准用于中度至重度活动性溃疡性结肠炎和克罗恩病成人患者的治疗。其用法类似于英夫利昔单抗,在 0、2 和 6 周时予以静脉输注 300mg,其后每 8 周维持。

2.2.4　抗 ICAM-1 抗体

研究显示,抗 ICAM-1 抗体治疗小鼠 CD 模型可使肠道炎症显著缓解。ICAM-1 基因的反义寡核苷酸与 mRNA 杂交,可抑制由炎症刺激而诱导的 ICAM-1 蛋白的表达。在体外,ICAM-1 反义寡核苷酸能破坏 T 淋巴细胞与肠道黏膜中的成纤维细胞结合,减少慢性炎症的发生。

2.3　Th1 极化抑制剂

CD 的发生与 Th1 细胞过度应答有关,CD 患者肠黏膜以 Th1 细胞为主。Th1 细胞主要表达干扰素(IFN)-γ、TNF、IL-2、IL-12 和 IL-18。目前正研发几种针对 Th1 细胞应答的治疗方法,旨在调节胃肠道 Th1 和 Th2 的平衡。

Th1 细胞发育与 IFN-γ、IL-12、IL-18 等多种细胞因子相关。IL-12 由抗原递呈细胞分泌,是 Th1 反应中促进 T 辅助细胞成熟和激活的关键因子,与含有 β1、β2 的异二聚体受体相互作用,β1 链与细胞结合对 IL-12 发挥作用,β2 链部分通过 STAT4 转录因子磷酸化,转位至胞核,并对 IFN-γ 的转录起调节作用,从而传递 IL-12 信号。IFN-γ 与表达 CD40 配体的活化 T 细胞相互作用,抗原提呈细胞分泌 IL-12,IL-12 再与受体结合作用于活化的幼稚 T 细胞,诱导其分化产生 IFN-γ 的 Th1 细胞,并作用于活化的记忆 T 细胞,启动产生 IFN-γ 的功能。

IL-12 可促进 Th1 淋巴细胞应答,通过上调 TNF 和 IFN-γ 在 Th1 应答和 CD 发病中发挥重要作用。一项 Ⅱ 期临床试验以抗 IL-12 人单克隆抗体(ABT-874)治疗 79 例活动期 CD 患者,治疗 7 周后,治疗组的应答率较安慰剂组显著升高,且疗效持久,治疗组的缓解率亦显著高于安慰剂组,但其疗效和安全性有待更大规模的试验证实。

IFN-γ 是 Th1 细胞免疫反应过程的重要介质,同时可抑制 Th2 细胞的增殖。fontolizumab 是人抗 IFN-γ 单克隆抗体。在一项 Ⅱ 期临床试验中,予 CD 患者两种剂量(4 或 10mg/kg)的 fontolizumab,与安慰剂组相比,治疗组 CD 患者的疾病活动指数明显下降;在 CRP 水平较高的 CD 患者中,fontolizumab 治疗组的缓解率和应答率明显高于安慰剂组。予患者高剂量(10mg/kg)fontolizumab 治疗,12 或 14 周时,68% 的患者产生临床应答,29% 的患者获得临床缓解;而应答和缓解的比例在高水平 CRP 的 CD 患者中较高。目前,仍需进一步研究以明确 fontolizumab 在 CD 的发生和发展过程中的作用。

IL-18 主要存在于活化的巨噬细胞和上皮细胞,与 IL-12 相似,均可诱导 Th1 细胞分化。尽管抗 IL-18 的制剂尚未进入临床试验,但在动物实验中,抗 IL-18 治疗对大鼠结肠炎和黏膜炎症有剂量依赖的效果。人 IL-18 单克隆抗体正处于研发中,以期尽快进入临床试验阶段。

2.4　T 细胞活化和增殖抑制剂

IBD 患者肠上皮细胞紧密连接的完整性可被破坏,使得肠腔内容物进入固有层。若大量抗原进入到肠道固有层,可触发 T 细胞活化,失去免疫耐受。T 细胞活化是个复杂的过程,包括抗原提呈细胞识别抗原、共刺激因子的结合、抗原提呈细胞分泌细胞因子等。T 细胞和抗原提呈细胞相互作用、识别抗原,淋巴细胞表面表达配体 CD40,结合抗原提呈细胞的 CD40 受体,刺激抗原提呈细胞中 B7 分子的表达,该分子进一步与淋巴细胞表面的 CD28 受体相互作用,激活 T 淋巴细胞。由于 T 细胞活化和增殖不能被抑制,从而导致 IBD 的发生。因此,抑制 T 细胞活化和增殖的药物将成为治疗 IBD 的方向之一。

Ⅰ型 IFN:Ⅰ型 IFN(IFN-α 和 IFN-β)是免疫调节因子,可影响细胞因子的级联反应和发挥抗炎作用。IFN-α2b 可降低 CD 活动性并与部分临床缓解相关。但有研究发现其对慢性活动性 CD 患者无诱导临床缓解的作用。应用 IFN-α 和 IFN-β 后均会出现感冒样症状(急性期反应),该不良反应可能会使其临床应用受到一定限制。

2.5　NF-κB 抑制剂

NF-κB 控制着许多在肠道免疫功能上有重要作用的转录因子,包括不同促炎因子的转录分子(IL-1β、IL-2、IL-12)、细胞表面受体、转录因子和黏附分子等。NF-κB 家族包括 NF-κB1、NF-κB2、p65、c-Rel 有同源区的 RelB。柳氮磺胺吡啶和美沙拉嗪是非选择性 NF-κB 抑制剂。选择性抑制 NF-κB 是 IBD 治疗充满吸引力的一个方向。

2.6　抗 CD4 抗体

很多研究均发现应用抗 CD4 治疗的 HIV 感染的患者中,CD 呈完全缓解状态,在此基础上,出现了很多抗 CD 抗体,包括 CM-T412、Max. 1645 和 BF-5。其最常见的副作用是 CD4 淋巴细胞减少。目前,尚需进一步研究以明确这些 CD 抗体在 CD 治疗方面的作用。

2.6.1　CM-T412

CM-T412 是基因工程 IgG1 鼠人嵌合单克隆抗 CD4 抗体,有 75% 人源性和 25% 鼠源性蛋白。Ⅰ期临床研究发现,8 例 CD 和 4 例 UC 患者静脉注射 CM-T412 20mg/d,共 7 天,随后给予 40mg/d,共 4 天。7 例 CD 患者和 3 例 UC 患者有内镜下和组织学评分的下降。其进一步应用仍需大规模临床试验。

2.6.2　Max. 1645

Max. 1645 也是 CD4 的单克隆抗体,在Ⅰ期临床研究中,治疗 3 例 CD 患者,共 7 天,2 例再次治疗,3 例 CD 患者对 Max. 1645 均有效。

2.7　免疫调节治疗

中性粒细胞功能的改变可引起一系列综合征,如慢性肉芽肿性疾病和Ⅰb 型糖原累积症,均可引起与 CD 相似的肠道黏膜肉芽肿性炎症的发生,提示免疫调节治疗也可用于 CD 患者。人重组粒细胞集落刺激因子非格司亭和人重组粒细胞巨噬细胞集落刺激因子(GM-CSF)莫拉司亭已用于这些疾病的治疗,其作用主要是通过刺激天然免疫系统而不是抑制炎症反应,使肠道上皮中的 CD4$^+$ 淋巴细胞和潘氏细胞表达 GM-CSF 受体,从而维持肠道天然免疫屏障。一项随机临床研究发现,124 例中至重度活动性 CD 患者皮下给予 6μg/kg 莫拉司亭或安慰剂共 56 天,同时服用氨基水杨酸或抗生素治疗,治疗前 4 周停用免疫抑制剂,治疗前 12 周停用英夫利昔单抗,结果发现,莫拉司亭组患者的缓解率和反应率高于安慰剂组,但差异无统计学意义。药物的耐受性好,最常见的副作用包括注射部位的局部刺激作用、骨痛、中性粒细胞增高。

3 UC 的生物治疗

3.1 抗 TNF 治疗

和 CD 相似,TNF-α 在 UC 的病理生理过程中也起一定的作用。研究表明,UC 患者结肠黏膜中的 TNF-α 水平明显升高,肠黏膜固有层中的单核细胞合成大量的 TNF-α,TNF-α 在 UC 患者的粪便和尿液中的水平也明显升高。目前已有很多应用英夫利昔单抗治疗 UC 患者的研究。两项多中心临床Ⅲ期对照研究(ACT-Ⅰ)将 364 例糖皮质激素、硫唑嘌呤无效的中至重度 UC 患者随机分为 3 组:安慰剂组、5mg/kg 英夫利昔单抗组和 10mg/kg 英夫利昔单抗组,在 0、2、6 周和随后的每 8 周静脉给药至 46 周,2 组应用英夫利昔单抗的患者其临床反应、临床缓解、黏膜愈合和糖皮质激素的停止使用率均较安慰剂组显著增加;ACT-Ⅱ也是一项多中心随机对照研究,包括了至少对 5-ASA、糖皮质激素、硫唑嘌呤其中的一种药物耐药的 364 例 UC 患者。这些患者被随机分为 3 组:安慰剂组、5mg/kg 英夫利昔单抗组和 10mg/kg 英夫利昔单抗组,0、2、6、14 和 22 周时静脉给药,结果与 ACT-Ⅰ基本一致。英夫利昔单抗治疗 UC 患者的副作用与治疗 CD 患者基本相同。

戈利木单抗(golimumab)为人源性抗肿瘤坏死因子(TNF-α)药物,此前已被批准用于治疗类风湿关节炎、银屑病性关节炎和强直性脊柱炎。2013 年 FDA 新批准作为二线生物制剂用于已证实对皮质类固醇依赖或对口服氨基水杨酸、口服类固醇皮质激素、咪唑硫嘌呤或 6-巯基嘌呤无充分应答或不能耐受的中至重度活动性 UC 患者的治疗。每 4 周通过皮下注射给药 1 次。对于体重小于 80kg 的患者,初始剂量为 200mg,第 2 周为 100mg,以后每 4 周 50mg。对于体重 80kg 及以上的患者,初始剂量为 200mg,第 2 周为 100mg,以后每 4 周 100mg。

临床试验表明,与安慰剂组相比,200mg/100mg golimumab 治疗组 6 周时达到临床应答、临床缓解和黏膜内镜表现改善的患者比例显著较高。54 周时 100mg golimumab 治疗组仍维持临床应答的患者比例也明显高于安慰剂组。在接受 golimumab 诱导治疗后,30 周和 54 周时仍呈现临床缓解、54 周内任何时间点未显示失去应答的临床应答患者比例,100mg golimumab 治疗组也显著高于安慰剂组。

3.2　转录因子抑制剂

转录因子 NF-κB 在肠道免疫系统的调节中起重要作用,调节多种促炎细胞因子(IL-1β、IL-12 和 TNF-α)、细胞表面受体、转录因子和 ICAM-1 的基因转录。NF-κB p65 亚单位的反义寡核苷酸脂质体灌肠可明显抑制结肠炎动物模型中促炎细胞因子的合成。最近,一项小样本的研究发现对传统治疗耐受的 11 例 CD 和 UC 患者在无感染并发症时用此反义寡核苷酸单剂灌肠可显著改善其临床、内镜和组织学表现。但仍须进一步研究以揭示这些寡核苷酸的有效性。

3.3　抗白细胞黏附治疗

3.3.1　MLN-0002(vedolizumab)

Vedolizumab 是抗 α4β7 整合素单克隆抗体,由鼠抗人 α4β7 整合素抗体的 CDR 区域和人 IgG1 片段融合而成,可阻断淋巴细胞 α4β7 整合素和其配体 MadCAM-1 的相互作用。在一项双盲Ⅱ期临床研究中,181 例 UC 患者间隔 4 周接受 2 次静脉给药的 MLN-0002 0.5mg/kg、2mg/kg 或安慰剂,在第 6 周时,临床缓解率分别为 33%、32% 和 14%,临床反应率分别为 66%、53% 和 33%。与那他珠单抗不同,MLN-0002 与淋巴细胞增多症的形成无关,因此没有那他珠单抗的全身副作用出现。最近的 GEMINI Ⅰ 中关于 UC 的研究结果表明,与安慰剂($n = 149$)相比,vedolizumab 达到了改善临床反应(治疗 6 周时 47.1%)和临床缓解(治疗 52 周时 41.8% ~ 44.8%)的主要终点。此外,vedolizumab 治疗组实现黏膜愈合(治疗 6 周和 52 周时)、无糖皮质激素临床缓解(52 周时)的患者比例显著高于安慰剂组。

3.3.2　ISIS 2302

ISIS 2302 灌肠可能对治疗左半结肠的 UC 和对抗生素耐药的慢性直肠炎有效。一项双盲安慰剂对照的Ⅱ期临床研究中,120 例活动性的左半结肠 UC 患者采用不同剂量的 ISIS2303 灌肠治疗,结果表明,240mg 每日 4 次的 ISIS2302 灌肠 6 周,可明显降低 UC 的活动性,作用的持续时间可达 6 个月,药物的耐受性好。药物动力学方面的研究表明,局部灌肠给药时,该药的全身吸收量极少。

3.4　T 细胞增殖抑制剂

3.4.1　IL-2 受体抗体

IL-2 由 Th1 细胞合成,当其与 T 细胞膜表面的特异性受体结合后,诱导效应 T 细胞的增多。IL-2 可能在诱导 T 细胞激素抵抗中起一定的作用。糖皮质激素抵抗患者体内的淋巴细胞合成更多的 IL-2,对激素敏感的淋巴细胞体外培养时,在培养基内加入 IL-2,可诱导激素抵抗,IL-2 的激活途径与糖皮质激素的作用途径相干扰。环孢素可通过钙调神经磷酸酶途径抑制 IL-2 的合成,静脉给予环孢素,对重度激素抵抗的 UC 患者急性活动期治疗有效。现已合成 2 种阻断 IL-2 受体的抗体:daclizumab 和 basiliximab。

3.4.1.1 达珠单抗

达珠单抗(daclizumab)是一种人重组 IgG1 单克隆抗体,对 IL-2 受体有高亲和力,可阻断 IL-2 与其结合。一项 Ⅱa 临床研究中,10 例顽固性 UC 患者静脉给予 daclizumab 1mg/kg2 次,间隔 4 周。8 例患者临床表现明显改善,5 例在第二次用药后 4 周获完全缓解。临床表现的改善早于内镜下表现和组织学的改善。一项更大样本的 Ⅱ 期临床研究目前正在进行中。

3.4.1.2 巴利昔单抗

巴利昔单抗(basiliximab)是人嵌合型单抗,也可与 IL-2 受体结合。在一项 Ⅱ 期临床研究中,10 例激素抵抗的 UC 患者,静脉给予单剂 basiliximab 40mg,9 例患者在第 1 周末时临床症状缓解,提示该药可用于激素抵抗病人的治疗,以避免结肠切除和激素相关的副作用。

3.4.2　抗 CD3 治疗

Visilizumab 是人抗 T 细胞受体 CD3 区域的 IgG2 单克隆抗体,可诱导激活的 T 细胞发生凋亡。在一项 I/Ⅱa 期临床研究中,7 例重度有激素抵抗的 UC 患者静脉应用 15μg/(kg·d) visilizumab 2 天,5 例患者获临床和内镜下缓解。最常见的副作用是细胞因子释放综合征,见于 63% 的患者,表现为恶心、头痛、寒战、发热和关节痛,一般在用药后数小时出现,持续时间短。在静脉用药 2 小时内可观察到 TNF-α、IFN-γ、IP-10、IL-2、IL-6、IL-8、IL-10、MCP-1 的明显升高,但除 IL-10 和 IP-10 外,其他细胞因子在 24 小时后均降至基线水平,再次用药时也不会升高。T 细胞趋化因子 IP-10 的水平与 T 细胞数量呈负相关,在 IP-10 回到基线水平后,淋巴细胞数量才能恢复正常。这种作用是 visilizumab 的作用机制,可使外周血中 T 细胞数量暂时性地降低持续 2~6 周。研究发现,UC 患者无 T 细胞数量减少、EB 病毒感染及骨髓移植后的淋巴细胞增生性疾病等副作用,但由于研究样本过小,仍需大样本的研究以明确其药理作用。

3.5　免疫调节剂

干扰素 α 和 β 在 UC 治疗中的作用目前已有研究。一项对 32 例轻至中度左半结肠炎患者的研究发现,干扰素 IFNα2a 的疗效与糖皮质激素灌肠相当。研究发现,聚乙二醇化的 IFNα2b 的耐受性差。IFNβ1α 和 β1b 的初步研究结果显示治疗有效,但仍需进一步研究以明确其疗效。

总之,目前有关 IBD 的生物治疗药物方面的研究很多,主要是针对 IBD 发病的不同环节采取相应的措施。但由于 UC 和 CD 的发病机制,特别是分子免疫信号通路上的差异,使得生物治疗的疗效在两种疾病中存在不同。随着越来越多的 IBD 信号传导通路得到证实，新的治疗策略亦将随之出现。IBD 治疗的目标是抑制炎症反应、修复受损组织和改善伴随症状。由于 IBD 涉及复杂的免疫通路，为达到这一目标，需进行多个靶点的联合治疗。新的治疗方法在未来或许能为 IBD 患者提供更好的应答率并维持病情的长期缓解。

（朱　峰）

参 考 文 献

Hanauer SB, Sandbom WJ, Rutgeens P, et al. 2006. Human anti-tumor necrosis factor monoclonal antibody（adalimumab）in Crohn's disease：the CLASSIC-I trial. Gastmenterology, 130：323-333.

Hommes D, Van den Blink B, Plasse T, et al. 2002. Inhibition of stress-activated MAP kinases induces clinical improvement in moderate to severe Crohn's disease. Gastroenterology, 122：7-14.

Mannon PJ, Fuss U, Mayer L, et al. 2004. Anti-interleukin-12 antibody for active Crohn's disease. N End J Med, 1：2069-2079.

Nikolaus S, Rutgeens P, Fedomk R, et al. 2003. Interferon beta-Ia in ulcerative colitis：a placebo controlled, randomised, dose escalating study. Gut, 52：1286-1290.

Rutgeens P, Lemmens L, Van Assche G, et al. 2003. Treatment of active Crohn's disease with onercept（recombinant human soluble p55 tumour necmsis factor receptor）：results of a randomized, open-label, pilot study. A1iment Phamacol Ther, 17：185-192.

Sandbom V. 2005. New concepts in anti-tumor necrosis factor therapy for inflammatory bowel disease. Rev Gastroenterol Disord, 5：10-18.

Sandbom W, Colombel JF, Enns R, et a1. 2004. A phaseⅢ, double-blind, placebo controlled study of the efficacy, safety, and tolerability of antegren（natalizumab）in maintaining clinical response and remission in Crohn's disease（ENACT-2）. Gastmenteroiogy, 127：332.

Targan SR, Salzberg B, Mayer L, et al. 2005. A phase Ⅰ-Ⅱ study：multiple dose 1evels of visilizumab as well tolerated and produce and sustained improvement in ulcerative colitis patients refractory to treatment with Ⅳ steroids（IVSR-UC）. Gastrenterology, 128：A75.

Yacyshyn BR, Barish C, Goff J, et al. 2004. Dose ranging phamacokinetic trial of high-dose alicaforsen（intercellular adhesion mo1ecule-1 antisense oligodeoxy-nucieotide）（ISIS 2302）in active Crohn's disease. Aliment Phamacol Ther, 16：176l-1770.

第 22 章

炎症性肠病的肠内及肠外营养支持

1 饮食与炎症性肠病

炎症性肠病(inflammatory bowel disease,IBD)包括溃疡性结肠炎(ulcerative colitis, UC)和克罗恩病(Crohn's disease,CD),是环境、免疫、遗传多因素共同作用所致的一种慢性非特异性肠道炎症性疾病,虽然发病机制仍不清晰,但饮食因素肯定是重要的致病因素。

1.1 蛋白质

饮食因素中,牛奶最先受到关注。牛奶中的酪蛋白和牛血清白蛋白可引起过敏症状,而过敏可能是 IBD 发生的重要机制之一。Glassma 对 78 例 IBD 患者(35 例 CD,43 例 UC)进行的回顾性研究表明,UC 患者有 20.9% 在婴幼儿时期出现牛奶过敏,CD 患者婴幼儿时期牛奶过敏发生率为 8.5%,而对照组仅为 2.8%。国内李亚红等对 140 例 IBD 患者采用问卷式调查,结果亦表明牛奶摄入是 IBD 的危险因素。由于目前尚无法确定抗牛奶蛋白抗体严重程度与疾病的严重程度、病变范围相关。除非有明显的牛奶过敏史,否则去牛奶饮食(milk-free diet)也不能诱导 IBD 患者出现临床缓解。因而,牛奶致 IBD 发生的证据并不充分。

1.2 脂肪酸

脂肪酸按是否含有双键以及双键数目多少可分为饱和脂肪酸(saturated fatty acids, SFA)、单不饱和脂肪酸(monounsaturated fatty acids,MUFA)和多不饱和脂肪酸(polyunsaturated fatty acids,PUFA)。根据第一个不饱和双键的位置,多不饱和脂肪酸又可分为 n-3 多不饱和脂肪酸和 n-6 多不饱和脂肪酸两大系列。饱和脂肪酸和 n-6 多不饱和脂肪酸在促进炎症介质的产生和体内炎症反应程度较单不饱和脂肪酸和 n-3 多不饱和脂肪酸严重 20 余倍。不饱和脂肪酸对人体健康虽然有很多益处,但不可忽视的是易产生脂质过氧化反应,因而易产生自由基和活性氧等物质,对细胞和组织可造成一定的损伤;而 n-3 多不饱和脂肪酸有抑制炎症反应的作用,所以在膳食中以单不饱和脂肪酸和 n-3 取代部分饱和脂肪酸和 n-6 有重要意义。日本的流行病学调查显示,CD 发生率与总脂肪摄入、动物脂肪摄入、n-6 多不饱和脂肪酸摄入以及 n-6/n-3 的比值升高呈正相关,而蔬菜摄入量则是 CD 发生的保护因素。另一项以青少年(平均年龄 13.3 岁)为对象的研究亦表明,蔬菜(维生素 C 含量丰富)、橄榄油、坚果(单不饱和脂肪酸含量丰富)摄入量较高的饮食模式与 CD 发生呈负相关,而红肉、脂肪性食物和快餐摄入较多的饮食模式则与 CD 发生呈正相关。

1.3　碳水化合物

Tragnone 对 104 名 IBD 患者进行的病例对照研究表明,无论是 UC 还是 CD,患者碳水化合物和精制糖(refined sugar)摄入总量均明显超过对照组。而另一项研究则表明,吸烟对碳水化合物摄入与 CD 发生可能起干扰作用。精制糖摄入增加可明显升高非吸烟患者 CD 发生的危险因素,而对吸烟患者,精制糖摄入对 CD 发生无明显影响。

1.4　其他

与炎症性肠病相关的其他饮食危险因素包括油炸食品、口香糖、巧克力、酵母甚至牙膏,而柑橘类水果摄入则可能是 IBD 的保护因素。由于研究对象选取和应用方法不同,膳食分析的结论也不尽相同。但总体而言,动物性食品和饱和脂肪酸摄入是炎症性肠病的致病因素,而植物性食品,以蔬菜和水果为代表,则可能是其保护因素。另外,由于食物过敏引起的特异性免疫反应可加重肠道炎症反应,一般推荐患者根据自己以往的经验,避免摄入此类食物。除上述因素外,生活方式西方化以及食物中化学污染物、添加剂等摄入量增加可能是我国炎症性肠病发病率增加的主要原因。

2　炎症性肠病的营养并发症

营养不良在 IBD 患者中发生率较高,主要原因为摄入不足、肠道吸收障碍、能量消耗增加、营养丢失、药物-营养相互作用、激素及炎症本身对营养状况的影响等。CD 患者较 UC 患者更易出现营养问题。IBD 患者营养不良主要表现为:低体重、低白蛋白血症、贫血以及维生素和微量元素缺乏(表 22-1)。儿童青少年 IBD 营养并发症主要表现为生长发育迟缓,其发生率在 CD 患者中约为 30%,而 UC 患者中为 5%～10%。

表 22-1　IBD 营养不良表现及其发生率

临床表现	CD(%)	UC(%)
体重丢失	65～75	18～62
低蛋白血症	25～80	25～50
贫血	60～80	66
缺铁	39	81
缺钙	13	/
缺钾	6～20	/
缺镁	14～33	/
缺锌	10～50	/
叶酸缺乏	54	36

续表

临床表现	CD(%)	UC(%)
维生素 B_{12} 缺乏	48	5
维生素 A 缺乏	11	/
维生素 C 缺乏	12	/
维生素 D 缺乏	75	35
维生素 K 缺乏	10~25	/

2.1 蛋白质-能量缺乏型营养不良

蛋白质-能量缺乏型营养不良(protein-energy malnutrition,PEM)在成人主要表现为低体重和低蛋白血症。根据疾病炎症状态以及 PEM 的判断标准不同,其发生率在 20%~85% 之间(表 22-2)。

表 22-2 IBD 患者饮食评估及体格摄入指标

评价指标	发生率
能量摄入不足	40%
低体重(<90%理想体重)	40%
低蛋白血症	17.6%
三头肌皮褶厚度(<正常值15%)	30%
上臂肌围(<正常值15%)	59%

2.2 超重

除 PEM 外,超重在 IBD 患者中也比较常见。约 30% 的成年 CD 患者体质重指数(body mass index,BMI)可超过 25.0kg/m^2。儿童青少年 IBD 患者中,10% 的 CD 患者和 20%~30% 的 UC 患者 BMI 可达到超重诊断标准。IBD 患者超重可能与动物蛋白质和饱和脂肪摄入过多以及激素应用导致脂肪沉积和重新分布有关。应该认识到,虽然 IBD 患者出现超重,但去脂组织重量(fat free mass)含量仍低于正常对照人群。

2.3 贫血

IBD 并发贫血的发病率为 6%~74%,以缺铁性贫血为主要表现形式。IBD 合并贫血的主要原因为铁摄入减少、肠黏膜溃疡致慢性失血以及部分药物可能存在骨髓抑制作用。一项病例(n=91)对照研究表明,CD 患者日均铁摄入量(9.3±3.2mg)明显低于对照组(11.6±4.2mg),而铁的生物利用度也降低 17%。虽然 IBD 患者同样存在维生素 B_{12} 和叶酸的缺乏,但由于人体每天维生素 B_{12} 需要量仅为 1~3μg,而机体储存量为 5mg,这可能解释为何

IBD 患者虽然存在维生素 B_{12} 缺乏，但较少产生巨幼细胞贫血的原因。除非巨幼红细胞性贫血诊断明确或对铁剂治疗无反应，临床一般不常规检测维生素 B_{12} 水平。

2.4　代谢性骨病

代谢性骨病是 IBD 患者比较常见的肠外并发症（extraintestinal complications），与营养关系密切。Etzel 对美国 7 家研究中心 10 年间 2035 例 IBD 患者进行回顾性研究，在所有接受过骨密度测定的 317 名患者中，48% 的患者骨量减少，26% 的患者可确定为骨质疏松。在另一项研究中，研究者应用双能源 X 线吸收技术对 100 例 IBD 患者进行骨密度测定，结果发现骨量减少发生率接近 40%，且不同部位骨质疏松发生率差异较大（髋关节 2% vs 腰椎 15%）。代谢性骨病的发生与 IBD 患者膳食钙摄入减少、血浆维生素 D 水平降低、激素应用以及炎症反应加重骨质流失等因素有关。

2.5　维生素、矿物质和微量元素缺乏

水溶性维生素缺乏中以 B 族维生素、叶酸和维生素 C 缺乏最为常见。脂溶性维生素则以维生素 D 缺乏最为常见。矿物质和微量元素缺乏则以缺铁和缺钙最常见，其他微量元素包括镁、锌、硒等均可出现缺乏，但一般较少出现临床症状。

3　炎症性肠病的营养筛查和评价

3.1　营养筛查

由于炎症性肠病具有较高的营养不良发生率，且营养不良可进一步加重原发疾病的病情，也明显增加该类患者手术概率和围手术期并发症的发生率，因而早期筛查和干预十分必要。营养筛查应该简单快速，且具有足够的敏感性和可操作性，在评估营养状况的同时还应考虑患者疾病的严重程度。目前，常用量表主要有 NRS-2002（nutritional risk screen）、SGA（subject global assessment）和 MNA（mini-nutritional assessment）。

NRS-2002 是由欧洲肠外与肠内营养学会（ESPEN）制订，可针对医院、社区和老年人群进行营养状况筛查（表 22-3）。如果患者根据筛查表得出的分数≥3，则需要制订营养改善计划；如果存在营养风险，但同时存在代谢或器官功能问题，无法实施一般的营养改善计划，或不确定是否存在营养风险时，就必须请专业人员进行更为详细的营养评价。

表 22-3　NRS-2002 营养危险因素筛查表

第一步：预筛查	是	否
1　体重指数（body mass index，BMI）<20.5kg/m²		
2　患者在近 3 个月内是否有体重减轻？		
3　患者在最近 1 周内是否有摄食减少？		
4　患者的病情是否严重？		

如以上任何一个问题回答为"是",进行第二步筛查。

第二步:正式筛查		
营养状况		疾病状况
正常 0 分	营养状况正常 0 分	营养素需要量和正常人一样
轻度 1 分	3 个月内体重减轻>5% 或在上周膳食摄入量减少 25% ~ 50% + 一般情况受损	髋部骨折*
		合并急性并发症的慢性疾病,如肝硬化*
		慢性阻塞性肺病*
		血液透析,糖尿病,肿瘤
中度 2 分	2 个月内体重减轻>5% 或 BMI 在 18.5-20.5kg/m² 或上周膳食摄入量为正常摄入量的 25% ~ 50% + 一般情况受损	胃部外科大手术*
		卒中*
		严重肺炎
		恶性贫血
严重 3 分	1 个月内体重减轻>5% (3 个月内体重减轻>15%) 或 BMI 在<18.5kg/m² 或上周膳食摄入量为正常摄入量的 0~25%	头部损伤*
		骨髓移植*
		重症患者(APACHE>10 分)
	得分	+得分=总分

年龄:如果年龄≥70 岁,总分加 1

总分≥3:患者有营养风险,应进行营养干预

总分≤3:患者应每周进行 1 次上述筛查,如患者正在准备进行大手术,应预防性营养干预,这样可以减少营养不良的风险

注:1. *表明确诊患者可直接归入此类。斜体字标注的病例按照下面标准进行归类。

2. 疾病严重程度标准:

1 分:患者有慢性疾病因并发症入院,患者身体虚弱但可以定时下床活动。患者对蛋白质需要量增加,但大多数患者通过正常膳食或口服营养素补充剂就可以满足需要。

2 分:患者卧床休息,如胃部外科大手术。患者对蛋白质需要量大大增加,一些病例需要通过人工喂养才能满足需要。

3 分:重症监护患者,如使用呼吸机的患者。患者对蛋白质需要量大大增加,并且通过人工喂养很难满足需要。

SGA 也是目前国内外比较常用的人体营养状况评定方法,它是由 Detsky 等在 1987 年提出,主要依据病史和体格检查,最后检查者依据主观印象进行评分。MNA 主要适用于老年人群。该评价方法共有 6 项,涵盖了行为、主观因素、身高和体重等几个方面。这两种方法涉及营养摄入内容较多,需专业人员培训后方能得到比较准确的结果。

3.2　营养评价

营养评价应该遵循以下原则:①病史和检查:要考虑所有可能导致营养不良的因素以及患者自身情况,还需要通过膳食调查来估算能量、蛋白质、微量营养素摄入等;②疾病情况:疾病本身造成的身体功能损伤、疾病治疗时使用的药物对营养素代谢的影响以及创伤、瘘等可能造成的营养素额外丢失;③功能评价:肌肉力量、运动耐受能力、呼吸功能、精神状

态等;④实验室检查:炎症和疾病严重程度的量化指标具有重要意义,其他还包括维生素、微量元素、矿物质水平等;⑤液体平衡:检查机体是否有脱水、水肿等,监测每天体重变化、腰围等可了解液体平衡情况。

体格测量指标主要包括体重、上臂肌围(midarm circumference,MAC)和三头肌皮褶厚度(triceps skin fold thickness,TSF)等。BMI 是评价人体营养状况的常用指标,其计算公式为 BMI= 体重(kg)/身高(m)^2。中国人适宜的 BMI 范围为 $18.5 \sim 23.9 kg/m^2$。体重指数在 $17.0 \sim 18.4 kg/m^2$ 为轻度营养不良,$16.0 \sim 16.9 kg/m^2$ 为中度营养不良,$<16.0 kg/m^2$ 为重度营养不良。

机体功能测试包括握力、直接肌肉刺激和呼吸等,可以反映肌肉功能和机体蛋白质营养状况。通过核素稀释法、中子激活法、双能源 X 线吸收法或生物电阻抗法均可有效反映机体体脂含量和瘦体组织群。但仪器和技术要求较高,一般仅用于科研。

实验室检查指标包括内脏蛋白含量(血清白蛋白、前白蛋白、转铁蛋白、视黄醇结合蛋白、纤维连接蛋白)、血肌酐水平、血淋巴细胞计数、氮平衡等。体重、体重指数和血清白蛋白水平是评定住院患者营养不良的最常用的三个指标。营养不良的简易评定标准见表 22-4。

表 22-4　简易人体营养状况评定法

参数	轻度营养不良	中度营养不良	重度营养不良
体重	下降 10%~20%	下降 20%~40%	下降>40%
上臂肌围	>80%	60%~80%	<60%
三头肌皮褶厚度	>80%	60%~80%	<60%
白蛋白(g/L)	30~35	25~30	<25
转铁蛋白(g/L)	1.50~1.75	1.00~1.50	<1.0
肌酐/身高指数	较正常值减少 5%~15%	较正常值减少 15%-30%	较正常值减少>30%
淋巴细胞计数	—	900~1200 个/mm^3	<900 个/mm^3
迟发型超敏反应	硬结<5mm	无反应	无反应

对于儿童青少年炎症性肠病患者,最常用的营养筛查和评估指标是年龄别体重(body weight for age)、年龄别身高(height for age)和同龄同性别 BMI 百分位值(age and gender specific body mass index)。应用上述指标测得儿童生长发育迟缓率见表 22-5。

表 22-5　儿童炎症性肠病生长发育迟缓发生率

例　　数	评判指标	发生率
Tanner I 和 II CD 患者 50 例	身高增长速度	88%
发育早期至性成熟期 CD 患者 70 例	身高百分位值低于正常值 1 SD	36%
Tanner I 和 II CD 患者 100 例	连续 2 年身高增长低于同龄 2 SD	49%
46 例 CD 患者(年龄<16 岁)	1 年身高增长低于同龄 2 SD	65%
50 例 UC 患者(年龄<16 岁)		34%
69 名儿童	身高增长<4cm/年	24%
	身高 Z 值<1.64	23%
	年龄别身高	39%

营养风险指数(nutritional risk index,NSI)是综合评定患者营养状态的方法。其计算公式为:NSI = 1.519×血清白蛋白(g/L)+0.417×[(当前体重/既往体重)×100]。NSI<83.5可判定为重度营养不良。

4　炎症性肠病的营养治疗

4.1　膳食治疗

大多数炎症性肠病患者能够耐受经口膳食。膳食治疗的原则应尽量满足患者能量和各项营养素的日常需要量,减少食物对炎症肠道的刺激。对明确存在乳糖不耐受和牛奶过敏的患者,应限制乳制品摄入。由于饱和脂肪酸和反式脂肪酸可促进炎症反应,饮食中应注意减少该两种营养素的摄入。野菜、玉米种皮、芹菜、豆苗等食物中不可酵解的纤维素含量较高,可增加肠道机械性刺激和肠道蠕动,这部分食物也应相应减少。可酵解的纤维给予肠道刺激较少,且可产生短链脂肪酸(short chain fatty acids,SCFAs),维持和改善肠道微生态,因而不宜过多限制。可酵解的纤维素以水果中含量最为丰富。

膳食治疗中最重要的原则是"剔除原则"或称"剔除饮食"(exclusion diet)。其主要目的是避免摄入加重腹泻和腹痛症状的食物,主要操作原则是每日引入单一食物品种,如患者可耐受,则逐渐增加摄入量。如患者症状加重,则停止食用该食物,且在以后的饮食中避免添加此类食物。掌握该原则可使患者获得临床缓解、提高患者饮食依从性、改善营养状况(表 22-6)。

表 22-6　剔除饮食对 CD 患者治疗效果评估

研究类型	病例数	饮食种类	结果
多中心双盲 RCT	136	剔除饮食 vs 激素	剔除饮食诱导缓解时间(中位数 7.5 个月,全距 15.3 个月),2 年复发率 79%;激素诱导缓解时间(中位数 3.8 个月,全距 5.0 个月),2 年复发率 62%
对照研究	20 (10/10)	剔除饮食 vs 富含粗制糖饮食	6 个月内,剔除饮食使 10 例中的 7 例维持缓解状态,而另一组无一人能在 6 个月内维持缓解
RCT	20 (10/10)	富含精制糖饮食 vs 剔除精制糖饮食	患者疾病活动指数>100,则剔除饮食诱导缓解率较好;疾病活动指数<100,则两者无明显差异

如前所述,IBD 患者较易出现维生素、微量元素和矿物质缺乏。虽然由于机体储备的缘故,这些营养素的缺乏尚未表现出临床症状,但毫无疑问,补充这些营养素可以改善机体器官功能和营养状况。铁、维生素 D 和维生素 B_{12} 是 IBD 患者中最易出现缺乏的三种营养素。动物肝脏、全血和畜禽肉类是铁较好的膳食来源,维生素 B_{12} 最主要的膳食来源是谷类、牛肉、奶类、蛋类和肝脏等,鸡蛋、小牛肉、海鱼中维生素 D 含量则相对较高。如果患者不能耐受上述食品,则可以通过营养补充剂进行补充。

4.2　肠内营养(enteral nutrition,EN)

IBD 患者肠内营养使用原则同其他疾病类似,除肠梗阻、穿孔、消化道出血或高流量的消化道瘘,大多数的炎症性肠病患者均可以使用肠内营养。现在认识到,肠内营养除自身营养治疗作用外,还能减少肠道机械性刺激、改善肠道炎症反应、诱导患者获得临床缓解。在肠内营养液中添加谷氨酰胺(glutamine)、益生菌(probiotics)、益生元(prebiotics)、核苷酸(nucleotides)、精氨酸(arginine)、鱼油(fish oil)、橄榄油(olive oil)和膳食纤维(dietary fibre)等具有药理作用的营养素,具有减少炎症介质产生和炎性渗出、促进病变黏膜愈合、稳定肠道内环境、减少肠道细菌移位(bacterial translocation)的作用。上述药理营养素(pharmaco-nutrients)对炎症性肠病作用的研究已成为营养学和消化内科学研究的热点。

应用肠内营养可能获得的益处已为临床工作者所接受。欧洲肠内外营养学会(ESPEN)、日本、英国等均推荐肠内营养作为与激素类似的一线诱导活动期患者获得临床缓解的治疗手段,而不单纯是营养支持方式。以往曾认为要素和半要素饮食较多聚饮食能更好地使患者获得临床缓解,但 meta 分析显示要素和非要素饮食比较 CD 患者临床缓解率无明显差异(10 个临床研究,334 例患者,OR 1.10;95% CI 0.69~1.75);亚组分析显示要素饮食、半要素饮食及多聚膳饮食三者比较亦无明显差异;肠内营养配方中脂肪含量对临床缓解率无明显影响(7 个临床研究,209 例患者,OR 1.13;95% CI 0.63~2.01);只有脂肪含量极低肠内配方(< 3 g/1000kcal)和长链脂肪酸含量极低肠内营养配方显示有益于提高缓解率,但未达到统计学差异。另一项针对儿童 CD 患者进行的 meta 分析纳入了 7 个临床实验(共 194 名儿童),结果也证明肠内营养诱导产生的缓解率与激素类似,但作者未对要素饮食、半要素饮食及多聚膳饮食之间的缓解率进行比较。与激素相比,肠内营养副作用少且可改善 CD 患儿生长发育迟缓,因而作者推荐优先使用肠内营养。肠内营养对于炎症性肠病的作用,目前可以明确的是:①液体的肠内营养制剂可使 CD 患者获得临床缓解,其作用效果与激素诱导获得的临床缓解率类似;②肠内营养配方上的差异对 CD 患者临床缓解率无明显影响;③现有数据主要集中于肠内营养于 CD 患者应用,而肠内营养对 UC 患者尚缺乏足够的数据支持。

4.3　肠外营养(parenteral nutrition,PN)

在 IBD 急性期或出现严重并发症,患者不能耐受肠内营养时,可考虑使用肠外营养。通过静脉途径输入人体所必需的能量和营养素,缓解肠道应激和炎症反应,改善患者营养状况。IBD 患者施行肠外营养的原则与其他患者类似。一般能量供给在 20~25kcal/(kg·d),蛋白质、脂肪和碳水化合物供能比为 15%~20%、20%~25%、50%~60%,热能和氮比值在(100~150)kcal:1g 氮是适宜的。肠内(不包括膳食营养)和肠外营养的使用原则参见图 22-1。对于重度营养不良的 IBD 患者,肠外营养的供给量可从正常需要量的一半开始,可有效预防和减少肠外营养相关肝胆并发症。

虽然谷氨酰胺在危重患者、急性胰腺炎、烧伤等患者中的应用已得到肯定,但 IBD 患者进行肠外营养治疗时是否需要添加谷氨酰胺仍存在争议。动物实验表明添加谷氨酰胺具有促进肠黏膜修复、减轻肠道炎症介质产生和炎症反应、降低肠道通透性和细菌移位等诸多优点,但体内实验结果并不一致。Ockenga 等将 24 例 IBD 患者(19 例 CD,5 例 UC)随机分为 2 组,对照组接受等热卡等氮[1.5g/(kg·d)]常规肠外营养,研究组接受等热卡等氮添加谷氨酰治疗[1.2g/(kg·d)+0.3 g/(kg·d)丙氨酰谷氨酰胺],两组患者接受肠外营

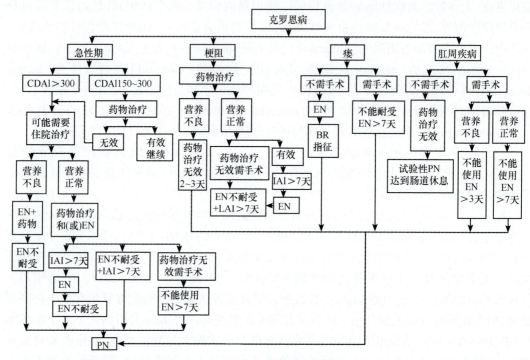

图 22-1 · CD 患者营养支持原则

PN. 肠外营养；EN. 肠内营养（不包括膳食营养）；CDAI（Crohn's disease activity index）. 克罗恩病活动指数；
IAI（inadequate intake）. 膳食摄入不足

养的时间均超过 7 天。结果两组患者肠道通透性、营养指标、炎症反应指标、住院时间等均无明显差异。试图以富含 n-3 脂肪酸的鱼油部分替代富含 n-6 脂肪酸的大豆油，从而预防和减少炎症介质和炎症反应的设想，仍停留在动物实验阶段，尚无体内实验进行证实。

（万燕萍　徐仁应）

参 考 文 献

李亚红,刘军英,张欣等. 2007. 流行病学调查探讨炎症性肠病的危险因素. 胃肠病学和肝病学杂志,16;381-383.

夏冰. 2001. 炎症性肠病的病因与发病机制. 世界华人消化杂志,9;245-250.

杨小云,陈春晓. 2008. 炎症性肠病合并贫血的研究进展. 国际消化病杂志,28;495-497.

Campos FG,Waitzberg DL,Habr-Gama A,et al. 2002. Impact of parenteral n-3 fatty acids on experimental acute colitis. Br J Nutr,87（Suppl 1）;S83-88.

Detsky AS,McLaughlin JR,Baker JP,et al. 1987. What is subjective global assessment of nutritional status? JPEN J Parenter Enteral Nutr,11;8-13.

D'Souza S,Levy E,Mack D,et al. 2008. Dietary patterns and risk for Crohn's disease in children. Inflamm Bowel Dis,14;1214-1218.

Etzel JP,Larson MF,Anawalt BD,et al. 2011. Assessment and management of low bone density in inflammatory bowel disease and performance of professional society guidelines. Inflamm Bowel Dis,17;2122-2129.

Ghishan FK,Kiela PR. 2011. Advances in the understanding of mineral and bone metabolism in inflammatory bowel disease. Am J Physiol Gastrointest Liver Physiol,300;G191-201.

Glassman MS, Newman LJ, Berezin S, et al. 1990. Cow's milk protein sensitivity during infancy in patients with inflammatory bowel disease. Am J Gastroenterol, 85: 838-840.

Heuschkel RB, Menache CC, Megerian JT, et al. 2000. Enteral nutrition and corticosteroids in the treatment of acute Crohn's disease in children. J Pediatr Gastroenterol Nutr, 31: 8-15.

Katschinski B, Logan RF, Edmond M, et al. 1988. Smoking and sugar intake are separate but interactive risk factors in Crohn's disease. Gut, 29: 1202-1206.

Kondrup J, Rasmussen HH, Hamberg O, et al. 2003. Nutritional risk screening (NRS 2002): a new method based on an analysis of controlled clinical trials. Clin Nutr, 22: 321-336.

Kugathasan S, Nebel J, Skelton JA, et al. 2007. Body mass index in children with newly diagnosed inflammatory bowel disease: observations from two multicenter North American inception cohorts. J Pediatr, 151: 523-527.

Legido J, Gisbert JP, Maté J. 2011. Bone metabolism changes in 100 patients with inflammatory bowel disease. Gastroenterol Hepatol, 34: 379-384.

Lomer MC, Kodjabashia K, Hutchinson C, et al. 2004. Intake of dietary iron is low in patients with Crohn's disease: a case-control study. Br J Nutr, 91: 141-148.

Mallon DP, Suskind DL. 2010. Nutrition in pediatric inflammatory bowel disease. Nutr Clin Pract, 25: 335-339.

Ockenga J, Borchert K, Stüber E, et al. 2005. Glutamine-enriched total parenteral nutrition in patients with inflammatory bowel disease. Eur J Clin Nutr, 59: 1302-1309.

Ralph Wright, Truelove SC. 1965. A controlled therapeutic trial of various diets in ulcerative colitis. Br Med J, 2: 138-141.

Rocha R, Santana GO, Almeida N, et al. 2009. Analysis of fat and muscle mass in patients with inflammatory bowel disease during remission and active phase. Br J Nutr, 101: 676-679.

Russel MG, Engels LG, Muris JW, et al. 1998. Modern life' in the epidemiology of inflammatory bowel disease: a case-control study with special emphasis on nutritional factors. Eur J Gastroenterol Hepatol, 10: 243-249.

Shoda R, Matsueda K, Yamato S, et al. 1996. Epidemiologic analysis of Crohn disease in Japan: increased dietary intake of n-6 polyunsaturated fatty acids and animal protein relates to the increased incidence of Crohn disease in Japan. Am J Clin Nutr, 63: 741-745.

Tragnone A, Valpiani D, Miglio F, et al. 1995. Dietary habits as risk factors for inflammatory bowel disease. Eur J Gastroenterol Hepatol, 7: 47-51.

Zachos M, Tondeur M, Griffiths AM. 2007. Enteral nutritional therapy for induction of remission in Crohn's disease. Cochrane Database Syst Rev, CD000542

第 23 章

随机对照试验在炎症性肠病药物研发中的意义

随机对照试验（randomized control trial，RCT）是通过随机化将研究对象分为试验组及对照组，通过对试验组采用所研究的未知效果措施进行干预，对照组采用安慰剂或已知效果的措施进行干预，通过前瞻性设计，观察两组最终结局的差异。作为临床科学研究的重要方法，RCT 通常用于安全性、疗效或有效性的测量，并为临床工作提供最为可靠及有力的数据。由于这种研究方法所提供的临床证据好于其他任何类型的研究，所以在药品研发过程中具有极其重要的意义。

炎症性肠病（inflammatory bowel disease，IBD）是一类以消化道炎症为主要表现的消化系统疾病，包括溃疡性结肠炎（ulcerative colitis，UC）及克罗恩病（Crohn's disease，CD）。由于 IBD 的发病机制至今尚不完全清楚，所以 IBD 治疗药物的研究也存在一定的局限性。目前通常认为引起 IBD 发病的主要因素有四个，包括环境因素、遗传因素、感染因素及免疫因素。然而目前针对这些发病因素的治疗主要仍集中在感染因素及免疫因素。正如大多数与感染有关的疾病一样，感染因素的控制一般通过抗感染药物来完成。由于目前尚未发现某种特定的病原体可以诱发 IBD，所以针对感染因素的治疗，主要仍集中在广谱抗生素的使用上，而更有针对性的治疗往往是针对免疫因素来完成的。尽管目前对 IBD 的具体免疫过程仍在进一步的研究过程中，但一些针对免疫系统进行治疗的药物已经显示出它们在 IBD 治疗中的独特优势，RCT 研究在这些药物的开发和研制过程中起到了举足轻重的作用。

1 RCT 研究的特点与新药研发

RCT 是目前为止临床研究中最有力的工具之一，但 RCT 研究在应用过程中存在其自身特点和使用原则。在研究设计过程中，这些特点需要得到足够的重视。

随机化（randomization）是 RCT 研究的核心内容，是 RCT 研究的重要环节。这也是 RCT 研究区别于其他前瞻性研究的重要特点。有人将随机化理解为将干预对象随意地分配到不同的研究组内进行研究，这样的理解是有偏差的。随机化是指在相同研究条件下，使某一特定表现或效应在不同研究组中出现概率接近均等化的设计，任何研究的对象有相同的机会进入任何一个研究组。这种设计方法尽可能地减少了各组间影响因素的不平衡，以保证研究结果的可靠性。这种分配方式不由患者、研究者及临床医师决定。RCT 研究的随机化设计旨在减少患者的主观感受影响及研究者在研究中的随意性。由此可见，将随机化理解为"随意化"是与随机化目的背道而驰的。随机化必须通过试验前合理的设计以及试验中严格的执行作为重要的保障。尽管 RCT 研究有着各种优势，但是偏倚仍不能完全避免，如果没有随机化设计，其所产生的偏倚与其他前瞻性研究并无不同。

RCT 不适合用于罕见效应的研究,也同样不适合用于评估效应在短期内无法出现的研究。前者由于所需样本量过大,在实际研究中无法获得,所以使用 RCT 研究来实现;后者由于研究时间过长,无论从经济角度还是从患者的依从性来考虑,RCT 这种方法都是不适合的。相比较而言,案例对照研究或队列研究在实际操作中更有价值。

在新药研发过程中,RCT 研究受到广泛的应用,而其研究过程通常分为 1~4 期,通常也被称为 1~4 期临床研究。1 期研究通常在正常志愿者身上进行,目的在于评估新药在人体中试用的安全性,该阶段研究在药物通过动物试验后即开始。2 期研究在药物通过 1 期研究后开始,2 期研究的着重点在于初步评价药物的有效性,同时兼顾安全性。3 期研究是典型的有效性临床实验,通过更大的样本量,以进一步验证药物的有效性,同时证实药物的安全性。4 期研究为药物上市后临床试验,进一步考察新药的安全性及有效性,监测药物的不良反应。1~4 期临床研究为新药上市前后与药物相关的有效性及安全性提供了有效的保障,也为推动疗效更高、副作用更小的药物打下了良好的基础。

2 RCT 研究与早期 IBD 药物研发

尽管 RCT 研究对于现代的药物开发有着举足轻重的意义,但是在早期药物研发过程中,RCT 研究尚未兴起。现代临床研究最早起自于 1952 年,Hill 在链霉素治疗肺结核的研究中采用了随机设计的方法,被认为开创了随机对照研究的先河,此后随机对照研究也逐渐被广大临床研究工作者所接受。然而在 1952 年之前,一些用于 IBD 治疗的药物已经登上了历史舞台。

以早期用于 IBD 治疗的柳氮磺吡啶(sulfasalazine)为例,以 sulfasalazine 作为关键词,使用 pubmed 进行搜索,我们发现最早的文献出现在 1948 年,是一项关于柳氮磺吡啶治疗 UC 的研究,研究共纳入了 124 例患者,但是研究未采用 RCT 的设计方法。通过限定结果为 RCT 研究进行重新检索后发现,最早关于柳氮磺吡啶的 RCT 出现在 1972 年,是由丹麦人进行的研究。而事实上在此之前,柳氮磺吡啶已经被广泛地应用于 IBD 治疗。可见在柳氮磺吡啶的研发乃至应用于临床的过程中 RCT 研究并未起到决定性作用,针对柳氮磺吡啶的 RCT 研究更多地用于重新评价柳氮磺吡啶在治疗中的效果,与其他药物进行对比,以及对新适应证的研究。

与柳氮磺吡啶相比,5-氨基水杨酸(5-ASA)类药物的研发始于 20 世纪 70 年代中末期。由于柳氮磺吡啶在 IBD 治疗的临床应用中存在较多副作用,而其主要治疗作用是由其代谢产物 5-ASA 产生的,因此推动了 5-ASA 的研制。在 5-ASA 的研制过程中,RCT 已经作为主要研究工具参与了药物的研发。以最早应用于临床的 5-ASA 美沙拉嗪为例,同样采用 pubmed 进行检索,以 mesalazine 作为关键词,发现最早的文献为 1980 年一篇关于 5-ASA 的基础研究。采用 RCT 作为限定后,重新搜索发现最早的 RCT 研究出现在 1981 年,为 Campieri 针对 5-ASA 纳肛治疗 UC 的一项研究,从某种意义上来说,在 5-ASA 研发的早期,就有了 RCT 研究的参与,对药物研发产生了重要的作用。

虽然早期的药物研发过程已经有 RCT 的参与,但 RCT 研究对药物的研发尚不足以产生决定性的作用。随着时代的发展,药品准入机制日益严格,RCT 研究在药物的研发过程中已经成为了具有决定意义的研究方法。

3 RCT 研究与生物制剂

生物制剂(biologic agents)与传统化学合成不同,来源于活体生物(如人、动物或微生物)。大多数生物制剂是复杂的混合体,并不容易被定性,许多生物制剂是通过生物技术手段合成的。生物制剂代表了当代生物医学研究的前沿,同时,可以对不同的内科病症给予最为有效的治疗,且没有其他治疗可以取代。近十年来,生物制剂已成为 IBD 的主要治疗药物之一。自 1998 年 8 月美国食品药品监督管理局(United States Food and Drug Administration,USFDA)批准了英夫利昔单抗(infliximab,IFX)用于 CD 治疗以来,已经有数个生物制剂被批准用于 IBD 的治疗。回顾生物制剂的研制历程,RCT 研究在其中起到了重要的推动作用,并使生物制剂成为 IBD 主要治疗手段。

1997 年,Targan 等在美国《新英格兰医学杂志》上发表了一项关于抗肿瘤坏死因子-α(tumor necrosis factor-α,TNF-α)抗体 cA2 治疗 CD 的研究。研究采用了 RCT 设计,将 108 位中到重度 CD 患者随机分成 4 组,采用安慰剂及不同剂量的 cA2 进行 2 小时单次静脉输注,分别在用药后的第 4 周及第 12 周进行评估,结果发现采用 cA2 治疗组的患者疗效显著好于安慰剂组。此研究拉开了生物制剂治疗 IBD 的序幕,而 cA2 后来被命名为英夫利昔单抗。尽管 IFX 于 1998 年正式上市,但是关于该药物的临床研究仍在继续。2002 年,Hanauer 等在《柳叶刀》杂志上发表了 ACCENT 研究的结果,对 IFX 在 CD 维持治疗中的疗效进行了评价。研究同样采用了 RCT 的设计方法,结果提示对单次剂量 5mg/kg 有治疗效果的患者通常可以在用药后第 34 周及第 54 周维持缓解,如果每 8 周使用 IFX 一次则可维持更长的时间。

IFX 的上市并未阻止新药研发的脚步,相反在 IFX 上市后,针对 IFX 在临床应用中存在的不足,新一轮的药物研究仍在继续。两种新的抗 TNF-α 抗体阿达木单抗(adalimumab)、赛妥珠单抗(certolizumab pegol)也先后完成了 3 期临床试验,被 USFDA 批准上市,用于治疗 CD。与阿达木单抗相关的 CLASSIC Ⅰ 及 CLASSIC Ⅱ 研究以及与赛妥珠单抗相关的 PRECiSE 1 及 PRECiSE 2 研究也都采用了 RCT 的设计方法。除了以 TNF-α 为靶点的药物以外,另外一些以其他细胞因子为靶点的药物也针对 CD 治疗进行了 RCT 研究,抗 α4β7 整合素抗体那他珠单抗(natalizumab)通过 ENACT-1 及 ENACT-2 研究,已被 USFDA 批准用于 CD 的治疗。抗白介素(interleukin,IL)-12 及 IL-23 的抗体 ustekinumab 也进行了治疗 CD 的 RCT 研究,但 CD 尚未成为 USFDA 批准的适应证。

目前有关生物制剂新药的 RCT 研究根据设计特点可以分为三大类:①短期诱导,包括 Targan、CLASSIC Ⅰ、ENACT-1;②维持治疗,包括 ACCENT、PRECiSE 2、CLASSIC Ⅱ、ENACT-2;③诱导与维持治疗,包括 PRECiSE 1。RCT 研究在证实一些新药治疗有效的同时,也对另一些药物的治疗效果进行了否定。其中最为著名的一项研究是针对益赛普(Etanercept)治疗 CD 的 RCT 研究。益赛普于 1998 年被 USFDA 批准用于类风湿关节炎(rheumatoid arthritis,RA)的治疗,因其通过抑制 TNF-α 产生治疗效果,与 IFX 机制类似,所以人们对于该药用于 CD 治疗有所期待。2001 年,Sandborn 等对益赛普治疗 CD 的疗效进行了一项 RCT 研究,研究的结果提示皮下注射益赛普 20mg 每周两次治疗中到重度 CD 是安全的,但没有治疗效果,批准用于治疗 RA 的剂量不足以对活动性 CD 产生治疗效果。

在生物制剂联合其他药物治疗 IBD 的研究中,RCT 也起到了重要的作用。IFX 联合硫唑嘌呤治疗 IBD,经 RCT 研究证实具有良好的效果。这为生物制剂的应用拓展了空间,也为药物的研发提供了新的思路。

4　总结

RCT 研究是一种简单且可靠的研究工具,为临床实践提供了最为有力的证据和结果。在药物研发过程中,RCT 研究是一种不可缺少的工具,其主要用于确定药物的效果及安全性,在新药上市前这样的研究需要反复进行,这一研究过程通常被人们称为 1~4 期临床研究,这一研究过程一直要持续到药物上市以后。在 IBD 早期药物研发过程中并无 RCT 研究的过多参与,其主要原因在于当时临床研究尚未兴起,这些药物的临床研究大多在药物上市后多年才得以进行。从 20 世纪 80 年代后期起,临床研究逐渐成为药物研究的主流,5-ASA 的发明及研究过程已经有了 RCT 研究的参与,而随着药物准入标准的更加严格,RCT 研究也越来越得到重视。20 世纪末,随着生物制剂的兴起,IBD 的治疗进入了一个新的阶段。从第一个用于治疗 IBD 的生物制剂 IFX 开始,RCT 研究就在其中扮演了重要的角色。药物自上市前就需要得到充分的疗效及安全性确认,在通过 3 期临床试验后方可上市,而上市后的药物需要进一步地反复验证其长期维持的安全性及疗效。这样一个过程无疑使得新药的研究和上市过程变得更为严格,同时又是实际可操作的。RCT 研究的过程也为新药的研发拓展了思路,如果实际的疗效及安全性得到证实,则药物可以在临床实践中得到应用,反之则被淘汰。这样的过程既激励了药品研发企业开发新的治疗药物,或尝试对研发的药物扩大适应证,同时也严格控制了药物的准入。在 RCT 研究的保障下,IBD 新药的研发正在进入一个良性发展的轨道。

（乔宇琪　冉志华）

参考文献

Altman DG. 1991. Practical Statistics for Medical Research. London:Chapman & Hall.

Binder V,Bonnevie O,Folkenborg O, et al. 1972. The prophylactic effect of salazosulfapyridine in ulcerative colitis after a period of one year without symptoms on long-term treatment. A double-blind investigation. Ugeskr Laeger,134:2093-2095.

Campieri M,Lanfranchi GA,Bazzocchi G,et al. 1981. Treatment of ulcerative colitis with high-dose 5-aminosalicylic acid enemas. Lancet,2:270-271.

Colombel JF,Sandborn WJ,Reinisch W,et al. 2010. Infliximab,azathioprine,or combination therapy for Crohn's disease. N Engl J Med,362:1383-1395.

Colombel JF,Sandborn WJ,Reinisch W,et al. 2010. Infliximab,azathioprine,or combination therapy for Crohn's disease. N Engl J Med,362:1383-1395.

Ellens DJ,Gielkens AL. 1980. A simple method for the purification of 5-aminosalicylic acid. Application of the product as substrate in enzyme-linked immunosorbent assay(ELISA). J Immunol Methods,37:325-332.

Hanauer SB,Feagan BG,Lichtenstein GR,et al. 2002. Maintenance infliximab for Crohn's disease:the ACCENT I randomised trial. Lancet,359:1541-1549.

Hanauer SB,Sandborn WJ,Rutgeerts P, et al. 2006. Human anti-tumor necrosis factor monoclonal antibody(adalimumab)in Crohn's disease:the CLASSIC-I trial. Gastroenterology,130:323-333.

HILL AB. 1952. The clinical trial. N Engl J Med,247:113-119.

Jadad AR. 1998. Randomised Controlled Trials:A User's Guide. London:BMJ Books

Sandborn WJ,Feagan BG,Fedorak RN,et al. 2008. A randomized trial of Ustekinumab,a human interleukin-12/23 monoclonal antibody,in patients with moderate-to-severe Crohn's disease. Gastroenterology,135:1130-1141.

Sandborn WJ,Feagan BG,Stoinov S,et al. 2007. Certolizumab pegol for the treatment of Crohn's disease. N Engl J Med,357:228-238.

Sandborn WJ,Hanauer SB,Katz S,et al. 2001. Etanercept for active Crohn's disease:a randomized,double-blind,placebo-controlled trial. Gastroenterology,121:1088-1094.

Sandborn WJ,Hanauer SB,Rutgeerts P,et al. 2007. Adalimumab for maintenance treatment of Crohn's disease:results of the CLASSIC II trial. Gut,56(9):1232-9.

Schreiber S,Khaliq-Kareemi M,Lawrance IC,et al. 2007. Maintenance therapy with certolizumab pegol for Crohn's disease. N Engl J Med,357:239-250.

Svartz M. 1948. The treatment of 124 cases of ulcerative colitis with salazopyrine and attempts of desensibilization in cases of hypersensitiveness to sulfa. Acta Med Scand,131:465-472.

Targan SR,Hanauer SB,van Deventer SJ,et al. 1997. A short-term study of chimeric monoclonal antibody cA2 to tumor necrosis factor alpha for Crohn's disease. Crohn's Disease cA2 Study Group. N Engl J Med,337:1029-1035.

United States Food and Drug Administration. 2005. About the Center for Biologics Evaluation and Research(CBER).

第 24 章

干细胞治疗：炎症性肠病治疗的新方向

炎症性肠病（inflammatory bowel disease，IBD）是先天和获得性免疫异常相关的自身免疫性疾病，包括溃疡性结肠炎（ulcerative colitis，UC）和克罗恩病（Crohn's disease，CD）两个主要亚型。确切病因和发病机制尚未明了，主要认为是环境因素作用于遗传易感者，在肠道菌群参与下，启动了肠道免疫和非免疫系统，T 细胞活性异常增强，导致消化道的炎症反应。多数患者病情呈长期反复发作，表现为肠道症状为主的腹泻、腹痛、便血和多种肠外表现如乏力、食欲减退、发热、体重减轻以及关节痛、皮肤、眼睛、肝脏和肾脏等异常表现，常伴有多种并发症如狭窄、瘘管和脓肿等。传统的治疗方法主要是氨基水杨酸类药物、抗生素、糖皮质激素、免疫抑制药物包括硫鸟嘌呤及其化合物（巯基嘌呤、硫唑嘌呤）、甲氨蝶呤和环孢素，以及近年来逐步广泛使用的抗肿瘤坏死因子药物。按治疗药物选择的顺序可分为升阶梯疗法及降阶梯疗法。然而，药物治疗对相当一部分难治性患者疗效欠佳，且不良反应较多。因此，寻找新的治疗方法成为人们关注的热点之一。

1993 年 Drakos 等首先发现血液病合并 IBD 的患者接受造血干细胞移植后，IBD 病情也显著缓解，引发了干细胞移植应用于 IBD 治疗的研究。干细胞具有自我更新、多向分化等特性，对保持几乎所有成体组织的完整性至关重要。通过干细胞移植，理论上可能进行重建或调节患者免疫系统和免疫功能，修复炎症损伤，因此干细胞治疗可以同时修复 IBD 患者受损的肠道组织并纠正免疫异常。近年来干细胞基础和临床的研究进展为应用其治疗严重的免疫介导疾病（immune-mediated diseases，IMIDs）包括 IBD 奠定了基础。

1 干细胞治疗的基本概念

干细胞是一种未分化的细胞，具有无限增殖、自我更新能力及极大的可塑性，具有多向分化潜能，在特定环境下可分化成各种细胞，在体内能发育成有功能的器官和组织；组织受损伤时可再生修复。

根据其功能分类，干细胞可以进一步分为全能干细胞和多能干细胞。根据发育阶段，则分为胚胎干细胞（embryonic stem cells，ESC）和成体干细胞（somatic stem cell，SSC）（表24-1）。ESC 即全能干细胞，来自着床前 4~6 天胚胎囊胚的内细胞团，这些细胞具有在体外无限增殖、保持未分化状态的能力，通过体外培养可产生未分化的细胞克隆并具有多向分化潜能。ESC 移植因涉及伦理学问题和致瘤性等潜在的不良反应，其研究及应用受到一定程度的限制。

表 24-1　胚胎干细胞和成体干细胞的特点比较

ESC	SSC
来源于囊胚内细胞团	分离自成体组织
同种异体	自体或同种异体
全能	多能性
可分化为所有三个胚层细胞类型	可分化为有限细胞类型,取决于细胞组织来源
可形成嵌合体	不形成嵌合体
自我更新	自我更新能力有限
需要多步骤分化至目的细胞类型	难以维持长期体外培养
增殖能力强	易于获得,产率及纯度不一,取决于细胞组织来源
无限生长	寿命有限
可产生无限细胞,端粒长度在系列传代中维持不变	可产生有限细胞,端粒长度随细胞老化递减
畸胎瘤风险大	无畸胎瘤风险
伦理争议	无伦理争议
免疫特赦:低表达 MHC Ⅰ 和 MHC Ⅱ 分子(包括 ESC 衍生细胞)	MSC 免疫原性弱,具免疫调节能力,其他成体细胞未知
细胞系为同种异体	如自体来源,免疫排斥概率小,但同种异体来源具有免疫原性,非同源性应用尚未知
供体资料可能未知	如为自体应用,目标疾病可能仍存在于干细胞中

　　SSC 则为多能干细胞,不像胚胎干细胞那样具有较强的致瘤性风险,能够遵从种系特异性的分化模式,满足其替代正常老化或受损组织的生理功能。依照它们的形态、细胞表面标志或组织来源,SSC 可以分为不同的群体,最主要包括造血干细胞(haematopoietic stem cells,HSC)和间充质干细胞(mesenchymal stem cell,MSC)。大多数人类干细胞研究主要集中于 HSC 或 MSC 的临床应用,因为在临床上能够从外周血、骨髓、脐带血或胎盘等来源方便地获得足够数量的细胞。最近,脂肪组织来源的 SSC 也得到了使用。

　　随着干细胞技术的飞速发展,科学家们能够根据干细胞本身所具有的特性,在体外培养、扩增某些干细胞,通过定向诱导、基因修饰等技术过程,使其分化为人类所需要的各种组织细胞,提供临床应用。这些经过处理的干细胞注入体内后,可以代替体内因各种原因造成损伤或功能缺失的组织细胞,从而恢复正常功能,从根本上对疾病进行治疗。大量的动物实验及临床研究也展示了干细胞移植治疗的诱人前景。

2　造血干细胞移植治疗 IBD

　　造血干细胞是多能的,在骨髓抑制后能够重建整个造血系统。造血干细胞易于大量获得,在临床已应用多年。HSC 移植(HSCT)作为 IMIDs 主要治疗的概念和实践开始于 20 世纪 90 年代末,最初的支持证据来自于数十年的动物实验和血液病或肿瘤患者接受 HSCT 观察到炎症性疾病出乎意得到缓解。已证实人类骨髓移植后供体的 HSC 可在受体的多种组织中存在。虽然造血干细胞转分化成其他类型的细胞仍有疑问,但已明确可以形成内皮细胞的前体,因此可能是适用于肠道修复的干细胞来源。HSC 具有迁徙的能力,这些细胞可直接迁移至受损的肠道,并分化成特异的肠上皮细胞和免疫调节因子,促使组织修复并重建正常的黏膜系统。

2.1　HSCT 治疗伴有 IBD 的血液系统肿瘤的疗效

作为 IBD 潜在的有效治疗手段,自体 HSCT(auto-HSCT)首先在 CD 患者因并存其他疾病接受移植后临床症状的改善得到证实。1993 年 Drakos 等首次报道 1 名 41 岁老年女性 CD 患者因非霍奇金淋巴瘤接受自体 HSCT 后随访 6 个月肠道症状无复发。

迄今共报道 25 例患者因肿瘤接受 HSCT 治疗。1996 年,Lopez-Cubero 等报道了 6 例 CD 患者因白血病接受异体 HSCT,其中 5 名患者在移植时有活动性 CD,2 例患者有硬化性胆管炎。所有患者都接受环磷酰胺和全身照射预处理。一名患者在移植后 3 个月死于败血症。其余 5 例患者尽管停止所有免疫抑制剂,临床缓解期超过移植后 1 年。这些患者中有 4 例在移植后 54~183 个月保持 CD 的缓解。一名 CD 患者移植后 18 个月内复发。有趣的是,在复发患者体内发现混合性供体-受体 HSC 嵌合体,而推测实现持续缓解的 4 例患者为完整的嵌合体,因为他们均在 HSCT 的 2 年后发生 GVHD。

2003 年另一个来自德国的报道,7 例 CD 与 4 例 UC 患者因血液系统恶性肿瘤接受异基因 HSCT。在 11 例患者中,6 例在移植时疾病为活动性。所有患者都接受环磷酰胺作为不同预处理方案的一部分,除两名患者外,其他患者均接受全骨髓照射。10 例患者 HSCT 后在长达 34 个月的中位随访时间内维持缓解。在移植后 IBD 症状再发的 1 例患者,内镜及影像学检查并没有表现出任何 IBD 相关粘黏病变。1 例移植相关死亡继发于移植后 10 个月的机会性感染。

1996 年至 2007 年间,另有 7 例 IBD 患者接受 HSCT 用于治疗肿瘤的病例报道。1 例 CD 患者接受异基因 HSCT 8 年后持续缓解;5 例 CD 患者接受自体 HSCT,其中 4 名患者病情在长达 2~8 年随访期内仍续持缓解,1 名患者在移植后 8 年临床复发。1 名 UC 患者行自体 HSCT 后 20 个月内复发。

综上,在超过 20 个月的中位随访期内 25 例患者中有 22 例达到临床缓解。这些患者中,只有 2 例维持应用 MTX 或泼尼松,1 例维持服用美沙拉嗪,这表明 HSCT 后可能无需任何药物也能维持 IBD 长期缓解。25 例中有 2 例移植相关的死亡,都与并发感染相关,而其他 2 例死于无关原因:1 例死于心肌梗死,另一例死于自杀。

虽然这些研究的初衷并非探讨 HSCT 对 IBD 的疗效,但从中观察到,消除自体反应性淋巴细胞(即淋巴细胞消减)并在化疗后生成新的自我耐受淋巴细胞(即免疫重建)能诱导 IBD 患者的长期缓解。这些研究提示 HSCT 可以使 CD 长期得到缓解,为进一步的前瞻性研究打下基础。

而免疫系统在 CD 发病机制中的关键作用则从另一个关于 HSCT 的病例中得以证实:一名无 IBD 病史的 Hodgkin 淋巴瘤患者在接受异基因 HSCT 后不久发生暴发型 CD。进一步研究显示,此病例供体和受体存在几处 HLA Ⅲ基因 IBD3 位点的单倍体错配。此外,供体存在 NOD2/CARD15 的 5'UTR,这一基因多态性位点与 CD 有关。这一病例提出了是否异基因 HSCT 可能造成 CD 过继转移的问题,也引起了是否要对干细胞移植的供体进行

IBD 筛查的争论。

2.2 HSCT 用于治疗人类 IBD

有了上述的发现,目前 HSCT 已试验性地针对 IBD 进行治疗。由于难治性溃疡性结肠炎患者可以选择相对简单的手术治疗,HSCT 更多地用于 CD 患者。第一个记录在案的自体 HSCT 治疗 CD 是芝加哥的一个小组于 2003 报道的。前 4 例患者的反应良好,所有患者达到临床症状缓解,无显著性突发事件的发生。这些初步的病例被整合到 I 期临床试验最后报告中,该研究共纳入 12 例活动性中度至重度(CDAI 250~358)、对常规疗法包括抗肿瘤坏死因子治疗无反应的难治性 CD 患者,大多数有手术史。动员方案为环磷酰胺 $2g/m^2$ 和 G-CSF $10\mu g/(kg \cdot d)$,预处理方案环磷酰胺 200mg/kg 和 ATG 90mg/kg。外周血 HSC 行 $CD34^+$ 分选。随访时间为 HSCT 后 6 个月和 12 个月,然后每年一次,每次随访内容包括小肠造影和结肠镜检查。中位随访 18.5 个月后,12 例患者有 11 例获早期和持续的临床缓解(CDAI≤150)。X 线和结肠镜检查结果在数月至数年间逐渐改善。一例患者在移植后 15 个月内 CD 复发。所有患者耐受 HSCT,没有移植相关死亡。一位患者在 HSCT37 个月后死于意外,当时并无 CD 活动的证据。

第二个来自米兰的 I~II 期临床研究发表于 2008 年。这项研究共纳入 4 例患者,所有患者免疫抑制剂治疗和抗肿瘤坏死因子治疗失败,其中 2 例经历了多次肠切除手术。所有患者移植时疾病均为活动性(CDAI 258~404)。动员方案为环磷酰胺 $1.5 g/m^2$ 和 G-CSF $10\mu g/(kg \cdot d)$,预处理方案为环磷酰胺 200mg/kg 和兔 ATG 75mg/kg。这项研究未行细胞的免疫分选。移植后 3 个月,所有患者均达到临床缓解,2/3 的患者取得完全的内镜下缓解,3/4 患者在中位随访期 16.5 个月后维持缓解。在这两个病例报告系列中均无患者死亡。

在前面的芝加哥研究组,作者观察到,大多数患者移植前的骨髓动员期 CD 得到改善,可能由于在这一阶段所使用药物的免疫调节作用。而来自米兰的研究报道在动员期患者的临床状况恶化。另外两个使用 HSCT 作为 CD 主要治疗的研究也表现持续的临床缓解,很可能不只是因为环磷酰胺和 G-CSF 的使用。Scime 等报道一例 55 岁的患者动员治疗后 1 个月,没有获得结肠病变情况的改善,但自体 HSCT 后取得显著的内镜和组织学改善。HCT5 个月后,患者仍然维持临床缓解。Kreiselet 等描述一例 36 岁的患者,环磷酰胺和 G-CSF 动员治疗(HCT 前)后 9 个月,维持持续性的组织学病变和反复 CD 再发;移植后 10 个月临床症状缓解,仅有轻微的组织学改变。

HSCT 对克罗恩病治疗作用的内在机制尚不清楚。起初,有益的作用可能是预处理药物直接的淋巴清除作用导致自身反应性 T 细胞和记忆细胞的清除,这一作用是非特异性的,炎症细胞的募集至少在 2~3 个月内受限,直至其消融的骨髓从移植的细胞重建。随后,可能是免疫重建发挥了作用。为明确这个问题,欧洲骨髓移植小组(EBMT)联合欧洲克罗恩病和结肠炎组织(ECCO),目前正在对难治性 CD 患者进行自体 HSCT 的随机试验(ASTIC 临床试验;http://www. nottingham. ac. uk/icr/astic/),以比较 HSC 动员后继以高剂量免疫消融及 HSCT 治疗和只接受 HSC 动员并结合最佳传统治疗的临床疗效。至 2012 年 7 月已有 38 例患者接受了移植治疗,结果尚在观察中。

早期基于对家族聚集性的研究,CD 的遗传倾向已明确,但尚未确定单一易感基因。现在已知的易感基因已超过 50 个,高度证实这种多基因遗传性疾病的遗传复杂性。然而,一项研究对来自两个无血缘关系的家庭早发性炎症性肠病儿童的样品遗传连锁分析和候选基因测序,确定了 IL10RA 和 IL10RB 基因三个不同的纯合突变。其中一个 IL-10RB 突变家庭的成员,出生第 3 个月患严重 CD,直肠炎和肛周脓肿,经多次外科手术干预,多个小肠肠外瘘需行肠切除和回肠造口术,最终造口生活,且肠梗阻反复发作。9 岁时,患者接受异体 HSCT,供体为其 HLA 匹配的健康的兄弟,没有携带突变。炎症和肛瘘在移植后不久得到解决。患者移植后维持回肠结肠炎缓解,体重增加,假性肠梗阻在HSCT 后随访 2 年期间没有再发作。这一临床研究是异体 HSCT 治疗可作为重症 CD 治疗方案的敲门砖。

3　间充质干细胞移植治疗 IBD

3.1　MSC 的表型及特性

虽然自体 HSCT 在小部分克罗恩病伴有肠腔或肛周的难治性病变的患者中获得疗效,但其治疗需求远未得到满足,引发了对新的细胞免疫调节和促进细胞再生、组织修复的药物的浓厚兴趣,有些研究小组开始探索 MSC 治疗 IBD 的可能性。骨髓 MSCs首次由 Friedenstein 描述为成纤维细胞样细胞,具有贴附于塑料壁的特性,能够分化为成骨,将这些细胞归为成骨前体细胞。随后的研究表明,这些细胞有能力分化成其他各种中胚层细胞谱系,包括软骨细胞、肌腱细胞和肌细胞。基于此多向分化能力,引入"间质干细胞(mesenchymal stem cells,MSCs)"这一术语。虽然在群体层面的 MSCs 完全符合干细胞的标准(即自我更新和多向分化的能力),但 MSCs 在单细胞水平"干细胞"的资格是否依然具备仍值得商榷。因此,最近提出应该用"多能间充质细胞(multipotent mesenchymal stromal cells,MSCs)来描述成纤维样的塑料贴附性细胞。MSCs 可分离自骨髓、骨骼肌、脂肪组织、滑膜和其他成人结缔组织,也可从脐带、胎盘、羊水和胎儿组织等获得。迄今为止,MSCs 的分离仍然依赖于其塑料贴附性获得一个贴壁的异质细胞群。尚没有明确的特异性标记或标记组合具体定义 MSCs。表型上,体外扩增 MSCs 表达一些非特异性的标志物,包括 CD105(SH2 结构或内皮素 endoglin)、CD73(SH3 或者 SH4)、CD90、CD166、CD44 和 CD29,但缺乏造血和内皮标志物如CD11b、CD14、CD31 和 CD45。

MSCs 具备在体外正常培养条件下扩增的能力。在极低密度(1.5 或 $3/cm^2$)的培养条件下,已获得在 6 周内 10^9 倍的广泛扩增。多个研究已经验证了扩增培养 MSCs 的临床可行性。因此,少量组织吸取物在体外扩增下足以产生细胞疗法所需的大量细胞。

越来越多的证据表明,干细胞具有免疫调节属性,并可能在维持外周耐受、移植免疫耐受、自身免疫性疾病和肿瘤逃逸以及在胎儿-母体耐受中扮演免疫调节剂角色。体外实验表明 MSCs 具有抑制 T 淋巴细胞的活化和增殖、干扰树突状细胞分化、成熟和功能、调节 B 细胞功能以及抑制 NK 细胞增殖和 INF-γ 产生的功能。

3.2 MSCs 治疗的可能机制及动物实验

MSCs 的免疫调节作用已经在多种免疫介导疾病包括 IBD、动物模型及人类体内进行了研究。近 5 年来使用 MSCs 治疗多种 IMIDs 的人体试验正在讨论中,并已在 GVHD 患者开始实施。由于 MSCs 容易获得和扩增培养,来源于第三方骨髓或脂肪组织的 MSCs 被用于治疗难治性 GVHD。一项纳入 55 例异基因 HSCT 后发生急性 GVHD 的研究证明了 MSCs 输注治疗激素耐药的急性 GVHD 是安全的,并没有观察到严重毒性反应;绝大多数患者对 MSCs 治疗起反应,完全反应(complete responders)和部分/无反应(partial and non-responding)患者间存活率有显著性差异。在非随机试验中,94% 急性 GVHD 患者对静脉输注 MSCs 发生反应。

MSCs 的抗炎、免疫调节和组织保护作用是无法分割的。首次在狒狒模型中证实 MSCs 在体内的免疫抑制作用:输注体外扩增的供体或第三方 MSCs 可以使组织不相容的皮肤移植物排斥反应时间延迟。如果诱导后早期给予 MSCs 也可下调小鼠模型中博莱霉素诱导的肺部炎症和纤维化。在自身免疫性脑脊髓炎的小鼠模型中也证实早期治疗对于临床与病理上显著改善的必要性,MSCs 治疗反应是时间依赖性的(越早越好),并可被 IL-2 治疗逆转,表明其机制可能是造成 T 细胞无变应性而非细胞凋亡。

其他实验观察表明,MSCs 的组合较纯化单细胞系效果更佳。在链脲菌素诱发糖尿病小鼠模型,骨髓来源的细胞与同基因和异基因 MSCs 经亚致死剂量照射后的组合移植,临床症状明显改善,而单种细胞无效,可能的机制是受体来源的胰岛细胞再生和自身反应性 T 细胞的免疫抑制。

IBD 小鼠模型研究显示,脂肪来源的 MSCs 可改善结肠炎的临床和镜下表现,减少全身和黏膜内促炎细胞因子的产生,增加 IL-10 的分泌,并诱导结肠炎小鼠的肠系膜淋巴结调节性 T 细胞 Tregs 的产生。因此,MSCs 作为有力的先天免疫系统的直接调制剂,选择性作用于炎变组织和调节 T 细胞反应。目前从脂肪组织来源的 MSCs,与骨髓 MSCs 相比更容易获得,并具有在体外培养扩增的优势。

3.3 MCS 用于治疗人类 IBD

MSCs 在自身免疫性疾病、炎症和组织损伤模型成功使用的临床前研究为人体临床试验铺平了道路。在初步的 I 期临床试验中,使用局部注射脂肪间充质干细胞(adipose mes-enchymal stem cell,ASCs)治疗 CD 患者复杂肛瘘取得令人鼓舞的成绩,并进一步在随后的 II 期多中心随机试验中得到证实。该试验纳入 49 例复杂性肛瘘患者(隐窝腺起源,$n = 35$;克罗恩病相关,$n = 14$),24 例接受 ASCs 局部注射合并纤维蛋白黏合剂治疗的患者中 17 例(71%)瘘管闭合,而另一组仅接受纤维蛋白黏合剂治疗的 25 例患者中,仅 4 例(16%)瘘管闭合;而在 CD 组与非 CD 组中瘘管闭合率相似。2 项静脉注射 MSCs 临床试验的结果以摘要的形式报道。一项开放性 II 期临床试验使用异体骨髓源性的 MSCs 治疗难治性肠腔 CD,接受治疗的 9 例患者中 3 例患者表现出临床反应(定义为 CDAI 至少减少 100 分)。另一个已完成的 I 期临床试验纳入 9 名患者,静脉注入自体骨髓源性 MSCs,结果证实,治疗是可行的和安全的,但在严重的难治性腔内疾病患者无明显的疗效。

　　两项自体骨髓 MSCs 治疗难治性克罗恩病的Ⅰ期研究结果已在 Gut 上公布,一项研究使用自体骨髓 MSCs 全身给药治疗肠腔克罗恩病,9 例患者以 MSCs(1~2)×10⁶细胞静脉注射两次,间隔 7 天。所有患者经皮质类固醇治疗,至少有两种抗肿瘤坏死因子(TNF)药物,且多数(9/10)患者经两种免疫抑制剂(巯基嘌呤和甲氨蝶呤)治疗失败。在这项研究中没有观察到明确的疗效,没有任何患者获得缓解,3 名患者的克罗恩病活动指数(Crohn's disease activity index,CDAI)至少减少 70 分,但 4 名患者在细胞治疗后 14 周内病情显著恶化需要手术治疗(3 例)或药物抢救(1 例)。两例患者获内镜下改善,但 C-反应蛋白水平没有显著变化。另一项研究评估自体骨髓 MSCs 局部注射治疗 9 例肛瘘的疗效,每个肛瘘患者注射的细胞中位数为 20×10⁶[范围(15~30)×10⁶],间隔 4 周,直到获得治疗反应或没有可用细胞。7 例患者获得持续 1 年的瘘管完全闭合,3 例患者获得反应(瘘管至少减少 50%)。此外,所有 9 名肛瘘患者治疗前在直肠有活动性疾病,7 名患者在 12 个月的随访中,内镜观察到直肠病变愈合。该研究表明,局部注射 MSCs 治疗瘘管病变效果令人满意,同先前报道的使用脂肪组织来源的 MSCs 研究证据相一致。另一项Ⅰ期研究中,4 例 CD 患者共 9 个复杂瘘管(肠外,直肠或肛周),给予(3~30)×10⁶细胞单次注射治疗,8 周后,6 个病灶的外部开口闭合。

3.4　MSCs 临床研究应考虑的基本问题

　　目前考虑全身给药治疗肠腔克罗恩病与 MSCs 局部注射疗效差异明显的原因,都是推测的,但可能给未来的临床试验设计带来一些启发。最明显的两个差异是剂量及给药途径。至于后者,已报道 MSCs 经静脉滴注后可归巢到损伤和疾病部位,并有助于修复过程。MSCs 表达黏附分子和趋化因子受体可以解释选择性迁移到炎症部位的能力,可通过 ICAM1 和 VCAM1 依赖性地与内皮细胞相互作用。结肠炎的实验模型已证明,全身输注 MSCs 到结肠炎小鼠体内,3 天后可在受体肠系膜淋巴结和脾检测到,标记的 MSCs 被招募到炎变结肠,而不到非炎变的肠道;然而,招募到炎变和受损器官细胞的比例和细胞在炎症性病变部位的存活率及持续时间,仍需加以明确以优化全身输注 MSCs 治疗。

　　全身和局部注射另一个明显的区别是到达炎性病变部位的细胞密度。局部注射疗效的研究显示,(30~60)×10⁶MSCs 被注入到一个瘘管,且这些注射一般都是反复的。在使用全身注射治疗肠腔疾病的研究中,注入的 MSCs 总量为(100~400)×10⁶(取决于患者的体重)。考虑到小肠病变的广泛性,肠腔炎症的部位,只有部分的 MSCs 将达到炎变的器官,细胞密度将远低于经局部注射至瘘。正在进行的临床试验将测试 4 倍剂量全身性输注疗效。

　　设计临床研究前仍有其他应考虑的基本问题。由于 MSCs 在体内的真实身份仍难以捉摸,目前使用的分离方法得到的只是具有 MSC 样特性的异质性细胞亚群。因此,找出 MSC 的特异性标志物,直接从组织分离同质细胞群是必要的。这将使得实验室之间的结果进行比较更为可行,从而加快 MSCs 的研究步伐。

　　这些疗法适用性的另一个潜在障碍是大量的细胞需求。例如,骨髓移植需要平均 5×10⁶/kg 体重。虽然 MSCs 很容易分离并在体外增殖,但体外扩增容易改变其属性。参照其定义,干细胞必须具有无限期自我更新能力,但人 MSCs 已被证明从第 6 代开始衰老,分化能力下降,这与其他研究显示经 13~25 次倍增后细胞完全衰老的结果相一致。Bonab 等观察了从第一代开始衰老相关的细胞形态、表面标记和全基因谱表达的变化,证实从细胞培养起始就会伴随细胞逐渐衰老,同时逐步失去其干细胞特性,建议治疗要选用早期的细胞。对细胞生产程序以及特定时期细胞的表型和功能特性的明确定义,是理解 MSCs 生物学和评估细胞产品变异对其治疗效果影响的关键。

异基因 MSCs 的使用可能是另一种获得治疗人类疾病所需的细胞量的方法。MSCs 被认为是低免疫原性,低表达Ⅰ类主要组织相容性复合体 MHC-Ⅰ,重要的是,不表达协同刺激分子,体内研究表明,MSCs 能逃脱正常的排异反应。这些特性支持广泛来源的供体 MSCs 应用于治疗,正在进行的克罗恩病的临床试验中利用了这一方法。但在这些研究中仍应慎重考虑异体 MSCs 排斥的潜在可能性及其临床后果。

MSCs 在体内存活的情况更鲜为人知,尚没有报道 MSCs 是否在移植后仍然存在的临床研究。干细胞移植后的体内示踪是研究其分化过程和治疗作用的基础。细胞移植到体内后建立无创性活体示踪技术是干细胞临床应用急待解决的问题,它不仅可以动态监测移植细胞在体内的分布与存活情况,而且还能对安全性进行评估。近年来采用铁或轧类对比剂在体外对干细胞进行顺磁性标记,标记细胞的特征信号可被磁共振显示,其分辨率接近正常水平,但多数细胞在体外不能摄取顺磁对比剂,因此,还需探索新的示踪方法。

目前没有任何已记录在案的人类 MSCs 恶性转化的报道,所有评估细胞扩增后遗传稳定性的研究均报道了正常的核型,其中包括最近针对克罗恩病的一项研究。MSCs 输注治疗克罗恩病患者的真正疗效,需要设计充分的包括这种创新治疗与传统治疗方法的随机对照试验证明。MSC 细胞来源(异体与自体)、输注次数、每次输注的 MSCs 最佳剂量、给药途径(肠腔疾病也可能局部注射)、MSCs 与其他证明治疗克罗恩病有效的疗法可能的联合方案等,都有待确定。

4　结论

成体干细胞治疗 IMIDs 包括 IBD 的初步临床经验预示了其光明的前景。然而,许多关于潜在的风险问题尚未能回答。研究间差异(如研究方案、纳入患者、输注细胞群的异质性、输注的时间窗、输注途径和靶点等)导致很难将一项研究结果外推到另一项,从一种干细胞药用产品外推到另一种。目前,HSCs 和 MSCs 已取得最为丰富的临床经验。

HSCT 的使用正在迅速扩增,超越传统的恶性肿瘤应用范畴。其治疗 IMIDs 的机制在于化疗摧毁致病的免疫系统后由未分选 HSC 或分选的 CD34+ HSCs 重建免疫生成系统或造血生成系统。已获得 HSCT 治疗 MS、系统性硬化症和狼疮的广泛经验。从这些研究中的重要经验教训表明,非清髓性方案应优于清髓性的,在患者发生不可逆性损害前应优先这种细胞治疗,同时还有一个重要治疗前提是炎性病变可逆,发病率和死亡率在有经验的中心能达到最小化。越来越多的证据显示,CD 也是一种对 HSCT 治疗高度敏感的疾病。现在是科学评价移植治疗对比已接受的传统最佳治疗,以及比较各种形式的干细胞疗法随机对照试验的时候,但在人类 IBD,初步Ⅰ和Ⅱ期临床研究产生了不一致的结果。尽管从免疫再教育(immune re-education)和调控的诱人角度来看,认为细胞疗法可以清除免疫疾病是不现实的，但截止目前，有效数据表明 HSCT 至少能够改变 CD 的自然病程。

在大多数情况下，不论治疗疾病或输注模式，MSCs 治疗相对安全。然而，考虑到有限的随访时间及纳入病例数少，细胞制剂和输注模式的差异，进一步研究 MSCs 的安全性仍然是必要的，尤其是其长期影响，如致瘤性。用于评估 MSCs 治疗效果的研究，重要的是要设定明确的治疗目标，并尽量确定统一的细胞产品。尤其重要的是定义 MSC 来源（自体或异体），规范细胞扩增的条件，并采取统一的试验方案。此外，国际跨学科的 MSC 治疗的患者注册系统已经启动，以实现长期安全性数据的统一收集。

相比 SSC，目前还没有全/多能干细胞临床的经验。这是由于预测这些细胞的应用具有较高的风险，尤其是致瘤性相关风险。最新研究表明，ESC 的临床经验在不久的将来将成为可能。目前已经了解到 3 例使用人 ESC 衍生的细胞临床试验已获 FDA 批准。第一例批准的试验是使用少突胶质祖细胞治疗脊髓损伤；其他两个试验旨在使用 ESC 衍生的细胞治疗眼病 Stargardt 黄斑营养不良和干燥性年龄相关性黄斑变性（http://www. advancedcell. com）。

干细胞疗法整体上可能代表治疗多种疾病包括 IBD 的希望，但全面评估干细胞为基础的药用产品的风险因素和潜在风险，是获得更广泛的临床应用和（或）注册的前提。对于每一个干细胞医药产品对病人的潜在风险需要得到充分的评估，不仅应考虑到一个特定的干细胞具体的内在特征，也应考虑到已获得的类似产品类型的安全数据。此外，外在风险因素，如制造、处理、存储和临床治疗的相关危险因素，共同构成病人的整体风险。

综上所述，目前干细胞移植治疗各种疾病的临床应用尚处于起步阶段，有关干细胞的种类选择、采集量、扩增方法、移植数量、移植途径、移植治疗的适应证、禁忌证、并发症、远期疗效等问题仍需合理设计大规模、严格对照的临床研究，进行长期临床观察。

（邱　云　郑　青）

参 考 文 献

Anumakonda V，Hayee B，Chung-Faye G. 2007. Remission and relapse of Crohn's disease following autologous haematopoietic stem cell transplantation for non-Hodgkin's lymphoma. Gut,56:1325.

Bartholomew A，Sturgeon C，Siatskas M，et al. 2002. Mesenchymal stem cells suppress lymphocyte proliferation in vitro and prolong skin graft survival in vivo. Exp Hematol,30:42-48.

Bernardo ME，Locatelli F，Fibbe WE. 2009. Mesenchymal stromal cells. Ann N Y Acad Sci. Sep,1176:101-117.

Cassinotti A，Annaloro C，Ardizzone S，et al. 2008. Autologous haematopoietic stem cell transplantation without CD34+ cell selection in refractory Crohn's disease. Gut,57:211-217.

Chamberlain G，Fox J，Ashton B，et al. 2007. J. Concise review：mesenchymal stem cells：their phenotype，differentiation capacity，immunological features，and potential for homing. Stem Cells,25:2739-2749.

Craig RM，Traynor A，Oyama Y，et al. 2003. Hematopoietic stem cell transplantation for severe Crohn's disease. Bone Marrow Transplant,32:S57-59.

Ditschkowski M，Einsele H，Schwerdtfeger R，et al. 2003. Improvement of inflammatory bowel disease after allogeneic stemcell transplantation. Transplantation,75:1745-1747.

Drakos PE，Nagler A，Or R. 1993. Case of Crohn's disease in bone marrow transplantation. Am J Hematol,43:157-158.

Drakos PE，Nagler A，Or R. 1993. Case of crohn's disease in bone marrow transplantation. American Journal of Hematology,43:157-158.

Fang B,Song YP,Liao LM,et al. 2006. Treatment of severe therapy resistant acute graft-versus-host disease with human adipose tissue-derived mesenchymal stem cells. Bone Marrow Transplant,38:389-390.

Friedenstein AJ, Gorskaja JF, Kulagina NN. 1976. Fibroblast precursors in normal and irradiated mouse hematopoietic organs. Exp Hematol,4:267-274.

García-Bosch O,Ricart E,Panés J. 2010. Review article:stem cell therapies for inflammatory bowel disease-efficacy and safety. Aliment Pharmacol Ther,32:939-952.

Glocker EO,Kotlarz D,Boztug K,et al. 2009. Inflammatory bowel disease and mutations affecting the interleukin-10 receptor. N Engl J Med,361:2033-2045.

Horwitz EM,Le Blanc K,Dominici M,et al. 2005. Clarification of the nomenclature for MSC:The International Society for Cellular Therapy position statement. Cytotherapy,7:393-395.

Kashyap A,Forman SJ. Autologous bone marrow transplantation for non-Hodgkin's lymphoma resulting in long-term remission of coincidental Crohn's disease. British Journal of Haematology,103:651-652.

Kreisel W,Potthoff K,Bertz H,et al. 2003. Complete remission of Crohn's disease after high-dose yclophosphamide and autologous stem cell transplantation. Bone Marrow Transplant,32:337-340.

Le Blanc K,Frassoni F,Ball L,et al. 2008. Mesenchymal stem cells for treatment of steroid-resistant,severe,acute graft-versus-host disease:a phase II study. Lancet,371:1579-1586.

Le Blanc K,Rasmusson I,Sundberg B,et al. 2004. Treatment of severe acute graft-versus-host disease with third party haploidentical mesenchymal stem cells. Lancet,363:1439-1441.

Lopez-Cubero SO, Sullivan KM, McDonald GB, et al. 1998. Course of Crohn's disease after allogeneic marrow transplantation. Gastroenterology. Mar,114:433-440.

McCarroll SA,Bradner JE,Turpeinen H,et al. 2009. Donor-recipient mismatch for common gene deletion polymorphisms in graft-versus-host disease. Nat Genet,41:1341-1344.

Musso M,Porretto F,Crescimanno A,et al. 2000. Crohn's disease complicated by relapsed extranodal Hodgkin's lymphoma: prolonged complete remission after unmanipulated PBPC autotransplant. Bone Marrow Transplant,26:921-923.

Nauta AJ,Fibbe WE. 2007. Immunomodulatory properties of mesenchymal stromal cells. Blood,110:3499-3506.

Oyama Y,Craig RM,Traynor AE,et al. 2005. Autologous hematopoietic stem cell transplantation in patients with refractory Crohn's disease. Gastroenterology,128:552-563.

Pessina A,Gribaldo L. 2006. The key role of adult stem cells:therapeutic perspectives. Curr Med Res Opin,22:2287-2300.

Pittenger MF,Mackay AM,Beck SC,et al. 1999. Multilineage potential of adult human mesenchymal stem cells. Science,284: 143-147.

Schmeisser A,Strasser RH. 2002. Phenotypic overlap between hematopoietic cells with suggested angioblastic potential and vascular endothelial cells. J Hematother Stem Cell Res,11:69-79.

Scime R,Cavallaro AM,Tringali S,et al. 2004. Complete clinical remission after high-dose immune suppression and autologous hematopoietic stem cell transplantation in severe Crohn's disease refractory to immunosuppressive and immunomodulator therapy. Inflamm Bowel Dis,10:892-894.

Soderholm JD,Malm C,Juliusson G,et al. 2002. Long-term endoscopic remission of crohn disease after autologous stem cell transplantation for acute myeloid leukaemia. Scand J Gastroenterol,37:613-616.

Sonwalkar SA,James RM,Ahmad T,et al. 2003. Fulminant Crohn's colitis after allogeneic stem cell transplantation. Gut,52: 1518-1521.

Talbot DC,Montes A,Teh WL,et al. 1998. Remission of Crohn's disease following allogeneic bone marrow transplant for acute leukaemia. Hosp Med,59:580-581

第 25 章

炎症性肠病的中医药治疗

炎症性肠病、溃疡性结肠炎、克罗恩病在中医药学中古无此名,依其临床表现,本病多归于中医学"痢疾"、"泄泻"、"肠澼"、"滞下"、"飧泄"等范畴。《内经》称为"赤沃"、"肠澼";《伤寒杂病论》将"泄、痢"并论,统称为"下利";《诸病源候论》提出"冷痢"、"热痢"、"赤白痢"、"休息痢"等病名;《备急千金要方》称之为"滞下";《济生方·痢疾》曰:"今之所谓痢疾者,古所谓滞下是也"……这些都是与炎症性肠病症状相似的古代病名的记载。另《素问·太阴阳明论》记载:"饮食不节,起居不时,则阴受之。下为飧泄,久为肠澼";《素问·至真要大论》曰:"少阴之胜,腹满痛溏泄,传为赤沃";《难经》云:"大肠泄者,食已窘迫,大便色白,肠鸣切痛。"《素问·风论篇第四十二》云:"风中五脏六腑之俞……久风入中,则为肠风飧泄";《难经·五十七难》记载:"小肠泄者,溲而便脓血,大瘕泄者,里急后重……"……以上经文描述的腹痛、腹泻、脓血便的临床症状及时作时止的发病特点与炎症性肠病较为接近。

1 炎症性肠病的中医历史沿革

汉代张仲景在《金匮要略·呕吐哕下利病脉证并治》记载:"下利已差,至其年、月、日,时复发者,以病不尽故也,当下之,宜大承气汤。"仲景不但将临床表现为泄泻、便下脓血一类症状的疾病以"下利"统称,而且认为其复发的原因是由于"除病不尽"所致,并提出了通因通用的治疗原则。

南北朝龚庆宣在《刘涓子鬼遗方》中记载:"病在上者当吐,病在下当下脓血,此为肠痈之属。"其将便下脓血的一类疾病归属于肠痈范畴,为后世从内痈辨治炎症性肠病提供了理论基础。

隋巢元方《诸病源候论·痢病诸候》:"休息痢者,胃脘有停饮,邪气或动或静,故其痢乍发乍止,谓之休息痢也。"其将反复发作的"下利"命名为"休息痢",并对其病机进行了分析。《诸病源候论·痈疽病诸候》中还提及:"大便脓血,似赤白下利而非实者,是肠痈也。"此条明确地提出了"肠痈"便脓血与"下利"脓血便是不同的,但究竟如何不同,未有更为详尽的描述。

唐宋以后,则将腹痛、腹泻、便脓血一类的疾病多称为滞下、休息痢,并分别总结了外感六淫、饮食不节、情志内伤、脾胃素虚、肾虚不固等致病因素。

宋代陈言的《三因极一病证方论·滞下三因证治》中记载:"风停于肤腠后,乘虚入客肠胃,或下瘀血,或下鲜血,注下无度,湿毒下如豆羹汁,皆外所因之明文也。"提出了外感风邪为该病主要原因。此书另外论述到:"古方有五泄,因脏气郁结,随其所发,使痢脓血,做青黄赤白黑之不同者,即内所因也。"

宋代赵佶的《圣济总录·休息痢》曰："肠中宿夹痼滞,每遇饮食不节,停饮不消,即乍瘥乍发,故取名为休息痢。"指出了饮食不节,肠中痼滞为该病的主要病因。

宋代严用和的《重订严氏济生方·泄泻论治》:"至于七情伤感,脏气不平,亦至溏泄,邪气久客肠胃,则为不禁之患矣。"指出七情内伤,脏气不平,可以导致久泻久痢。

明代的《医方类聚·泻痢评治》:"夫泻痢两证,皆因肠胃先虚,虚则六淫得以外入,七情得以内伤,至于饮食不节,过食生冷,多饮寒浆,洞扰肠胃,则成注下。注下不已,余积不消,则成滞下。"

明代赵献可的《医贯·泻痢并大便不通论》中则指出了肾虚不固、命门火衰也是该病的主要病因。《经》曰:"肾主二便。"再曰:"肾主开阖。"又曰:"肾开窍于二阴。"可见肾不但主小便,而大便之能开复能闭者,肾操权也。

2　祖国医学对炎症性肠病病因病机的认识

中医认为"泄泻"、"痢疾"的发生是由于素体虚弱、感受外邪、饮食所伤、情志失调导致脾胃受损,运化失司,湿热蕴结,气滞血瘀而成。本病病位在肠道,涉及脾、胃、肝、肾。本病总属本虚标实,一般初期以邪实为主,多为湿热蕴滞大肠和肝郁气滞。病程延久,以致伤及脾肾,脾不升清,肾虚不固,则在证候转化过程中出现脾虚湿困、脾肾阳虚之虚证。本病的病机特点多是虚实夹杂、寒热错杂。

2.1　外邪夹湿,内侵困脾

六淫致病,皆能使人泄泻,以暑、湿、寒、热为常见,尤以感受湿邪致泻为最多。脾喜燥恶湿,湿最易困脾,致脾失健运,清浊不分,水谷混杂发为泄泻。如《杂病源流犀浊·泄泻源流》记载:"湿胜则飧泄,乃独由于湿耳？不知风寒热虚,虽皆能为病,苟脾强无湿,四者均不得而干之,何自成泄？是泄虽有风寒热虚之不同,要末有不原于湿者也"、"是泄虽有风寒热虚之不同,要末有不原于湿者也";《难经》曰:"湿多成五泄";《素问·太阴阳明论》曰:"湿胜则濡泄";另《医学心悟》云:"湿多成五泄,泄之属湿明矣。然有湿热,有寒湿,有食积,有脾虚,有肾虚,皆能致泄,宜分而治之"。故因于风者,《素问·生气通天论》云:"因于露风,乃生寒热,是以春伤于风,邪气留连,乃为洞泄";伤于寒者,《素问·举痛论》曰:"寒邪客于小肠,小肠不得成聚,故后泄腹痛矣";因于热者,《素问·至真要大论》曰:"诸呕吐酸,暴注下迫,皆属于热";属于饮食者,《素问·太阴阳明论》曰:"饮食不节,起居不时而阴受之……阴受之则入五脏……下为飧泄,久为肠澼"。故本病之关键在于湿邪偏胜,主要临证可见:腹痛身重、泄泻黏腻、苔腻脉滑之象,亦可随风、寒、暑、热的偏胜呈现不同的临床表现,兼于风者,则见恶寒发热,肢体酸痛;兼于寒者,则直接损伤脾胃,见泄泻清稀,甚如水样,另寒主收引,阻滞气机,可伴腹痛肠鸣;兼于热者,则泄下急暴,肛门灼热。

2.2　饮食积滞,脾胃受伤

饮食过量,或恣食肥甘,或过食生冷,或误食不洁,酿生湿热,或夏月恣食生冷瓜果,损伤脾胃,中阳受困,肠中气机壅阻,气滞血瘀,与肠中腐浊相搏结,化为脓血,而致本病。如《景岳全书·泄泻》记载:"若饮食失节,起居不慎,以致脾胃受伤,则水反为湿,谷反为滞,精华之气不能输化,乃至合污下降而泻痢作矣""泄泻之本,无不由于脾胃";《明医指掌·痢疾》云:"痢之作也,非一朝一夕之故,故所由来渐矣。盖平素饮食不节……以致气血俱伤,饮食停积,湿热熏蒸,化为秽浊";《千金方·热冷痔蚀诸痢论》曰:"痔湿之病,皆由暑月多食肥浓油腻,取冷眠睡之所得"。都提出了饮食伤脾,宿食停滞,传化失常,则腹痛肠鸣,胀闷不适;浊气上逆,则嗳腐酸臭,宿食下流,则泻下臭如败卵。

2.3　情志所伤,肝脾不和

《景岳全书》曰:"凡遇怒气便作泄泻者,必先以怒时夹食,致伤脾胃,故但有所犯,即随触而发,此肝脾二脏之病也。盖以肝木克土,脾气受伤而然";《素问·举痛论》曰:"怒则气逆,甚则呕血及飧泄";《证因脉治·痢疾论》云:"七情内伤痢之因,忧愁思虑则伤脾,脾阴既伤……转输失职,日久水谷不能运化,停滞胃肠之中……气凝血泣,与稽留之水谷相胶固,则脾家壅滞,而滞下之证作矣";《三因极—病证方论·泄泻叙说》记载:"喜则缓,怒则激,忧则聚,惊则动,脏器隔绝,精气夺散,以致溏泄"。故忧郁恼怒,肝气郁结,横逆乘脾;思虑伤脾,脾失健运,水谷混杂而下,亦是泄泻的常见病因。另陈士铎明确指出的肝遇凉风、木气不舒致病,唐荣川提出的肝木郁遏、肺金不清也是其情志致病因素。

2.4　劳倦伤脾,清阳不升

劳倦内伤,或久病缠绵,或素体不足,或误用泻下之剂,均可致脾阳不升,受纳水谷及运化精微受阻,清浊不分为泻。《赤水玄珠》有云:"中焦元气不足,溲便为之变……"指出了脾脏虚弱,阳气不足这一病机关键。究其病机,脾虚不运,胃失受纳,则食少,胸腹胀闷;脾虚精不化生气血,则肢体倦怠,面黄肌瘦;脾阳不振,则手足不温,腹中冷痛。

2.5　年老虚损,命门火衰

《景岳全书·泄泻》所述:"肾为胃关,开窍二阴,所以一便之开闭,皆肾脏之所主。今肾中阳气不足,则命门火衰,而阴寒独盛……阴气极盛之时,则令人洞泄不止";又云:"盖关门不固则气随泻出,气去则阳衰,阳衰则寒从中生……阴寒性降,下必及肾……所以泄泻不愈必自太阴,传于少阴而为肠澼";《素问·藏气法时论》云:"脾病者,虚则腹满肠鸣,飧泄食不化"。这些均指出脾肾亏虚在泄泻、痢疾的发病中发挥着重要作用;年老体衰,或久病之后,或房事无度致使命门火衰,肾阳受损、脾失温煦、运化失权而成泄。肾阳不足,则腹部冷痛,肠鸣即泄,泄后而安;脾肾阳衰,则腰膝酸软,形寒肢冷;久泄伤阴,则口渴,咽干,舌红,脉细数。

综合以上因素,若人体脾虚,则湿易从寒化;阳化之躯,则湿易从热化;湿阻气机,腑气失通,先有气滞,继之阻络,久则瘀结,发展为瘀血积肠;若湿热蕴结入于营血,盘踞肠壁,经络阻隔,气血凝滞,则成脓毒,形成脓毒伤肠;病情迁延,反复发作,耗伤脾气,终致脾不升清,日久则脾肾阳气虚衰。病情总以实证湿浊阻滞为主,日久因实致虚,而呈虚实夹杂之变。实则不外湿、毒、瘀,虚则为脾肾气虚、阳虚等。

3 炎症性肠病的中医药治疗

中医药治疗对缓解炎症性肠病的腹泻、腹痛、黏液脓血便等症状有较好的疗效,对伴随的腹胀、纳呆、体重减轻等亦有较好的改善作用。同时提高患者的免疫力,巩固疗效,防止复发。注意患者的全身情况,辨证与辨病相结合,制订相应的个体化治疗方案,预防并积极治疗并发症。确定适当的疗程,长时间治疗需注意药物的不良反应。严格掌握外科手术的适应证,在发生一些肠梗阻、肠穿孔等并发症时需手术治疗。

从炎症性肠病的发病特点分析,可有活动期、缓解期和恢复期三阶段。湿热内蕴型多见于活动期,而其他证型则多见于缓解期、恢复期。炎症性肠病发病阶段不同,采用的治法亦有不同,须分清标本缓急,急则治其标,缓则治其本。活动期以脏毒、湿、瘀为标,久则肠络腐败,化为脓血,治以清热解毒祛湿、凉血止血为法,佐以活血化瘀,忌用收涩止泻之品,以免闭门留寇。病初宜通、清,久病宜补、涩。选用白头翁汤、芍药汤、葛根芩连汤等方加减。缓解期以脾虚为本,邪伤正气,渐由实转虚,病程日久,积损正虚,重创脾胃,病久及肾,而成脾胃虚弱,脾肾阳虚,阴血亏虚等。治法重在全身调理,健脾补肾,涩肠固本,扶正祛邪。恢复期各种临床症状消失,似已治愈,但遇诱因病情易复发,转为活动期。此期多见脾胃虚弱,气虚血虚。需巩固治疗,继用健脾和胃,益气养血法。

3.1 内治法

3.1.1 辨证论治

3.1.1.1 湿热内蕴证

证候:发病急,腹痛拒按,腹泻伴里急后重,黏液脓血便,肛门灼热,饮食乏味,中脘满闷,身乏困重,发热,小便短赤。苔黄腻,脉滑数。

治法:清热燥湿,凉血导滞。

方药:白头翁汤加减。如大便脓血较多者加炒椿皮、槐花、紫珠草、地榆;大便白冻黏液较多者加苍术、薏苡仁;腹痛较甚者加延胡索、乌药、枳实理气止痛;身热甚者葛根加量使用。根据"行血则便脓自愈,调气则后重自除"的理论,亦可用芍药汤加减,方中有黄芩、黄连清热解毒化湿,当归、芍药、甘草行血和营,缓急止痛。木香、槟榔行气导滞。如湿重于热者加苍术、藿香;身热重者加黄柏、栀子;腹痛重者加枳实、大黄,并加大白芍用量。

3.1.1.2 肝脾不和证

证候:病程长,腹泻多于情绪紧张或激动后发生,腹痛即泻,泻后痛减,伴胸胁胀痛,脘闷纳呆。苔薄白,脉弦细。

治法:抑肝扶脾。

方药:痛泻要方加味。如排便不畅,矢气频繁者加枳实、槟榔理气导滞;腹痛隐隐,大便溏薄,倦怠乏力者加党参、茯苓、炒扁豆健脾化湿;胸胁胀痛者加柴胡、香附疏肝理气;夹有黄白色黏液者加黄连、白花蛇舌草清肠解毒利湿。

3.1.1.3　脾虚湿困证

证候:常见于病情反复发作患者,症见肠鸣腹泻,粪便夹杂有不消化食物,纳呆胸闷,疲乏无力,失眠多梦,腹痛喜按。舌质淡苔白,脉濡缓或沉细。

治法:益气健脾,祛湿止泻。

方药:参苓白术散加减。如大便夹不消化食物者加神曲、枳实消食导滞;腹痛怕凉喜暖者加炮姜;寒甚者加附子温补脾肾;腹有痞块者加山甲珠、皂角刺;久泻气陷者加黄芪、升麻、柴胡升阳举陷;久泻不止者加赤石脂、石榴皮、乌梅、诃子涩肠止泻;兼有余热未清者可加黄连或胡黄连;脓血便较重者加白头翁、秦皮、黄柏、血余炭。亦可用纯阳真人养脏汤。

3.1.1.4　脾肾阳虚证

证候:病程迁延已久,反复发作,形体消瘦,痢下清稀,晨起即泻,肠鸣腹泻,泻后则安,食少乏力,形寒肢冷,腰膝酸软,面色㿠白。舌淡无苔,脉沉细无力,尺脉弱。

治法:温补脾肾,固涩止泻。

方药:四神丸加味。如腹痛甚者加白芍缓急止痛;小腹胀满者加乌药、小茴香、枳实理气除满;大便滑脱不禁者加赤石脂、诃子、石榴皮涩肠止泻。黎明即泻,形寒肢冷者加炮姜、炮附子、肉桂。亦可用当归四逆汤,四神丸合四君子汤。

3.1.1.5　气血两虚证

证候:疾病迁延不愈,反复发作,面色淡白或萎黄,头晕目眩,少气懒言,神疲乏力,或有自汗,心悸失眠。舌质淡嫩,脉细弱。

治法:滋阴养血,益气健中。

方药:舟车丸合四君子汤加减。如虚坐努责者加诃子、石榴皮收涩固脱;五心烦热者加银柴胡、鳖甲(先煎)以清虚热;便下赤白黏冻者加白花蛇舌草、秦皮、地锦草、马齿苋清化湿热。

3.1.1.6　血瘀肠络证

证候:腹痛拒按,痛有定处,腹胀肠鸣,泻下不爽,面色晦暗,肌肤甲错。舌质紫黯或有斑点,脉弦涩。

治法:活血化瘀,理肠通络。

方药:少腹逐瘀汤加减。如腹满痞胀甚者加枳实、厚朴;腹有痞块者加山甲珠、皂角刺;腹痛甚者加三七末(冲)、白芍;晨泄明显者加补骨脂。

3.1.2　中成药治疗

实证常用香连丸、脏连丸、逍遥丸等。虚证可选用参苓白术散、补脾益肠丸、固本益肠片、补中益气丸、十全大补丸、金匮肾气丸等。

3.1.3 单方验方

3.1.3.1 芪仙汤(朱良春)

处方组成:黄芪、白术、仙鹤草、乌梅、细辛。功效:健脾益气,温阳涩肠,止泻止痛,活血。主治:溃疡性结肠炎。

3.1.3.2 肠炎清(广州中医药大学)

处方组成:黄连、黄芪、蒲黄、白及、延胡索、赤石脂。功效:清热燥湿、健脾益气、活血化瘀、理气止痛、收敛止血、生肌护膜。主治:湿热内蕴型溃疡性结肠炎,或兼有脾胃虚弱,或兼气滞血瘀。

3.1.3.3 清肠化滞汤(陕西中医学院)

处方组成:由秦皮、木香、黄芩、炒白芍、槟榔、白头翁、地榆等。功效:清热燥湿,调和气血。主治:湿热下注型溃疡性结肠炎。

3.1.3.4 通腑宁颗粒(辽宁省肛肠医院)

处方组成:胡黄连、黄柏、天花粉、芦根、滑石、白芍、厚朴、延胡索、木香、山楂、麦芽、吴茱萸、甘草。功效:理气止痛、厚肠止泻。主治:慢性非特异性结肠炎性疾病。

3.2 外治法

3.2.1 塞药法

塞药法是指将药物纳入肛内的方法。常用的栓剂有中药清肠栓(上海中医药大学)含青黛、马齿苋、三七、五倍子等,具有清热解毒、化瘀止血、收湿敛疮的作用,对左半结肠以下、轻中度的溃疡性结肠炎具有良效。

3.2.2 保留灌肠法

中药灌肠为治疗溃疡性结肠炎常用方法,应用十分普及。主要是使直肠直接吸收药物,并达到消炎、止血、促进溃疡愈合的作用。中药灌肠具有作用直接,起效快,局部药物浓度较高的优点,并可消除药物在肝脏的首过效应,减少药物在肝脏的破坏及药物在胃肠道的吸收和分解,使疗效显著并减少毒副作用。用灌肠器推注50ml药液保留灌肠,或100ml药液灌肠仪给药,每日1~2次,1个月为1个疗程。

常用灌肠中药一般采用清热燥湿及凉血活血为主,药用:大黄、黄连、黄柏、白头翁、秦皮、苦参、败酱草、蒲公英、仙鹤草、木香、马齿苋、儿茶、白及、黄芩、地榆、丹参、赤芍、红花等。成药灌肠可根据病情选用锡类散、青黛散、云南白药等。

3.3　针灸疗法

3.3.1　针刺及灸法

针刺:取穴主穴为天枢、大横、中脘、关元、气海、足三里、三阴交、脾俞。配穴:湿热明显者可加合谷、曲池、内庭;伴气滞者可加太冲、阳陵泉;腹痛明显者可加上巨虚;泄下次数多者可加大肠俞、阴陵泉;寒证可加灸法。手法平补平泻,留针 15~20 分钟,每日 1 次,10 次为 1 疗程。

隔药灸:

(1) 药物准备:药饼配方:附子 10g、肉桂 2g、丹参 3g、红花 3g、木香 2g。每只药饼含药粉 2.5g,加黄酒 3g 调拌成厚糊状,用药饼模具按压成直径 2.3cm、厚度 0.5cm 大小。艾炷:选用质量可靠的精制温灸纯艾条,截为 1.5cm 长的艾条段,以保证其大小及密度达到相同的规格。

(2) 操作步骤:腧穴处方:天枢(双)、气海、关元。腧穴定位:患者取仰卧位,暴露腹部。天枢穴在腹中部,距脐中 2 寸取穴。气海穴在下腹部,前正中线上,当脐下 1.5 寸取穴;关元穴在下腹部,前正中线上,当脐下 3 寸取穴。施灸方法:患者取仰卧位,将做好的药饼放在待灸穴位,点燃艾段上部后置药饼上施灸,每次每穴各灸 2 壮,每壮约燃 15 分钟,感觉较烫时适当移动药饼。

(3) 治疗时间及疗程:每日 1 次,12 次为 1 疗程,疗程间休息 3 天,共治疗 6 个疗程。

研究发现,针灸疗法可以调节机体免疫功能、抑制炎症因子的表达、抑制结肠上皮细胞凋亡、防治肠纤维化等作用。

3.3.2　穴位埋线

穴位埋线疗法是通过羊肠线在穴位内的生理物理作用和生物化学变化,将其刺激信息和能量经经络传入体内,以达"疏其血气、令其条达"治疗疾病的目的,穴位埋线的操作实际上包含了穴位封闭、针刺、刺血、机体组织损伤后的后作用、留针及组织疗法等多种刺激效应,是一种融多种疗法、多种效应于一体的复合性治疗方法。

操作方法:取主穴中脘、足三里、天枢穴。脾胃虚弱者配脾俞;里急后重、脓血黏液便者配大肠俞;脾肾阳虚者配关元。局部常规消毒,将 0 号羊肠线 2cm,放入穿刺针内前端,右手持针,针尖向下与皮肤成 30°~45°角进针,刺入穴位,大约进针于皮下 2.5cm,缓缓边推针芯边退针管,将羊肠线留在穴内,盖无菌棉球,胶布固定即可。每 2 周埋线 1 次,第 2 次埋线在原埋线点处偏开 0.1cm 处进针。

3.3.3　穴位注射

穴位注射治疗炎症性肠病,一方面加强了穴位的刺激作用,临床观察注射药物后穴位酸痛胀麻等感觉强烈,针刺无法达到这种强度;另一方面强化了药物的作用,能同时发挥药物和穴位两方面作用,以增强机体免疫作用。药物可选用黄芪注射液、复方当归注射液等,穴位可选用天枢、大肠俞、足三里等。

3.3.4 穴位敷贴

穴位敷贴运用中医学的皮部理论,使药物作用于穴位的体表皮肤上,发挥局部治疗整体起效的作用。可用蒲公英、败酱草等研末装入布袋,外敷于神阙、命门穴。

3.4 其他疗法

有学者认为推拿按摩能有效地解除大脑皮质和皮质下中枢的功能紊乱,调整自主神经功能,抑制迷走神经的兴奋,缓解肠道平滑肌的痉挛,从而减少黏膜及黏膜下层的液体过量分泌,改善肠管局部微循环,有利于溃疡组织的修复。还有将超短波电疗机、磁疗机的电极,置于腹部结肠病变体表投影处及相应背部进行治疗。

4 预防与调护

4.1 休息

急性发作期及暴发型患者应卧床休息,精神过度紧张者可适当选用镇静剂。

4.2 饮食

应以易消化、少纤维、富有营养为佳,避免牛奶及乳制品。饮食治疗的目的,在于减少对肠道的过度刺激,补充足够的营养。

4.3 保暖

腹部及足底注意保暖,避免着凉。

4.4 锻炼

进行与身体状况相适宜的体育运动,如散步、慢跑、打太极拳等,以提高身体免疫力。

4.5 情志

保持心情舒畅。

(曹永清)

参考文献

陈爱民,刘永芬,熊雯雯,等.2011.芪仙汤对溃疡性结肠炎患者血清TNF-α、IL-8的影响及疗效观察.中国实验方剂学杂志,17(8):256-257.

丁若望,丁文,丁自然.2000.数穴疗法治疗慢性非特异性溃疡性结肠炎102例.中医外治杂志,9(4):37-38.

李巍.2007.超短波配合磁疗及药物综合治疗溃疡性结肠炎疗效观察.河南大学学报:医学版,26(1):70-72.

刘慧荣,谭琳鋆,吴焕淦,等.2008.艾灸对溃疡性结肠炎肠纤维化大鼠结肠成纤维细胞增殖影响的研究.上海针灸杂志,27(7):42-45.

吕永慧.2004.肠炎清治疗溃疡性结肠炎的临床疗效及作用机理的研究.中国医药学报,19:151-155.

欧邦金,朱云群.2005.保留灌肠配合穴位注射治疗溃疡性结肠炎58例.实用中医药杂志,21(4):221.

施征,马晓笕,吴焕淦,等.2004.针灸调节大鼠溃疡性结肠炎结肠组织COX-2及IL-IB的研究.江西中医学院学报,16(3):26-28.

田振国.2007.通腑宁颗粒对二甲苯引起小鼠耳肿胀模型影响的实验研究.辽宁中医杂志,34(10):1494.

王培.2007.按摩治疗溃疡性结肠炎.按摩与导引,24(2):13-14.

王松梅,李兴国,张立群,等.2006.神阙隔药灸疗法治疗溃疡性结肠炎的临床观察.中国针灸,26(2):97-99.

温木生,魏光样.1994.实用穴位埋线疗法.北京:中国医药科技出版社.

吴焕淦.2008.国家中医药管理局农村中医适宜技术推广专栏(二十二)隔药灸治疗溃疡性结肠炎技术.中国乡村医药,15(11):83.

吴焕淦,黄臻,刘慧荣,等.2005.针灸对大鼠溃疡性结肠炎结肠上皮细胞凋亡影响的实验研究.中国针灸,25(2):119-122.

吴焕淦,刘慧荣,赵琛,等.2005.隔药灸治疗大鼠溃疡性结肠炎差异表达基因研究.中国针灸,25(5):359-365.

谢建群,张涛,施斌,等.2008.清肠栓治疗溃疡性结肠炎的临床和实验研究述评.上海中医药大学学报,22(1):70-72.

赵先亮,王雪芹.2006.黄芪注射液穴位注射治疗慢性溃疡性结肠炎80例.河南中医,26(8):73-74.

周晓燕.2011.清肠化滞汤治疗慢性溃疡性结肠炎60例.长春中医药大学学报,27(3):434.

朱莹,袁伟建,白晓明.2007.穴位埋线对溃疡性结肠炎淋巴细胞凋亡调控蛋白的影响.中医杂志,48(6):526-528.

第 26 章

炎症性肠病肛周病变的治疗对策

1938 年 Penner 和 Crohns 首次描述了 CD 患者的肛瘘问题,自此引起了人们对 IBD 肛周病变的关注。在 IBD 肛周病变中,以 CD 肛周病变为主,UC 肛周病变较少见。

CD 的肛周病变为一类症候群,包括肛裂、皮赘和痔、肛门溃疡、肛周脓肿和肛瘘、直肠阴道瘘、肛管直肠狭窄和癌变等。常见的 CD 肛周病变的类型及描述见表 26-1。

表 26-1　常见 CD 肛周病变的类型及描述

病变类型	描述
皮赘	两类:①大、水肿、硬、伴发绀的皮赘。多起自愈合的肛裂或溃疡。切除后创面难愈合,禁忌手术。②"象耳"样皮赘,扁平、宽或窄、柔软、无痛。影响肛周卫生者可切除
痔	CD 少见
肛裂	肛裂为宽基、深且边缘为潜行性。可伴有皮赘,周围皮肤呈紫色。倾向多发,可围绕肛管放射性分布,也可位于中线上,这与特发性肛瘘不同(多位于中线上)。典型表现为无痛(如有疼痛,应怀疑肛周脓肿或急/慢性特发性肛裂的可能)
肛门溃疡	肛门溃疡多与直肠炎症有关,可导致肛管直肠破坏、肛管直肠狭窄、复杂肛管直肠瘘和肛周脓肿等
低位肛瘘	皮下浅表肛瘘、低位括约肌间、低位经括约肌肛瘘。起自肛门腺(隐窝来源)感染或肛管直肠的穿透性溃疡
高位肛瘘	高位括约肌间、高位经括约肌、括约肌上、括约肌外瘘。来自于肛管或直肠的穿透性溃疡
直肠阴道瘘	浅表、括约肌间、经括约肌、括约肌上、括约肌外瘘。由肛管直肠的溃疡穿透至阴道
肛周脓肿	肛管直肠间隙的脓肿,包括肛周、坐骨直肠窝、肛周间隙深处、括约肌间或肛提肌上脓肿
肛管直肠狭窄	可为短的(<2cm)环形膜状狭窄或直肠炎症引起的长的管状狭窄。可来自肛门腺感染或肛管直肠的穿透性溃疡
癌变	鳞状细胞癌、基底细胞癌,或肛周瘘管或窦道长期不愈后恶变

1　CD 肛周病变的诊断

病史和体检非常重要。CD 肛周病变不仅要检查肛周,还应该了解肠道其他部位有无病变活动。CD 肛瘘有时不是来自于直肠,而是来自回肠的穿透性病变。乙状结肠和直肠是否有病变活动关系到 CD 肛周病变的治疗方案和预后,故所有病人应常规实施直肠乙状结肠镜检查。现代影像学技术不仅用于临床诊断,还可用于治疗。CD 肛周病变的诊断措施包括麻醉下体检(EUA)、经肛超声(EUS)、盆腔 MRI、瘘管造影(fistulography)和 CT 等。临床上,将 EUS、MRI 和 EUA 中的两种联合,准确率可达 100%。

1.1　麻醉下体检(EUA)

肛周病变常有疼痛,或合并有肛门狭窄或溃疡,故体检应在麻醉下进行(EUA)。由有经验的结直肠外科医师实施的 EUA 是肛周病变诊断的"金标准"。EUA 的主要目的在于发现和引流肛周脓肿,并确定有无肛瘘及其与括约肌之间的关系。操作时应仔细探查瘘的内口和外口,必要时可经外口注射过氧化氢,以鉴别瘘的水平和复杂程度。EUA 同时可实施外科引流或活检等。

1.2　经肛超声(EUS)

经肛超声是肛周病变极有用的检查手段,但如病人有严重肛门疼痛或狭窄时应用会受限制。其优点在于便携、经济且无放射损伤。黏膜层、上皮下层不连续或内括约肌中断部位常提示为肛瘘内口所在部位。超声时经外口注射过氧化氢有助于提高内口诊断阳性率。部分患者可在超声引导下进行外科引流。

1.3　盆腔磁共振(MRI)

MRI 在评价内外括约肌的完整性及诊断复杂肛瘘和肛周脓肿等方面有优势。MRI 发现肛瘘的敏感性为 97%,特异性为 100%,并可用于评价肛瘘手术是否成功。检查手段包括体线圈 MRI(body coil)、相阵控线圈(phased-array multicoils)和肛管内线圈(endoanal coil)等。体线圈 MRI 在复杂病变中更具意义,可发现其他检查难以发现的肛周脓肿、瘘、坐骨直肠窝积液等。肛管内线圈 MRI 的缺点在于难以发现较深的瘘管或脓肿。

1.4　瘘管造影和 CT 检查

其是传统的影像学诊断手段,但准确率不超过 50%~60%,临床应用价值不大。

2　CD 肛周病变的分型

肛周 CD 有多种分型方法,究竟哪种分型方法更好意见尚不统一。从临床观点出发,多数学者提倡将肛瘘分为简单肛瘘和复杂肛瘘。从外科角度,Parks 分型更能描述肛瘘的特征,并影响外科决策。

1976 年 Parks 等提出肛瘘的 Parks 分型,即以肛门外括约肌为标记,将肛瘘分为五型:括约肌间瘘(intersphincteric)、经括约肌瘘(transsphincteric)、括约肌上瘘(suprasphincteric)、括约肌外瘘(extrasphincteric)和浅表瘘。这一分型的缺点是未考虑肛瘘与邻近脏器(如膀胱或阴道)相通时的情况。

1978 年,Hughes 根据临床解剖和病理提出肛周 CD 的 Cardiff 分型,从溃疡、瘘和狭窄三个部分分别评分,每部分为 0~2 分。见表 26-2 和表 26-3。

表 26-2　肛周 CD 的 Huges/Cardiff 1979 分型

溃疡(U)	瘘/脓肿(F)	狭窄(S)
无溃疡-0	无-0	无-0
浅表肛裂-1	低位/浅表-1	可逆的狭窄(痉挛/膜状)-1
a. 后方和(或)前方	a. 肛周	a. 肛管痉挛
b. 侧方	b. 肛管外阴瘘、肛管阴囊瘘	b. 低位直肠膜状
c. 伴大的皮赘	c. 括约肌间	c. 痉挛伴严重疼痛,无感染
	d. 肛管阴道瘘	
潜行溃疡-2(cavitating ulcer)	高位/复杂-2	不可逆狭窄(严重纤维化)-2
a. 肛管	a. 肛提肌上方盲端瘘	a. 肛管狭窄
b. 低位直肠	b. 高位直接(肛管直肠)	b. 直肠外缩窄
c. 延伸至肛周皮肤(侵蚀性溃疡)	c. 高位复杂	
	d. 直肠阴道	
	e. 回肠-会阴	

表 26-3　1992 年 Hughes/Cardiff 分型的增补版(A. P. D)

合并肛管症状(A)	近端肠管病变(P)	病变活动(肛管部位)(D)
无-0	无近端病变-0	活动-1
痔-1	邻近直肠病变-1	不活动-2
恶变-2	结肠病变(直肠正常)-2	不确定-3
其他(需详细说明)-3	小肠病变-3	
	检查不完全-4	

根据美国胃肠病协会(AGA)2003 年的推荐,又可将 CD 肛瘘分为简单和复杂肛瘘。简单肛瘘是指低位(浅表、低位括约肌间、低位括约肌内)肛瘘,仅有一个外口,不合并肛周脓肿、直肠阴道瘘、肛管直肠狭窄或明显的直肠炎症等;复杂肛瘘是指高位(高位括约肌间、高位经括约肌、括约上或括约肌外源性)肛瘘和(或)合并多个外口,以及合并肛周脓肿、直肠阴道瘘、肛管直肠狭窄或明显的直肠炎症等。

3　CD 肛周病变活动度的评价

克罗恩病病变活动度(CDAI)评分主要是用于评价肠道的病变活动性,肛周病变的临床症状如果进行 CDAI 评分的话,分值都比较低,所以 CDAI 评分并不适用于评价肛周病变的活动度。1995 年,Irvine 等制定了肛周 CD 的疾病活动度评分,即 PCDAI 评分,它由有无瘘管分泌物、疼痛及日常活动受限、性生活受限、肛周病变类型及有无硬结等 5 个部分组成。每个部分从 0~4 分不等。该评分标准如今已被广泛采用(表 26-4)。

表 26-4　肛周克罗恩病疾病活动度评分（perianal Crohn's disease activity index）

分泌物	分泌物
0 无分泌物	3 性生活显著受限
1 少量黏液性分泌物	4 无法进行性生活
2 中等黏液或脓性分泌物	肛周病变类型
3 大量分泌物	0 无肛周病变或皮赘
4 明显大便失禁	1 肛裂或黏膜撕裂
疼痛及活动受限	2 <3 肛瘘
0 无活动受限	3 ≥3 肛瘘
1 轻度不适,无活动受限	4 肛门括约肌溃疡或伴有显著皮肤潜行损害的肛瘘
2 中度不适,部分活动受限	硬结
3 显著不适,显著活动受限	0 无硬结
4 严重疼痛,严重活动受限	1 小的硬结
性生活受限制程度	2 中等硬结
0 无性生活受限	3 大硬结
1 性生活轻微受限	4 明显波动感或脓肿
2 性生活中度受限	

近年来,许多临床研究已将瘘分泌物评价(fistula drainage assessment)作为 CD 肛瘘的临床评价指标(表 26-5)。这一指标将瘘分为开放并活动性分泌(open and actively draining)或闭合(closure)两种。瘘的开放并活动性分泌是指检查者轻压瘘外口附近,可见外口有脓性分泌物流出。闭合是指轻压外口周围后瘘口无分泌物流出。诱导缓解的效果可分为有效(response,定义为与治疗前相比,治疗后 50% 的瘘闭合,并维持 4 周以上)和缓解(remission,定义为治疗后所有的瘘均闭合,并维持 4 周以上)。维持缓解的效果则采用"有效"或"缓解"所能维持的时间进行评价。但需指出的是,即使临床评价显示"瘘口闭合",EUA、MRI 或 EUS 检查仍发现许多病例中瘘管仍继续存在。

表 26-5　肛周瘘管治疗效果的评价方式

治疗终点	定义
改善(improvement) 或有效(response)	单个瘘的闭合(closure)定义为手指轻压外口周围后瘘口无分泌物流出。"改善"定义为与治疗前相比,至少连续 2 次观察(至少相隔 4 周)发现有分泌物的瘘口数量下降 50% 以上
缓解(remission)	单个瘘的闭合(closure)定义为手指轻压外口周围后瘘口无分泌物流出。"缓解"定义为至少连续 2 次观察(至少相隔 4 周)发现治疗前有分泌物的瘘口已全部闭合

4　CD 肛瘘的治疗

肛瘘治疗的主要目的是关闭瘘管的内口,保存括约肌的完整性和节制功能,使患者恢复正常的生活方式。在临床常规中,采用临床评价(即瘘分泌物评价)已足够。如要定量评价治疗效果,应采用 PCDAI 评分。如需进行临床研究,则必须同时进行临床评价和 MRI 检查。

4.1 药物治疗

糖皮质激素可影响瘘管愈合,并诱发肛周脓肿,故不用于肛瘘的治疗。5-ASA 类药物疗效不明。

最早用于 CD 肛瘘治疗的药物是甲硝唑。甲硝唑 6~8 周(750~1500mg/d)可使 34% ~ 83%的瘘口闭合,但停药后很快复发,多需长期用药。甲硝唑长期使用副作用(金属味觉、舌炎、恶心等)较大。环丙沙星(1000mg/d)副作用较甲硝唑小,临床上曾被广泛采用。但抗生素类药物都存在同样的问题,即无法使瘘口完全闭合,停药后病变复发几乎已成规律。

英夫利昔单抗(IFX)是首个在前瞻性临床研究中(ACCENT-Ⅰ 和 ACCENT-Ⅱ研究)被证实能够有效诱导 CD 肛瘘闭合并维持达 1 年的药物。其用法是在 0、2、6 周分 3 次静脉输注(5mg/kg)。14 周时肛瘘闭合率可达 55%。如果瘘口闭合后采用 IFX 维持(5mg/kg,1 次/8 周),1 年时瘘口闭合率为 36%(安慰剂组为 19%)。IFX 维持治疗能降低病人住院率和手术率。需要指出的是,早期认为 IFX 能够促进瘘口闭合的依据都是基于临床评价,即挤压外口后不再有液体流出就被认为是瘘口闭合。但最近发现 IFX 治疗后病人虽表现为临床愈合,如果进行 MRI 或超声检查,会发现多数瘘管实际上仍存在,并未闭合,这可能是部分患者在撤药后病变很快复发的原因。因此,最新的 ECCO 指南(2011)强调,在临床研究中,应将 MRI 联合临床评估作为评价治疗效果的依据。

IFX 停药后多数患者会复发,故需要长期维持治疗。长期应用 IFX 会诱导机体产生抗 IFX 抗体,降低药物疗效并增加过敏反应,且有机会性感染和淋巴瘤的风险。为避免 IFX 的不良反应并提高疗效,有学者提出 IFX 肛周局部注射治疗 CD 肛瘘,据报道疗效可达 50% ~ 70%。阿达木单抗(ADA)和 Certolizumab Pegol(CZP)也被用于治疗 CD 肛瘘。CHARM 研究表明 ADA 治疗者肛瘘缓解率明显提高,但 PRECiSE-2 研究未能发现 CZP 有效。

药物治疗的一个缺点是有些病人的瘘管仅为部分闭合(尤其是仅为外口闭合),反而会导致瘘管引流不畅,形成肛周脓肿。IFX 治疗后肛周脓肿的发生率为 11% ~ 15%。为克服这一问题,有学者提出在 IFX 治疗同时挂线治疗引流脓肿。联合治疗的治疗反应、疗效持续时间及复发率均优于单一治疗。修复性手术(如黏膜瓣或瘘管栓)时应用 IFX 治疗也可提高远期愈合率。

4.2 手术治疗

药物治疗的成功案例仍限于简单肛瘘,多数肛瘘仍需手术。瘘的类型决定了手术方案、组织愈合时间以及手术次数。根据 AGA 的推荐,CD 合并肛瘘的手术方式的选择取决于:①直肠是否有病变活动;②瘘的类型和部位。

低位肛瘘(浅表、低位括约肌间、低位经括约肌)可实施 Ⅰ 期或 Ⅱ 期肛瘘切开术。术后常见的问题包括创面不愈、瘘复发和排便失禁等。直肠无病变活动者创面愈合率高于有病变活动者。创面经久不愈可能需要考虑直肠切除术(proctectomy)。许多学者认为在合并乙状结肠直肠病变活动的低位肛瘘最佳处理方法是非切割挂线(noncutting seton)。

肛瘘切开术(fistulotomy)是常用的肛瘘术式。即打开瘘管,与肛管融合,使瘘由底部往

外愈合。常用于括约肌间瘘和低位经括约肌瘘。有学者建议在瘘管切开后行创面开窗术（marsupialization），即将切开后的瘘管边缘与皮肤缝合，以促进创面愈合。另一常用术式是肛瘘切除术（fistulectomy），即将整个瘘管完整切除。肛瘘切除术后的复发率与切开术类似，但创面更大。肛瘘切除术后也可采用开窗术。

当肛瘘影响到较多外括约肌（如高位括约肌间瘘、高位经括约肌瘘、括约肌上瘘、括约肌外瘘）时，则需要保守的外科治疗手段，以防止术后排便失禁。非切割挂线（noncutting seton）适用于合并有乙状结肠直肠病变活动的高位肛瘘，也适用于直肠无病变活动的高位肛瘘。非切割挂线是将外科缝线或引流条从外口经瘘管在直肠内的内口穿出，准确找到内口后进行挂线，挂线不以切割为目的，故不需过紧。非切割挂线的主要目的是保持外口通畅，引流瘘管，避免肛周脓肿，一般不会引起排便失禁。但存在的问题是去掉挂线后，瘘的复发率很高，达 39%，某些病例需要永久挂线。高位肛瘘一般不推荐进行瘘管切除或切开术，因其可引起创面不愈或排便失禁，患者不得不行直肠切除术。切割挂线（cutting seton）的方法是指将挂线收紧，通过压力的作用使组织坏死，其实是一种缓慢的肛瘘切开术，但有组织不愈和排便失禁的危险。

在直肠无病变活动的低位或高位肛瘘，直肠内推移瓣（advancement flap）可替代肛瘘切开术或非切割挂线术。具体做法是在直肠内瘘管内口以远处做一"U"形黏膜瓣，剥离包括黏膜、黏膜下层和部分内括约肌的组织，形成底部宽于顶部的黏膜瓣，切除暴露的瘘口并缝合肌肉缺损以闭合内口，切除黏膜瓣顶部包含瘘口部分的黏膜，然后将黏膜瓣下拉盖住原来的内口。直肠内推移瓣技术的成功率为 55%～98% 不等，但复发率可达 57%。

如果肛管有溃疡，或最近有病变活动，但内镜显示直肠正常，则可以采用直肠袖套瓣（advancement sleeve flap）。具体做法是环形剥离、掀起自齿状线至肛管直肠环的一周的肠黏膜，形成全层的直肠黏膜瓣。然后将袖套式黏膜瓣与齿状线吻合。报道成功率可达 65%。

直肠切除术（proctectomy）适用于局部手术治疗无效的严重肛周病变。它是广泛肛周病变并伴直肠受累的理想术式。在 CD 结肠炎的病例，如保留直肠，则病变可能会持续存在，结直肠切除术则可避免这一缺点。文献报道的直肠切除的比例 12%～20% 不等。但直肠切除或结直肠切除的主要并发症是伤口愈合延迟和会阴窦道。如有粪便污染存在或需要行括约肌外切除，会阴窦道的概率会更高。

暂时性粪便转流（fecal diversion）的适应证之一是严重的肛周 CD。其理论基础是粪便转流可减少直肠内容物，避免粪便进入瘘管，让直肠黏膜有机会愈合，瘘口内口关闭。但粪便转流现在很少作为肛周病变的首选治疗方案，原因是多数暂时性转流的患者最终都无法还纳造口，只能成为永久性造口。粪便转流的适应证之二是直肠切除或结直肠切除但有肛周脓肿存在时。此时暂时性粪便转流使活动期感染消退，降低创面不愈的概率。

4.3　其他治疗手段

包括激光和黏附治疗等。CD 肛瘘应用纤维蛋白胶的效果不如普通肛瘘。因子Ⅷ对这类肛瘘效果也不好。其他治疗措施包括粒细胞集落刺激因子（GCSF），对某些 CD 肛瘘可能有作用。也有报道用自体间充质干细胞和脂肪来源的干细胞治疗 CD 肛瘘者。

4.4 不同类型 CD 肛瘘的特定治疗策略

克罗恩病肛周病变的治疗要求临床医师对肛周解剖、诊断措施及药物和手术治疗的适应证有清楚的了解。在制定治疗策略时应该考虑近端肠管 CD 的情况（尤其是直肠病变的活动情况）、瘘的位置和类型，以及症状的严重程度。

4.4.1 克罗恩病的一般治疗

除了针对肛周病变的药物和手术治疗之外，如果近端肠管有活动性病变，必须予以治疗，治疗手段包括激素、AZA/6-MP、IFX 和手术等。如病人有腹泻或脂肪泻，可给予洛哌丁胺、地芬诺酯/阿托品、可待因、胆囊收缩素或低脂饮食等。止泻剂的目的是使大便成形，降低瘘口分泌物的量，给瘘口以愈合的机会。

4.4.2 简单肛瘘的治疗策略

简单肛瘘的治疗目标是治愈，理想情况是处理后无需维持治疗。首先要排除有无肛周脓肿，如有肛周脓肿则需紧急引流。肛瘘是否处理应根据有无症状，如无症状，无需处理。如有症状，推荐非切割挂线或肛瘘切开术，必须加用甲硝唑（750~1500mg/d）或环丙沙星（1000mg/d）。药物治疗应以抗生素为一线方案，AZA/6-MP 为二线，IFX 则为三线。有学者认为如果 CD 合并肛瘘时有症状，应将药物治疗和手术治疗联合应用。环孢素或他克莫司不适合用于简单肛瘘的治疗。

4.4.3 复杂肛瘘的治疗策略

复杂肛瘘的治疗目标是关闭瘘管，抑制复发。如存在 CD 病变活动，应在外科治疗瘘的同时治疗肠道病变活动。

复杂肛瘘的治疗手段包括抗生素、AZA/6-MP、IFX 和手术（肛管狭窄扩张、非切割挂线、直肠内推移瓣、直肠阴道瘘修复、粪便转流、直肠切除等）。抗生素已在多个临床指南中被推荐作为复杂肛瘘的治疗方案，但停药后复发率极高，因此应仅作为其他药物或手术的辅助治疗。免疫抑制剂 AZA 和 6-MP 起效慢，因此多用作维持缓解，不作诱导缓解用。IFX 已被前瞻性临床研究证实能够减少有分泌物的瘘的数量，并可维持缓解。IFX 已被 FDA 批准用于 CD 肛瘘的诱导缓解和维持治疗。但如今已经认识到 IFX 只能治愈少数的肛瘘：MRI 显示 IFX 治疗后，多数的瘘管都持续存在，治疗停止后，瘘管分泌物会再次出现。ECCO 共识认为 IFX 治疗不应作为一线治疗，而抗生素或 AZA/6-MP 联合手术治疗应作为复杂肛瘘的首选。而 IFX 或 ADA 应作为二线药物治疗。

复杂肛瘘的手术多为姑息性。肛周脓肿应进行引流，肛门狭窄应进行扩张。有明显直肠病变活动者可行非切割挂线，无直肠炎症的高位肛瘘和直肠阴道瘘可进行直肠内推移瓣技术，但挂线取出后和推移瓣后复发率均较高。挂线可长期保留。瘘管切开术或切割挂线一般为禁忌，有导致创面不愈合和排便失禁的危险。因在许多患者中 IFX 能够使复杂的瘘完全关闭,故多数内科医师认为可将 IFX 作为复杂肛瘘的初始治疗方案。但在外科医师中,究竟是 IFX 还是非切割挂线应作为无直肠病变活动的复杂肛瘘的初始治疗方案仍有争论。在 IFX 治疗开始的同时或开始前,应常规同时给予 AZA、6-MP 或 MTX 治疗,以减轻 IFX 的免疫原性,并作为维持治疗。联合应用 IFX、AZA/6-MP 和非切割挂线治疗能否提高肛瘘治疗的效果仍不清楚。其理论依据是暂时性挂线可保证肛周脓肿消退,在使用 IFX 1~2 次后移去挂线,使瘘有机会关闭。IFX 治疗失败的病例应进行 EUS、MRI 和 EUA 检查,如有必要,放置挂线引流,并继续使用 IFX、6-MP 或 MTX 治疗。粪便转流或直肠切除应作为最后的选择。

4.4.4　直肠阴道瘘的治疗策略

直肠阴道瘘的治疗目标首先是减少瘘的分泌物至"可接受的"量,更好的目标是能够完全关闭瘘,并抑制复发,最理想状态是治愈瘘。治疗方式包括药物和手术。药物有 AZA/6-MP、IFX、环孢素、他克莫司等。直肠阴道瘘的闭合率要低于肛周瘘。只有在直肠乙状结肠没有活动性病变后,才能考虑直肠阴道瘘的外科治疗。

即便是低位直肠阴道瘘(如浅表的瘘、低位括约肌间瘘、低位经括约肌),一般也不推荐瘘管切除或切开术,因括约肌损伤的危险极高。非切割挂线一般不适用于直肠阴道瘘,因其可使瘘口扩大,加重症状,除非在直肠阴道瘘外还合并直肠阴道分隔脓肿或炎性包块,此时非切割挂线的目的是引流直肠阴道隔炎症。可采用其他一系列治疗措施,包括一期缝合、经肛推移瓣、经肛袖套瓣、经阴道推移瓣等,成功率从 50%~100% 不等。但需要注意的是,如果推移瓣手术失败,会使瘘扩大,症状加重。所以在选择这一术式时应谨慎,只有在症状严重者方可使用。部分病例可进行暂时性回肠或结肠造口。直肠切除应作为最后的选择。

4.4.5　肛周 CD 的维持治疗

维持治疗可以用 AZA/6-MP、IFX,或 ADA 或挂线引流,或同时应用引流及药物治疗。维持治疗必须持续 1 年以上。

5　非肛瘘型肛周病变的处理

5.1　肛周脓肿

CD 病人存在肛周疼痛、触痛或波动感多提示肛周脓肿。肛周脓肿必须进行外科引流。

浅表肛周脓肿包括浅表的皮下脓肿、邻近肛缘的肛周脓肿、顶部在齿状线水平以下的括约肌间脓肿,或肛后间隙下方(肛尾韧带下方)的坐骨直肠窝脓肿。可伴有低位肛瘘。处理为脓肿切开引流。此时不应进行肛瘘切开术,因切开后创面愈合困难。

深部肛周脓肿包括深在的皮下脓肿、深在的肛后间隙(上方为肛提肌、下方为肛尾韧带,中间为外括约肌之间的间隙)脓肿,或肛提肌上方脓肿(可来自于括约肌间脓肿,或为经括约肌脓肿的延伸,或来自于括约肌外脓肿,如直肠或回肠 CD 穿孔穿透至肛提肌上间隙)。深部肛周脓肿可伴有高位肛瘘,应进行脓肿切开引流,高位肛瘘则采用非切割挂线治疗。如未发现高位肛瘘可留置蕈状引流管。非切割挂线虽可引流脓肿,但也可致肛瘘长期不愈。

5.2 肛周溃疡

5.2.1 临床表现

CD 肛周溃疡发生率在 5%~43%之间。当前常用的是 AGA 的分型标准,将肛周溃疡分为肛裂(fissure)和潜行溃疡(cavitating ulcer)。前者占肛周病变的 21%~35%,后者占 5%~10%。过去曾认为肛周溃疡多为无痛性,但现在认为约 70%有疼痛。潜行溃疡症状较重,疼痛多剧烈,且持续无缓解。其他症状包括分泌物、皮肤瘙痒、出血等。约 16%的患者无症状。

肛裂多为肛管鳞状上皮受累,大部分位于肛管后方,9%~20%位于其他部位。潜行溃疡可发生在肛管上段或邻近直肠黏膜的部位,溃疡延伸到肛管周围的皮肤者少见。溃疡边缘多水肿且不规则,呈潜行性,与底部分离,并可形成瘘管。75%~96%的病例并发直肠炎,少数患者可有多个溃疡。非干酪性肉芽肿多见于表皮下、真皮深处、皮下脂肪和肌肉,或溃疡边缘的肉芽组织中。约 30%的 CD 病例肛周溃疡先于肠道改变,需与其他疾病鉴别。

肛周溃疡有两种不同结局:多数可自行愈合,但少数可致肛瘘、肛周脓肿甚至肛门狭窄等。Fleshner 等统计,8 个月后大约 26%的肛裂发展为肛瘘或肛周脓肿,其中 23%最终需要直肠切除。潜行溃疡的预后差,大约 83%的病人最终需要直肠切除,约半数会进展为不同程度的肛门狭窄。肛周活检有非干酪性肉芽肿者预后更差。

5.2.2 药物和手术治疗

局部应用软膏可改善症状,但无法治愈病变。10%的甲硝唑软膏可改善 PCDAI 评分,特别是在有痛性分泌物和硬结的病例。他克莫司软膏也可使溃疡变浅、缩小,并减轻疼痛,但无法治愈溃疡。局部长效甲泼尼龙注射可改善疼痛症状,但治疗前应排除明显感染或严重直肠病变者,以避免感染并发症。

CD 肛门溃疡全身治疗的药物有限。激素、抗生素、5-ASA 或 6-MP 等的有效率在 50%左右。沙利度胺的效果不确定。环孢素可能对肛周溃疡有效,但长期应用需注意避免其毒副作用。IFX 可迅速改善临床症状,诱导治疗后约 78.2%和 62.7%患者的肛周疼痛和轻微排便失禁症状可迅速获得改善。长期随访(平均 175 周)发现完全缓解率达 72%,且浅表肛裂与潜行溃疡者有效率类似。症状改善可持续较长时间,且副作用较少。目前证据表明在有症状的肛周溃疡,应推荐应用抗 TNF 治疗。其他的治疗手段包括高压氧、要素饮食等。

手术治疗包括内括约肌切除术、肛裂切除术等,但当前文献报道的病例数均较少,且有发生肛周脓肿或瘘的风险。肛门扩张对部分患者可能也有效。

5.3　肛门狭窄

5.3.1　临床表现

肛周 CD 患者多数在直肠指检时会有轻度狭窄,但引起临床症状者仅 9% ~ 22%。CD肛门狭窄的临床表现包括血便、排便困难,肛周疼痛和(或)排便失禁。中度狭窄者很少会有症状,因患者仍可排稀便或半成形便,但有可能发生严重的并发症,包括肛周感染、瘘、直肠炎等。严重的狭窄可引起亚急性肠梗阻。

肛门狭窄可分为炎性狭窄(Ⅰ型)和膜状狭窄(stenosis)或缩窄(stricture)(Ⅱ型)。Ⅰ型狭窄由肛门痉挛引起,在麻醉下很容易松弛,但Ⅱ型狭窄有瘢痕组织存在,除非用力扩张,一般不会自行松开。Ⅰ型狭窄多合并其他肛管/直肠病变,临床体检需仔细。需注意,肛管和低位直肠狭窄的病因不同。根据 Cardiff 分型,肛管中部的狭窄多由痉挛引起(s1a和 c),少见原因为肛周溃疡或肛周感染引起的不可逆器质性狭窄(s2a)。而直肠的狭窄总是伴有器质性病变,常分为两种类型:①腔内膜状狭窄,原因可能是环状、浅表溃疡引起(s1b);②直肠腔外较宽的致密纤维组织引起的缩窄,可能原因是深在的肛周脓肿向直肠周围延伸引起(s2b)。

直肠肛门狭窄多伴有结肠病变,肛瘘和肛周脓肿的发生率也增加。大约半数合并结肠病变的肛门狭窄患者需要永久性造口。

5.3.2　外科和药物治疗

有症状的肛管狭窄可用手指扩张或同轴气囊技术扩张。扩张早期应在麻醉下进行,动作应轻柔,扩张直径一般不应超过 12mm。大约 70% 的病例通过扩张可获得症状改善。肛管扩张时需谨慎,因其有引起肛周感染的风险。有严重肛周病变或直肠炎的病例不能进行扩张,需要先用药物控制病变。环孢素对肛门狭窄无效。IFX 的效果也不十分明确。

5.4　皮赘

皮赘在 CD 的发生率约为 37%。合并皮赘者的 CD 病变多局限于结肠。

皮赘是因淋巴管堵塞后淋巴水肿引起。AGA 将皮赘分为两种类型。Ⅰ型为大的、水肿、较硬的并伴有发绀的皮赘,常继发于肛裂或溃疡愈合后。Ⅱ型常称为"象耳(elephant ear)"样皮赘,为扁平、宽或窄、柔软、无痛的皮赘。据 Cardiff 分型,因水肿样皮赘多起自于浅表肛裂的远侧缘,多是肛周病变的伴随改变,故将其列为溃疡的一个亚型(U2c)。皮赘多为无痛性,如出现疼痛,则需考虑有无其他肛周病变,如溃疡的存在。大约有 30% 的皮赘病理提示非干酪性肉芽肿。皮赘常持续存在,但多为良性,极少恶变。有肠道炎症时,皮赘可增大、水肿。

肛门皮赘多为无害的,是否外科治疗取决于患者的愿望。Ⅰ型皮赘术后创面愈合困难,应避免切除。"象耳样"皮赘仅在影响肛周卫生时才考虑手术切除。

5.5 癌变

肛周 CD 合并癌变极少,多为个案报道。长期慢性复杂肛周病变者癌变率可能增加。CD 肛周病变病史较长者,如果出现新的症状,需排除癌变的可能。

CD 合并肛门癌变处理原则与非 CD 类似,但 T3~4 和 N1~3 者预后差。AGA 推荐对 CD 肛周癌变者应实施标准的肿瘤外科处理原则和流程。

6 溃疡性结肠炎肛周病变的治疗

UC 合并肛周病变的发生率低于 CD,但具体发生率不详。常见的病变有痔、肛周脓肿、肛裂、肛瘘等。

UC 患者痔切除的安全性要高于 CD。有症状的痔可进行手术或非手术治疗。手术时应注意避免损伤肛管,防止肛管狭窄和括约肌损伤等并发症。手术前必须了解直肠病变是否活动和病人一般状况。PPH 已成为痔的常用手术方式,但在 UC 时尤其要谨慎,避免损伤括约肌。UC 患者应避免痔切除术。

肛管直肠脓肿在 UC 时少见。严重 UC 病人常有发热和过度腹泻引起的肛门疼痛,因此肛管直肠脓肿有时表现较隐匿,需提高警惕。如有肛管直肠脓肿存在,应迅速引流。肛周脓肿者提示病变严重,多需行全结肠切除,这类患者 IPAA 术后吻合口瘘发生率增加,应行保护性回肠造口。

UC 时的肛瘘可能是暴发型 UC 肠壁全层炎的结果。UC 合并直肠阴道瘘预后不佳,多数患者要行直肠切除。UC 肛瘘的治疗原则是保护括约肌的功能。简单肛瘘可行肛瘘切除,复杂或高位肛瘘可行直肠内推移瓣术。直肠阴道瘘可在 IPAA 暂时性造口时实施修补。UC 合并肛周或直肠阴道瘘的患者进行 IPPA 的效果尚满意。

UC 合并肛裂的主要治疗目的是缓解疼痛,阻断肛门内括约肌的痉挛,使肛裂愈合。肛管扩张或内括约肌切除等可有效缓解痉挛,但有引起排便失禁的风险。药物治疗包括肉毒杆菌毒素、硝酸甘油、钙通道阻滞剂等。UC 合并肛裂应首选药物治疗,因保存括约肌的功能对其极为重要。

排便失禁取决于直肠炎症和粪便的干燥程度。IPAA 术前肛管括约肌压力低者术后更易排便失禁。

(朱维铭)

参 考 文 献

Asteria CR, Ficari F, Bagnoli S, et al. 2006. Treatment of perianal fistulas in Crohn's disease by local injection of antibody to TNF-alpha accounts for a favourable clinical response in selected cases: a pilot study. Scand J Gastroenterol, 41: 1064-1072.

Bouguen G, Siproudhis L, Bretagne JF, et al. 2010. Nonfistulizing perianal Crohn's disease: clinical features, epidemiology, and treatment. Inflamm Bowel Dis, 16: 1431-1442.

Galandiuk S, Kimberling J, Al-Mishlab TG, et al. 2005. Perianal Crohn disease: predictors of need for permanent diversion. Ann

Surg，241：796-801.

Hamzaoglu I，Hodin RA. 2005. Perianal problems in patients with ulcerative colitis. Inflamm Bowel Dis，11：856-859

Keshaw H，Foong KS，Forbes A，et al. 2010. Perianal fistulae in Crohn's Disease：current and future approaches to treatment. Inflamm Bowel Dis，16：870-880.

Maeda Y，Ng SC，Durdey P，et al. 2010. Randomized clinical trial of metronidazole ointment versus placebo in perianal Crohn's disease. Br J Surg，97：1340-1347.

Poggioli G，Laureti S，Pierangeli F，et al. 2005. Local injection of infliximab for the treatment of perianal Crohn's disease. Dis Colon Rectum，48：768-774.

Present DH，Rutgeerts P，Targan S，et al. 1999. Infliximab for the treatment of fistulas in patients with Crohn's disease. N Engl J Med，340：1398-1405.

Ruffolo C，Penninckx F，Van Assche G，et al. 2009. Outcome of surgery for rectovaginal fistula due to Crohn's disease. Br J Surg，96：1190-1195.

Ruffolo C，Scarpa M，Bassi N，et al. 2010. A systematic review on advancement flaps for rectovaginal fistula in Crohn' s disease：transrectal vs transvaginal approach. Colorectal Dis，12：1183-1191.

Sandborn WJ，Fazio VW，Feagan BG，et al. 2003. AGA technical review on perianal Crohn's disease. Gastroenterology，125：1508-1530.

Sands BE，Anderson FH，Bernstein CN，et al. 2004. Infliximab maintenance therapy for fistulizing Crohn's disease. N Engl J Med，350：876-885.

Satsangi J，Silverberg MS，Vermeire S，et al. 2006. The Montreal classification of inflammatory bowel disease：controversies，consensus，and implications. Gut，55：749-753.

Singh B，McC Mortensen NJ，Jewell DP，et al. 2004. B. Perianal Crohn's disease. Br J Surg，91：801-814.

Thia KT，Mahadevan U，Feagan BG，et al. 2009. Ciprofloxacin or metronidazole for the treatment of perianal fistulas in patients with Crohn's disease：a randomized，double-blind，placebocontrolled pilot study. Inflamm Bowel Dis，15：17-24.

Tozer PJ，Burling D，Gupta A，et al. 2011. Review article：medical，surgical and radiological management of perianal Crohn's fistulas. Aliment Pharmacol Ther，33：5-22.

Van Assche G，Dignass A，Reinisch W，et al. 2010. The second European evidence-based Consensus on the diagnosis and management of Crohn's disease：Special situations. J Crohns Colitis，4：63-101.

Vermeire S，Van Assche G，Rutgeerts P. 2007. Perianal Crohn's disease：classification and clinical evaluation. Dig Liver Dis，39：959-962.

第 27 章

炎症性肠病的肠外并发症及其应对

20%~40% 炎症性肠病(IBD)患者至少伴有一种肠外表现(extraintestinal manifestation,EIM),EIM 可累及几乎所有的器官,最常见的受累器官为关节、眼、皮肤、胆道等,伴有肛周病变的 CD 患者更易发生 EIM。一些 EIM 和肠炎活动有关(如关节、皮肤、眼及口腔表现),一些则与小肠功能受损有关(胆石症、肾结石及尿路梗阻性病变),而另一些则为非特异性损害(如骨质疏松、肝胆疾病和淀粉样变性)。与肠道病变相比,EIM 甚至可能会产生更严重的致残率,还可以是 IBD 的首发症状。正是由于 EIM 可累及全身各个系统,故有学者认为 IBD 是一个以肠道为主要表现的系统性疾病。

1 发病机制

EIM 和 IBD 的相关性认识由来已久,但其发病机制目前仍不明了。众多研究表明 EIM 的发生和遗传、免疫因素密切相关。

1.1 遗传因素

越来越多的证据表明遗传因素在 IBD 患者发生 EIM 中起着重要作用。基因多态性不仅决定了 IBD 的易感性,也决定了疾病的表现,包括 EIM。例如,与家族性 CD 及某些 CD 表型(回肠型和纤维狭窄型)有关的 NOD2/CARD15 基因,其多态性和 CD 患者发生骶髂关节炎有关;IBD 相关的周围性关节炎分两种不同的关节病变类型,少关节炎型(Ⅰ型)和多关节炎型(Ⅱ型),每一型都和不同的基因型有关,表明上述两种不同的关节炎表型不仅临床上有区别,而且基因上也存在差别。

1.2 免疫机制

IBD 及其相关 EIM 发生中,自身免疫起着非常关键的作用。其依据有:很多 IBD 患者存在自身抗体(如 UC 中的 p-ANCA);细菌内毒素和机体免疫系统的免疫应答是 IBD 的发病机制之一;免疫调节剂治疗很多 EIM 有效。

近年来认为对结肠细菌的免疫应答调节异常可激发 T 细胞介导反应(如 T 细胞对自身抗原产生交叉反应)、细胞因子产生及自身抗体产生,从而导致结肠炎症和可能的肠外损害。在结肠上皮蛋白(p40)和眼、胆道上皮、软骨细胞及所有 EIM 涉及的器官中的抗原决定簇均能发生交叉反应,提示上述器官中存在共同抗原。B27/β2m 转基因无菌小鼠恢复肠道菌群后产生结肠炎和关节炎,这一现象提示细菌在其发病机制中也有作用。近期研究发现肠道炎症产生的黏膜白细胞亚群通过结合、介导某些特殊的黏附分子,从而循环至不同的器官,引起肠外部位的炎症。

总之,EIM 发病机制和遗传易感性、自身抗原、异常的自我识别、自身抗体的免疫病理机制、免疫复合物及细菌抗原和(或)内毒素有关。具有遗传易感性的 IBD 患者,在结肠细菌或其他局灶因子与抗原递呈细胞复杂作用后,激活 T 细胞从而发生级联反应,导致大量细胞因子及针对受累器官共同抗原的自身抗体产生,从而导致各靶器官损伤。

2　EIMs 及治疗

2.1　肌肉骨骼表现

2.1.1　关节病变表现

关节受累是 IBD 最常见的 EIM,在 IBD 患者中的发生率达 25%~35%,CD 中尤为常见。周围性关节病变或 IBD 相关性关节炎,常为血清学阴性(类风湿因子)的关节炎,表现为非糜烂性、一过性、不对称分布,极少引起关节畸形。根据关节受累的形式可分为两型(表 27-1),Ⅰ型是少关节病变型,多累及负重大关节,包括踝、膝、髋、腕、肘及肩,关节受累数少于 5 个,多为急性关节炎,具有自限性,发生于 IBD 活动期,随着疾病活动度减轻在数周内好转,无永久性关节受损。体检发现关节疼痛、触痛、肿胀,只有怀疑其他诊断时才行关节腔穿刺。鉴别诊断包括老年性骨关节病、脓毒性关节炎、焦磷酸炎性关节病、类风湿关节炎或痛风;如果仅一个髋关节受累则需考虑到激素导致的无菌性骨坏死;Ⅱ型是多关节病变型,对称性累及双手小关节,疼痛程度和关节炎程度不成比例,病程为数月至数年,其病变活动大部分和 IBD 活动无关。鉴别诊断包括老年性骨关节病,也需考虑治疗副作用所致,如长期应用激素后停药所致的假性风湿痛、美沙拉嗪或硫唑嘌呤相关性关节病。

表 27-1　周围性关节病:Ⅰ型和Ⅱ型比较

特征	Ⅰ型(少关节型)	Ⅱ型(多关节型)
UC 发生率	35%	24%
CD 发生率	29%	20%
受累关节数	<5	≥5
病程	10 周(平均 5 周)	数月至数年(平均 3 年)
和肠道病变活动相关性	平行	无关
合并其他 EIM	结节性红斑、葡萄膜炎	仅葡萄膜炎
HLA-B27	B27,B35,DR103	B4

3%~10% 的 IBD 患者可伴有中轴性关节炎,CD 患者中相对较为常见,男女比例为 2∶1。包括骶髂关节炎和硬化性脊柱炎,临床诊断依据特征性的影像学改变。磁共振亦具有一定的诊断价值。HLA-B27 在 IBD 相关性中轴性关节炎中大多阳性,但不具有诊断价值。

常见的为无症状性骶髂关节炎,50%以上的 CD 患者存在此种影像学异常,早期影像学改变包括双侧骶髂关节腐蚀、硬化。症状性骶髂关节炎仅见于 3% 的 IBD 患者,特征性表现为静息时骨盆疼痛,活动后缓解。临床体征为骨盆入口处双侧按压致骶髂关节不适。当疾病逐渐进展,则腰椎强直、脊柱后凸、扩胸受限,此时疼痛消失,骶髂关节炎就发展成为强直性脊柱炎(AS)。AS 的主要症状为 30 岁前就出现持续下背部疼痛。临床检查发现脊柱前突消失及脊柱伸屈受限。疾病早期背部传统 X 线摄片多为正常,而脊柱 CT 扫描和核素骨扫描比 X 线平片敏感,而磁共振是诊断金标准。进展期病例可有锥体方骨样改变、边缘性韧带骨折和骨性增生,强直致"竹节样脊柱"。HLA-B27 在大部分(75%以上)的中轴性关节炎患者阳性,但在无合并有 IBD 的强直性脊柱炎中较少。

关节病变的治疗:IBD 相关性关节炎和关节病变与治疗其他关节炎类似,包括使用单纯镇痛药、非甾体抗炎药(NSAIDs)、SASP、局部激素注射和理疗。

周围性关节炎的治疗侧重于控制肠道疾病的活动度,治疗包括使用激素、免疫调节剂和抗 TNF 等生物制剂,随着肠道病变的缓解关节病变亦会好转。对症治疗首选对乙酰氨基酚,NSAIDs 治疗多有效,但可能会参与、加剧肠道病变,故通常不太主张使用,但亦有一项随机研究观察了西乐葆在结肠炎患者中的使用安全性,表明短期使用(2 周内)不会加剧肠道病变。在病变严重关节行局部激素注射可快速、暂时缓解疼痛。

中轴性关节炎的治疗目的是减少关节畸形,治疗包括理疗(体育锻炼),强调深呼吸、游泳、直立姿势。缓解疾病药物包括 SASP 和甲氨蝶呤,但无证据表明甲氨蝶呤对中轴性关节炎有效。有文献报道抗 TNF 类制剂如英夫利昔、依那西普治疗 AS 有效,但只有长期使用才能维持缓解,故仅推荐使用于 NSAIDs 治疗至少 3 个月以上仍无效的病例。

2.1.2　骨质疏松和骨折风险

以性别、年龄为基础运用双能 X 线吸收法(DXA)所测 t 值<-2.5 为界,15% 的 IBD 患者患有骨质疏松。既往的流行病学研究都侧重于 IBD 患者中骨质疏松的患病率,近年来已偏重于骨折风险的研究。IBD 患者的骨折风险较普通人群增加 40%~60%。在早期一项以人群为基础的研究中,IBD 患者骨折风险约为 1/100 人·年,与正常对照比,其总体风险为 1.41(95% CI 1.26~1.56),而在男女之间、CD 和 UC 之间则类似,但随年龄增长骨折风险增加;另一项英国的 IBD 患者研究表明,UC 患者发生股骨骨折的相对危险度为 1.40(95% CI 0.92~2.13),而 CD 患者则为 1.86(95% CI 1.08~3.21)。上述研究及其他越来越多的证据都表明 IBD 患者骨折风险仅较普通人群略有增加。

骨吸收性炎症因子和 IBD 相关性骨流失有关。引起骨质疏松的机制随着近来发现的核转录因子 κB 受体活化剂(RANK)护骨蛋白(OPG)系统而逐渐明了。RANK 和 RANK 配体(RANKL)在破骨细胞前驱细胞表面相互作用从而促使骨吸收。很多细胞因子可上调 RANKL 的表达,尤其是 IL-1、IL-6、TNF。OPG 的诱骗受体(由造骨细胞产生)可平衡 RANKL 的生理作用,具有治疗骨质疏松的潜能。与正常结肠相比,CD 患者中活化的巨噬细胞或树突状细胞亚群可使结肠黏膜表达 RANK,活化的 T 细胞亦能通过直接作用于 RANKL 诱导破骨细胞形成。上述研究都进一步证明 IBD 活动时的炎症和 RANK-OPG 系统活化密切相关。

IBD 患者如激素使用>3 个月,绝经后妇女或 50 岁以上男性,罹患过持续低应力性骨折,则应运用 DXA 筛查骨质疏松,如 DXA 提示存在骨折疏松,则应开始服用双膦酸盐制剂和采取其他预防措施如充足的钙(1200mg/d)和维生素 D(400~800IU/d)摄取、参加负重运动和减少激素使用量。所有患者治疗 1 年后应复查 DXA 以确保骨量稳定。

2.2 皮肤病变

IBD 患者皮肤病变发生率为 1%~15%,当结肠受累时其发生率更高,最常见的皮肤病变是结节性红斑和脓皮病。行全结肠切除术后回-肛管吻合易发回肠贮袋炎的患者其发生 EIM,尤其罹患皮肤病变的机会增加。IBD 皮肤病变的诊断依据临床资料,主要为其特征性改变和排除其他特殊的皮肤病变,一般不需要活检。

2.2.1 结节性红斑

结节性红斑(EN)是最常见的皮肤病变,CD 患者中其发生率为 15%,而 UC 中发生率为 10%,女性较男性更易受累,特征性改变为直径 1~5cm、隆起、疼痛的红色或紫红色皮下结节,好发于胫前,也可见于大腿、上臂伸侧及颈部伸侧。

由于 EN 和肠道病变的严重度无关,但和其活动度有关,故治疗 IBD 可使皮损减轻,皮损愈合后不留瘢痕,有时可有轻度色素沉着。治疗常需全身使用激素,在顽固或复发病例需加用硫唑嘌呤等免疫调节剂和(或)英夫利昔。有报道表明秋水仙碱、碘化钾、氨苯砜和英夫利昔治疗严重或复发性 EN 有效。支持治疗如卧床休息、抬高患肢可减轻症状。而用来止痛的 NSAIDS 可能会加重 IBD,故应慎用。

2.2.2 坏疽性脓皮病(PG)

PG 是一种皮肤溃疡性病变,在 UC 患者中其发病率为 5%,而 CD 中较低。常和重症 IBD 有关。可以发生在身体的任何部位,下肢多见,还可发生于头部、颈部、会阴及生殖器,而小腿更多发,初始皮肤出现单个或多个红色丘疹、水疱或脓疱,这些大疱破溃后成为溃疡,溃疡较深并有坏死,并不断向周围发展,匍匐前进。溃疡面的脓液培养为无菌性,但常继发细菌感染。PG 诊断多为临床诊断,不建议行皮损部位活检,因为这可能诱发或扩大溃疡致伤口愈合不良。

治疗依赖局部和全身运用激素,而在激素抵抗病例需用环孢素或他克莫司。激素被认为是治疗 PG 最有效的一线治疗药物,泼尼松开始治疗剂量常为 0.5~1mg/(kg·d)。而环孢素或他克莫司仅用于复发病例,但目前尚无可靠临床证据支持上述药物的使用,而且这些药物都有相当的副作用。英夫利昔的问世改写了 PG 的治疗,以 5mg/kg 剂量静脉滴注治疗非常有效,达到完全愈合时间平均为 3 个月。

2.2.3 斯维特综合征

斯维特综合征(Sweet's syndrome)又称热性嗜中性白细胞皮肤病、急性发热性嗜中性白细胞增多性皮肤病;隆起性红斑;急性发热性中性白细胞性皮肤病,主要见于女性(占87%)、伴有结肠病变(100%)和其他 EIM(87%),67%～80% 皮疹和 IBD 活动度有关,但21%的患者皮肤病变可先于肠道病变发病,甚至有报道表明 UC 患者直结肠切除术后 3 个月仍出现皮疹。其特征为疼痛、炎症性红色结节或斑块,主要分布于手臂、面部和颈部。近年来被认为是 IBD 的 EIM,属急性中性粒细胞性皮肤病(包括 PG)一种,能通过皮损形态、分布及组织学特征加以鉴别。

2.3　眼部病变

文献报道 IBD 患者眼部并发症发生率差别很大,且眼部并发症常和关节症状有关。IBD 患者中眼部并发症发生率为 1.1%～6.4%,最常见的为表层巩膜炎和葡萄膜炎。

2.3.1　表层巩膜炎

病变部位的巩膜表层及球结膜呈弥漫性充血水肿,常为无痛性而无视力影响,可有眼睛瘙痒、灼热感。单纯性表层巩膜炎的诊断需除外更凶险的葡萄膜炎,可请眼科医师会诊并行裂隙灯检查。除控制肠道病变活动度外,表层巩膜炎常无需特殊治疗,口服 NSAID 抗炎或局部使用激素有效。

2.3.2　葡萄膜炎

葡萄膜是由虹膜、睫状体、脉络膜 3 部分组成。葡萄膜炎又叫眼色素膜炎,较少见,但后果严重。葡萄膜炎发病和肠道病变活动度无关,甚至可在 IBD 诊断前就发病。UC 有关的葡萄膜炎常为双侧、隐匿性起病且呈慢性病程。发病时有眼红、眼痛、畏光、流泪、视力减退、头痛。治疗不及时可导致视力丧失,故应及时推荐至眼科诊治。裂隙灯检查可确诊并能鉴别前、后葡萄膜炎。治疗需局部和全身使用激素,英夫利昔治疗快速、有效,但需在专科医师指导下进行。

2.4　口腔病变

阿弗他性口腔炎是 IBD 患者最常见的口腔并发症,发生率高达 11% 左右。为口腔黏膜的疼痛性、复发性、单发或多发性小溃疡,多在 IBD 活动时发病。面部肉芽肿表现为铺路石样黏膜斑和肉芽肿性唇炎。

2.5　肝胆系统病变

肝胆系统病变是 IBD 最常见的 EIM 之一,肝胆系统病变和 IBD 的相关性表现为以下几个方面:①部分肝胆系统病变和 IBD 有着共同的发病机制,如原发性硬化性胆管炎(PSC)、小胆管 PSC/胆管周围炎和 PSC/自身免疫性肝炎(AIH)重叠综合征、急慢性 IBD 相关性特发性胰腺炎;②肝胆系统病变程度和 IBD 病理损害程度平行,如胆石病和门静脉血栓;③因 IBD 治疗副作用而导致的肝胆系统病变,如药物性肝炎、胰腺炎或肝硬化,乙肝病毒的再激活和肝脾 T 细胞性淋巴瘤(HSTCL)。其他相对少见的肝胆系统病变为自身免疫性胰腺炎(AIP),IgG4 相关性胆管炎(IAC)、原发性胆汁性肝硬化(PBC)、脂肪肝、肉芽肿性肝炎和淀粉样变性。

2.5.1　原发性硬化性胆管炎(PSC)

PSC 是一种胆汁淤积综合征,其特征是肝内、外胆道因纤维化性炎症逐渐狭窄,并最终导致完全阻塞而发展为肝硬化。患者多为中青年,男女之比为 2:1。随着肝功能、ERCP 和腹部影像学检查如 MRCP 的广泛应用,发现越来越多的 IBD 患者合并存在 PSC。PSC 和 IBD 两者关系早在 1965 年就有描述,现在公认 PSC 是 IBD 最常见的肝胆系统 EIM。近 70%~80% 的 PSC 患者同时患有 IBD,而 1.4%~7.5% 的 IBD 患者在其病程中会出现 PSC,但也存在种族差异。一项来自日本的研究表明 PSC 中合并存在 IBD 的仅为 21%,而来自欧美的研究则明显高于此比例。

PSC-IBD 患者中,85%~90% 为 UC,其他则为 CD(结肠或回结肠型),病变仅限于小肠的 IBD 未见合并有 PSC 的报道。UC-PSC 患者其临床特征和单纯的 UC 有显著不同,前者更易发生倒灌性回肠炎、全结肠炎、结直肠肿瘤,且其整体生存率低。进展期 PSC-IBD 的处理对临床医生是一个巨大挑战,需要胃肠科、肝病科、结直肠外科和肝移植外科等多学科密切合作。

PSC-IBD 有其独特的临床表现。IBD 和 PSC 的诊断顺序先后不一,可以在 PSC 诊断数年后,甚至在终末期肝病行原位肝移植后才诊断 UC,亦可以在 UC 诊断若干年后才新诊断为 PSC。

PSC 的出现和 IBD 的活动度有关。与单纯 UC 比,PSC-UC 患者其结肠病变相对处于静止期,结肠炎症活动度较低。PSC-IBD 患者由于其 IBD 处于亚临床期长,故有可能影响 PSC 患者进行结肠肿瘤监测。瑞典一项 76 例 PSC 患者的研究表明,在 11 例无显著 IBD 症状的患者中,7 例通过病理学检查诊断为 IBD(其中 2 例存在结肠异型增生)。随访过程中,有 2 名患者死亡,但至死未出现显著 IBD 症状;而另 3 名则逐渐呈现 IBD 症状。另一项儿科的研究发现确诊 PSC 时有 11% 的患者合并有无症状 IBD。由此可见,PSC 患者有必要行结肠镜筛查以除外有无 IBD。

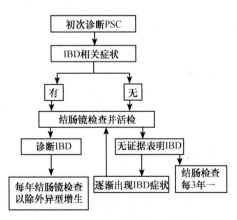

图 27-1　PSC 患者中的 IBD 筛查

对于首次结肠镜检查阴性且无症状的患者,目前对其今后是否需要结肠镜检查及检查频率尚无指导性意见;而 PSC-IBD 患者则需每年行一次结肠镜检查以除外异型增生。PSC 患者如出现下消化道症状则需行诊断性结肠检查(图 27-1)。

IBD-PSC 和单纯 PSC 患者的病程及临床特征的差别目前尚无详尽描述。一项初步研究通过肝组织学活检比较 PSC-UC 和 PSC 的差别,发现肝组织学改变并无显著差异;而随后另两项研究证实 PSC-IBD 和 PSC 患者的临床、影像学特征并无差别。但另一项独立研究又提示两者间在某些临床、实验室及影像学特征上存在不同,如 PSC-IBD 的肝病首发表现常为肝功能异常,而单纯 PSC 则更多表现为黄疸、瘙痒和疲劳;PSC-IBD 患者更易有肝内外胆管同时狭窄(82% vs. 46%)。然而上述结果并未得到其他研究的证实,故对于 PSC-IBD 和单纯 PSC 的病程、临床表现有无差别目前尚无定论。

2.5.1.1　发病机制

PSC 的病因和发病机制仍高深莫测。由于它和 IBD 及其他自身免疫性疾病有关,近年来对其发病机制的研究侧重于基因和免疫。已经报道了多个 PSC 易感基因,如 HLA-B8、HLA-DRB1 * 0303(DR3)、HLA-DRB3 * 0101(DRw52a)和 HLA-DRB1 * 0401(DR4)。

各种证据表明宿主免疫异常在 PSC 的发病机制中起着重要作用,在 PSC-IBD 患者中常合并有自身免疫性疾病,如 1 型糖尿病,Graves 病;PSC 患者中可检出一系列自身抗体,如 24%~53%的患者可检出抗核抗体(ANA),13%~20%的患者可检出平滑肌抗体(SMA),65%~88%的患者可检出核周型抗中性粒细胞胞质抗体(pANCA)。结肠和胆道上皮拥有共同的抗原决定簇,原肌球蛋白-5 等可以部分解释 PSC 和 IBD 间的关联性。但是 PSC 好发于男性(而自身免疫性疾病多为女性)、无相关疾病特异性自身抗体及对传统的免疫抑制治疗反应不佳,又无法单纯用免疫异常来解释其发病机制。

微生物机制为 PSC 和 IBD 两者关系提供了额外的解释。IBD 时肠道的慢性炎症使肠道菌群移居或细菌内毒素吸收至门脉系统,同时 Kupffer 细胞激活在 PSC 发病中起着重要作用。这个已经在动物实验中得到证实:将肠道细菌种植于大鼠门静脉可产生类似 PSC 的肝脏炎症改变,但在近期涉及 PSC 患者的研究中并未发现肠道通透性异常和细菌过度生长。近期非典型 ANCA 抗原的发现为致病菌在 PSC 所起的作用注入了新的活力。研究发现 β-微管蛋白同型异构体 5(TBB5)可作为 ANCA 抗原。人 TBB5 和细菌的细胞分裂蛋白 FtsZ(存在于细菌的一种 β-微管蛋白进化前体,在肠道微生物的不同菌属间高度保守)结构上有很高的相似性,从而推测细菌和人体自身抗原在分子结构上类似,且拥有共同抗原决定簇。尽管 PSC 无特异性的单一致病菌,上述研究都支持细菌和宿主免疫反应在 PSC 发病中起了重要作用,而且肠道通透性增高也参与了 PSC 发病。

2.5.1.2　诊断

在有胆汁淤积的患者,如果 B 超检查正常,且能除外药物副作用,其他肝病的血清学检查阴性,则应高度怀疑 PSC。ERCP 兼具诊断和治疗,但应考虑到可能出现一些相关并发症,如胆管炎、胰腺炎等。磁共振下胆管成像(MRC)是诊断 PSC 的首选检查,其敏感性为 80%~90%,特异性为 85%~93%,诊断准确性为 83%~93%,均稍逊于 ERCP。特征性改变为胆管不规则、多发局部狭窄和扩张。如果 MRC 正常但仍怀疑 PSC(如在 IBD 患者中不能用其他原因解释的胆汁淤积),则行肝穿刺活检比行诊断性 ERCP 更安全、有价值,前者有助于诊断小胆管病变。

PSC 最严重的后果之一是胆管癌,现存的影像学检查在早期诊断胆管癌中价值有限,肿瘤一旦发现多已不可切除。在诊断胆管癌方面,CT 和 MRI 的敏感性高于 B 超,ERCP 的敏感性高于 MRCP。由于 ERCP 能行细胞学刷检或活检,因而是胆管癌确诊的最后一步,ERCP 时行刷检或活检,再结合先进的细胞学检查技术如数字图像分析系统(DIA)、荧光原位杂交(FISH)有助于早期诊断胆管癌。

2.5.1.3　治疗

单纯 PSC 和 PSC-IBD 的治疗并无差异。现有所有药物不能阻止疾病进展或改变其病程。熊去氧胆酸(UDCA)是常用的治疗药物,能改善肝功能指标,但不能改善预后,此外,在 IBD-PSC 患者中,UDCA 还能预防结肠肿瘤的发生,这可能和其对脱氧胆酸诱导的凋亡具有抑制作用有关。

对疾病进展快速、黄疸加深、胆管炎或怀疑胆管癌的 PSC 患者,应予内镜下治疗。20% 的患者可见肝外胆道的显著狭窄,狭窄段可在胆总管、肝总管或左右肝管,内镜治疗为狭窄段的球囊扩张伴或不伴支架置入术,在有限的生存期内常可暂时性改善临床和影像学表现。

原位肝移植(OLT)是终末期 PSC 或 PSC 并发胆管癌的治疗选择。选择最佳时机进行 OLT 极具挑战性,因为进展期 PSC 患者不一定具有显著的肝功能衰竭表现,如凝血异常、低白蛋白血症或门静脉高压的并发症等,而这些终末期肝病评分常被用作器官分配的依据。PSC 患者行 OLT 预后相对较好,5 年和 10 年生存率分别为 85% 和 70%,而移植肝再发 PSC 为 20%~25%。OLT 后使用的激素、免疫调节剂可改善合并存在的 UC,但 OLT 后 UC 加重的情况亦有报道。因此,PSC-IBD 患者行 OLT 后,对 IBD 病程的影响尚需进一步研究。

2.5.2　小胆管 PSC

小胆管 PSC,又称胆管周围炎,是 IBD 相关的肝胆系统并发症之一。具有典型的 PSC 生化与组织学改变,但胆管造影正常。Mayo 临床中心关于小胆管 PSC 诊断标准中必须同时合并有 IBD,但在欧洲并非为诊断所必需的。一项多中心、针对小胆管 PSC 的长期随访表明,近 80% 患者在肝病确诊时或随访过程中发现合并有 IBD,其中 78% 为 UC,21% 为 CD (结肠型),一例患者为胶原性结肠炎。IBD 并不影响小胆管 PSC 的预后,小胆管 PSC 预后较好,但仍是一个进展性疾病,12%~23% 会发展为大胆管 PSC,无报道表明孤立性小胆管 PSC 会进展为胆管癌,一些患者由于疾病进展需行 OLT,小胆管 PSC 在移植肝中可再发。

IBD 患者如有碱性磷酸酶(AKP)升高,MRCP/ERCP 示正常胆管且除外其他肝胆系统疾病,则需行肝穿刺活检以除外小胆管 PSC。

2.5.3　PSC/AIH 重叠综合征

在 IBD 患者(尤其是 UC)中合并有 AIH/PSC 重叠综合征。有文献报道两者可能存在关联,多例病例报道发现 IBD 患者在首次诊断 AIH 时,其肝活检或 ERCP 并无 PSC 迹象,但随后出现 PSC;另一项研究发现 16% AIH 患者同时合并有 UC,这些患者发生 PSC 的风险增高,42% 以上的 AIH-UC 患者可发现 ERCP 异常,而与 ERCP 正常者相比,两者的临床、生化特征并无差别。在对41例PSC患者进行的前瞻性研究中,7例诊断为PSC/AIH重叠综合征,其中2例合并有UC。PSC/AIH重叠综合征可累及肝内、外胆管。免疫抑制剂治疗对PSC/AIH重叠综合征有效,PSC/AIH患者较PSC患者具有更好的生存期。

2.5.4 胰腺炎

IBD患者发生急、慢性胰腺炎的风险增加,胰腺炎发病和胆道结石、IBD治疗药物如激素、硫唑嘌呤或6-巯基嘌呤有关,但上述病因真正引起组织学证实的胰腺炎仍相对较少。大部分胰腺炎临床上为"静止性",故有临床症状的胰腺炎发生率远低于无症状性高淀粉酶血症或胰腺外分泌功能不足。

2.5.4.1 急性胰腺炎

急性胰腺炎是否为IBD的EIM目前尚有争议。IBD相关性急性胰腺炎可能和胆石、十二指肠乳头处CD或CD相关性的胰腺肉芽肿性炎有关。由于胆管和胰管可由于共同的自身免疫过程而致"硬化性胰腺炎",故PSC患者亦可发生急性胰腺炎。特发性急性胰腺炎需除外药物性及上述任何一种病因;在48例患有急性胰腺炎的CD患者中,药物性占12%,十二指肠CD占13%,而特发性胰腺炎占8%。血清淀粉酶升高并非胰腺炎的标志,在CD或UC患者中血清淀粉酶异常占5.8%~15.8%。既往有过胰腺炎病史者更易出现高淀粉酶血症和高脂肪酶血症。IBD患者出现无症状性胰酶升高的临床意义尚需进一步研究。

2.5.4.2 慢性胰腺炎

IBD患者可发生慢性胰腺炎,后者和IBD的病程有关,是EIM之一。CD患者发生慢性胰腺炎的风险较UC患者略高。在对86例UC患者的尸解中证实有46例为慢性间质性胰腺炎。IBD相关性胰腺炎多为无症状性。而仅2%IBD患者出现有临床症状的胰腺炎,IBD患者经尸检证实病理性胰腺炎高达38%~80%,而这些患者中仅21%~80%经实验室检查证实存在胰腺外分泌功能不足。胰管异常和血清淀粉酶水平或IBD活动度并无相关性。胰管改变的临床意义及其与IBD病变程度或活动的相关性目前仍不清楚。

在大部分IBD患者中,发生慢性胰腺炎的病因和发病机制仍不明确。可能与胃肠道的上皮细胞和胰腺组织有共同的靶分子或细胞结构脆弱,易受损有关。用三硝基苯磺酸诱导的小鼠结肠炎模型中同时合并有胰腺受损。在40%CD患者和4%的UC患者血液中可检测到针对胰液中胰腺抗原的自身抗体,近期研究表明20%的患者存在胰腺自身抗体,但与胰腺功能不足或影像学上胰管改变并无关联。自身抗体与IBD相关性胰腺炎的发病是否有关联目前不清楚,这些抗体可继发于肠道炎症引发的免疫异常。今后研究重点应在于胰腺炎发病机制及其和IBD长期预后的关系。

2.5.5 胆石症

胆石症在IBD患者中常见,尤其是CD患者。异常胆盐吸收导致CD患者中胆石高发,其发生率为13%~34%,而胆石症和UC是否有关存在争议。UC患者的胆石发生率并未高于普通人群。

CD 患者中胆石症高发的病理生理机制目前已阐明。CD 累及回肠或回肠切除后都能阻断末端回肠对胆盐的重吸收,形成胆固醇性胆石。然而,亦有研究表明回肠切除的 CD 患者胆汁中并无胆固醇超饱和,手术切除范围和胆结石形成并无明确关系,另有多个近期研究表明伴有回肠病变的 CD 患者,其胆囊胆汁中的结合和非结合胆红素都升高,且胆红素的肠肝循环增加,这些都促使形成胆结石。CD 患者患胆石症的风险是与之匹配的无 IBD 正常对照者的 2 倍,而 UC 患者此类风险并未增加。CD 患者和胆石症有关的因素有:年龄、确诊时 CD 病变部位、一生中的手术史、临床复发的频率、回肠切除的长短、住院时间及全胃肠外营养(TPN)的使用等。此外,CD 患者还存在胆囊动力下降,回肠切除患者由于禁食和 TPN 存在胆囊排空功能减退。

总之,CD 患者中多种因素能促进胆结石形成,如回肠切除后不能进行胆盐重吸收,胆盐过饱、IBD 相关的住院、TPN 等。

2.6　血液系统病变

2.6.1　贫血

可见于 8.8%~72.7%(取决于不同的研究人群)的 CD 或 UC 患者。常见两种类型贫血:缺铁性贫血和慢性病贫血。贫血可能是多因素的,如慢性失血、营养不良、溶血、CD 患者的末端回肠病变致维生素 B_{12} 吸收障碍、炎症因子激活后致无效红细胞生成、红细胞寿命缩短等。

贫血能显著影响 IBD 患者的生活质量,患者虚弱多为继发于贫血的慢性疲劳、腹痛、腹泻所致。铁剂补充多有效。如果存在严重贫血且铁剂补充无效,则单独或联用红细胞生成素有效。

2.6.2　高凝状态和血栓性疾病

多达 1/3 的 IBD 患者有高凝状态,但多在血栓性事件发生后才发现。高凝状态和疾病活动度相关。IBD 患者中血栓栓塞发生率为 2%~10%,每年的发生率为 0.5%。近期来自澳洲的一项研究表明 IBD 患者发生血栓栓塞风险为 6.2%,而正常对照为 1.6%,意味着前者发生血栓栓塞的风险是后者的 4 倍。常见脑卒中、深静脉血栓、肺栓塞和动脉血栓,此外,门静脉或肝静脉血栓、视网膜静脉血栓、性腺静脉血栓和肠系膜静脉血栓亦有报道。

目前 IBD 患者发生高凝状态的机制不明,但可能与纤溶酶原激活物抑制剂、凝血因子 V、Ⅷ、纤维蛋白原水平增高,而抗纤维蛋白酶Ⅲ和蛋白 C、S 浓度降低及凝血因子 V 的 leiden 点突变有关。常用的实验室检查包括凝血酶原时间(PT)、部分凝血活酶时间(APTT)、凝血酶时间(TT)。除了常用的预防血栓措施(住院患者抗凝及使用弹力袜),有效针对黏膜炎症治疗可减轻高凝状态。

2.7　泌尿系统病变

常见病变为肾结石、非结石性尿路梗阻及肠膀胱瘘(enterovesical fistula,EVF)。

2.7.1 肾结石

IBD 患者总体肾结石的发生率为 5%～15%,发生率高低因 IBD 类型、病变累及程度、既往手术史而异。9%～17% 回结肠病变发生结石,较回肠(6%～8%)或结肠(3%～5%)常见。IBD 患者常见 2 种类型结石:草酸钙结石和尿酸结石。草酸钙结石是由于回肠病变致胆汁吸收障碍,从而导致脂肪吸收障碍,结肠细菌作用于这些脂肪产生脂肪酸,脂肪酸与钙结合形成粪石,释放与钙结合的草酸,可被吸收的游离草酸增多而形成结石;此外,由于粪便碳酸氢盐丢失致轻度酸化从而导致柠檬酸盐排泄减少亦促进结石形成。溃疡性结肠炎,尤其是行回肠切除术者,尿量减少且浓缩,尿液 pH 降低导致尿酸盐结石或混合性结石。肾结石治疗和普通人群类似,包括增加液体摄入、消胆胺(除非有严重脂肪泻)、避免富含草酸食物(菠菜、扁豆、坚果、巧克力等)、柠檬酸钾/镁、别嘌呤醇。

2.7.2 非结石性尿路梗阻

非结石性尿路梗阻可由于 CD 患者后腹膜炎症或既往的炎症后瘢痕所致;而在 UC 患者,多为手术并发症或结肠癌浸润所致,其发生和年龄、性别、病程或活动度有关。治疗包括原发 IBD 的治疗、肾造瘘术或尿道支架置入术,偶可行输尿管松解术。

2.7.3 EVFs

2%～2.5% 的 CD 患者可发生 EVFs,与结肠病变相比,多发生于回肠、回结肠病变者。瘘形成的常见原因是由于 CD 的透壁性炎症穿透至邻近结构所致。EVFs 患者多表现膀胱刺激症状、粪漏和尿道排气、反复多种微生物感染等症状。治疗需手术,免疫调节剂治疗如硫唑嘌呤、6-巯基嘌呤、吗替麦考酚酯(骁悉)、环孢素 A、他克莫司和英夫利昔等单药或多药联用可能有效,但迄今为止缺乏前瞻性研究。

2.8 其他少见的 EIMs

很多少见的 EIM 以个案或观察性研究形式报道,部分少见 EIM 和 IBD 的确切联系不清楚。

IBD 患者肺部病变少见,肺部受累表现可为亚临床性肺功能异常至严重的间质纤维化不等。亚临床病变多通过肺功能或高分辨率 CT 检测。IBD 存在多种肺功能异常,包括限制性病变、小气道病变、支气管高反应性、IBD 急性加重时的过度通气等。目前发病机制不清,可能与肺泡巨噬细胞产生超氧阴离子的能力增加有关。

3% 以上的 IBD 患者可发生神经系统病变,在 UC 和 CD 的发生率类似。心脏病变包括心肌病和心包炎,在 UC 中更常见。而淀粉样变性发生于 0.07%～0.9% 的 IBD 患者,在 CD 较 UC 相对而言更常见。

3　小结

综上所述,IBD 是一种主要累及胃肠道,但可以有多种 EIM 的全身性疾病。EIM 的发生和特有器官/部位、性别及遗传有关。早期认识 EIMs 有助于诊断、选择治疗方案,减少致残率。除 PSC 外,抗 TNF 治疗对大部分 EIMs 有效(尽管短程使用不大可能改变此慢性进展性病变)。伴有 EIM 的患者其 IBD 亦相对较重,故首选免疫调节剂维持缓解,而激素或生物制剂的降阶梯治疗为决策性治疗,其他治疗还包括非药物治疗(如关节病变选用理疗等)或维持治疗。

（钟　岚　刘　菲）

参 考 文 献

Ardizzone S,Puttini PS,Cassinotti A,et al. 2008. Extraintestinal manifestations of inflammatory bowel disease. Dig Liver Dis, 40S:S253-S259.

Bernstein CN,Blanchard JF,Leslie W,et al. 2000. The incidence of fracture among patients with inflammatory bowel disease. A population-based cohort study. Ann Intern Med,133:795-799.

Bernstein CN,Blanchard JF,Rawsthorne P,et al. 2001. The prevalence of extraintestinal diseases in inflammatory bowel disease: a populationbased study. Am J Gastroenterol,96:1116-1122.

Bernstein CN,Leslie WD,Leboff MS. 2003. AGA technical review on osteoporosis in gastrointestinal diseases. Gastroenterology, 124:795-841.

Bjarnason I,Helgason KO,Geirsson AJ,et al. 2003. Subclinical intestinal inflammation and sacroiliac changes in relatives of patients with ankylosing spondylitis. Gastroenterology,125:1598-1605.

Braun J,Baraliakos X,Golder W,et al. 2004. Analysing chronic spinal changes in ankylosing spondylitis:a systematic comparison of conventional x rays with magnetic resonance imaging using established and new scoring systems. Ann Rheum Dis,63: 1046-1055.

Card T,West J,Hubbard R,et al. 2004. Hip fractures in patients with inflammatory bowel disease and their relationship to corticosteroid use:a population based cohort study. Gut,53:251-255.

Fleisher M, Rubin S, Levine A, et al. 2002. Infliximab in the treatment of steroid refractory erythema nodosum of IBD. Gastroenterology,122:A618.

Fornaciari G,Salvarani C,Beltrami M,et al. 2001. Musculoskeletal manifestations in inflammatory bowel disease. Can J Gastroenterol,15:399-403.

Franchimont N,Reenaers C,Lambert C,et al. 2004. Increased expression of receptor activator of NF-kappaB ligand(RANKL), its receptor RANK and its decoy receptor osteoprotegerin in the colon of Crohn's disease patients. Clin Exp Immunol,138: 491-498.

Grant AJ,Lalor PF,Salmi M,et al. 2002. Homing of mucosal lymphocytes to the liver in the pathogenesis of hepatic complications of inflammatory bowel disease. Lancet,359:150-157.

Heuft-Dorenbosch L,Landewe R,Weijers R,et al. 2006. Combining information obtained from magnetic resonance imaging and conventional radiographs to detect sacroiliitis in patients with recent onset inflammatory back pain. Ann Rheum Dis,65: 804-808.

Hofbauer LC,Schoppet M. 2004. Clinical implications of the osteoprotegerin/RANKL/RANK system for bone and vascular diseases. JAMA,292:490-495

Kaufman I, Caspi D, Yeshurun D, et al. 2005. The effect of infliximab on extraintestinal manifestations of Crohn's disease. Rheumatol Int,25:406-410.

Kethu SR. 2006. Extraintestinal manifestations of inflammatory bowel diseases. J Clin Gastroenterol,40:467-475.

Lakatos L,Pandur T,David G,et al. 2003. Association of extraintestinal manifestations of inflammatory bowel disease in a province of western Hungary with disease phenotype:results of a 25-year follow-up study. World J Gastroenterol,9:2300-2307.

Lesage S,Zouali H,Cezard JP,et al. 2002. CARD15/NOD2 mutational analysis and genotype-phenotype correlation in 612 patients with inflammatory bowel disease. Am J Hum Genet,70:845-857.

Murphy CC,Ayliffe WH,Booth A,et al. 2004. Tumor necrosis factor alpha blockade with infliximab for refractory uveitis and scleritis. Ophthalmology,111:352-356.

Navaneethan U,Shen B. 2009. Hepatopancreatobiliary manifestations and complications associated with inflammatory bowel disease. Inflamm Bowel Dis,16:1598-1619.

Peeters H, Vander Cruyssen B, Laukens D, et al. 2004. Radiological sacroiliitis, a hallmark of spondylitis, is linked with CARD15 gene polymorphisms in patients with Crohn's disease. Ann Rheum Dis,63:1131-1134.

Regueiro M,Valentine J,Plevy S,et al. 2003. Infliximab for treatment of pyoderma gangrenosum associated with inflammatory bowel disease. Am J Gastroenterol,98:1821-1826.

Requena L,Requena C. 2002. Erythema nodosum. Dermatol Online J,8:4.

Ricart E, Panaccione R, Loftus EV Jr, et al. 2004. Autoimmune disorders and extraintestinal manifestations in first-degree familial and sporadic inflammatory bowel disease:a case-control study. Inflamm Bowel Dis,10:207-214.

SalmiM,Jalkanen S. 2001. Human leukocyte subpopulations from inflamed gut bind to joint vasculature using distinct sets of adhesion molecules. J Immunol,166:4650-4657.

Salvarani C,Vlachonikolis IG,van der Heijde DM,et al. 2001. Musculoskeletal manifestations in a population-based cohort of inflammatory bowel disease patients. Scand J Gastroenterol,36:1307-1313.

SteerS,Jones H, Hibbert J, et al. 2003. Low back pain,sacroiliitis,and the relationship with HLA-B27 in Crohn's disease. J Rheumatol,30:518-522.

Su CG,Judge TA,Lichtenstein GR. 2002. Extraintestinal manifestations of inflammatory bowel disease. Gastroenterol Clin North Am,31:307-327.

Taurog JD,Richardson JA,Croft JT,et al. 1994. The germfree state prevents development of gut and joint inflammatory disease in HLA-B27 transgenic rats. J Exp Med,180:2359-2364.

Vanstaa TP, Cooper C, Brusse LS, et al. 2003. Inflammatory bowel disease and the risk of fracture. Gastroenterology,125:1591-1597.

Yap LM,Ahmad T,Jewell DP. 2004. The contribution of HLA genes to IBD susceptibility and phenotype. Best Pract Res Clin Gastroenterol,18:577-596.

第28章

黏膜愈合与炎症性肠病的治疗终点

炎症性肠病(inflammatory bowel disease,IBD)主要包括溃疡性结肠炎(UC)和克罗恩病(CD),其主要临床特征是黏膜炎症和溃疡。这种肠黏膜溃疡可以导致黏膜出血、贫血,肠道穿孔、瘘道、纤维化及梗阻等多种并发症。IBD 具有慢性复发、迁延不愈的特点,常严重影响患者的生活质量和预后。因此,如何使 IBD 患者获得更好的治疗效果对于疾病的预后具有重要意义;而目前认为 IBD 的治疗达到黏膜愈合(mucosal healing,MH)是较为理想的治疗目标。

1 黏膜愈合的概念

对于 IBD 的黏膜愈合尚无确切的统一定义,目前主要是指内镜下大体和显微镜下溃疡消失,这种黏膜愈合通常是通过结肠镜、小肠镜或胶囊内镜,组织学,MRI 或 CT 等进行评价。但在内镜下 UC 和 CD 又各具有不同的黏膜特征,因此如何判断内镜缓解又具有不同的评价方法与标准。

1.1 CD 的黏膜愈合

CD 的黏膜愈合定义为"所有黏膜溃疡完全消失(愈合)"。如采用这样的统一标准有利于进行临床研究,但这种标准(治疗或研究终点)在进行药物疗效判定时,又难以获得所有黏膜愈合的患者,因此这种目标在临床研究中又很难实现。

1.2 UC 的黏膜愈合

UC 的黏膜愈合主要指黏膜恢复正常的血管形态,黏膜脆性及溃疡消失。国际 IBD 组织建议 UC 的 MH 定义为在所有可见的肠黏膜没有黏膜脆性的改变,无出血、糜烂和溃疡。

2 评价 IBD 黏膜愈合的有关方法

2.1 CD 内镜评分系统

目前尚未有公认的金标准,内镜下克罗恩病严重程度指数评分(Crohn's disease endoscopic index of severity,CDEIS)和 Rutgeerts 评分是目前评价 CD 患者 MH 的常用方法。

炎症性肠病诊疗难点

2.1.1 CDEIS

该评分系统主要依据4个变量,即深溃疡,浅溃疡,溃疡病变黏膜的长度,所有病变黏膜的长度,对5个肠段分别按4变量评分,具体方法见表28-1。

表28-1 CDEIS评分方法

变量	计分	直肠	乙状和左伴结肠	横结肠	右半结肠	回肠	合计
深溃疡	是=12,否=0分						0~60(A)
浅溃疡	是=6,否=0分						0~30(B)
溃疡黏膜的长度	0~10cm=0~10分						0~50(C)
病变黏膜的长度	0~10cm=0~10分						0~50(D)
任何肠段溃疡性狭窄	有:+3分						0~3(E)
任何非溃疡性狭窄	有:+3分						0~3(F)

注:CDEIS=[(A+B+C+D)/检查的肠段数]+E+F(0~44)。

2.1.2 简化的CD内镜评分

在临床实际应用过程中,应用CDEIS较为繁琐;为便于临床应用,可采用简化的CD内镜评分(simple endoscopic score for Crohn's disease,SES-CD),见表28-2。

表28-2 简化的CD内镜评分

变量	计分			
	0	1	2	3
溃疡大小(cm)	无	阿佛他溃疡(0.1~0.5)	较大溃疡(0.5~2)	巨大溃疡(>2)
溃疡面积(%)	无	<10	10~30	>30
病变黏膜面积(%)	无受累肠黏膜	<50	50~75	>75
狭窄	无	单个,可通过	多个,可通过	不能通过

注:计算方法:对直肠、左半结肠、横结肠、右半结肠和回肠5个部位的4个变量分别计分的总和(0~60分)。

2.1.3 Rutgeerts内镜复发判断标准(Rutgeerts' endoscopic recurrence score)

该标准判断CD内镜下复发主要依据以下指标。

内镜缓解指标:

i0:末端回肠黏膜正常,无炎症和溃疡

i1:≤5个阿佛他溃疡灶

内镜复发指标:

内镜观察以黏膜分级,i2者认为临床复发。

i2:>5 个阿佛他溃疡,溃疡之间黏膜正常;或阶段性分布的大溃疡,或溃疡发生在回结肠吻合口(长度<1cm)

i3:散在溃疡灶,弥漫性炎症黏膜改变

i4:弥漫性大溃疡及炎症,黏膜结节样增生和(或)伴狭窄

临床研究表明,Rutgeerts 内镜积分与症状复发存在较好相关性。内镜下黏膜炎症复发优先于临床症状的复发,对于内镜下黏膜分级 i0 或 i1 者,80%~85% 患者 3 年内无临床症状复发,复发率<10%;而黏膜分级在 i2、i3、i4 者 3 年内临床症状复发率分别为 15%、40% 和 90%。严重的内镜复发预后较差,提示临床复发率高。

2.2　UC 内镜评分系统

评判 UC 的内镜评分方法有多种,而不同的方法在评判 UC 的黏膜愈合和疾病活动度方面具有一定差异。Baron 内镜评分方法主要重点关注黏膜出血程度(表 28-3),Mayo 肠镜 UC 评分则重点评价黏膜的整体特征(表 28-4),而改良的 Mayo 疾病活动指数(UC-DAI),又称 Sutherland 黏膜评分(表 28-5)则更为可观,是目前常用的临床和科研评价方法。此外,改良的 Truelove 和 Witts 疾病严重程度分型也可用于评价 UC 的黏膜愈合(表 28-6)。

表 28-3　Baron 内镜分级

分级	内镜表现
0	血管纹理清晰可见,无自发性或接触性出血
1	黏膜有损害但无出血,介于 0~2 之间
2	黏膜中度出血:接触性出血,但无自发性出血
3	严重出血:自发性出血,接触性出血

表 28-4　Mayo 肠镜 UC 评分

分级	内镜表现
0	黏膜正常或静止期
1	轻度(黏膜水肿,血管纹理不清,轻度质脆)
2	中度(黏膜明显水肿,血管纹理消失,质脆,糜烂)
3	重度(自发性出血和溃疡形成)

表 28-5　改良的 Mayo 疾病活动指数(UC-DAI)

变量	计分			
	0	1	2	3
腹泻	正常	超过正常 1~2 次/天	超过正常 3~4 次/天	超过正常 5 次/天
便血	无	少许	明显	以血为主
黏膜表现	正常	轻度易脆	中度易脆	重度易脆伴渗出
医师评估病情	正常	轻	中	重

注:≤2 分为症状缓解;3~5 分为轻度活动;6~10 分为中度活动;11~12 分为重度活动。

表 28-6　改良的 Truelove 和 Witts 评分

	轻度	重度
便次/天	<4	≥6
便血	轻或无	重
脉搏	正常	>90 次/分
体温	正常	>37.8℃
Hb	正常	<75% 正常值
ESR	<20 mm/h	>30 mm/h

2.3　IBD 不同内镜评分系统的比较

2.3.1　不同 CD 内镜评分系统的比较

如前所述,目前临床用于评价 CD 黏膜愈合的方法主要有三种,这三种方法具有各自的优缺点(表 28-7)。

表 28-7　不同 CD 内镜评分系统的比较

评分系统	确认性	内镜变量指标	优点	缺点
CDEIS	是	溃疡深度和炎症	金标准,重复性好	太复杂,需要培训,临床应用困难,对 MH 没有明确定义
SES-CD	是	溃疡,炎症和狭窄	简单实用,与 CDEIS 具有相关性	评分范围较大(0~60),对 MH 没有明确定义
Rutgeerts	否	阿佛他溃疡,炎症,溃疡,结节和狭窄	是判定 CD 术后复发的金标准,有临界值可用于预测临床复发	仅用于判定术后复发,对于判定药物临床研究时没有实用性

2.3.2　不同 UC 内镜评分系统的比较

不同的 UC 内镜评分系统也各具有不同的优缺点(表 28-8)。

表 28-8　不同 UC 内镜评分系统的比较

评分系统	确认性	内镜变量指标	优点	缺点
Mayo 内镜评分	否	水肿,血管纹理,脆性,出血,糜烂和溃疡	易用,4 级分级(0~3)	对 MH 无明确定义
Truelove 和 Witts	否	黏膜整体	无报道	无黏膜损伤描述,变异大
Baron 分级	否	出血	易用,4 级分级,一致性好	无溃疡评分,MH 无明确定义
Sutherland 黏膜评分	否	脆性,渗出和出血	易用,4 级评分(0~3)	较主观,MH 无明确定义

2.4 组织学方法

目前评价 IBD 疾病活动程度的组织学方法尚未在临床广泛使用,也缺乏公认的评估 MH 的组织学方法。现有的方法多用于 UC 的评估,而对于 CD 的评估则较为困难,主要原因在于 CD 病变呈阶段性和透壁性,活检标本具有局限性。

2.5 影像学和血清学等其他方法

目前尚未有可靠的方法。

3 IBD MH 的临床意义

由于 IBD 的病因目前尚不明确、病情转归不清,传统的治疗目标是诱导缓解并维持治疗,以防止并发症的发生。IBD 的治疗至 20 世纪 90 年代末一直将症状改善作为疗效评估的重要指标,但已经发现,症状缓解的 UC 仍有 40% ~ 50% 的患者常年持续活动;且随病程延长累计癌变的可能性增加,10 年为 2%、20 年为 8%、30 年为 18%;由于慢性活动和各种并发症导致 20% 以上的 UC 采用手术治疗。因此,现代治疗的目标是在疾病早期尽快控制发作、不用激素维持缓解、内镜下黏膜愈合、降低住院率与手术率,以提高生活质量。Froslie 等观察到长期的黏膜愈合大大降低了 UC 的手术率。著名的 ACT 研究数据进行随访分析发现,MH 与今后内镜下缓解、临床缓解之间存在明确关系。最近有研究发现 MH 也是预测 UC 长期预后(如是否需行结肠切除)的一项重要指标。

对于克罗恩病,MH 可预测今后内镜的活动度,但能否预测临床活动尚未确定。有研究发现,回结肠切除术后的 CD 患者,术后 1 年复查内镜,若存在黏膜糜烂、阿弗他溃疡、小结节或肠腔狭窄等证据,今后内镜和临床复发的可能性增大,且内镜下复发早于临床复发。在 ACCENT Ⅰ 研究中,按计划给予英夫利昔单抗的患者组在第 10 周若达到 MH,第 54 周仍有 70% 的患者保持 MH,而第 10 周未达 MH 的患者只有 27.3% 在第 54 周达到 MH。但该研究并未证实依据 CDAI 评估的临床复发与 MH 存在一致性。

因此,黏膜愈合逐渐被认为是 IBD 治疗的重要目标,且越来越多的证据显示 MH 可以改变 IBD 的自然病程,以达到持续的临床缓解而降低患者的住院率和手术率。

4 IBD MH 的维持治疗

IBD 的诱导缓解和维持治疗方法目前依然是以 5-ASA、激素、免疫抑制剂和生物制剂为主,但对黏膜愈合的临床疗效报道不一(表 28-9,表 28-10),主要原因是在不同的临床研究中纳入的患者和采用的评价方法并不一致。

4.1 UC MH 的维持治疗

4.1.1 5-ASA 治疗 UC 相关 MH（表 28-9）

表 28-9 5-ASA 治疗 UC 相关 MH 的临床研究

研究者	试验设计	药物	n	研究人群	内镜评价时间	评价标准	MH 的定义	MH（%）
Vecchi 等 (2001)	多中心随机对照（意大利）	美莎拉秦 4g/d po vs 2g/d po+2g/d 灌肠	130	轻中度活动期 UC（忽略病变长度，但排除<15cm 的直肠 UC）	6 周	Rachmilewitz index	Rachmilewitz index <4	36/62（58%）vs 41/58（71%）P=0.21
Malchow 等 (2002)	多中心随机双盲对照（德国）	美莎拉秦灌肠剂 4g/60ml qd vs 1g/60ml bid	266	复发活动期远端 UC，病变长度至少12cm，但不超过脾曲	4 周	Rachmilewitz index	Rachmilewitz index <2	40/105（38.1%）vs 37/98（37.8%）
Mansfield 等 (2002)	多中心随机双盲对照（UK）	巴柳氮 6.75 g/d po vs SASP 3 g/d po	50	新发病的 UC 及近期复发的活动期 UC	8 周	4 级计分（正常~自发出血）	黏膜正常（0=正常）	7/26（27%）vs 6/24（25%）
Hanauer 等 (2007) ASCEND	多中心随机双盲对照（北美）	美莎拉秦缓释片 4.8g/d vs 2.4g/d MMX	301	轻中度活动期 UC	6 周	未描述	内镜下表现正常	35/136（25%）vs 30/150（20%）
Kamm 等 (2007)	多中心随机双盲安慰对照（国际）	美莎拉秦 4.8g/d vs 2.4g/d po vs 安慰剂	341	轻中度活动期 UC(UC-DAI 4~10)	8 周	UC-DAI（Sutherland）	UC-DAI≤1	65/85（77.6%）vs 58/84（69%）vs 40/86（46.5%）P<0.01
Sandborn 等 (2007)	2 项对照的合并分析（国际）	美莎拉秦 4.8g/d vs 2.4g/d po vs 安慰剂	517	轻中度活动期 UC(UC-DAI 4~10)	8 周	UC-DAI（Sutherland）	UC-DAI≤1	56/174（32.2%）vs 55/172（32%）vs 27/171（15.8%）
Kruis 等 (2009)	多中心随机双盲对照（国际）	美莎拉秦 3g qd vs 1.0 tid	381	活动期 UC，病变长度大于15cm	8 周	Rachmilewitz index	Rachmilewitz index <4	135/191（71%）vs 132/189（70%）

4.1.2　激素、免疫抑制剂和生物制剂治疗 UC 相关 MH（表 28-10）

表 28-10　激素、免疫抑制剂和生物制剂治疗 UC 相关 MH 的临床研究

研究者	试验设计	药物	n	研究人群	内镜评价时间	评价标准	MH 的定义	MH（%）
Rizello 等（2002）	多中心随机双盲安慰对照（意大利）	丙酸倍氯米松 5mg qd po vs 安慰剂	119	活动期 UC（UCDAI 3-10）	4 周	Baron index	黏膜正常	18/58（31%）vs 10/61（16%）
Gross 等（2006）	多中心随机双盲对照（欧洲和以色列）	布地奈德泡沫剂 2mg 灌肠 qd vs 布地耐德水剂 2mg 灌肠 qd	541	活动期直乙肠 UC	4 周	Rachmilewitz index	内镜缓解（Rachmilewitz<4）	106/204（52%）vs 127/234（54%）
Paoluzi 等（2002）	单中心单盲对照（意大利）	AZA 2mg/（kg·d）或 MTX 12.5mg im qd	42	难治性活动期 UC	6 个月	Baron and Truelove	黏膜无炎症表现	AZA 22/32（68.7%）；MTX 6/10（60%）
Ardizzone 等（2006）	单中心随机单盲对照（意大利）	AZA 2mg/（kg·d）vs 美莎拉嗪缓释片 3.2g tid po	72	激素依赖和内镜下活动期 UC(Baron ≥2)	6 个月	Baron index	Baron index ≤1	19/36（53%）vs 7/36（19%）$P=0.006$
Rutgeerts 等（2005）ACT1	多中心随机双盲对照（国际）	英夫利昔 5mg/kg iv, 0,2,6w, 每 8 周一次维持 vs 安慰剂	364	难治活动期 UC（UCDAI 6~10, 内镜评分≥2）	8 周 54 周	Mayo 内镜评分	内镜评分 0 或 1	75/121（62%）vs 41/121（33.9%）55/121（45.5%）vs 22/121（18.2%）$P<0.001$
Barreiro 等（2008）	单中心开放对照（西班牙）	英夫利昔 5mg/kg iv, 0,2,6w, 每 8 周一次维持	17	激素依赖活动期 UC 伴 AZA 不耐受或抵抗	52 周	Mayo 内镜评分	内镜评分 0 或 1	56/174（32.2%）vs 55/172（32%）vs 27/171（15.8%）
Afif 等（2009）	多中心开放（美国）	阿达木 160mg at 0w, 80mg at 2w, 40mg 每隔 1 周	20	难治活动期 UC（UCDAI 6~10, 内镜评分≥2）	8 周	Mayo 内镜评分	内镜评分从 2 或 3 下降为 0 或 1	135/191（71%）vs 132/189（70%）

4.2 CD 相关 MH 的治疗

对于 CD MH 的治疗，目前的研究认为，5-ASA 和激素仅对部分患者的诱导有效，维持治疗效果欠佳；而免疫抑制剂对维持治疗具有较好疗效；而生物制剂疗效较好；具体结果见表 11-12。

4.2.1 激素、免疫抑制剂传统治疗 CD 相关 MH（表 28-11）

表 28-11 传统治疗 CD 相关 MH 的临床研究

研究者	试验设计	药物	n	研究人群	内镜评价时间	评价标准	MH 的定义	MH（%）
Modigliani 等 (1990) GETAID	多中心开放研究（欧洲）	泼尼松 1mg/（kg·d）	142	活动期（CDAI>200）	4~7 周	CDEIS	无病变 仅有微小病变	17/142（12%） 38/142（27%）
Olaison 等 (1990)	单中心开放研究（欧洲）	泼尼松 30mg/d（2w），然后速减至 6~9 周	8	术后复发病人（100%）和慢性 CD（38%）	6~9 周	未描述	未定义	0/8（0）
Sandborn 等 (1995) (USA)	单中心开放研究	AZA 1.8g iv（50mg/h），然后 50~150mg/d, po	6	中重度难治性 CD（CDAI>250）	16 周	未描述	黏膜正常、瘢痕、假息肉	3/6（50%）
D'Haens 等 (1997)	单中心回顾研究（欧洲）	AZA 50mg/d（1~2w），然后 100mg/d（1~2w），然后 2.5mg/（kg·d）	15	重度难治性术后复发 CD 经 AZA 治疗至少 6 个月后处于临床缓解期	(17.9±5.6)个月	Rutgeerts	任何病理发现完全消失	6/15（40%）
D'Haens 等 (1999)	单中心回顾研究（欧洲）	AZA 50mg/d（1~2w），然后 100mg/d（1~2w），然后 2.5mg/（kg·d）	20	难治性 CD 经 AZA 治疗至少 6 个月后处于临床缓解期	(22.4±13.7)个月	未描述	内镜下所见黏膜损伤消失	9/20（45%）
Mantzaris 等 (2009)	单中心随机对照（欧洲）	AZA 2~2.5mg/（kg·d）vs 布地耐得 6~9mg/d	77	处于临床缓解的激素依赖型回结肠炎或远端结肠炎患者（CDAI<150）	1 年	CDEIS	任何病理发现完全消失（完全愈合）	22/30（73%）vs 6/25（24%） P=0.0001
Kozarek 等 (1989)	单中心开放研究（欧洲）	MTX 25mg/w im	14	长期慢性难治性 CD	12 周	未描述	未描述	5/14（35.7%）
Manosa 等 (2009)	单中心个案报道（欧洲）	MTX 25mg/w im 16w，然后 15mg/w	8	激素依赖型回结肠 CD，经 MTX 治疗处于临床缓解的患者	15(6~60)个月	未描述	内镜下所见黏膜损伤消失	3/8（37.5%）

4.2.2 生物制剂传统治疗 CD 相关 MH（表 28-12）

表 28-12 生物制剂治疗 CD 相关 MH 的临床研究

研究者	试验设计	药物	n	研究人群	内镜评价时间	评价标准	MH 的定义	MH（%）
VanDullemen 等（1995）	单中心开放研究（欧洲）	英夫利昔 10 或 20mg/kg 1次	9	活动期（CDAI>200）伴激素抵抗；伴内镜下活动性炎症	4 周	CDEIS	完全或接近愈合	9/9（100%）
Rutgeerts 等（2004）	多中心随机双盲对照（美国，欧洲，以色列）	英夫利昔 5mg/kg iv 0, 2, 6w, 然后 5 或 10mg/kg, 每 8 周 1 次维持 vs 英夫利昔 5mg/kg iv at 0w 然后 2, 6w 安慰剂 每 8 周 1 次安慰剂	99	活动 CD（CDAI220～400），81 例开始时伴有溃疡	10 周（n=74）54 周（n=58）	CDEIS	黏膜溃疡完全消失	13/45（29%）vs 1/29（3%）P=0.006 16/36（44%）vs 4/22（18%）P=0.04
Colombel 等（2008）SONIC	多中心随机双盲研究（国际）	AZA 2.5mg/（kg·d）+安慰剂 vs 英夫利昔 5mg/kg iv 0,2,6w,然后每 8 周 1 次维持+安慰剂 vs 英夫利昔+AZA	325	中重度难治性活动 CD（220<CDAI<450）	26 周	未描述	结肠和末端回肠黏膜溃疡完全消失	18/109（16.5%）vs 28/93（30.1%）vs 47/107（43.9%）P=0.023, 0.055
D'Haens 等（2008）	多中心开放随机（欧洲）	英夫利昔 5mg/kg iv 0, 2, 6w+AZA 2～2.5mg/（kg·d）vs 传统治疗	133	活动 CD(CDAI>200)	2 年（n=49）	SES-CD	无溃疡	19/26（73.1%）vs 7/23（30.4%）
Rutgeerts（2009）EXTEND	随机双盲安慰对照研究（欧洲）	阿达木单抗 160mg/80mg sc at 0,2w 然后 40mg/2w vs 阿达木单抗 160mg/80mg sc at 0,2w,然后安慰剂 sc	129	中重度难治性活动 CD（CDAI > 220-450）伴黏膜溃疡	12 周 52 周	SES-CD	黏膜溃疡消失	17/62（27.4%）vs 8/61（12.5%）P=0.056 15/62（24.2%）vs 0/61(0) P<0.001
Hebuterne（2008）MUSIC	多中心开放研究（欧洲）	0, 2, 4w 赛妥珠单抗 400mg sc, 然后每 4 周一次	89	活动 CD（CDAI>220～450）伴 2 个部位黏膜溃疡（CDEIS>8）	10 周（n=78）	CDEIS	无溃疡 内镜缓解 CDEIS<6	4/78（5%）43/78（55.1%）
Rutgeerts（2004）ENACT-1	多中心随机双盲安慰对照研究(国际)	0, 4, 8w 那他珠单抗 300mg iv vs 安慰剂	53	活动 CD（CDAI220～450）	10 周	CDEIS	无溃疡	8/37（22%）vs 1/13（8%）

（未成功）

参 考 文 献

Baron JH,Connell AM,Lennard-Jones JE. 1964. Variation between Observers in Describing Mucosal Appearances in Proctocolitis. Br Med J,1:89-92.

Daperno M,D'Haens G,Van Assche G,et al. 2004. Development and validation of a new,simplified endoscopic activity score for Crohn's disease:the SES-CD. Gastrointest Endosc,60:505-512.

D'Haens G,Sandborn WJ,Feagan BG,et al. 2007. A review of activity indices and efficacy end points for clinical trials of medical therapy in adults with ulcerative colitis. Gastroenterology,132:763-786.

Flynn A,Kane S. 2011. Mucosal healing in Crohn's disease and ulcerative colitis:what does it tell us? Curr Opin Gastroenterol, 27:342-345.

Froslie KF,Jahnsen J,Moum BA,et al. 2007. Mucosal healing in inflammatory bowel disease:results from a Norwegian population-based cohort. Gastroenterology,133:412-422.

Hanauer SB,Feagan BG,Lichtenstein GR,et al. 2002. Maintenance infliximab for Crohn's disease:the ACCENT I randomised trial. Lancet,359:1541-1549.

Mary JY,Modigliani R. 1989. Development and validation of an endoscopic index of the severity for Crohn's disease:a prospective multicentre study. Groupe d'Etudes Therapeutiques des Affections Inflammatoires du Tube Digestif(GETAID). Gut,30: 983-989.

Pineton de Chambrun G,Peyrin-Biroulet L,Lemann M,et al. 2010. Clinical implications of mucosal healing for the management of IBD. Nat Rev Gastroenterol Hepatol,7:15-29.

Rutgeerts P,Geboes K,Vantrappen G,et al. 1990. Predictability of the postoperative course of Crohn's disease. Gastroenterology,99:956-963.

Schroeder KW,Tremaine WJ,Ilstrup DM. 1987. Coated oral 5-aminosalicylic acid therapy for mildly to moderately active ulcerative colitis. A randomized study. N Engl J Med,317:1625-1629.

第 29 章

炎症性肠病的升级和降阶治疗

近年来,随着炎症性肠病(inflammatory bowel disease,IBD)机制研究的深入和生物治疗的进展,IBD 的药物治疗观念已发生了很大的变化。传统的升级治疗模式在过去一直为 IBD 专家们所推荐,然而这其中存在很大的局限性。最新研究显示,降阶治疗较传统升级治疗在诱导和维持疾病缓解、促进黏膜愈合等方面均有明显优势,其可能改变疾病的自然病程。然而,仍有一些因素限制其作为一线治疗用于 IBD 患者。目前,如何摆放升级和降阶治疗的地位以获取最佳效益风险比成为 IBD 治疗的争论焦点。

1 传统的升级治疗模式

1.1 定义

传统的药物升级治疗模式是指在治疗初期,首选毒性最低的药物,若无效或产生不良反应,再改用其他治疗方案。通常首选氨基水杨酸类,无效后选用糖皮质激素。激素抵抗或激素依赖时,再考虑加用免疫抑制剂。而生物治疗位于"金字塔"的顶端,通常是最后的选择。

1.2 克罗恩病 (Crohn's disease,CD) 的传统升级治疗

CD 的传统治疗策略是经典的"升级(step-up)"方案,治疗从 5-氨基水杨酸开始,经过糖皮质激素向免疫抑制剂逐步推进,最后采用生物制剂治疗。糖皮质激素可以诱导部分 CD 患者症状缓解,但对维持缓解无效,即使增大剂量和延长作用时间,CD 患者的轻度病灶同时达到临床缓解率和内镜下黏膜缓解率仍低于 29%。CD 患者中,免疫抑制剂和生物制剂可以诱导和维持黏膜愈合并改变最终预后,越来越多的试验证实了其单独或联合应用方面的有效性和安全性。免疫抑制剂中硫唑嘌呤和甲氨蝶呤可以诱导 CD 患者的黏膜愈合,有效率分别为 50% 和 11%。在另一项对 CD 初治患者进行生物制剂和免疫抑制剂的随机对照研究中,硫唑嘌呤组 26 周后黏膜缓解率为 16.5% ($P < 0.001$),IFX 组 5mg/kg 在第 0、2、6 周和此后每 8 周维持治疗,26 周后黏膜缓解率为 30.1% ($P = 0.06$),表明生物制剂治疗早期 CD 获得黏膜愈合的优越性。目前,按照传统升级治疗策略,CD 患者一线治疗是 5-ASA 和糖皮质激素,适用于轻中度患者;硫唑嘌呤、6-硫基嘌呤或甲氨蝶呤为代表的免疫抑制剂为二线治疗,适用于一线治疗失败或激素依赖及抵抗患者;生物制剂如 IFX 传统上被用于前二线治疗失败患者。

1.3　溃疡性结肠炎(ulcerative colitis,UC)的传统升级治疗

　　UC 的传统治疗主要是对症治疗,常用的药物包括水杨酸类、糖皮质激素、免疫抑制剂、生物制剂等。临床上主要是根据 UC 的严重程度即轻、中、重度不同采取不同的治疗措施。此外,症状持续的时间、之前是否使用药物治疗以及治疗效果如何、病程的长短等也影响药物的选择。氨基水杨酸制剂如柳氮磺吡啶等仍作为轻中度 UC 患者诱导和维持缓解症状的一线临床用药。柳氮磺吡啶是过去用于治疗 UC 的主要药物。但是由于其副作用较大已逐渐被新型 5-氨基水杨酸如美沙拉嗪、巴柳氮等取代,新型 5-氨基水杨酸由于不会引起不育等副作用,临床应用价值优于柳氮磺吡啶,适用于轻中度溃疡性结肠炎特别是有生育要求的患者。但是其价格较为昂贵。对病变局限在直肠或直肠乙状结肠者,强调局部用药(病变局限在直肠用栓剂、局限在直肠乙状结肠用灌肠剂),口服与局部用药联合应用疗效最佳。轻度远段结肠炎可视情况单独局部用药或口服与局部联合用药;中度远段结肠炎应口服与局部联合用药;对病变广泛者口服与局部用药联合应用也可提高疗效。一项临床随机对照研究结果显示,布地奈德灌肠剂与泡沫剂治疗临床效果无明显差异,但泡沫剂治疗病人耐受性较好。对于大剂量 5-ASA 治疗 2 周仍无效的 UC 患者考虑给予激素治疗,以往常用的激素如氢化可的松等效果较好但副作用大。近年来用于局部用药的新型糖皮质激素如布地奈德、丙酸倍氯米松(beclomethasone dipropionate,BDP)等,研究发现 BDP 治疗 UC 与传统的激素治疗 UC 效果无明显差异,但其对患者血激素的水平影响较小;而对于激素治疗无效或者需长期治疗者应改用免疫抑制剂及生物制剂等药物。一项荟萃分析研究认为,对激素、免疫抑制剂等传统治疗方法无效的中重度溃疡性结肠炎的病人,给予联合应用生物制剂如英利昔单抗或者单用英利昔单抗,能取得较好的效果,但应注意感染、过敏等不良反应。

1.4　局限性

　　在传统的 IBD 患者升级治疗目标中,更多关注的是药物治疗的近期疗效,即能否改善病人的临床症状、诱导活动期病变缓解或降低病变的活动度等,而较少考虑对疾病的远期行为或自然病程的影响。IBD 病人可能会在相当长的时间内接受对其无效的治疗方案,由于肠道炎症长期无法得到控制,最终可能导致不可逆的组织损伤。研究发现,尽管患者接受正规的传统升级治疗,疾病却仍在进展,其中以并发症的出现最为常见。当患者逐渐出现对激素无反应或依赖时,需免疫抑制剂和生物学制剂作为辅助治疗,而这些患者中,一年累积手术率在 CD 和重度 UC 分别达到 36% 和 28%。有证据显示,皮质类固醇能通过干扰免疫细胞凋亡从而打破机体的免疫耐受,即所谓的"皮质类固醇诱导的耐受缺失"。然而,治疗剂量的皮质类固醇在作用于活动期靶细胞的同时,亦能对 T 淋巴细胞的凋亡起抑制作用,因此也给临床工作带来了质疑:将皮质类固醇作为一线治疗是否恰当? 硫唑嘌呤(AZA)和 6-巯基嘌呤(6-MP)对 CD 和 UC 的诱导和维持缓解均有效,但由于显效慢及一些潜在的副作用限制了该类药物的使用。而对 MTX 肌内注射有应答的活动性 CD,MTX 亦能有效维持缓解;MTX 还适用于对 AZA/6-MP 治疗不耐受或失败者;研究显示,MTX 更适

合具有关节病变的 CD 患者。而尽管将免疫抑制剂用于对激素无反应的患者看似合理,但目前仍缺乏对其长期预后的跟踪调查。基于各研究的异质性(对人群的设定、疾病复发的定义以及免疫抑制剂适应证和手术指征存在差异),确诊 CD 后的首个 15 年内需行手术的概率在 38% ~96% 范围之间。少数由 IFX 诱导缓解的 CD 住院患者(包括部分已打算行手术治疗者),将 IFX 用于维持缓解同样有效。但在大多数的指南中 IFX 仍是被推荐作为术前最末的药物治疗措施。总之,传统治疗虽在一定程度上改善部分 IBD 患者的生存质量,但仍有相当部分患者存在治疗困难,并且传统治疗策略似乎无法改变疾病的自然病程。

2　药物治疗新模式:降阶治疗

2.1　定义

随着新型生物制剂的涌现,降阶治疗作为 IBD 治疗的新模式,已越来越受到关注。降阶治疗是指对于新发的、诊断明确的 IBD 病人,尽早使用最有效的治疗方案,以期改变疾病的自然病程,减少病人对激素的依赖,最终降低住院率和手术率。目前,降阶治疗的主要目标是避免激素及其不良反应,获得黏膜愈合,并改变疾病的自然病程。对疾病自然病程的影响已成为评价药物疗效的重要参考指标。

2.2　CD 的降阶治疗

大多数 CD 患者起病时只是炎性病变,经过持续或反复炎症活动,并发症发生率逐渐升高,并最终近乎所有患者会出现狭窄或瘘等。因此,近年人们针对传统的升级治疗模式提出降阶治疗模式。有研究显示,与传统的升级模式比较,在治疗初始就应用 IFX 与免疫抑制剂治疗的降阶模式可以更有效地改变疾病自然病程,使缓解更迅速、维持时间更长,有效减少激素的应用和提高内镜下黏膜愈合率。Markowitz 等在激素治疗的基础上,早期添加免疫调节剂(如 AZA 和 6-MP),降低了 CD 患儿的激素用量,并提高了维持缓解率。D'Haens 等通过内镜观察到降阶治疗可改变 CD 的自然病程。他们发现,降阶治疗(IFX 诱导)2 年后,内镜下观察黏膜愈合率为 71%,高于传统治疗方案的 30%。降阶治疗组 88% 的病人可观察到黏膜溃疡数量下降,而传统治疗组为 47%。这一结论使人们相信早期应用生物治疗,除具有激素节省效应和减轻临床症状外,更重要的是它在保存终末器官水平(肠道)方面具有优势。在 Hommes 等的研究中,129 例从未使用过激素、免疫调节剂或生物治疗的中重度 CD 病人被随机分为降阶治疗组(IFX 诱导)和升级治疗(激素诱导)组。治疗12 个月后,升级治疗组 12.5% 的病人仍需激素治疗,而降阶组中这一比例为 0。治疗后 6 个月和 12 个月,降阶治疗组无激素缓解率分别为 60% 和 61%,而传统治疗组分别为 41% 和50%。降阶治疗并未增加不良反应的概率。此外,在从未受过激素治疗的病人中,IFX 治疗的疗效似乎好于曾接受过激素和免疫调节剂治疗者。这说明早期、积极的生物治疗,能提高 CD 的治疗反应,降低激素的依赖性,并改变疾病的自然病程。2008 年,一项研究阐明了降阶治疗模式的优势,这项研究结果显示,治疗后第 26 周,降阶治疗组中 60% 的病人处于无激素和无手术缓解期。传统治疗组病人仅为 35.9%。52 周时,这一比例分别为 61.5% 和 42.2%。两组严重不良反应发生率无显著性差异。他们认为,对新患 CD 的病人,采用降阶治疗比传统的药物治疗在诱导缓解方面更为有效,并有激素节省效应。SONIC 试验发现,169 名 CD 初治患者中进行生物制剂和免疫抑制剂的分析结果显示,硫唑嘌呤组 26 周后黏膜缓解率为 16.5%($P< 0.001$),IFX 组 5mg/kg 在第 0、2、6 周和此后每 8 周维持治疗,26 周后黏膜缓解率为 30.1%($P= 0.06$),IFX 联合硫唑嘌呤组,26 周后黏膜缓解率为 43.9%,表明免疫抑制剂联合生物制剂治疗早期 CD 获得黏膜愈合的优越性。

2.3　UC 的降阶治疗

UC 的传统升级药物治疗,能控制大多数患者的症状,但疗效并不尽如人意,而且长期应用副作用大。因此,寻找安全及更有效的治疗方法具有十分重要的意义。目前,降阶治疗在 UC 中的运用证据尚不充分,需要大样本随机对照的前瞻性研究和有说服力的研究以证实早期应用硫唑嘌呤等免疫抑制剂或英夫利昔或两者联用可获得更快、更好的临床缓解,并明显促进黏膜愈合,同时具有较好的安全性。理论上降阶治疗应比传统升级治疗更有效且副作用更少,发展生物制剂将为 UC 患者提供更多更好的选择。

2.4　局限性

然而,是否所有 IBD 病人都应采用降阶治疗? 现有证据表明,这一做法并不可取。如同其他疾病一样,不同病人间存在较大的差异。有相当一部分病人,采用传统的治疗模式就能取得很好的疗效,无需早期积极的生物治疗。此时,降阶治疗模式就存在过度医疗的问题,包括长期生物制剂治疗的潜在不良反应(免疫原性、严重机会性感染、淋巴瘤等)以及生物治疗带来的巨大经济负担等。因此,降阶治疗最大的挑战在于确定哪些病人需应用这种治疗模式。

在选择治疗策略时,临床医师应对患者病情严重程度、发病情况、高危因素、并发症、禁忌证以及经济基础进行全面详细的衡量。当 IBD 患者出现以下高危因素时,可以考虑选择降阶梯治疗策略:发病年龄不足 40 岁;发病初期一线的 5-ASA 药物无效,需使用糖皮质激素者;CD 累及小肠或有瘘管及肛周病变者;镜下可见深溃疡;食管胃十二指肠病变;广泛性病变(病变累及肠段>100 cm)等。某些特定基因型或血清型病人易引起肠壁纤维化,手术率也较高,也应考虑早期生物治疗。

3　问题和挑战

IBD 的治疗正在进入生物学时代,药物治疗尤其是生物制剂带来的疗效,使研究者和临床医生们备受鼓舞,因而,对 IBD 的治疗提出了更高的目标。相比传统治疗策略,新近提出的"降阶"治疗策略在目前的研究中展现出一些优势,并提示可能改变疾病的自然病程。然而至今,有关这种颠覆传统的倒金字塔治疗模式所带来的效益、风险和成本信息仍非常有限。对"降阶"治疗策略的远期疗效和安全性评价以及对 IBD 自然病程改变的定义有待进一步完善。同时,鉴于 IBD 的复杂性,治疗策略间的长期比较或许更适合在同质人群中展开。同时,优化金字塔中其他治疗手段的摆放位置,也可能在将来挖掘出一些治疗潜力。最终,这些研究成果将指导临床医生们做出个体化的治疗抉择,以获取最佳效益风险比,最大限度地提高患者的生活质量。

(徐锡涛　沈　骏　冉志华)

参 考 文 献

Allez M,Lemann M,Bonnet J,et al. 2002. Long term outcome of patients with active Crohn's disease exhibiting extensive and deep ulcerations at colonoscopy. Am J Gastroenterol,97:947-953.

Amre DK,Lu SE,Costea F,et al. 2006. Utility of serological markers in predicting the early occurrence of complications and surgery in pediatric Crohn's disease patients. Am J Gastroenterol,101:645-652.

Arnott ID,Landers C J,Nimmo E J,et al. 2004. Sero-reactivity to microbial components in Crohn's disease is associated with disease severity and progression,but not NOD2/CARD15 genotype. Am J Gastroenterol,99:2376-2384.

Barrett JC,Hansoul S,Nicolae DL,et al. 2008. Genome-wide association defines more than 30 distinct susceptibility loci for Crohn's disease. Nat Genet,40:955-962.

Colombel JF,Sandborn WJ,Rutgeerts P,et al. 2007. Adalimumab for maintenance of clinical response and remission in patients with Crohn's disease:the CHARM trial. Gastroenterology,132:52-65.

Cosnes J,Carbonnel F,Beaugerie L,et al. 1996. Effects of cigarette smoking on the long-term course of Crohn's disease. Gastroenterology,110:424-431.

Cosnes J,Carbonnel F,Carrat F,et al. 1999. Effects of current and former cigarette smoking on the clinical course of Crohn's disease. Aliment Pharmacol Ther,13:1403-1411.

Dubinsky MC,Lin YC,Dutridge D,et al. 2006. Serum immune responses predict rapid disease progression among children with Crohn's disease:immune responses predict disease progression. Am J Gastroenterol,101:360-367.

D'Haens G,Baert F,van Assche G,et al. 2008. Early combined immunosuppression or conventional management in patients with newly diagnosed Crohn's disease:an open randomised trial. Lancet,371:660-667.

Franchimont DP,Louis E,Croes F,et al. 1998. Clinical pattern of corticosteroid dependent Crohn's disease. Eur J Gastroenterol Hepatol,10:821-825.

Gasche C,Scholmerich J,Brynskov J,et al. 2000. A simple classification of Crohn's disease:report of the Working Party for the World Congresses of Gastroenterology,Vienna 1998. Inflamm Bowel Dis,6:8-15.

Gisbert JP,Linares PM,McNicholl AG,et al. 2009. Meta-analysis:efficacy of azathioprine and mercaptopurine in ulcerative colitis. Aliment Pharmacol Ther,30:126-137.

Hanauer SB,Feagan BG,Lichtenstein GR,et al. 2002. Maintenance infliximab for Crohn's disease:the ACCENT I randomised trial. Lancet,359:1541-1549.

Kamm MA,Sandborn WJ,Gassull M,et al. 2007. Once-daily,high-concentration MMX mesalamine in active ulcerative colitis. Gastroenterology,132:66-75.

Kornbluth A,Sachar DB. 1997. Ulcerative colitis practice guidelines in adults. American College of Gastroenterology,Practice Parameters Committee. AmJ Gastroenterol,92:204-211.

Kornbluth A,Sachar DB. 2004. Ulcerative colitis practice guidelines in adults(update):American College of Gastroenterology,Practice Parameters Committee. Am J Gastroenterol,99:1371-1385.

Lichtenstein GR,Hanauer SB,Sandborn WJ. 2009. Management of Crohn's disease in adults. Am J Gastroenterol,104:465-483.

Lichtenstein GR,Olson A,Travers S,et al. 2006. Factors associated with the development of intestinal strictures or obstructions in patients with Crohn's disease. Am J Gastroenterol,101:1030-1038.

Marteau P,Probert CS,Lindgren S,et al. 2005. Combined oral and enema treatment with Pentasa(mesalazine)is superior to oral therapy alone in patients with extensive mild/moderate active ulcerative colitis: a randomised, double blind, placebo controlled study. Gut, 54: 960-965.

Mow WS, Vasiliauskas EA, Lin YC, et al. 2004. Association of antibody responses to microbial antigens and complications of small bowel Crohn's disease. Gastroenterology, 126: 414-424.

Munkholm P, Langholz E, Davidsen M, et al. 1995. Disease activity courses in a regional cohort of Crohn's disease patients. Scand J Gastroenterol, 30: 699-706.

Podolsky DK. 2002. Inflammatory bowel disease. N Engl J Med, 347: 417-429.

Rieder F, Wolf A, Schleder S, et al. 2008. The novel anti-Glycan antibodies anti-L and anti-C in conjunction with ALCA, ACCA, gASCA and AMCA predict early development of fistuae, stenoses and surgery in patients with Crohn's disease: a prospective analysis. Gastroenterology, 134: A53.

Rutgeerts P, Sandborn WJ, Feagan BG, et al. 2005. Infliximab for induction and maintenance therapy for ulcerative colitis. N Engl J Med, 353: 2462-2476.

Safdi M, DeMicco M, Sninsky C, et al. 1997. A double-blind comparison of oral versus rectal mesalamine versus combination therapy in the treatment of distal ulcerative colitis. Am J Gastroenterol, 92: 1867-1871.

Sands BE. 2004. From symptom to diagnosis: clinical distinctions among various forms of intestinal inflammation. Gastroenterology, 126: 1518-1532.

Silverstein MD, Loftus EV, Sandborn WJ, et al. 1999. Clinical course and costs of care for Crohn's disease: Markov model analysis of a population-based cohort. Gastroenterology, 117: 49-57.

Targan SR, Landers C J, Yang H, et al. 2005. Antibodies to CBir1 flagellin define a unique response that is associated independently with complicated Crohn's disease. Gastroenterology, 128: 2020-2028.

Timmer A, McDonald JWD, MacDonald JK. 2007. Azathioprine and 6-mercaptopurine for maintenance of remission in ulcerative colitis. Cochrane Database Syst Rev, CD000478.

第 30 章

炎症性肠病中的胃肠功能改变和对策

炎症性肠病（IBD）包括溃疡性结肠炎及 Crohn 病，近年来我国炎症性肠病的发病率也不断增加。目前研究主要集中在对免疫、遗传、感染等病因学研究，对其胃肠功能改变的研究较少。现有研究表明，虽然两种炎症性肠病在发病机制及临床表现上有所不同，但两者均可伴有一些相同的肠道功能紊乱的表现，如腹泻、腹部绞痛和便意急。

1 胃肠道的运动生理

胃的功能除储存食物外，还可研磨搅拌食物使之成为细颗粒并与胃液充分混合，并以最适宜于小肠消化吸收的速度缓慢、小量地把食糜向小肠排入。胃的蠕动可分为消化期的胃排空运动和消化间期的移行性复合运动（migrating motility complex, MMCs）。在消化间期，被消化的食物已通过远端小肠，此时胃停止运动，开始出现静息和运动循环往复的消化间期运动模式，其运动特征是以间歇性强力收缩伴有较长的静止期。当固体食物颗粒超过 5mm 时，在消化期是不能被排空的，而 MMC 起到排空未消化固体食物的作用。MMC 出现与血浆胃动素升高同步发生，MMC 能被进食所抑制。MMC 有着生理节律，白天传导速度是夜间的 2 倍。胃内容物进入十二指肠的过程称为胃排空。胃蠕动是促进胃排空的动力。胃的蠕动波使胃内压升高，当胃内压高于十二指肠压并足以克服幽门部的阻力时，才发生胃排空。

肠道运动特征可分为 2 种类型，消化间期（空腹型）和消化期（餐后型）。肠道运动的主要类型为 MMCs。MMCs 由至少 3 个时相组成（Ⅰ~Ⅲ），Ⅰ相为一段运动静止期，Ⅱ相为一段显著的随意而无规律的收缩，Ⅲ相为一段连续而规则的收缩。除 MMCs 外，肠道运动形式还包括孤立波群（discrete clustered contractions, DDCs）、巨大移动波（giant migrating contractions, GMCs）和巨大逆行收缩波（retrograde giant contractions, RGCs）。DDCs 是一种低频收缩波。GMCs 收缩速度较快（1cm/s），可沿着肠管向肛门方向移行很长一段距离。RGCs 起源于小肠中段，并快速向口腔方向移行（10cm/s）。在肠道传递时，GMCs 和 RGCs 的产生不受慢波频率的调节，机制尚不明确，但两者可使肠内容物高效推进。

空腹状态下小肠的运动类型主要为 MMCs，其运动的基本特点为以一定间隔在胃和小肠上段发生，每个周期由至少 3 个时相组成，每个时相都沿着肠管向肛门侧移行。在摄入食物或营养物质后，小肠的运动模式转为餐后模式，肠腔内的营养物质通过小肠分节的稳定收缩与小肠分泌液混合。餐后运动模式的时间与摄入的能量有关，脂肪类食物餐后模式的时间较碳水化合物及蛋白质长，在进食相同食物的情况下用餐时间对小肠的收缩无明显影响。与小肠相比，结肠的动力活动要复杂得多，其运动少而缓慢，对刺激的反应也较迟钝，这些特点有利于结肠作为粪便的暂时存储所。一般可将结肠运动形式分为 3 种,一种是袋状往返运动,一般空腹时多见,不能向前推进食物残渣;一种是分节推进运动以及多袋推进运动,这种运动可推动食物残渣向前运动;还有一种是结肠的蠕动,可使肠内容物缓缓向前移动。近年来,也有人提出简化结肠运动的分类,按照结肠的肌电活动分为节段性运动和推进性运动。节段性运动通常无规律,是空腹时结肠运动的最常见形式。推进性运动还可根据收缩幅度的不同分为低幅推进性收缩(low amplitude propagated contractions,LAPCs)和高幅推进性收缩(high amplitude propagated contractions,HAPCs)。直肠的功能为存储粪便,并感受扩张。直肠的运动形式主要为张力性收缩和时相性收缩两种。张力性收缩一般是直肠处于静息状态下的运动形式,张力性收缩可使直肠保持一定的压力,阻碍大便进入直肠,从而使直肠保持空虚状态。时相性收缩可分为孤立的长时相收缩、丛集性收缩和强力时相收缩。

肠道的运动调节较为复杂,影响因素较多,除肠道自身的肌电活动调控外,还受神经、体液调节。参与肠道调节的胃肠激素较多,如胃动素、生长抑素、多巴胺、生长抑素、胰岛素、CCK、前列腺素等。胃肠道具有丰富的神经支配,由神经元和神经胶质细胞聚集而成的肠神经系统(enteric nervous system,ENS),是由内源性和外源性的神经共同组成的。ENS在消化道运动、分泌、吸收功能的调节中起着关键性作用,有"肠脑"之称。中枢神经系统通过脑肠轴对空腹和餐后肠道的运动发挥调控作用。刺激迷走神经可引起小肠平滑肌兴奋,而刺激交感神经则抑制平滑肌。CNS 对正常结肠运动的影响很小,只在排便时协调结肠运动、肛门括约肌松弛和腹壁收缩。CNS 对结肠运动的影响以精神因素的作用最为突出,一般认为情绪紧张可使交感神经输出增加而抑制结肠运动,而情绪过度紧张则起相反作用。

2　炎症性肠病中的胃肠功能改变

IBD 伴随的肠道运动障碍的发病机制尚不清楚,溃疡性结肠炎患者的测压资料有限,主要是因为测压引起肠穿孔的风险较高,而 Crohn 病的测压资料更少,因此,目前关于 IBD伴随的肠道运动障碍的研究结果大多来源于动物模型的研究。IBD 时多存在肠道黏膜、黏膜下层甚至是全层的病理改变,亦有神经功能异常及激素异常等,可能有多种途径和多种因素共同参与,且各种途径之间相互作用,相互影响,从而诱发肠道功能紊乱。

2.1　IBD 与胃肠动力

2.1.1　肠道炎症及免疫反应介导的动力异常

通过临床研究及动物模型研究发现,IBD 时肠道炎症可抑制 RPCs 和张力性收缩,同时增强 GMCs 的收缩频率。多项研究发现溃疡性结肠炎患者的肠道炎症会引起直肠、乙状结肠的运动障碍。研究者通过动物模型对 IBD 引起肠道动力障碍的机制进行了探索,发现IBD 时肠道炎症或免疫反应可引起一系列变化,包括肠壁细胞自身的改变、中枢神经系统改变、肠道内的神经改变以及激素分泌改变,从而影响肠道功能。即使是肠道炎症仅限于黏膜层时,肠道炎症亦会影响肠道平滑肌的收缩功能。这可能与炎症时炎症相关因子分泌增加有关,如前列腺素 E_2、前列腺素 F_2、一氧化氮(NO)、IL-1β、TNFα、IL-6 等。而上述调节因子可影响神经肌肉的功能。如 IL-4 可增强肠道平滑肌的收缩力。IL-1β 可抑制某些重要神经递质,如乙酰胆碱和去甲肾上腺素,从而间接影响平滑肌收缩力。NO 在 IBD 胃肠功能紊乱中的作用亦受关注。NO 不仅在 IBD 肠道炎症中发挥重要作用,而且 NO 还是胃肠中主要的抑制性神经递质。研究发现,溃疡性结肠炎患者的结肠黏膜中 NO 合成酶的活性较正常升高 8 倍,但肌层中 NO 合成酶活性变化不明显。而溃疡性结肠炎伴中毒性巨结肠患者的结肠肌层中 NO 合成酶活性显著升高,推测 NO 通过松弛平滑肌使得结肠过度扩张。

肥大细胞是一类广泛分布于全身组织、并能分泌产生多种介质的多功能细胞。IBD 患者肠道肥大细胞明显增加,在肠道慢性炎症反应中发挥关键作用。MC 可产生多种细胞因子,包括白细胞介素(IL)23、4、5、6、8、9、10、13、14、粒细胞巨噬细胞集落刺激因子、中性粒细胞趋化因子、成纤维细胞生长因子、NO、肿瘤坏死因子(TNF)2α 及干细胞因子等。以前关于肥大细胞和 IBD 的研究侧重于免疫机制方面,认为在 IBD 中肥大细胞释放纤溶酶,导致肠黏膜通透性增加和肠组织损伤。近年来,在对 IBD 肠道动力研究中发现,肥大细胞对 Cajal 间质细胞的长期生存有重要作用,肥大细胞通过多种途径引起 IBD 胃肠动力紊乱。

2.1.2　GMCs 在 IBD 胃肠功能障碍中的作用

2.1.2.1　溃疡性结肠炎

溃疡性结肠炎是一种肠道的慢性炎症性疾病,临床表现常可见腹泻、直肠出血和腹痛等。上述症状的具体发病机制尚不清楚。溃疡性结肠炎时肠道对钠、水吸收障碍是导致腹泻的主要原因,但结肠动力障碍也是其不可忽视的原因之一。Bassotti 等对 7 例中度程度的溃疡性结肠炎患者进行的研究表明,与健康对照组相比,溃疡性结肠炎患者结肠 GMCs 的频率可升高 2 倍,但一天中发生的总次数不超过 15 次。而过快的 GMCs 频率可增加结肠强烈的推进运动,即 HAPCs,这种结肠运动可把结肠内容物向肠道远端推动较长一段距离。GMCs 频率增加的同时 RGCs 受到抑制,使得肠腔内容物推动的距离更长。GMCs 传递到直肠及远端乙状结肠时可刺激传入神经,产生便意。强烈的 GMCs 传输到直肠则可引起不自主排便,即大便失禁。若直肠内空虚并无粪便时,可引起排气和里急后重感。GMCs 引起的高频快速推进运动,大大减少了肠内容物与炎症黏膜接触的时间,降低肠道对水和电解质的吸收。另外,RGCs 受到抑制减少了结肠的往返运动和肠内容物混合,进一步降低了食物残渣与肠道黏膜的接触时间。因此,推断溃疡性结肠炎患者腹泻,解不成形、非水样便,便意频繁,排气增多,里急后重等症状与高频 GMCs 有关。临床上少数溃疡性结肠炎患者表现为大便秘结,这类患者的结肠炎多局限于直肠、乙状结肠。对其进行结肠动力检测提示乙状结肠运动传输速度较快,而升结肠运动传输速度缓慢。推测虽食物残渣进入病变结肠后推动速度较快,但乙状结肠炎症反射性抑制近端结肠的 GMCs 和 RGCs,使得结肠内食物残渣与结肠黏膜接触时间增多,从而造成大便秘结的现象。另外,有动物模型研究发现,GMCs 引起的高幅收缩可能与血便、黏膜糜烂有关。

2.1.2.2　Crohn 病

与溃疡性结肠炎相似,Crohn 病时 GMCs 增多而抑制 RPCs。回肠炎症刺激肠道的

GMCs 增多,并传输至回肠末端。正常情况下,回肠自主性 GMCs 主要出现在消化间期。但回肠炎症时餐后亦可发生自主性 GMCs,导致未消化的食物和胆汁快速进入结肠。动物研究表明,虽然回肠 GMCs 增多本身并不会引起排便次数增多,但回肠 GMCs 可传输至结肠,从而导致大便失禁。此外,回肠炎症时餐后 GMCs 可将回肠内未消化的食糜快速推进至结肠,引起结肠 GMCs 增多,抑制 RPCs。对 Crohn 病患者胃动力相关研究较少。Kohno 等通过胃电图和体外超声两种方法对 15 例 Crohn 病患者进行了检测。正常成人胃电图其频率在 3cpm 左右。结果发现,与健康对照组相比,在禁食状态下,Crohn 病患者胃动过缓及胃动过速的频率增加,正常胃电波减少;而在消化期,正常胃电波频率降低,但最大波幅明显增加。上述结果提示,Crohn 病患者不仅会引起小肠和结肠动力异常,还可导致胃动力异常。

2.2　IBD 与内脏高敏感

关于 IBD 患者内脏敏感性的研究多来源于对直肠的研究。研究表明,并非所有 IBD 患者均处于内脏高敏感状态。轻型及非活动期溃疡性结肠炎患者及病变局限于回肠的 Crohn 病患者的直肠处于低敏感状态。与健康对照组及 IBD 缓解期患者相比,中至重度 IBD 患者的直肠对球囊扩张的敏感性升高。此外,患有活动性结肠炎患者的直肠顺应性低于健康人群及非活动性结肠炎患者。中至重度 IBD 患者的直肠处于高敏感状态,而其肛门内括约肌的直肠抑制反射功能正常,使得该类患者即使直肠内仅有少量粪便刺激,就会产生急迫的排便感。这类患者临床上多表现为腹泻,便意急,便后不禁感,里急后重及间断性下腹痛。IBD 患者内脏高敏感的机制尚不明确,但目前研究发现,IBD 患者神经生长因子表达上调,可能与 IBD 患者结肠壁内炎症因子分泌增多有关,并参与内脏敏感性的调节。

2.3　平滑肌功能异常在 IBD 胃肠功能障碍中的作用

胃肠平滑肌细胞的离子通道有多种类型,如电压门控通道、配体门控通道、机械门控通道的牵张敏感通道和容积敏感通道等。平滑肌收缩活动与胞内 Ca^{2+} 浓度变化密切相关,高浓度 Ca^{2+} 引起平滑肌收缩,低浓度 Ca^{2+} 引起平滑肌舒张,因而钙离子通道的研究也备受关注。胃肠平滑肌中常见、主要的钙离子通道是 L 型电压依赖性钙通道。

研究发现 Crohn 病和溃疡性结肠炎均可抑制环形平滑肌的收缩力。可能与下列因素有关。首先,IBD 患者对乙酰胆碱的反应性降低,IBD 动物模型的研究亦证实了这一点。乙酰胆碱可直接作用于平滑肌上毒蕈碱的 M3 受体刺激肌肉收缩。其次,肠道炎症可抑制平滑肌收缩力,部分原因可能是由于平滑肌细胞的兴奋收缩偶联障碍引起的。IBD 时炎症因子分泌增多,其中 TNFα 和 IL-1β 可明显抑制结肠环形平滑肌上的 L 型钙离子通道。此外,炎症因子还可激活 NF-κB,NF-κB 可进入细胞核内,抑制 L 型钙离子通道 α1C 亚单位的转录,因此平滑肌细胞膜上钙离子通道数目减少,钙离子向细胞内转入减少,从而抑制平滑肌细胞收缩力恢复。

虽然 Crohn 病和溃疡性结肠炎均存在平滑肌功能障碍,但两者在临床表现、免疫机制及形态学方面均有所差异。推测除上述机制外,两者诱发平滑肌功能障碍的具体机制有所不同。有人分别用三硝基苯磺酸(trinitrobenzene sulfonic acid，TNBS)和硫酸葡聚糖(dextran sodium sulfate，DSS)诱导 Crohn 病和溃疡性结肠炎动物模型。结果发现，两种动物模型虽然机制不同，但两者诱发的肠道炎症均为透壁型。TNBS 诱导的 Crohn 病动物模型中，黏膜层或黏膜下层及肌层几乎同时出现氧化应激、免疫细胞增多或活化、产生炎症因子或趋化因子。而 DSS 诱导的溃疡性结肠炎动物模型中，黏膜层或黏膜下层首先出现氧化应激，随后才累及肌层并损伤平滑肌功能，但肌层中炎症因子及趋化因子的含量并无升高。结果发现两种模型中平滑肌损伤的机制确实存在差异。DSS 引起的炎症反应是通过氧化应激抑制兴奋收缩偶联中的 Gαq 蛋白从而损伤平滑肌功能。而 TNBS 引起的炎症是通过氧化应激和促炎症细胞因子抑制电压依赖型钙离子通道中的 α1C1b 亚单位等机制损伤平滑肌功能。此外，TNBS 还可通过坏死损伤肠上皮屏障。DSS 可阻滞肠上皮细胞的细胞周期，导致细胞凋亡，细胞增殖降低及减少肽类炎症因子的释放。

2.4　肠神经功能障碍

IBD 时肠壁内神经结构损伤和神经递质含量改变亦会影响肠道运动功能。研究发现 IBD 时可出现神经节数目改变、轴突退变和炎症细胞浸润等。而且 IBD 时不仅在肠道病变处肠壁内肠神经发生变化，在无炎症的肠壁内的肠神经亦会受到影响。此外，除肠壁内肠神经改变外，肠道外神经甚至中枢神经系统亦会发生改变。中枢神经系统改变推测与肠道输入信号异常有关。有研究发现 Crohn 病时血管活性肠肽含量降低，损伤环形肌内抑制性神经功能，从而影响肠道功能。物质 P 是一种神经递质调节因子，对消化道平滑肌有强烈的刺激作用，可以增强胃肠蠕动。而溃疡性结肠炎时发现物质 P 含量增加，使得患者感知觉明显增加。

胃肠平滑肌电变化可分为静息膜电位、慢波电位和动作电位 3 种类型。直接引起平滑肌收缩的是动作电位，慢波电位本身不能引起胃肠肌的收缩，但它能引起动作电位，从而决定着平滑肌收缩节律，调控胃肠运动。慢波活动的起搏器和传导者为 Cajal 间质细胞。胃肠道 Cajal 间质细胞可分布在黏膜下、肌内、肌间和深层肌层。IBD 患者 Cajal 间质细胞数量和结构会发生异常改变，且备受关注。Porcher 等研究发现，CD 患者小肠肌层 Cajal 间质细胞网络密度减低，小肠肌间 Cajal 间质细胞也显著下降。Sanders 等研究发现，Cajal 间质细胞减少与 IBD 发生有关，但其数目变化与疾病严重程度的关系尚不清楚。另外，溃疡性结肠炎患者 Cajal 间质细胞的损伤位于结肠黏膜下层，主要表现为细胞质出现次级溶酶体，与多个大而融合的脂滴和大簇的糖原颗粒接触紧密等。虽然溃疡性结肠炎患者 Cajal 间质细胞超微结构受损，但无严重细胞核损伤，因此其结肠肌条慢波活动基本完整。Cajal 间质细胞数目和结构的变化对肠道运动有影响，如慢波消失或异常的高频慢波，小肠运动模式由正常交替的蠕动性收缩变为持续性收缩，Crohn 病患者肠道持续性收缩次数显著增加，溃疡性结肠炎患者即使在缓解期，结肠运动也是紊乱的，尤其是低振幅持续收缩，这种运动形式容易导致腹泻。有人选取了 32 例 IBD 患者(Crohn 病和溃疡性结肠炎各 16 例)进行 ENS 检测，应用免疫组织化学法检测肠组织中神经元特异性烯醇酶、S100、C-Kit 和 CD3 的表达情况。结果发现，Crohn 病患者的受累肠组织中深层神经肌丛中神经元细胞体、肠神经胶质细胞和 Cajal 间质细胞增多，而未受累肠组织中肠神经胶质细胞数目下降。溃疡性结肠炎患者的受累肠组织固有肌层中 Cajal 间质细胞增多,并可见肠神经胶质细胞。上述结果表明,Crohn 病和溃疡性结肠炎两者 ENS 发生异常的细胞不同。而未受累肠组织中的异常改变,如肠胶质细胞减少,更加印证了 ENS 在 IBD 发病机制中发挥重要作用。

2.5 精神心理因素的影响

随着现代医学科学从"生物-心理"模式向"生物-心理-社会"模式的转变,精神心理、应激在 IBD 发病机制中的作用亦越来越受关注。许多研究表明溃疡性结肠炎主要与抑郁、焦虑有关,重症溃疡性结肠炎患者的心理问题更加严重。溃疡性结肠炎的临床症状是慢性反复腹泻,伴脓血便,严重者大便次数可达 10~20 次,严重影响了患者的生活与工作,造成了该类患者具有抑郁、焦虑情绪,存在不良心理健康状况及个性特征。这些个性和心理问题,可能在一定程度上诱发溃疡性结肠炎的发生和恶化,并且焦虑、抑郁的个性特点本身也会影响患者的生存质量。精神心理因素可引起自主神经功能失调,并通过脑-肠轴机制影响胃肠动力和感觉功能,随之出现肠道运动亢进、肌肉痉挛、血管收缩、组织缺血、毛细血管通透性增加等。

2.6 IBD 中胃肠功能紊乱的治疗策略

IBD 的传统药物治疗仍以水杨酸类、糖皮质激素、免疫抑制剂三类为主。随着 IBD 发病机制的深入研究,尤其是在免疫学、细胞分子生物学方面的重大进展推动了 IBD 治疗的发展。特别是生物制剂的应用,使 IBD 的治疗有了更有效、安全的选择。至 20 世纪 90 年代末,症状改善仍是炎症性肠病(IBD)疗效评估的重要指标。近年,黏膜愈合逐渐被纳入 IBD 的疗效评估,且越来越多的证据显示黏膜愈合可改变 IBD 的自然病程,以达到持续临床缓解,由此降低患者的住院率和手术风险。IBD 中的胃肠功能紊乱为继发性的,治疗策略仍以 IBD 的治疗为主,辅以相应的对症处理。如对胃肠动力过强者应予抑动力药如匹维溴铵;对胃肠动力紊乱者应予动力双向调节剂曲美布丁;还可给予微生态制剂;对有焦虑抑郁心理障碍者可给予抗抑郁药。

(张 玲 邹多武)

参 考 文 献

何相宜,陈维雄 . 2007. 炎症性肠疾病的药物治疗及选择 . 中国实用外科杂志,27:194-197.

陆宗海,林琳 . 2008. Cajal 间质细胞与肥大细胞在炎症性肠病中的作用及相关性 . 国际内科学杂志,35:427-430.

莫剑忠,袁耀宗,邹多武,等 . 2005. 消化系功能性和动力障碍性疾病 . 上海:上海科学技术出版社 .

邱云,郑青,冉志华 . 2011. 黏膜愈合在炎症性肠病中的临床应用 . 胃肠病学,16:109-111.

周红兵,吴小平 . 2011. 86 例溃疡性结肠炎患者精神心理因素状况及影响因素分析 . 医学临床研究,28:1511-1517.

Araki Y,Sugihara H,Hattori T. 2006. In vitro effects of dextran sulfate sodium on a Caco-2 cell line and plausible mechanisms for dextran sulfate sodium-induced colitis. Oncol Rep,16:1357-1362.

Bassotti G,de Roberto G,Chistolini F,et al. 2004. Twenty-four-hour manometric study of colonic propulsive activity in patients with diarrhea due to inflammatory(ulcerative colitis)and non-inflammatory(irritable bowel syndrome)conditions. Int J Colorectal Dis,19:493-497.

Cenac N,Coelho AM,Nguyen C,et al. 2002. Induction of intestinal inflammation in mouse by activation of proteinase activated receptor-2. Am J Pathol,161:1903-1915.

Chang L,Munakata J,Mayer EA,et al. 2000. Perceptual responses in patients with inflammatory and functional bowel disease. Gut,47:497-505.

Collins SM. 1996. The immunomodulation of enteric neuromuscular function:implications for motility and inflammatory disorders. Gastroenterolog,111:1683-1699.

Delafoy L,Raymond F,Doherty AM,et al. 2003. Role of nerve growth factor in the trinitrobenzene sulfonic acid-induced colonic hypersensitivity. Pain,105:489-497.

Graff LA,Walker JR,Lix L,et al. 2006. The relationship of inflammatory bowel disease type and activity to psychological functioning and quality of life. Clin Gastroenterol Hepatol,4:1491-1501.

Hughes PA,Brierley SM,Martin CM,et al. 2009. Post-inflammatory colonic afferent sensitisation:different subtypes,different pathways and different time courses. Gut,58:1333-1341.

Kohno N,Nomura M,Okamoto H,et al. 2006. The use of electrogastrography and external ultrasonography to evaluate gastric motility in Crohn's disease. J Med Invest,53:2772-2784.

Liu X,Rusch N J,Striessnig J,et al. 2001. Down-regulation of L-type calcium channels in inflamed circular smooth muscle cells of the canine colon. Gastroenterology,120:480-489.

Porcher C,Baldo M,Henry M,et al. 2002. Deficiency of interstitial cells of Cajal in the small intestine of patients with Crohn's disease. Am J Gastroenterol,97:118-125.

Rakoff-Nahoum S,Paglino J,Eslami-Varzaneh F,et al. 2004. Recognition of commensal microflora by toll-like receptors is required for intestinal homeostasis. Cell,118:229-241.

Sanders KM,Ordog T,Ward SM. 2002. Physiology and pathophysiology of the interstitial cells of Cajal:from bench to bed side Ⅳ Genetic and animal models of GI motility disorders caused by loss of interstitial cells of Cajal. Am J Physiol Gastrointest Liver Physiol,282:G747-G757.

Sarna SK. 2010. Colonic Motility:From Bench Side to Bedside. San Rafael(CA):Morgan and Claypool Life Sciences

Sewitch MJ,Abrahamowicz M,Bitton A,et al. 2001. Psychological distress,social support,and disease activity in patients with inflammatory bowel disease. Am Gastroenterol,96:1470-1479.

Shi XZ,Choudhury BK,Pasricha PJ,et al. 2007. A novel role of VIP in colonic motility function:induction of excitation-transcription coupling in smooth muscle cells. Gastroenterology,132:1388-1400.

Villanacci V,Bassotti G,Nascimbeni R,et al. 2008. Enteric nervous system abnormalities in inflammatory bowel diseases. Neurogastroenterol Motil,20:1009-1016.

第31章

炎症性肠病患者的心理状态评估和干预

炎症性肠病(inflammatory bowel disease, IBD)反复发作的漫长病程、个体化治疗策略的选择,以及病情预后难于把握等临床特征,使患者长期遭受躯体症状的痛苦。病情演变呈个体化特征,各地医疗机构对IBD诊治水平参差,造成患者多处就医,对不同医生治疗决策之间的差异难以理解,诸如此类的因素,往往使患者易对疾病预后产生担忧和恐惧,超出心理承受和调节极限时,即出现焦虑和抑郁等心理和精神障碍的表现。这些情绪或情感障碍与IBD相关症状合并存在的现象较为普遍。临床资料显示,高达30%的缓解期IBD患者伴有心理和精神障碍表现,而活动期这一数值可高达49% ~ 60%。克罗恩病共患焦虑抑郁障碍的危险程度高于溃疡性结肠炎(RR = 2.28, 95% CI 1.65 ~ 3.17)。

一旦合并心理和精神障碍,IBD患者伴有疲劳、生活质量下降等状况遂即加重,部分患者对诊治措施的依从性下降,给疾病的进一步诊治带来更大困难。一方面,常出现医患沟通困难,患者对推荐的生活方式、治疗策略等依从性差,甚至导致患者自杀等灾难性后果。事实上,目前,IBD达到缓解的"金标准"即"黏膜愈合"并不能预示患者生活质量的理想恢复。因此,精神和心理治疗应该是IBD治疗中必要的组成部分。另一方面,心理和精神障碍与IBD在发病机制方面常常互为因果。精神应激状态下,辅助性T淋巴细胞功能增强,抑制性T淋巴细胞功能受抑制,会加重肠黏膜的变态反应炎症。因此,对IBD合并心理和精神障碍的状况应予尽早认知,及时干预和处理。另外,IBD患者中相当比例伴有功能性胃肠病的特征。早在1955年,Engel等在对溃疡性结肠炎的诊治研究中就提出了生物-心理医学模式和生物-心理-社会因素兼顾的处置策略。新近,Mikocka的研究显示,生物-心理整体诊治医学模式处置IBD,不仅能够加快诱导缓解,减少再住院时间,降低总治疗过程的医疗费用,而且,医护人员得到整体医学观念的教育,使自身医疗行为实现更加科学合理的改进。

然而,由于目前综合医院医务工作者对心理和精神障碍现象的认知水平有待提高,更缺乏心理干预和药物治疗的经验,IBD合并心理和精神障碍的诊治也成为IBD诊治工作中难点之一。

迄今为止,关于脑-肠轴(brain-gut axis)神经内分泌机制的深入研究成果显示,脑-肠共同存在的肽类激素和神经递质(如多巴胺、去甲肾上腺素、5-羟色胺和类大麻素等)对大脑的情感活动中枢(扣带回皮质、岛叶、海马和杏仁核)以及胃肠道的运动、感觉、分泌和黏膜炎症反应等生理或病理学机制具有广泛的支配或调控作用。这些神经调控分子,对脑和肠的功能影响是合并存在并相互影响的。神经胃肠病学的研究进一步证实,情感障碍和胃肠道功能以及感觉敏感程度的改变会合并存在并互为因果。因此,处理和干预心理和精神障碍的经验和药物能够为处理IBD伴有心理和精神障碍表现提供较好的参考。

1　IBD 患者伴有心理和精神障碍表现的认知和评估

早期认知 IBD 患者伴有的心理和精神障碍,尽早进行心理疏导和简单的药物处理,不仅能够改善精神状态的治疗预后,而且对改善 IBD 针对性治疗的依从性,快速诱导缓解,理想地维持缓解,改善 IBD 治疗预后,都是必要的。目前,在 IBD 诊治过程中对于是否合并心理和精神障碍的表现以及客观判断其心理和精神障碍的严重程度,尚无切实可行或得到公认的诊断检查方法和判定标准。抑郁和焦虑量表是精神科专业用来评估患者精神状态的简单方法,此处介绍广泛使用的两套量表(汉密尔顿焦虑/抑郁量表和综合医院焦虑/抑郁量表),仅供参考(表 31-1～表 31-3)。

表 31-1　汉密尔顿抑郁量表

项目	判定标准	评分
1. 抑郁情绪	0＝无症状;1＝被动主诉;3＝自动主诉;3＝非语言即可察觉;4＝语言和行为几乎完全体现这种情绪	
2. 有罪感	0＝无症状;1＝自责;2＝自认为有罪,追思既往过失或错误;3＝认为疾病是对自己罪行的惩罚;4＝罪恶或威胁性幻想	
3. 自杀	0＝无症状;1＝活着没意义;2＝希望死亡,想到与死亡有关的事;3＝自杀念头,4＝有严重自杀行为	
4. 入睡困难	0＝无症状;1＝主诉入睡困难,需半小时以上入睡;2＝每晚均有入睡困难	
5. 睡眠不深	0＝无症状;1＝睡眠浅,多噩梦;2＝24 点前醒来,再次入睡难	
6. 早醒	0＝无症状;1＝早醒,能在入睡;2＝早醒后无法再睡	
7. 工作或兴趣	0＝无症状;1＝被动主诉;2＝自动主诉,工作没兴趣,不能集中精力;3＝成效差,不娱乐;住院者每天交流或娱乐少于 3 小时	
8. 迟滞	0＝无症状;1＝轻度;2＝明显;3＝精神检查惊醒困难;4＝木僵	
9. 激越	0＝无症状;1＝有些心神不定;2＝明显心神不定,有小动作;3＝不能静坐;4＝搓手、咬指头、扯头发咬嘴唇	
10. 精神性焦虑	0＝无症状;1＝被动主诉;3＝自动主诉;3＝表情和语言表现出焦虑;4＝明显惊恐	
11. 躯体性焦虑	0＝无症状;1＝轻度;3＝中毒;3＝重度,影响生活,需处理;4＝严重影响生活和活动	
12. 胃肠道症状	0＝无症状;1＝食欲减退,能自行进食;2＝进食需他人督促	
13. 全身症状	0＝无症状;1＝四肢,背部或颈部沉重感;3＝症状明显	
14. 性症状	0＝无症状;1＝轻度;3＝重度	
15. 疑病	0＝无症状;1＝过分关注身体健康;2＝反复考虑健康问题;3＝疑病妄想	
16. 体重减轻	病史:0＝无症状;1＝主诉;3＝肯定有; 医生判断:0＝1 周内不到 0.5kg;1＝超过 0.5kg;3＝超过 1kg	
17. 自制力	0＝自知有病,抑郁;1＝自知有病,归咎于其他病因;3＝否认有病	
总分	<7 分:无抑郁;>17 分:轻度或中度;>24 分:重度	

表 31-2　汉密尔顿焦虑量表

项目	判定内容	评分
1. 焦虑心境	担心,预感不祥,恐惧性期盼,易激惹	
2. 紧张	紧张,疲劳,惊恐反应,易激动,颤抖,不能平静,不能放松	
3. 害怕	怕黑暗,怕生人,怕独自一人,怕动物,怕过马路,怕人多拥挤	
4. 失眠	难入睡,睡眠中断,醒后疲乏,多梦,夜惊	
5. 记忆或注意障碍	注意力不集中,记忆力下降	
6. 抑郁心境	兴趣缺乏,早醒,日间心境波动	
7. 躯体性焦虑(肌肉)	疼痛,抽搐,强硬,磨牙,声音颤抖,音调增高	
8. 躯体性焦虑(感觉)	耳鸣,视物模糊,时冷时热,体感弱,刺痛感	
9. 心血管症状	心悸,胸痛,血管搏动感,头晕,心律不齐	
10. 呼吸系统症状	胸部压迫感,呼吸不畅,叹气,呼吸困难	
11. 胃肠道症状	吞咽困难,排气多,腹痛,灼热,腹胀,恶心,呕吐,肠鸣,稀便或便秘,体重减轻	
12. 生殖泌尿系症状	尿频、急,闭经,月经过多,性淡漠,早泄,性与缺乏,阳痿	
13. 自主神经系症状	口干,潮红,苍白,出汗,头晕目眩,紧张性头痛,竖毛	
14. 会谈时行为	烦躁不安,走动,手抖,皱眉,绷脸,叹息或呼吸急促,面色苍白,吞咽,嗳气,腱反射,瞳孔扩大,突眼	
判定标准	0＝无症状;1＝轻度;2＝肯定有症状,不影响生活和活动;3＝症状重,需处理;4＝症状极重,严重影响其生活	
总分	<7 分:无焦虑;>7 分:可能有焦虑;>14 分:肯定有焦虑;>21 分:明显焦虑;>29 分:严重焦虑	

表 31-3　综合医院焦虑/抑郁量表

项目	判定标准	评分
A. 焦虑		
1. 感到紧张(或痛苦)	0＝无症状;1＝有时;2＝大多时;3＝几乎所有时候	
2. 害怕,预感不祥	0＝无症状;1＝有一点;2＝有,不严重;3＝非常肯定和严重	
3. 烦恼	0＝无症状;1＝有时;2＝常常;3＝多数时候	
4. 能够安闲和轻松坐着	0＝肯定;1＝经常;2＝并不经常;3＝根本不能	
5. 恐惧	0＝无症状;1＝有时;2＝常常;3＝多数时候	
6. 坐立不安,必须走动	0＝无症状;1＝有时;2＝常常;3＝多数时候	
7. 恐慌感	0＝无症状;1＝有时;2＝常常;3＝多数时候	
总分	<10 分无焦虑;>11 分轻度或中度;>16 分重度	
B. 抑郁		
1. 兴趣	0＝如同前;1＝不如从前;2＝还有一点兴趣;3＝完全没有	
2. 哈哈大笑	0＝经常;1＝不太多;3＝肯定少;3＝完全没有	
3. 愉快	0＝经常;1＝不太多;3＝肯定少;3＝完全没有	
4. 反应迟钝	0＝没有;1＝不太多;3＝肯定有;3＝经常	
5. 对打扮的兴趣	0＝经常;1＝不太多;3＝肯定少;3＝完全没有	
6. 憧憬未来	0＝是这样;1＝并不总是;2＝不太经常;3＝完全没有	
7. 欣赏书或音乐	0＝常常;1＝有时;2＝并非经常;3＝根本没有	
总分	<10 分无抑郁;>11 分轻度或中度;>16 分重度	

然而,患者的自评和他评结果只是记录患者在对量表问题的回答情况,反映量表评估时患者的交流状态,与客观实际会有偏差,不是诊断标准。另外,多数量表问卷的语句多从精神专科的角度出发,并不一定取得 IBD 受试者的主观接受、认可和配合。因此,并不能完全作为诊断工具使用。

认知和判断 IBD 患者是否合并心理和精神障碍因素或表现,医生的经验以及与患者的交流能力很重要。可以通过了解几个方面的状况做简要判断:①患者是否存在精神应激因素,IBD 常见的应激因素就是 IBD 躯体病痛,在此基础上,有无其他精神应激事件异常重要。比如,工作变动,人际关系变动,家庭变故,经济上的困扰等。②患者睡眠状况。难以入睡,思虑万千,常是焦虑情绪的表现;浅短睡眠,容易苏醒,多是抑郁表现。③对生活或其他行为活动的兴趣改变。兴趣不减,但疑心重,恐病等多是焦虑表现;兴趣锐减,生活失去目标,悲观、自闭,多是抑郁表现。④躯体症状是否多种多样。症状大于 6 个,不能用患病的病理生理学机制解释,常提示心理因素。症状多于 9 个,其合并心理和精神因素的可能性大于 60%。

2　IBD 患者伴有心理和精神障碍的药物干预

IBD 患者无论有无心理和精神障碍的表现,均应给予心理和精神方面的呵护,将生物-心理-社会医学模式整体医学观念贯穿到诊治 IBD 的工作中。与患者建立良好的交流沟通关系,是治疗和改善 IBD 患者心理和精神障碍的首要措施。心理疏导,以及图画、音乐等精神放松训练,对于疏导 IBD 患者焦虑和抑郁情绪,加深对疾病和病程特点的认知,树立治疗信心,改善治疗效果和预后,均有帮助。文献报道,以患友会形式,IBD 患者之间的交流亦能改善个体患者的心理状态,对伴有的心理和精神障碍以及对治疗的依从性,从而改善疾病的治疗效果。非药物性心理和精神干预也可以由精神专科医师执行或在其指导下进行,鉴于 IBD 胃肠道发病机制复杂以及个体化差异较大的临床特点,因为专业原因,精神专科医师在做心理疏导干预时会遇到一定难度。提高胃肠病专业医师对 IBD 患者心理和精神障碍表现的认知和处置水平是非常必要的。

药物治疗方面,迄今尚缺乏权威的指导建议。常参照精神专科处理心理和精神障碍的经验,以及胃肠病学专业协会(如亚太神经胃肠病学和动力协会)关于功能性胃肠病伴有心理和精神障碍表现的用药建议,可选用三环类抗抑郁药(tricyclic antidepressants,TCA)和(或)选择性 5-羟色胺再摄取酶抑制剂(selective serotonin reuptake inhibitor,SSRI)。根据具体表现、治疗反应、不良反应等可选择使用其他类的抗焦虑和抑郁药。然而,需要指出的是,抗焦虑抑郁药物通常涉及三种神经递质:多巴胺、去甲肾上腺素和 5-羟色胺。这三类神经递质和相关受体在主导情感活动、内脏感觉反应调控的脑区和胃肠道平滑肌及黏膜固有层具有广泛的联系和作用。抗焦虑抑郁药本身对胃肠道的运动、感觉和分泌有直接和快速的影响。其改善心理和精神障碍的作用特点与在胃肠道作用的特征不尽相同,在选择药物和联合用药时应予充分考虑。精神专科医师药物选择多依赖心理和精神障碍表现,药物作用靶点在中枢脑区,作用机制多是实现相关受体丰度水平的调整。因此,治疗目的相对单纯,疗效容易判断,起效时间较长(受体丰度调控需要一定时间,通常是 2 周)。然而,这些神经递质调控药物在胃肠道的作用依赖神经递质的浓度,起效迅速(或者副作用表现迅速、明显),效应复杂,单种药物难以达到治疗诉求,常需要小剂量用药和联合用药。下面根据文献报道和作者的体会,简要介绍几类常用的药物,供参考。

TCA:三环类抗抑郁药包括叔胺类,如咪帕明、阿米替林、多塞平和仲胺类,仲胺类多是叔胺类去甲基代谢物,包括去甲咪帕明(地昔帕明)和去甲替林。马普替林虽属四环类,但其药理性质与TCAs相似。常用的TCA有阿米替林、多虑平、丙咪嗪和氯丙咪嗪等,此类药物抗抑郁作用和疗效肯定,为抑郁症所首选。常从小剂量开始,视疗效反应可增加剂量,2周左右的时间内增至最合适的治疗剂量。症状好转后,仍需继续使用治疗剂量4~6周以巩固疗效。以后可减至半量,维持治疗可达6个月,以防复发。治疗IBD合并心理和精神障碍时常见不良反应是嗜睡和便秘。阿米替林和多虑平的镇静作用较强,可用于具有较明显焦虑和激越症状的抑郁症患者。而丙咪嗪或氯丙咪嗪的镇静作用较弱,适用于言行缓慢等阻滞症状较突出者。本类药物采取口服给药法。

SSRI:此类抗焦虑抑郁药物包括氟西汀、帕罗西汀、舍曲林、氟伏沙明和西酞普兰,俗称"五朵金花"。新近西酞普兰的左旋对映体也上市应用。此类药物共有六种用于临床。SSRI类抗抑郁药物的作用及临床适应证方面有细微的差别。以帕罗西汀和氟西汀为例,氟西汀对抗抑郁优于帕罗西汀,对胃肠的作用多表现为促进运动引起腹泻;后者抗焦虑,特别是对于惊恐性焦虑障碍优于前者,但有抗胆碱能作用,降低胃肠蠕动,止泻,易引发便秘。此类药物抗焦虑和抑郁的精神治疗作用,起效相对较慢,约2周,但胃肠道不良反应出现较早,恶心、呕吐的处理方法多采用联合舒必利、多潘立酮等,胃肠激越多采用联合使用匹维溴铵等。多种神经递质调节药物,相对起效快,起始不良反应较轻。所以,20世纪初相继有同时作用于两种或多种神经递质的抗抑郁药问世,如5-羟色胺和去甲肾上腺素再摄取抑制剂(serotonin and norepinephrine renuptake inhibitor,SNRI)如文拉法辛,去甲肾上腺素和特异性5-羟色胺再摄取抑制剂抗抑郁药(noredrenergic and specific serotonin antidepreeant,NSSA)如米氮平,5-羟色胺受体拮抗剂/再摄取抑制剂(serotonin antagonist/reuptake inhibitor,SARI)如咪唑酮,选择性去甲肾上腺素再摄取抑制剂(noredremalin reuptake inhibitor,NRI)如瑞波西汀等,均可用于IBD合并的心理和精神障碍表现的治疗。多项研究观察了上述多递质影响药物的临床疗效和安全性,但具体公认的结论尚待大规模的应用研究。

氟哌噻吨美利曲辛片是组方制剂,由于是复合处方,同时影响多种神经递质,起效快,不良反应轻,对于轻度和中度的焦虑和抑郁表现有效。非精神专业医师容易掌握,可用于IBD患者伴有的轻度心理和精神障碍表现。

一些中枢神经递质受体作用药:如5羟色胺1A受体拮抗剂(坦度螺酮),具有温和的抗焦虑作用,胃肠道不良反应轻微;同时对5-HT、多巴胺D、α肾上腺素、组胺H等多种受体有亲和力的药物(奥氮平),亦可在前述药物疗效不理想时单独使用或联合使用。

伴有明显的心理和精神障碍,心理疏导和药物治疗不能理想改善,甚至伴有过激行为倾向、人格异常、躯体化症状异常严重等患者,应该及时提请精神专科机构做针对性治疗。

3 IBD 患者伴有心理和精神障碍的预后

IBD患者伴有心理和精神障碍表现的患病率甚高,其中,多数对心理疏导和适当的药物治疗有效。是否早期识别并采取恰当的干预,以及患者的依从性如何是影响IBD伴发心理和精神障碍预后的关键因素。目前IBD临床工作中,一方面,IBD患者合并精神因素以及伴发心理精神障碍的患病率高；另一方面，胃肠疾病专业医护人员认知程度有待提高，IBD 患者对心身共病的针对性处置缺乏理解，且依从性差。因此，IBD 合并心理和精神障碍的诊断评估和针对性处置依然是 IBD 治疗的难点之一。

（颜秀娟　陈胜良）

参 考 文 献

Banovic I, Gilibert D, Cosnes J. 2010. Crohn's disease and fatigue：constancy and co-variations of activity of the disease, depression, anxiety and subjective quality of life. Psychol Health Med, 15：394-405.

Bryant RV, van Langenberg DR, Holtmann G J, et al. 2011. Functional gastrointestinal disorders in inflammatory bowel disease：impact on quality of life and psychological status. J Gastroenterol Hepatol, 26：916-923.

Casellas F, Barreiro de Acosta M, Iglesias M, et al. 2012. Mucosal healing restores normal health and quality of life in patients with inflammatory bowel disease. Eur J Gastroenterol Hepatol, ［Epub ahead of print］.

Cámara R J, Schoepfer AM, Pittet V, et al. 2011. Swiss Inflammatory Bowel Disease Cohort Study（SIBDCS）Group. Mood and nonmood components of perceived stress and exacerbation of Crohn's disease. Inflamm Bowel Dis, 17：2358-2365.

Goodhand JR, Wahed M, Mawdsley JE, et al. 2012. Mood disorders in inflammatory bowel disease：Relation to diagnosis, disease activity, perceived stress, and other factors. Inflamm Bowel Dis, ［Epub ahead of print］.

Häuser W, Janke KH, Klump B, et al. 2011. Anxiety and depression in patients with inflammatory bowel disease：comparisons with chronic liver disease patients and the general population. Inflamm Bowel Dis, 17：621-632.

Kilroy S, Nolan E, Sarma KM. 2011. Quality of life and level of anxiety in youths with inflammatory bowel disease in Ireland. J Pediatr Gastroenterol Nutr, 53：275-279.

Knowles SR, Wilson JL, Connell WR, et al. 2011. Preliminary examination of the relations between disease activity, illness perceptions, coping strategies, and psychological morbidity in Crohn's disease guided by the common sense model of illness. Inflamm Bowel Dis, 17：2551-2557.

Loftus EV J r, Guérin A, Yu AP, et al. 2011. Increased risks of developing anxiety and depression in young patients with Crohn's disease. Am J Gastroenterol, 106：1670-1677.

Mikocka-Walus AA, Turnbull D, Holtmann G, et al. 2011. An integrated model of care for inflammatory bowel disease sufferers in Australia：Development and the effects of its implementation. Inflamm Bowel Dis, ［Epub ahead of print］.

Mikocka-Walus AA. 2010. Treatment of psychological co-morbidities in common gastrointestinal and hepatologic disorders. World J Gastrointest Pharmacol Ther, 1：64-71.

Mittermaier C, Dejaco C, Waldhoer T, et al. 2004. Impact of depressive mood on relapse in patients with inflammatory bowel disease：a prospective 18-month follow-up study. Psychosom Med, 66：79-84.

Mizrahi MC, Reicher-Atir R, Levy S, et al. 2012. Effects of guided imagery with relaxation training on anxiety and quality of life among patients with inflammatory bowel disease. Psychol Health, ［Epub ahead of print］.

Nahon S, Lahmek P, Saas C, et al. 2011. Socioeconomic and psychological factors associated with nonadherence to treatment in inflammatory bowel disease patients：results of the ISSEO survey. Inflamm Bowel Dis, 17：1270-1276.

Prasko J, Jelenova D, Mihal V. 2010. Psychological aspects and psychotherapy of inflammatory bowel diseases and irritable bowel syndrome in children. Biomed Pap Med Fac Univ Palacky Olomouc Czech Repub, 154：307-314.

Reigada LC, Bruzzese JM, Benkov KJ, et al. 2011. Illness-specific anxiety：implications for functioning and utilization of medical services in adolescents with inflammatory bowel disease. J Spec Pediatr Nurs, 16：207-215.

Ross SC, Strachan J, Russell RK, et al. 2011. Psychosocial functioning and health-related quality of life in paediatric inflammatory bowel disease. J Pediatr Gastroenterol Nutr, 53：480-488.

第32章

炎症性肠病的机会性感染与处理

1　炎症性肠病与机会性感染定义及危险因素

近年来,随着免疫调节剂的广泛使用,炎症性肠病(inflammatory bowel disease,IBD)的治疗出现了革命性的变化。同时,伴随出现的机会性感染越来越引起人们的广泛关注,机会性感染是指一些侵袭力较低、致病力较弱的病原体,在机体免疫功能正常时不致病,而当机体免疫功能降低时,则乘虚而入,侵袭人体,导致疾病的发生。这些病原体通常难以识别,治疗困难,疗效差,病死率高。IBD患者机会性感染的增加与免疫调节剂的使用密切相关,包括糖皮质激素、硫唑嘌呤、甲氨蝶呤、钙调神经磷酸酶抑制剂、抗肿瘤坏死因子-α(tumor necrosis factor-alpha,TNF-α)和其他生物学制剂。其他危险因素主要有病原体的暴露和地理聚集、年龄、合并症、营养不良、肠外营养和胃肠道手术等。

1.1　机会性感染与免疫调节剂

研究显示,IBD患者免疫调节剂的使用与细菌、病毒、真菌、寄生感染密切相关,虽然作用机制不同,但每一种免疫调节剂均可导致任一种类型的机会性感染发生。目前,尚无证据明确表明机会性感染与某一种特定的免疫调节剂使用相关。Toruner等研究发现,真菌感染在糖皮质激素使用的IBD患者更多见,病毒感染更多见于使用硫唑嘌呤的IBD患者,而抗TNF-α治疗的IBD患者较常出现真菌或结核分枝杆菌感染。

1.2　病原体的暴露和地理聚集

对于免疫调节剂治疗无效的IBD患者需考虑某些特定的病原体暴露及地理聚集现象。应尽量避免高危病原体的暴露,如合住一间房(包括处于活动期感染或近期接种活病毒疫苗的儿童)、生活于疫区(肺结核和其他一些疾病高发区,如组织胞浆菌病、球孢子菌病等)。一些微生物能够在水中进行增殖,市政供水和冰块往往成为院内感染暴发的来源。在经济欠发达地区,应尽量避免饮用自来水和冰块。

1.3　年龄

年龄是IBD患者感染相关的住院治疗独立危险因素。一项研究表明,与年龄小于25

岁的 IBD 患者相比,年龄大于 50 岁的 IBD 患者机会性感染率更高(OR 3.0,95% CI 1.2~7.2)。因此,对于老年 IBD 病人,应谨慎使用免疫抑制剂,包括抗 TNF-α 制剂。目前有证据显示,免疫抑制剂的使用可增加儿童 IBD 患者的机会性感染风险,但往往较为轻微。

1.4　合并症

慢性肺疾病、酗酒、器质性脑疾病和糖尿病被认为是类风湿关节炎患者感染的重要危险因素。尽管目前尚缺乏进一步的指南规范,当 IBD 患者合并上述疾病时,应谨慎使用免疫调节剂。

1.5　营养不良

营养不良在克罗恩病(Crohn's disease,CD)患者中较为常见,且临床上微量营养素的缺乏往往容易被忽视,如锌、铜、硒等。IBD 患者营养不良因素众多,主要包括厌食、药物影响(如糖皮质激素可减少肠道吸收和增加肾脏钙的排泄;柳氮磺胺吡啶可减少叶酸吸收)、吸收障碍(细菌过度生长导致脂肪泻,影响脂溶性维生素和维生素 B_{12} 吸收)、摄入不足(对腹痛的恐惧或甲硝唑对味觉的改变)、部分小肠梗阻导致摄入热量的减少、回肠切除术(维生素 B_{12})、空肠疾病或切除术(铁缺乏)、短肠综合征等。目前,关于营养不良和机会性感染的研究尚未广泛开展。研究显示,营养不良是机会性感染相关住院的独立危险因素。Yamamoto 等发现,IBD 患者白蛋白水平低于 30g/L 时可增加腹腔脓肿形成的风险。

2　细菌性感染与 IBD(表 32-1)

表 32-1　细菌机会性感染与 IBD 病人免疫抑制剂使用的诊断、筛查和治疗

病原体	临床表现	相关药物导致	诊断方法	筛选	预防	治疗	监测
结核	重激活潜在的结核;肺结核或播散性结核	TNF-α 抑制剂	痰涂片和痰培养(肺)或其他部位;核酸扩增法(肺和肺外组织);血清学检测	TST;γ-干扰素释放试验:QFT 和 T-SPOT;胸片	异烟肼 9 个月	活动期进行抗结核治疗	对于药物预防病人常规监测结核活动性
CDC	CDC 肠炎	糖皮质激素	酶学法:抗毒素 A 和 B 免疫检测;定量 PCR;产毒菌培养(金标准)	对临床疑似病人进行检测	无	甲硝唑(轻度病人口服使用;重度静脉使用);口服万古霉素;非达霉素	对临床疑似病人进行检测

续表

病原体	临床表现	相关药物导致	诊断方法	筛选	预防	治疗	监测
肺炎链球菌	肺炎;脑膜炎	使用免疫抑制剂可增加患病风险	肺炎:痰培养,血培养,肺炎球菌尿抗原试验,胸片；脑膜炎:革兰染色,CSF培养,头颅CT,血培养	无	对所有慢性免疫抑制或慢性病患者注射肺炎球菌疫苗	肺炎:喹诺酮类或β-内酰胺类+大环内酯类抗生素；脑膜炎:万古霉素和第三代头孢菌素	无
嗜肺军团菌	军团病;庞提阿克热	糖皮质激素;TNF-α抑制剂;联合使用免疫抑制剂	痰及呼吸道分泌物培养,痰PCR,尿军团杆菌检测	无	无	阿奇霉素或喹诺酮类	无
李斯特杆菌	李斯特菌病(脓毒血症,心内膜炎,胃肠炎,其他脏器局部感染),脑膜炎,脑膜脑炎	激素;TNF-α抑制剂;联合使用免疫抑制剂	CSF和相关体液培养	无	避免软干酪,未经高温消毒的牛奶,即食食品如热狗、冷菜等	氨苄西林和庆大霉素	无

2.1　结核

2.1.1　免疫调节治疗对疾病自然进程的影响

国际指南推荐 IBD 患者进行抗 TNF 治疗前需评估结核感染风险,包括流行病学相关危险因素、体格检查、胸部影像学和结核菌素皮肤试验(tuberculin skin test,TST)等。潜伏性结核的诊断需综合考虑暴露史、TST 阳性、IGRA 阳性、无活动性 TB 的影像学证据等。如仅胸部影像学提示陈旧性肺结核(钙化灶>5mm,胸膜增厚,不规则线状影),亦应考虑为潜伏性结核。相对于普通人群,潜伏性结核感染的重激活在抗 TNF 治疗的 IBD 患者中更为严重。

2.1.2　预防措施

化学预防方法主要是异烟肼治疗 6~9 个月。对于长期糖皮质激素治疗的 IBD 患者

(泼尼松>15mg/d 至少 1 个月),TST 阳性者应预防性使用异烟肼治疗。目前尚无前瞻性的临床试验明确一旦开始抗结核治疗后理想的抗 TNF 治疗时机。有专家建议,抗 TNF 治疗应在抗结核治疗结束并且尽量避免抗结核治疗 2 个月内进行。

2.1.3 诊断、筛查及治疗潜在的感染

结核菌素皮肤试验(tuberculin skin test,TST)的敏感性高,但特异性较差。TST 阳性反应仅表示结核感染,并不一定患病。TST 中使用的纯蛋白衍生物 PPD 的某些抗原成分与卡介苗和大多数环境中非结核分枝杆菌的抗原成分相同,易发生交叉反应,使 TST 出现较高的假阳性率,诊断特异性较低。TST 对婴幼儿的诊断价值比成年人大,3 岁以下强阳性反应者,应视为有新近感染的活动性结核病。TST 阴性反应除提示没有结核菌感染外,还见于以下情况:结核菌感染后需 4~8 周有变态反应充分建立;在这变态反应前期,TST 可为阴性。在应用糖皮质激素(>1 个月)、巯嘌呤或甲氨蝶呤(>3 个月)等免疫抑制剂者,或营养不良及麻疹、百日咳等病人,TST 反应也可暂时消失。近年来,随着分子生物学和免疫学的发展,出现了以 T 细胞为基础的 γ-干扰素释放试验(interferon-gamma release assays,IGRAs)。γ-干扰素释放试验是利用结核分枝杆菌特异或非特异抗原在体外刺激受检者全血或外周血单个核细胞(PBMC),使 T 淋巴细胞产生大量 IFN-γ,然后用酶联免疫吸附法(ELISA)或酶联免疫斑点法(ELISPOT)检测 IFN-γ 浓度或计数分泌 IFN-γ 细胞的方法。目前市场上主要有以下两类:QuantiFERON-TB Gold test(QFT)和 T-SPOT。QFT 通过检测血清中的 IFN-γ 含量,T-SPOT 通过测定分泌 γ-干扰素的 T 淋巴细胞的数量,从而诊断结核感染。γ-干扰素释放试验在诊断潜伏性结核感染时与传统的 TST 相比特异性更高,能有效地区分结核杆菌潜伏感染与健康免疫者,为潜伏性结核感染的诊断提供可靠的依据。

2.1.4 免疫调节治疗时发生的感染

使用抗 TNF 制剂之前,诊断为潜伏性结核感染的 IBD 患者需要进行规范的抗结核治疗。在潜伏性结核感染和活动性结核感染的 IBD 患者,抗 TNF 治疗应推迟至少 3 周,除非在紧急或专家建议的情况下酌情开始。

2.2 难辨梭状芽孢杆菌

2.2.1 免疫调节治疗对疾病自然进程的影响

难辨梭状芽孢杆菌为革兰阳性厌氧芽孢杆菌,在自然环境如水、土壤、沙尘、动物和人的粪便等广泛存在,是婴儿肠道内的正常菌群,可在婴儿粪便中检测到难辨梭状芽孢杆菌,但在成人检出率较低,且一般不引起临床症状。长期应用抗生素将增加 IBD 患者感染难辨梭状芽孢杆菌的风险,其风险与抗生素的种类、使用频率、持续时间、用药途径和合用的其他药物有关。与难辨梭状芽孢杆菌感染相关的最常见抗生素包括氨苄西林、阿莫西林、头

孢菌素和克林霉素等。由于喹诺酮类的应用日益增多,其已成为梭菌感染的常见因素。激素、免疫抑制剂是 IBD 患者感染难辨梭状芽孢杆菌的另一危险因素。

IBD 患者合并难辨梭状芽孢杆菌感染后,原发病即有可能出现不同程度的恶化,可从原来的缓解状态突然复发,也可表现为原有症状加重,严重者甚至出现假膜性结肠炎,危及生命。难辨梭状芽孢杆菌感染的主要临床表现是腹泻、腹痛。单纯难辨梭状芽孢杆菌感染患者腹泻常表现为水样便,而 IBD 合并难辨梭状芽孢杆菌感染患者以血便或黏液便多见,且多有恶臭味,常伴发热、畏寒、呕吐、脱水、白细胞升高等中毒症状。

2.2.2　预防措施

基于医院的感染控制能降低难辨梭状芽孢杆菌感染检测的发生。不推荐对不伴腹泻的住院患者常规进行难辨梭状芽孢杆菌筛查,无症状的携带者也不应该进行治疗。推荐对抗生素进行管理,以减少难辨梭状芽孢杆菌感染的风险。对难辨梭状芽孢杆菌感染患者的防护措施至少应持续到腹泻的消失。已确诊或者怀疑难辨梭状芽孢杆菌感染患者应安置在单独的房间或者和已确诊的难辨梭状芽孢杆菌感染患者安置在一个房间。所有进入确诊或疑似难辨梭状芽孢杆菌感染患者房间的医护人员都应该注意手部卫生和防护屏障,包括手套和隔离衣。应该使用一次性物品预防难辨梭状芽孢杆菌感染的传播。非一次性医疗物品应固定用于患者的房间内。被难辨梭状芽孢杆菌感染患者用过的其他物品应彻底消毒。环境表面的消毒建议应用在环境保护机构注册过的标明可杀死难辨梭状芽孢杆菌孢子的消毒剂,对于可能被难辨梭状芽孢杆菌污染的区域,应使用 5000ppm 的含氯消毒剂。目前并没有足够的证据支持益生菌能预防难辨梭状芽孢杆菌感染。

2.2.3　诊断、筛查及治疗潜在的感染

临床检测方法包括聚合酶链反应(PCR)技术、细胞毒素中和试验(CTN)、酶联免疫法(ELISA 法)、乳胶凝集法和粪便培养等。PCR 技术利用所加的引物检测毒素 A,是目前检测难辨梭状芽孢杆菌感染最灵敏的方法,能发现隐性感染者,且特异性高,实时 PCR 检测毒素基因具有快速高效的优点。细胞毒素中和试验是诊断难辨梭状芽孢杆菌感染的金标准,可检测低至 10pg 的毒素,是目前检测毒素 B 灵敏度最高的检测方法。ELISA 法的原理是使用多克隆抗体或单克隆抗体识别特定毒素,从而检测毒素 A 和 B。该检测相对便宜,灵敏度低而特异性较高,可通过增加试样来提高其敏感性。乳胶凝集法主要是检测难辨梭状芽孢杆菌产生的谷氨酸脱氢酶(GDH),其灵敏度较高,因其他微生物也能产生 GDH,故其阳性仅表明微生物感染,但特异性较低,可作为初筛试验。粪便培养可辨别难辨梭状芽孢杆菌的分子型,但费时费力且特异性低,不能区分产毒株和非产毒株,可用于分子流行病学和药敏试验。

伴有严重结肠炎的 IBD 患者中,在等待难辨梭状芽孢杆菌感染检测结果的同时,应同时进行直接抗难辨梭状芽孢杆菌感染的经验性治疗和针对 IBD 危象的治疗。IBD 患者合并难辨梭状芽孢杆菌感染时可持续进行免疫抑制剂治疗,但在未针对难辨梭状芽孢杆菌感染治疗时,应避免升级免疫抑制剂。

2.2.4　免疫调节治疗时发生的感染

伴有难辨梭状芽孢杆菌感染的 IBD 患者,腹泻多是发生在应用抗生素之后,故治疗基础首先是停用相关抗生素,同时加强水、电解质和酸碱平衡及营养支持。其次给予特异性抗生素治疗。目前,甲硝唑和万古霉素是首选药物。疗程一般在 7~14 天。口服常用剂量:甲硝唑一天 3 次或 4 次,每次 0.25 g,或一天 3 次,每次 0.4~0.5 g;万古霉素一天 4 次,每次 0.125~0.5g。

2.3　肺炎球菌

2.3.1　免疫调节治疗对疾病自然进程的影响

肺炎链球菌是导致社区获得性肺炎、脑膜炎和菌血症最常见的病因。肺炎链球菌感染的易感因素包括年龄>64 岁、慢性疾病、长期免疫抑制剂治疗。因此,IBD 患者亦属于肺炎链球菌感染的高危人群。

2.3.2　预防措施

目前预防措施主要是注射 23 价多聚糖疫苗(23-valent-polysaccharide vaccine,PPSV23)和 13 价结合疫苗(13-valent conjugate vaccines,PCV13)。2012 国际指南推荐对于年龄>19 岁或长期处于免疫抑制状态的未接种肺炎链球菌人群首先接种 PCV13,8 周后再接种一次 PPSV23,第二次接种 PPSV23 应在 5 年后。之前仅接种过 PPSV23 的人群应至少 1 年后再接种 PCV13。有相关研究显示,IBD 患者免疫调解剂治疗可削弱 PPSV23 抗体反应,因此,建议至少在开始免疫调节剂治疗 2 周前接种疫苗。

2.3.3　诊断、筛查及治疗潜在的感染

肺炎链球菌感染的诊断方法主要有相关临床标本的培养(血、脑脊液和呼吸道分泌物等)。

2.3.4 免疫调节治疗时发生的感染

肺炎链球菌疫苗应在开始免疫调解剂之前使用。有活动性感染时应暂停免疫调节剂。肺炎的病人使用免疫调节剂需同时使用覆盖肺炎球菌抗感染治疗,如氟喹诺酮、β-内酰胺类、大环内酯类等抗生素。

2.4　军团杆菌

2.4.1　免疫调节治疗对疾病自然进程的影响

军团杆菌,是一种革兰阴性杆菌,广泛存在于自然环境中,其传染源是水源和空调系

统,通过空气传播。军团菌病主要有两种:肺炎型(以肺炎为主要临床表现的军团菌感染)和庞提阿克热型(主要表现为急性发热,病程呈自限性)。军团菌感染的主要危险因素有老龄、男性、吸烟、慢性肺疾病、糖尿病、终末期肾衰竭、糖皮质激素治疗等。研究显示,除了糖皮质激素,联合使用免疫抑制剂或抗 TNF 制剂的 IBD 患者感染军团菌的风险增加。

2.4.2 预防措施

目前尚无相关的疫苗和有效的化学预防药物。

2.4.3 诊断、筛查及治疗潜在的感染

军团菌感染的检测方法主要有呼吸道分泌物培养、痰 PCR、酶联免疫吸附测定、血清免疫荧光、尿军团菌抗原检测等。

2.4.4 免疫调节治疗时发生的感染

对于使用免疫调节剂合并有肺炎症状和体征的 IBD 患者,应排除军团菌感染的可能,并经验性地使用覆盖军团菌的抗生素,如阿奇霉素和氟喹诺酮类药物等。有活动性军团菌感染的 IBD 患者免疫调节剂应暂停使用。

2.5 李斯特菌

2.5.1 免疫调节治疗对疾病自然进程的影响

李斯特菌,又名单核细胞增多性李斯特菌、李氏菌,是一种兼性厌氧革兰阳性菌,它主要以食物为传染媒介,是最致命的食源性病原体之一。李斯特菌在环境中无处不在,在绝大多数食品中都能找到李斯特菌。肉类、蛋类、禽类、海产品、乳制品、蔬菜等都已被证实是李斯特菌的感染源。感染后主要表现为败血症、脑膜炎和单核细胞增多。接受免疫调节剂的 IBD 患者全身性和中枢神经系统感染李斯特菌的风险增加。使用抗 TNF 治疗的患者李斯特菌感染率较使用其他免疫调节剂的患者高。

2.5.2 预防措施

预防措施主要有避免食用未消毒的牛奶、奶酪、生肉、生蔬菜和油炸食品等。

2.5.3 诊断、筛查及治疗潜在的感染

军团菌感染的检测方法主要有血、脑脊液和体液培养。

2.5.4 免疫调节治疗时发生的感染

目前治疗军团菌的药物主要有氨苄西林、阿莫西林、磺胺甲噁唑、甲氧苄啶等。感染军

团菌的 IBD 患者应停止抗 TNF 治疗。

2.6　诺卡菌

2.6.1　免疫调节治疗对疾病自然进程的影响

诺卡菌属细胞壁含分枝菌酸,是广泛分布于土壤中的需氧性放线菌。多为外源性感染,可因吸入肺部或侵入创口引起化脓感染。常可发生在一些进行性疾病或免疫障碍性疾病患者的晚期。使用抗 TNF 治疗的 IBD 病人有全身和皮肤感染诺卡菌的风险,尤其同时联合使用糖皮质激素治疗。

2.6.2　预防措施

可通过避免破损皮肤接触土壤和吸入土壤污染的灰尘来减少诺卡菌的感染。

2.6.3　诊断、筛查及治疗潜在的感染

诊断主要依据痰或脓液的细菌学检验,找到病原体才能确诊。

2.6.4　免疫调节治疗时发生的感染

感染诺卡菌的 IBD 患者需磺胺甲噁唑/甲氧苄啶和(或)头孢曲松或碳青霉烯类或联合使用治疗。专家建议延长抗生素的使用直到所有破损愈合消失。所有免疫缺陷和神经系统累及的患者抗感染治疗至少 1 年,当患者持续处于免疫抑制状态,可无限期抗感染并且停止抗 TNF 治疗。

3　病毒性感染与炎症性肠病(表 32-2)

表 32-2　病毒机会性感染与 IBD 病人免疫抑制剂使用的诊断、筛查和治疗

病原体	临床表现	相关药物导致	诊断方法	筛选	预防	治疗	监测
HSV	皮肤黏膜疾病;口腔、生殖器病变;食管炎;肠炎;肝炎;肺炎;ARDS;脑炎;脑膜炎	无	涂片;病毒培养(金标准);DNA,PCR;组织活检;IgG 和 IgM 滴度	无	无,除非复发的唇或生殖器 HSV 感染	阿昔洛韦,伐昔洛韦,泛昔洛韦,膦甲酸,西多福韦	无

续表

病原体	临床表现	相关药物导致	诊断方法	筛选	预防	治疗	监测
VZV	水痘带状疱疹；带状疱疹	无	临床表现，PCR和直接的VZV细胞培养	无	水痘疫苗（免疫抑制剂使用前的所有儿童）；VZV IgG，暴露后的血清学阴性的成人；带状疱疹疫苗（血清学阴性的病人）	阿昔洛韦（水痘和带状疱疹）；伐昔洛韦和泛昔洛韦（带状疱疹）	无
CMV	食管炎，胃炎，肠炎，肺炎，噬血细胞综合征，单核细胞增多症，视网膜炎，播散性的感染	无	HE染色检测包涵体（金标准）；CMV PCR（血清）；病毒培养；IgM抗体	无	无	静脉使用更昔洛韦或口服缬更昔洛韦	在重度激素抵抗的UC病人检测CMV
EBV	传染性单核细胞增多症；噬血细胞综合征；EBV淋巴瘤	6-MP，硫唑嘌呤	单斑检测EBV；VCA；EBV核抗原；DNA探针	不明确	无	IM：激素，IVIG，阿昔洛韦，血浆去除法；HLH：激素，环孢素，依托泊苷，阿昔洛韦；EBV淋巴瘤：中止免疫抑制剂的使用（自然消退），化疗	无
HPV	宫颈癌和宫颈癌前病变	无	宫颈细胞学	宫颈癌普查	HPV疫苗	发育异常/恶性肿瘤的治疗	宫颈癌普查
流感病毒A、B	上呼吸道感染疾病，肺炎，ARDS，脑炎，心肌炎	无	呼吸道组织PCR检测（金标准）；快速流感诊断检测	无	每年1次三价体疫苗	奥司他韦，扎那米韦	无

病原体	临床表现	相关药物导致	诊断方法	筛选	预防	治疗	监测
JC病毒	PML	那他珠单抗	头颅MRI,脑脊液分析	抗JC病毒抗体检测	无	中止免疫抑制剂的使用	使用那他珠单抗,每年检测抗JC病毒

3.1　单纯疱疹病毒

3.1.1　免疫调节治疗对疾病自然进程的影响

单纯疱疹病毒(herpes simplex virus,HSV)能引起人类多种疾病,如龈口炎、角膜结膜炎、脑炎以及生殖系统感染等。在免疫缺陷的病人中,初发或复发性的口腔和生殖器疱疹病毒发生率更高。一项前瞻性研究显示,IBD患者接受硫唑嘌呤治疗出现皮肤或生殖器疱疹比接受美莎拉嗪的患者明显增加。

3.1.2　预防措施

目前尚无HSV的相关疫苗。IBD患者在接受免疫调节剂治疗前,应常规询问有无口腔、生殖器和眼部等HSV感染史。

3.1.3　诊断、筛查及治疗潜在的感染

IBD患者在开始免疫调节剂治疗之前无需筛查有无HSV感染。临床上拟开始免疫调节剂治疗前高度疑似单纯疱疹病毒感染的IBD患者,可通过组织免疫组化或PCR方法进行排除。HSV抗体阳性表明存在既往感染或潜在的感染。病毒分离培养是临床上明确诊断疱疹病毒感染的可靠依据。可采集皮肤、生殖器等病变部位的水疱液、脑脊液、角膜刮取物、唾液等标本。

3.1.4　免疫调节治疗时发生的感染

HSV感染并不是使用免疫调节剂的禁忌证。HSV重激活常表现为轻度、自限性,无需抗病毒和停止免疫调节剂治疗。但在活动期重度HSV感染时,免疫调节剂应暂停使用。IBD患者免疫调节剂治疗时,少数HSV感染可导致肝炎、脑膜炎、肠炎、肺炎等,此时,应暂停免疫调节剂使用并考虑抗病毒治疗。对于反复HSV感染患者可常规给予阿昔洛韦(400mg,每天2次)、万乃洛韦(500mg,每天1次)或泛昔洛韦(250mg,每天2次)预防。

3.2 水痘带状疱疹病毒

3.2.1 免疫调节治疗对疾病自然进程的影响

水痘带状疱疹病毒(varicella-zoster virus,VZV),在儿童初次感染引起水痘,恢复后病毒潜伏在体内,少数病人在成人后病毒再发而引起带状疱疹,故被称为水痘带状疱疹病毒。在免疫缺陷的病人中水痘感染常较严重或危及生命,导致肺炎、肝炎、脑膜炎、血液系统疾病等。有研究显示,20例感染水痘的IBD患者中有5例死亡。使用免疫调节剂的IBD患者VZV感染风险增加。

3.2.2 预防措施

12个月至12岁的儿童需要接种1剂疫苗。13岁及13岁以上的个体需要接种2剂疫苗,2剂之间要间隔6~10周。未接种水痘疫苗的成人和儿童IBD患者应筛查有无水痘或疱疹病毒感染史。VZV血清学阴性的IBD患者在开始免疫调节剂治疗前至少3周应尽可能接种2剂水痘疫苗,随后的接种应在停止所有免疫抑制治疗后的3~6个月进行。血清学阴性的IBD患者暴露后应及时预防性用药。

3.2.3 诊断、筛查及治疗潜在的感染

IBD患者诊断时,应询问有无既往VZV感染。临床典型的水痘或带状疱疹,一般不需要实验室诊断。但对无免疫应答和症状不典型的患者,可应用疱疹液做电镜快速检查,或细胞培养来分离病毒;或应用免疫荧光试验检测疱疹底基部材料涂片和活检组织切片的疱疹病毒抗原;或应用PCR扩增脑脊液的VZV DNA。

3.2.4 免疫调节治疗时发生的感染

高度怀疑水痘或疱疹病毒感染的IBD患者应根据检测结果迅速采取治疗措施。VZV感染的抗病毒剂量比HSV高,新的抗病毒制剂万乃洛韦或泛昔洛韦比阿昔洛韦具有更高的口服生物学活性。在水痘或疱疹病毒感染时应停止免疫调节剂的使用,全面评估病情后根据专家的建议迅速采取有效措施。

3.3 巨细胞病毒

3.3.1 免疫调节治疗对疾病自然进程的影响

巨细胞病毒(cytomegalovirus,CMV)在人群中感染非常广泛,通常为隐性感染,大部分感染者无明显临床症状,但在一定条件下可侵袭多个器官和系统导致严重疾病。CMV感染常见于免疫抑制的患者,如HIV患者,接受化疗药物、长期服用激素及免疫抑制剂的IBD

患者。CMV 感染临床症状无明显特异性。CMV 感染可以发生在胃肠道任何部位,通常形成黏膜溃疡并出血。CMV 感染结肠时引起腹泻、便血、里急后重、腹痛,且常伴有发热、纳差和体重下降。当 IBD 患者出现下列表现时需警惕 IBD 感染:①对于激素治疗无效的 IBD;②出现全身系统症状及体征,如高热、呼吸困难、淋巴结疾病或脾大;③使用免疫抑制剂后出现短暂的症状改善,后无明显诱因临床症状明显恶化。

3.3.2　预防措施

目前尚无 CMV 疫苗。尽管一些核苷酸类似物可有效治疗重症 CMV 感染,但由于副作用大尚未被推荐为预防性使用。

3.3.3　诊断、筛查及治疗潜在的感染

在开始免疫调节剂之前,无需筛查 CMV 感染。但在急性期激素抵抗的 IBD 患者中,需进一步排除 CMV 感染。CMV 感染 IBD 的患者其临床表现缺乏特异性,其确诊依赖于实验室检查。目前有多种方法可检测体内 CMV 的感染情况,如内镜检查、血清 CMV 特异性抗体或 CMV PP56 检测、病毒分离培养、组织病理学检测、聚合酶链式反应(PCR)及粪便 PCR检测。持续 CMV 感染的 IBD 患者并没有特异性的肠镜表现,通过内镜观察难以区分是单纯的活动性 IBD 还是合并有 CMV 活动性感染。有研究显示,广泛的黏膜缺损、极易出血性、凿除样溃疡、纵行溃疡及鹅卵石样改变在 CMV 中更易出现。内镜下发现深溃疡时,有利于诊断 CMV 感染。相较于 HE 染色,以单克隆抗体检测结肠组织感染细胞中 CMV 病毒早期抗原的免疫组化法提高了组织病理学检测的敏感性和特异性,被公认为目前诊断 CMV感染的金标准。由于病毒 DNA 的出现早于其特异性抗体及临床症状,因此检测病毒 DNA的 PCR 技术成为判断 CMV 感染的最准确及最敏感的技术手段。CMV 检测可取血标本或肠黏膜组织进行测定。

3.3.4　免疫调节治疗时发生的感染

目前国内外学者对于合并 CMV 感染的 IBD 患者是否需抗病毒治疗,何时治疗及治疗方案的选择等问题上尚未达成共识。感染 CMV 的 IBD 患者出现发热、伴或者不伴有特异性器官受损、CMV DNA 水平升高等显性感染征象时,使用更昔洛韦抗病毒治疗是无异议的(2~3 周疗程)。当 IBD 患者突然出现高热,病情由稳定迅速转至恶化且强化治疗 3 天内无反应时,可适当地予以预防性抗病毒治疗。对于正使用糖皮质激素或免疫抑制剂的 IBD 患者出现显性 CMV 感染时,暂无统一意见是否该停用或将糖皮质激素及免疫抑制剂减量,尚需临床医师结合患者病情及 CMV 感染程度进行综合判断。亚临床型或轻度的 CMV 激活无需治疗或中断免疫调节剂的使用。有全身系统性表现的 CMV 重激活,如导致脑膜脑炎、肺炎、肝炎、食管炎、肠炎等,预后较差,快速地使用更昔洛韦或其他抗病毒治疗并停止免疫调节剂的使用可改善临床症状和减少死亡率。

3.4 EB 病毒

3.4.1 免疫调节治疗对疾病自然进程的影响

Epstein-Barr 病毒(EBV)为疱疹病毒科嗜淋巴细胞病毒属的成员,为 95% 以上的成人所携带。它是传染性单核细胞增多症的病原体,还与鼻咽癌、儿童淋巴瘤的发生有密切关系,被列为可能致癌的人类肿瘤病毒之一。EBV 与 CMV 相似,均为条件致病,在免疫功能正常者中,EBV 被报道可产生胃肠道出血及溃疡形成。较高的 EBV 阳性率多发生在 AIDS 及免疫抑制剂治疗的霍奇金淋巴瘤中。接受免疫抑制剂治疗的 IBD 患者可能有较高的 EBV 感染率。较正常人相比,EBV-DNA 更易在 IBD 结肠黏膜组织中检出,有研究通过定量 PCR 检测法发现,EBV 感染细胞在 UC 中比 CD 中更为多见。

3.4.2 预防措施

目前尚无适用的 EB 病毒疫苗。有研究报道,预防性使用阿昔洛韦或更昔洛韦可减少肾移植病人的淋巴瘤风险,但由于淋巴瘤在 IBD 患者中发生率非常低,预防性用药尚未被推荐。

3.4.3 诊断、筛查及治疗潜在的感染

EBV 分离培养困难,一般用血清学方法辅助诊断。在有条件的实验室可用核酸杂交和 PCR 等方法检测细胞内 EBV 基因组及其表达产物。EBV 特异性抗体的检测用免疫酶染色法或免疫荧光技术检出血清中 EBV IgG 抗体,研究诊断为 EBV 近期感染。

3.4.4 免疫调节治疗时发生的感染

区别是 EBV 累及胃肠道还是 IBD 本身的病情加重意义重大,如果为 EBV 导致 IBD 的病情加重,需减少免疫抑制剂的使用,而不是加用免疫抑制剂,同时需行抗病毒治疗。然而阿昔洛韦、更昔洛韦对控制 EBV 感染作用有限,被认为对控制 EBV 潜伏性感染无效。抗 CD20 单抗(美罗华)可作为骨髓抑制后多克隆 EBV 阳性的 B 细胞不典型增生的一线治疗药物。

3.5 人乳头状瘤病毒

3.5.1 免疫调节治疗对疾病自然进程的影响

人乳头状瘤病毒(papillomavirus,HPV)是一种嗜上皮性病毒,在人和动物中分布广泛,有高度的特异性。感染 HPV 的危险因素主要有:①多个性伴侣;②过早的性生活(在 16 岁之前);③吸烟;④患有其他性传染病;⑤因为临床治疗、艾滋病和其他原因而导致的免疫系

统缺陷,使得机体抵抗力下降。目前,关于免疫调节剂影响 IBD 患者 HPV 感染的自然进程尚不明确,有研究报道,免疫缺陷的病人 HPV 可被重激活,HPV 相关的巴氏涂片异常更多见于 IBD 的女性患者。因此,免疫抑制剂的使用包括抗 TNF 制剂可增加 HPV 感染的风险并最终导致宫颈癌的发生。

3.5.2　预防措施

常规推荐在性活动之前 9~26 岁的女性接种 HPV 疫苗。国际指南推荐男性 11~12 岁接种 HPV 疫苗,13~21 岁补接种,22~26 岁有 HIV 感染或免疫缺陷或同性恋接种。

3.5.3　诊断、筛查及治疗潜在的感染

对于女性 IBD 患者使用免疫调节剂,推荐常规进行妇科筛查宫颈癌。由于大多数子宫颈癌的发生都与 HPV 传染有关,所以子宫颈癌的筛查很重要。它可以在肿瘤扩散以前就得到早期的发现和治疗。所有性生活活跃的妇女或所有年龄在 18 岁以上的妇女,都应定期进行妇产科检查。其中要包括能发现子宫颈周围异常细胞的巴氏试验(Pap test)。

3.5.4　免疫调节治疗时发生的感染

当前或既往感染 HPV 并非是 IBD 患者使用免疫调节剂的禁忌证。目前尚无有效的抗 HPV 感染制剂,HPV 相关的肿瘤治疗包括手术、化疗和放疗。

3.6　HIV

3.6.1　免疫调节治疗对疾病自然进程的影响

糖皮质激素对 IBD 患者 HIV 感染病程的影响研究很少。糖皮质激素作为辅助治疗用于 HIV 感染的并发症处理,如淋巴瘤和杰氏肺囊虫病。最近一项观察性研究证明患者接受低剂量(5mg/d)的泼尼松龙比未治疗者有明显低的全身细胞免疫活化。然而,还不明确这种低剂量在 HIV 疾病进展过程中是否有有利影响。合并 HIV 感染的 IBD 患者接受高效抗逆转录病毒治疗(HAART)后获得免疫重建并检测不到病毒载量时可应用糖皮质激素治疗 IBD,但目前还没有可用资料。关于硫唑嘌呤对 HIV 感染的影响资料也非常有限。一项长期随访的病例对照研究比较了 20 例合并 HIV 感染的 IBD 与 40 例无 HIV 感染的 IBD 患者,发现有 HIV 感染者比未感染者接受硫唑嘌呤治疗后 IBD 复发率低,这些 HIV 患者大多数都进行了 HAART 治疗。TNF-α 可通过 NF-κB 的激活促进 HIV 的复制,TNF-α 浓度升高与 HIV 感染期进展及感染并发症的发生相关。因此,有 HIV 感染的 IBD 患者可行抗 TNF 治疗,可能不会对 HIV 感染产生有害影响。HIV 感染的 IBD 患者必要时可接受免疫抑制剂治疗,但应密切监测其病情。

3.6.2 预防措施

预防 HIV 感染的一般措施,包括避免性传播,静脉注射药物者避免共用注射器,以及医疗行业人员接触污染的针头及血液暴露后的预防措施。

3.6.3 诊断、筛查及治疗潜在的感染

所有进行免疫抑制剂或生物制剂治疗的 IBD 患者最好检测 HIV(通过 HIV p24 抗原或抗体检测,仅在怀疑 HIV 急性感染时应用 PCR 检测)以排除未知的感染。HIV 感染者的 IBD 诊断和处理需要与 HIV 专家共同协作。HAART 可以控制病毒复制,诱导免疫重建,使得 HIV 感染的 IBD 患者在接受免疫抑制剂治疗时可较少发生感染并发症。合并感染性疾病的风险与 CD4$^+$细胞计数相关,CD4$^+$少于 200/μl 则会增加感染发生风险。

3.6.4 免疫调节治疗时发生的感染

应用免疫抑制剂治疗时可出现原发性的 HIV 感染,但概率很小。IBD 合并有症状的 HIV 感染应该在与 HIV 专家讨论后确定治疗方案,若患者对 HAART 治疗无应答,可考虑中断免疫抑制剂或生物治疗。

3.7 乙肝病毒

3.7.1 免疫调节治疗对疾病自然进程的影响

乙型肝炎病毒(hepatitis B virus,HBV)简称乙肝病毒,是一种 DNA 病毒,属于嗜肝 DNA 病毒科(hepadnavividae)。根据目前所知,HBV 只对人和猩猩有易感性,引发乙型病毒性肝炎疾病。研究认为,对于有乙肝病毒感染的 IBD 患者而言,其免疫抑制状态可能重新激活体内 HBV。

3.7.2 预防措施

IBD 患者若血清抗-HBs 和抗-HBc 阴性,应该进行 HBV 疫苗接种预防感染。若存在 HBsAg 阳性,最好在免疫抑制剂应用之前 2 周开始预防性的抗病毒治疗(核苷酸/核苷酸类似物),并持续至免疫抑制剂停药 12 个月之后。基线 HBV DNA 水平较高(>2000IU/ml)的患者,应当持续治疗直至达到和免疫功能正常慢性乙型肝炎患者同样的治疗终点。大量研究表明,使用核苷酸/核苷酸类似物抗 HBV 对接受免疫抑制剂治疗的 IBD 患者是安全有效的。恩替卡韦和替诺福韦因其起效快、抗病毒作用强、低耐药等特点最常用于 IBD 患者的抗 HBV 治疗。因干扰素可能会加重 CD 及可能引起额外的骨髓抑制,最好避免应用这类药物。对血清学阳性(HBsAg-,抗-HBc+,有或无抗-HBs)的既往感染者 HBV 复发的预防:这

些 IBD 患者在接受免疫抑制剂治疗时要每 1~3 个月定期监测 AST/ALT、HBV 血清学变化及 HBV DNA。

3.7.3　诊断、筛查及治疗潜在的感染

患者在确诊为 IBD 之时应给予 HBV 的常规筛查以评估感染或疫苗免疫状况。若患者呈现出 HBV 感染证据,还应评估 HbeAg、抗-HBe 以及 HBV DNA。

3.7.4　免疫调节治疗时发生的感染

除暴发性肝炎专家意见推荐使用核苷酸/核苷治疗,目前还没有对 HBV 急性感染治疗的共识。对于有急性 HBV 感染的 IBD 患者,免疫抑制剂或生物制剂应延迟使用或停药直至急性感染或复发得以控制(HBV DNA <2000IU/ml)。核苷酸/核苷推荐用于治疗这类患者的 HBV 急性感染或复发。

3.8　丙肝病毒

丙型病毒性肝炎,简称为丙型肝炎、丙肝,是一种由丙型肝炎病毒(HCV)感染引起的病毒性肝炎,主要经输血、针刺、吸毒等传播。糖皮质激素对 HCV 相关的肝脏疾病进展的影响已在肝移植患者中得以证实,这些患者接受激素与病毒血症增加、纤维化进展及生存期降低等相关。这种情况下应该避免过量使用免疫调节剂,尤其是激素。相反,免疫抑制的 IBD 患者进展为肝硬化与在非免疫抑制的患者类似。因此,IBD 患者免疫抑制剂的应用对 HCV 的进程并没有明显的不利影响,除了在那些同时感染 HBV 和(或)HIV 的患者可能发生严重的肝衰竭外,并没有增加进展为终末期肝病的可能。一项系统回顾分析发现 153 例 HCV 感染者接受抗 TNF 制剂治疗风湿性关节炎等时,仅有一例出现了 HCV 加重。亦有证据表明抗 TNF 治疗可能对 HCV 感染治疗有利,抗 TNF 治疗似乎可以提高病毒应答。有些研究表明甲氨蝶呤治疗 HCV 感染者的关节病时并未对 HCV 感染有不利影响。

IBD 患者开始免疫调节剂治疗之前是否进行 HCV 筛查还未达成共识。但因免疫抑制剂治疗或合并感染其他病毒(HBV/HIV)有引起肝功能恶化的潜在风险,可考虑行 HCV 抗体筛查,若为阳性,可进一步检测 HCV RNA。无论是否合并 HCV 感染,IBD 患者都能应用免疫调节剂治疗。但一般不推荐 CD 患者进行 HCV 抗病毒治疗,因为干扰素治疗可能会加重 CD。尽管免疫调节剂治疗可能会影响活动性的慢性 HCV 感染,但在合并 HCV 感染的 IBD 患者中免疫调节剂治疗也并不是禁忌,在慎重考虑 IBD 严重程度和肝病分期后可决定是否应用。HCV 抗病毒治疗或与 IBD 治疗的药物反应可能会加重 IBD 病情,因此应权衡患者是否需要 HCV 治疗。

4　真菌性感染与炎症性肠病(表 32-3)

表 32-3　真菌机会性感染与 IBD 病人免疫抑制剂使用的诊断、筛查和治疗

病原体	临床表现	相关药物导致	诊断方法	筛选	预防	治疗	监测
荚膜组织胞浆菌	肺组织胞浆菌病,进行性播散性组织胞浆菌病	TNF-α 抑制剂	痰涂片和痰培养(肺)或其他部位;核酸扩增法(肺和肺外组织);血清学检测	根据有无既往暴露史评估	无,除非处于暴发期	伊曲康唑(轻度感染);两性霉素 B(重度/播散型)	无
隐球菌	隐球菌肺炎;隐球菌脑膜炎;皮肤隐球菌病;播散性隐球菌病	使用免疫抑制剂可增加患病风险	酵母菌分离(印度墨汁染色,培养)或可溶性抗原检测	无	无	两性霉素 B 和氟胞嘧啶(诱导治疗);氟康唑(巩固治疗)	无
卡式肺囊虫	肺炎	激素;TNF-α 抑制剂;嘌呤类似物;联合使用免疫抑制剂	呼吸道分泌物特殊染色,免疫荧光(抗原),组织 DNA-PCR,血清 β-1,3 葡聚糖检测	无	甲氧苄啶/磺胺甲噁唑	甲氧苄啶/磺胺甲噁唑,伯氨喹/克林霉素,喷他脒,阿托伐醌	无
曲霉菌	曲霉菌肺炎;播散型曲霉菌病(重度)	激素;免疫抑制剂	组织和血培养(金标准),半乳甘露聚糖抗原测定,血清 β-1,3 葡聚糖检测,定量 PCR,胸部 CT	无	无	伏立康唑或两性霉素 B;伊曲康唑和卡泊芬净(侵袭性曲霉病);外科手术	无
念珠菌	口腔念珠菌病	无特异性免疫抑制剂	血或感染部位培养(金标准),血清学检测,组织 PCR 检测	无	无	口咽部:克霉唑/制霉菌素)(轻度感染);氟康唑(中-重度感染);伊曲康唑,伏立康唑,泊沙康唑,或两性霉素 B(顽固型)	无

续表

病原体	临床表现	相关药物导致	诊断方法	筛选	预防	治疗	监测
	食管念珠菌病					食管:氟康唑(口服)(首选)	
	系统性/侵袭性曲霉菌病(脓毒血症,骨髓炎,心内膜炎,脑膜炎,眼内炎)					侵袭性:棘球白素/两性霉素 B/氟康唑	

4.1　荚膜组织胞浆菌

4.1.1　免疫调节治疗对疾病自然进程的影响

荚膜组织胞浆菌病是由荚膜组织胞浆菌所引起的一种传染性很强的肉芽肿性疾病。常由呼吸道传染,先侵犯肺,再波及其他单核巨噬细胞系统如肝、脾,也可以侵犯肾、中枢神经系统及其他脏器。临床表现为无痰咳嗽、胸痛、呼吸困难、声音嘶哑,中度感染表现为发热、发绀、咯血等。荚膜组织胞浆菌在流行地区土壤及空气中都可分离出,动物如马、狗、猫和鼠等皆可感染。播散性更多见于细胞免疫功能紊乱、原发性免疫缺陷疾病、HIV 感染、长期使用免疫抑制剂(如 IBD 患者)。有研究报道,使用抗 TNF 制剂的 IBD 患者感染荚膜组织胞浆菌的风险增加,死亡率可达 20%。

4.1.2　预防措施

开始抗 TNF 治疗前应评估有无感染组织胞浆菌的风险:①有无接触古老建筑、鸡笼、鸟窝、洞穴等;②在过去 3 个月有无组织胞浆菌感染的可疑症状;③既往有无组织胞浆菌感染病史;④过去 2 年有肺炎病史;⑤有无疫区暴露史。

4.1.3　诊断、筛查及治疗潜在的感染

本病的诊断主要靠从痰液、周围血液、骨髓以及淋巴结穿刺、活检等标本中找到细胞内酵母型组织胞浆菌,再结合临床症状和培养结果。组织胞浆菌素皮肤试验有助于诊断。

4.1.4　免疫调节治疗时发生的感染

感染组织胞浆菌的 IBD 患者应停止免疫抑制剂的使用。较严重的感染,应该早期给予

足量的抗真菌药物治疗。目前使用的抗真菌药物主要是两性霉素 B 或脂质体、伊曲康唑、酮康唑、伏立康唑等。

4.2　隐球菌

4.2.1　免疫调节治疗对疾病自然进程的影响

隐球菌病是由隐球菌属中的新生隐球菌引起的一种亚急性或慢性深部真菌病。可侵犯人体的皮肤、肺部、骨骼等全身各脏器，但以侵犯中枢神经系统最常见，约占隐球菌感染的 80%。预后严重，病死亡率高。隐球菌侵入人体的部位不同，临床表现亦不相同。隐球菌感染主要见于处于免疫抑制状态的人群，包括 IBD 患者。

4.2.2　预防措施

积极治疗基础病，增强病人机体免疫力。长期应用免疫抑制剂者可考虑给予预防性抗真菌药物，或免疫增强剂。对危重病人加强保护性隔离，注意保持环境的清洁、干燥，控制出入人员的流动。积极治疗皮肤黏膜的真菌感染，防止血源性播散。

4.2.3　诊断、筛查及治疗潜在的感染

目前还没有关于在 IBD 患者针对隐球菌感染的常规筛查和预防的指南。隐球菌感染诊断方法主要有：涂片检查，包括取脑脊液、痰、血、尿、胸水或皮损处分泌物；隐球菌培养；取局灶病变组织做 PAS 染色，发现隐球菌可确诊；用胶乳凝集试验或酶标法测定脑脊液等标本中隐球菌荚膜多糖抗原，阳性结果有辅助诊断意义；脑脊液常规检查。

4.2.4　免疫调节治疗时发生的感染

无明显免疫缺陷的肺隐球菌病患者通常无需抗真菌治疗而很快自愈。其他部位的隐球菌病，尤其是中枢神经系统隐球菌病和有免疫缺陷的肺隐球病患者，如艾滋病等，或同时有肺外隐球菌病，以及肺隐球菌病进行性加重时，均应进行抗真菌治疗。治疗包括使用两性霉素 B 和氟胞嘧啶至少 2 周，随后口服氟康唑 6~12 个月巩固治疗。

4.3　卡氏肺囊虫

4.3.1　免疫调节治疗对疾病自然进程的影响

卡氏肺囊虫肺炎(pneumocystis carinii pneumonia，PCP)亦可称为卡氏肺孢子虫肺炎，又称间质性浆细胞肺炎，是一种少见的肺炎，主要发生于免疫低下的儿童。是艾滋病患者最常见的肺部并发症，亦可发生在免疫功能低下婴幼儿，或因应用免疫抑制剂治疗的癌症或

肾移植患者。

4.3.2　预防措施

对于以下人群可预防性使用甲氧苄氨嘧啶/磺胺甲噁唑：明确 AIDS 疾病；HIV 感染 CD4$^+$细胞<200/mm^3；器官移植后 6 个月；长期高剂量的糖皮质激素；ECCO 专家组建议，当联合使用三种免疫抑制剂（其中包括抗 TNF 或钙调神经磷酸酶抑制剂）的 IBD 患者应预防性使用甲氧苄氨嘧啶/磺胺甲噁唑。

4.3.3　诊断、筛查及治疗潜在的感染

对营养不良、免疫功能低下、长期使用糖皮质激素、肿瘤化疗、器官移植后和艾滋病等出现低热、腹泻、消瘦，继而出现干咳、呼吸困难，X 线胸片有典型改变者，须注意 PCP。呼吸道分泌物、纤维支气管镜标本甚或肺活检病原体检查有助于诊断。

4.3.4　免疫调节治疗时发生的感染

目前，首选药物为甲氧苄胺嘧啶加磺胺甲噁唑，分 2 次服，连服 2 周，其疗效与戊烷脒相仿，但不良反应远较少见，表现为皮肤过敏与胃肠道反应。

4.4　其他真菌性感染

侵袭性念珠菌感染主要由白色念珠菌、光滑念珠菌、近平滑念珠菌和热带念珠菌所致。IBD 患者应用免疫抑制剂治疗可能会出现口腔、食管或全身性念珠菌病，但目前还没有相关的筛查和预防建议。念珠菌病的诊断需要血液或累及部位组织的培养确定。氟康唑是最常用于治疗白色念珠菌感染的药物，但因唑类药物在其他念珠菌如光滑念珠菌和克柔念珠菌中存在耐药风险，目前美国传染病学会推荐棘球白素（阿尼芬净、卡泊芬净、米卡芬净）作为治疗中重度侵袭性念珠菌病的一线药物。

曲霉菌普遍分布于谷物、枯叶、土壤及水中，其分生孢子易播散至空气中。侵袭性曲霉病最常见的致病菌是烟曲霉菌，在免疫力正常者可引起慢性肉芽肿性反应，而免疫力低下者可引起侵袭性的肺部感染，主要特点有弥漫性或局灶性的坏死性支气管肺炎、出血性肺梗死或脓肿，严重者甚至播散到其他器官。侵袭性曲霉菌病的易感因素包括中性粒细胞减少，皮质类固醇、细胞毒性药物或免疫抑制剂治疗。确诊曲霉菌病需要组织病理学的证据证实存在曲霉菌属感染，或无菌部位的样本中培养出曲霉菌。可疑曲霉菌病的诊断需要综合宿主因素、临床表现和微生物学的证据。曲霉菌病诊断的金标准还是组织学的检查和微生物培养。另外，诊断性检测包括血清和支气管肺泡灌洗液半乳甘露聚糖抗原检测，血清 1,3-β-D-葡聚糖检测和 PCR。高分辨率 CT 出现"晕轮征"（在结节周围出现磨玻璃样晕）有助于检测霉菌病血管壁浸润。伏立康唑和两性霉素 B 可用于侵袭性曲霉菌病的治疗。伏立康唑与两性霉素 B 相比，初次治疗有较好疗效，患者生存情况更好，因此美国传染病学会指南推荐伏立康唑作为曲霉菌病的一线治疗药物，两性霉素 B、伊曲康唑和卡泊芬净可用于

侵袭性曲霉菌病的补救治疗。对于引起咯血的单个病灶、邻近大血管和心包膜的病变以及侵蚀胸膜腔或肋骨的病变可行手术切除。

5 寄生虫感染与炎症性肠病

目前寄生虫感染与 IBD 的研究尚未广泛开展。有研究显示 IBD 患者使用免疫抑制剂感染粪类圆线虫的风险增加。粪类圆线虫是一种兼性寄生虫，在宿主体内的生活阶段包括成虫、虫卵、杆状蚴和丝状蚴。在机体发生便秘或有自身免疫缺陷等特殊情况下，杆状蚴在肠腔内迅速发育为丝状蚴，再自小肠下段或结肠的黏膜内侵入血液循环，引起自身体内感染。此外，若排出的丝状蚴附在肛周，则可钻入皮肤，而引起自身体外感染。粪类圆线虫的致病作用与其感染程度及人体健康状况，特别是免疫功能状态有密切关系。长期使用免疫抑制剂或患各种消耗性疾病以及先天性免疫缺陷和艾滋病患者可出现，由于大量幼虫在体内移行，可将肠道细菌带入血流，引起败血症等。感染诊断主要依靠从粪便、痰、尿或脑积液中检获幼虫或培养出丝状蚴为确诊依据。由于患者有间歇性排虫现象，故应多次反复进行检查。用 ELISA 法检测患者血清中特异性抗体，对轻、中度感染者具有较好的辅助诊断价值。行胃和十二指肠液引流查病原体，对胃肠粪类圆线虫病诊断的价值大于粪检。感染粪类圆线虫的 IBD 病人应停止使用免疫抑制剂，并开始抗线虫治疗（伊维菌素或阿苯达唑）。

（徐锡涛　冉志华）

参 考 文 献

张文婷，吴小平．2013．机会性感染与炎症性肠病．医学新知杂志，23：238-240.

Dave M，Purohit T，Razonable R，et al. 2014. Opportunistic infections due to inflammatory bowel disease therapy. Inflamm Bowel Dis，20：196-212.

Landsman M J，Sultan M，Stevens M，et al. 2014. Diagnosis and management of common gastrointestinal tract infectious diseases in ulcerative colitis and Crohn's disease patients. Inflamm Bowel Dis，20：2503-2510.

Rahier JF，Magro F，Abreu C，et al. 2014. Second European evidence-based consensus on the prevention，diagnosis and management of opportunistic infections in inflammatory bowel disease. J Crohns Colitis，8：443-468.

第33章

炎症性肠病合并病毒性肝炎的处理

病毒性肝炎的感染在我国非常常见,尤其是乙型肝炎病毒,2006 年全国流行病学调查结果显示在普通人群中乙肝病毒携带率为 7.18% ,因此炎症性肠病合并乙肝病毒性感染在临床上并不少见。炎症性肠病的治疗可能需要长期使用糖皮质激素或免疫抑制剂,而乙型或丙型肝炎的治疗则可能用到干扰素影响机体免疫状态,两者在治疗上存在一定的冲突。另外,大剂量激素或长时间免疫抑制剂的使用可增加慢性肝炎病毒活动的风险。因此,炎症性肠病合并肝炎病毒感染的规范处理尤显重要。

1 炎症性肠病与乙肝病毒性感染

早年分别有研究对克罗恩病及溃疡性结肠炎患者乙肝病毒核心抗体(抗-HBc)阳性率检测发现,IBD 患者组的阳性率明显高于非 IBD 对照组($P<0.05$)。但近年法国及西班牙学者的类似研究结果却提示两者的差异并没有统计学意义,而 IBD 患者乙肝的易感风险在于高于正常人的输血及手术的机会。

2 乙肝病毒性感染的几种状态

我国 HBV 流行具以下特点,即大多为婴幼儿期感染,病程长达数十年,特别是新生儿期感染,90% 以上会成为慢性肝炎。自然过程可分为:①免疫耐受期;②免疫清除期;③非复制和低复制期。三期不能截然分开,从免疫耐受期到免疫清除期,会出现临床症状和 ALT 升高。若免疫应答良好,会发生 e 抗原的血清转换,病毒复制降低,临床症状好转,但过度的免疫清除反而会加重肝细胞的损害。

慢性 HBV 感染是指 HBV 感染超过 6 个月,可伴有或不伴有肝脏炎症活动。美国肝病学会指南将慢性乙肝分为:

(1) 慢性乙肝,指乙肝病毒持续感染导致肝脏慢性炎症、坏死性疾病。分为 HBeAg 阳性和 HBeAg 阴性慢性乙肝。表现为:①HBsAg 阳性>6 个月;②血清 HBV DNA>20 000IU/ml(10^5 copies/ml),HBeAg 阴性的患者常<2000~20 000IU/ml(10^4~10^5copies/ml);③持续或间歇性 ALT 及 AST 升高;④肝组织呈现中度-重度炎症坏死。

(2) 乙肝痊愈,指既往 HBV 感染,而现在没有病毒复制、生化学异常或组织学炎症活动的依据。表现为:①曾有急性或慢性乙肝病史,或存在抗-HBc 阳性或阴性及抗-HBs 阳性;②HBsAg 阴性;③血清 HBV DNA 检测不到;④ALT 正常。

(3) 非活动性 HBsAg 携带状态,指持续 HBV 感染,但没有显著、进行性的炎症坏死性改变。表现为：①HBsAg 阳性超过 6 个月；②HBeAg 阴性，抗-HBe 阳性；③血清 HBV DNA <2000IU/ml；④ALT 和 AST 持续正常；⑤肝组织无肝炎表现。

（4）慢性乙肝急性发作或恶化，指间歇性转氨酶升高大于正常值上限 10 倍，且超过基线水平的 2 倍以上。

（5）慢性乙肝再激活，曾为非活动性 HBsAg 携带状态或痊愈患者，重新出现肝脏的炎性坏死性改变。

我国指南把携带者细分为：①慢性 HBV 携带者：血清 HBsAg 和 HBV DNA 阳性，HBeAg 或抗-HBe 阳性，但一年内连续随访 3 次以上，ALT 和 AST 均在正常范围，肝组织学一般无异常。②非活动性 HBsAg 携带者：血清 HBsAg 阳性、HBeAg 阴性、抗-HBe 阳性或阴性，HBV DNA 检测不到或低于最低检测值，一年内连续随访 3 次以上，ALT 均在正常范围，肝组织学检查没有明显炎症活动。

另外，还有一种慢性乙型肝炎需引起注意，即隐匿性慢性乙型肝炎，表现为血清 HBsAg 阴性，但血清和（或）肝组织学中 HBV DNA 阳性，并有慢性肝炎临床表现。约 20% 隐匿性慢性乙型肝炎，除 HBV DNA 阳性外，其余 HBV 血清学标志均阴性，要注意排除其他病毒和非病毒性因素引起的肝脏损害。

3　乙肝病毒相关实验室检查

3.1　生化学

生化学是评价肝功能的基础指标。

（1）ALT 和 AST：临床最常用。可反映肝细胞炎症活动及受损程度。

（2）胆红素（SB）：与肝细胞的坏死程度关系密切，但须与肝内、外胆汁淤积引起的 SB 升高相鉴别。重型肝炎时会出现胆-酶分离现象，即胆红素明显上升而转氨酶反而下降，是肝细胞严重受损的表现。

（3）凝血酶原时间（PT）及凝血酶原活动度（PTA）：是反映肝脏凝血因子合成功能的重要指标，对疾病的进展预测和预后判断有重要价值。

（4）胆碱酯酶：反映肝脏合成功能。

（5）血清白蛋白/球蛋白：在慢性乙型肝炎、肝硬化和肝衰竭患者，血清白蛋白下降或球蛋白升高，两者比例倒置。

（6）甲胎蛋白（AFP）：可提示为大量肝细胞坏死后的肝细胞再生，但明显而持续的升高往往提示原发性肝癌（HCC），须结合影像学检查。

3.2　HBV 血清学检查

HBV 血清学检查指病毒标志物的检测，包括 HBsAg、抗-HBs、HBeAg、抗-HBe、抗-HBc 和抗 HBc IgM。可用酶免疫法（EIA）、放射免疫法（RIA）、微粒子酶免分析法（MEIA）或化学发光法等技术。其表达的意义参见前述。

3.3　HBV DNA 及其基因型和变异检测

HBV DNA 及其基因型和变异检测是评价病毒活动的直接指标。

（1）HBV DNA 载量:反映了乙肝病毒复制程度,也可用于抗病毒治疗的疗效考核与预测。

（2）HBV 基因分型:常用的监测方法有:①基因型特异性引物 PCR 法;②限制性片段长度多态性分析法(RFLP);③线性探针反向杂交法(INNO-LiPA);④PCR 微量核酸杂交酶联免疫法;⑤基因序列测定法等。

（3）HBV 耐药突变株检测:常用方法有:①HBV 聚合酶区基因序列分析法;②RFLP;③荧光实时 PCR 法;④线性探针反向杂交法等。

3.4　影像学检查

B 超、CT 等影像学,在急性病毒性肝炎可见肝脏肿大,慢性病毒性肝炎时肝脏 B 超可见光点增粗及肝内血管直径和结构改变,主要有助于肝脏及壶腹部占位性病变的鉴别诊断。

4　乙型肝炎抗病毒药物及其选择

4.1　总体目标

最大限度地长期抑制或消除 HBV,减轻肝细胞炎症坏死及肝纤维化,延缓和阻止疾病进展,减少和防止肝脏失代偿、肝硬化、原发性肝细胞癌(HCC)及其并发症的发生,从而改善患者生活质量、延长存活时间。

4.2　抗病毒治疗应答

抗病毒治疗应答包括病毒学应答、生化学应答和血清学应答。

（1）病毒学应答:指血清 HBV DNA 下降至检测不到(PCR 法)和低于检测下限,或较治疗基线水平下降≥2log10 值。

（2）血清学应答:指血清 HBeAg 阴转或相继出现抗 HBe(称为 e 抗原血清转换),或 HBsAg 阴转或相继出现抗 HBs(称为 s 抗原血清转换)。

（3）生化学应答:指血清 ALT 和 AST 恢复正常。

（4）组织学应答:指肝脏组织学炎症坏死和纤维化程度改善达到某一规定值。

e 抗原阳性患者若同时达到前三项标准,e 抗原阴性者同时达到第 1 和第 3 项标准,就可认为是完全应答;部分达到以上标准者认为是部分应答;未达到以上标准者为无应答。

4.3　应答时间的相关定义

抗病毒治疗应答的快慢对疗效的预测有重要意义。

（1）早期或初始应答（initial or early response）：治疗 12 周时的应答。

（2）治疗结束时应答（end-of-treatment response）：治疗结束时应答。

（3）持久应答（sustained rsponse）：治疗结束后随访 6 个月或 12 个月以上，疗效维持不变，无复发。

（4）维持应答（maintained response）：在抗病毒治疗期间表现为 HBV DNA 检测不到（PCR 法）或低于检测下限，或 ALT 正常。

4.4　治疗指征

（1）HBeAg 阳性患者：ALT 升高>2×ULN 或肝活检提示中/重度炎症，伴有 HBV DNA≥ 10^5 copies/ml（20 000IU/ml），应当考虑抗病毒治疗；ALT 持续正常或轻微升高（<2×ULN）的患者，一般不应实施治疗；若肝活检证实有中/重度炎症坏死，或明显纤维化，可实施抗病毒治疗。

（2）HBeAg 阴性患者：HBV DNA≥ 10^4 copies/ml（2000IU/ml）和 ALT>2×ULN 者应当抗病毒治疗；对 HBV DNA 水平较低者（< 10^4 copies/ml 或<2000IU/ml）、且 ALT 处临界范围，可进行肝活检，有明显炎症活动或纤维化的，需抗病毒治疗。

4.5　抗病毒药物及其选择

目前已获 FDA 和 SFDA 批准的抗病毒药物有两大类，即干扰素（包括普通干扰素和聚乙二醇化干扰素）和核苷（酸）类似物（包括拉米夫定、阿德福韦酯、恩替卡韦和替比夫定）。另外，新型核苷酸类似物替诺福韦虽然尚未在国内获批用于慢性乙肝的抗病毒治疗，但在部分国家和地区已经成为慢性乙肝抗病毒指南推荐的药物之一。

（1）核苷（酸）类似物：主要是抑制 HBV DNA 的逆转录过程，对 HBV DNA 有快速的抑制作用，副作用相对较小，患者有较好的依从性。但是，核苷（酸）类似物的治疗疗程相对较长，因为药物不能对 cccDNA 干预，停药后仍可有 HBV DNA 的重新复制。所以，尚未有理想的治疗终点，且在长期治疗过程中难免出现病毒变异。

（2）干扰素（IFN-α）：干扰素治疗慢性乙肝患者的疗效，与患者的免疫应答力和病毒的基因型有密切关系。下列因素可取得较好疗效：① 治疗前高 ALT 水平；②HBV DNA< 2× 10^8 copies/ml；③女性；④病程短；⑤非母婴传播；⑥ 肝脏纤维化程度轻；⑦对治疗的依从性好；⑧无 HCV、HDV 或 HIV 合并感染者。其中治疗前 HBV DNA、ALT 水平及患者的性别是预测疗效的主要因素。治疗 12 周时的早期病毒学应答对预测疗效也很重要。聚乙二醇化干扰素（PegIFN α）在我国也被批准用于治疗慢性乙型肝炎。由于干扰素的主要不良反应包括骨髓抑制、流感样症候群等，故不常用于炎症性肠病合并慢性乙型肝炎的治疗和炎症性肠病的预防性抗病毒治疗。

5　抗病毒药物的耐药

L-核苷(拉米夫定和替比夫定)可合并 HBV DNA 多聚酶结构域 C 的 YMDD 模体突变并代偿性地出现上游结构域 A 和 B 突变,从而出现治疗效果的下降。而核苷酸类似物(阿德福韦酯和替诺福韦)则是合并多聚酶 B 和 D 结构域的突变。

拉米夫定耐药出现临床疗效的下降在临床上较为常见,而目前环戊基鸟嘌呤类似物(恩替卡韦和替诺福韦)耐药率仍比较低。耐药导致疗效降低可增加晚期肝硬化和肝移植患者发生急性肝功能衰竭的风险。因此,在口服核苷(酸)类似物治疗的同时,应定期随访,尽早发现可能的耐药发生。

口服药物有交叉耐药,所以对一种药物耐药后也不能选择与其有交叉耐药的药物。通常情况下,对核苷类药物耐药的患者而言,核苷酸类似物有效,如恩替卡韦 1mg 即对拉米夫定耐药的 HBV 有效,但是由于较差耐药株的存在,在使用 1、2、3、4 年后,其耐药率分别为 7%、16%、35% 和 43%。特殊检查可发现这些变异,临床上最初的病毒学应答发生后,HBV DNA 水平升高超过 1 个数量级即表示耐药,特别是在合并 ALT 升高时,耐药就更加明确了。在众多药物中阿德福韦酯疗效最差,抑制病毒最慢,最不易诱导 e 抗原血清转换,并且最可能导致原发性无应答。但由于口服药物的耐药谱不一致,阿德福韦酯及替诺福韦与拉米夫定、替比夫定或恩替卡韦无交叉耐药,因此对于拉米夫定耐药的患者,可选择联合阿德福韦酯或替诺福韦。

6　炎症性肠病患者中乙肝标志物的筛查

自 2000 年以来,世界各地区乙肝防治指南不断更新,但每个指南中都提到了乙肝病毒感染者接受免疫抑制剂或细胞毒药物治疗时的预防策略。2010 中国乙肝防治指南也明确提出对于需要接受免疫抑制剂或细胞毒药物治疗的患者,需要进行乙肝病毒的筛查。IBD 患者中符合这些条件者,在确诊 IBD 后,即应进行乙肝病毒指标的筛查,以便拟定完整的治疗和随访方案。

乙肝病毒的筛查主要包括以下内容:

乙肝病毒标记物:HBsAg 阳性提示乙肝病毒的感染,需结合病史及其他指标判断目前处于急性感染期、免疫耐受期还是慢性活动期;抗-HBs 阳性提示机体存在对乙肝病毒的保护性抗体,但需注意抗体的浓度;抗-HBc 阳性提示既往乙肝病毒感染史,体内存在或可能残留有乙肝病毒 cccDNA,需要结合其他指标判断体内的病毒复制情况。

乙肝病毒 DNA:最直接反映乙肝病毒在体内的复制情况,但由于检测水平的限制,阴性并不说明体内一定没有病毒复制,还可能处于极低复制水平。

其他:ALT、AST、肝脏 B 超等检查对于慢性乙肝病情评估、治疗方案拟定等方面均有一定指导意义。

7 治疗及随访方案

虽然现有的指南强调了对 HBsAg 阳性患者,在化疗和免疫抑制治疗时推荐预防性抗乙肝病毒策略,但对于多种新型化疗药物及单克隆抗体(如利妥昔单抗等)在临床应用的预防策略还需大样本研究结果进行指导。有报道,未接受预防性抗病毒治疗的 HBsAg 阴性患者发生与利妥昔单抗相关的 HBV 再激活。因此,即使 HBsAg 阴性,抗-HBs 阳性,在 IBD 使用糖皮质激素、免疫抑制剂或肿瘤坏死因子单克隆单抗时,需拟定严格的治疗和随访方案。

炎症性肠病患者应该在乙肝筛查的基础上,针对性进行慢性活动期乙肝的治疗及免疫耐受期患者病毒激活的预防治疗和随访监测:①对于 HBV DNA 及血清 ALT 明显升高慢性活动性乙肝应尽量避免免疫抑制剂的使用,并按照慢性乙型肝炎防治指南进行抗病毒治疗;②而对其他的 HBsAg 和(或)HBV DNA 阳性的患者,建议在使用任何免疫抑制剂前一周进行抗病毒治疗,并维持至免疫抑制治疗后 6 个月至 1 年;③HBsAg 阴性但抗-HBc 阳性患者,需要结合 HBV DNA 水平,HBV DNA 阳性者治疗方案同②,HBV DNA 阴性者则可以不积极抗病毒,但需密切监测 HBV DNA 水平至治疗后 6 个月;④单纯抗-HBs 阳性患者,无需抗病毒治疗,但需要随访抗-HBs 抗体浓度,当<10mIU/ml 时则建议再次进行免疫接种;⑤乙肝病毒标志物均阴性患者,则建议进行乙肝疫苗接种,接种成功后的随访同④。

由于炎症性肠病合并乙肝病毒感染的特殊性,抗病毒治疗需要注意以下几点:

(1) 基线 HBV DNA<2000IU/ml 的患者,在完成化学治疗或免疫抑制剂治疗后,应当继续治疗 6 个月。

(2) 基线 HBV DNA 水平较高(>2000IU/ml)的患者,停药标准与免疫功能正常慢性乙型肝炎患者相同。

(3) 对于预期疗程≤12 个月的患者,可以选用拉米夫定或替比夫定。

(4) 对于预期疗程更长的患者,应优先选用恩替卡韦或阿德福韦酯。

(5) 核苷(酸)类药物停用后可出现复发,甚至病情恶化,应予以高度重视。

(6) 干扰素有骨髓抑制作用,应当避免选用。

抗病毒治疗结束后,不论有无治疗应答,停药后半年内至少每 2 个月检测 1 次 ALT、AST、血清胆红素、HBV 血清学标志和 HBV DNA,以后每 3~6 个月检测 1 次,至少随访 12 个月。随访中如有病情变化,应缩短随访间隔。

对于持续 ALT 正常且 HBV DNA 阴性者,建议每 6 个月进行 HBV DNA、ALT、AFP 和 B 超检查。对于 ALT 正常但 HBV DNA 阳性者,建议每 3 个月检测 1 次 HBV DNA 和 ALT,每 6 个月进行 AFP 和 B 超检查;如有可能,应做肝穿刺检查。

8 乙肝预防

理论上,由于乙肝疫苗的存在,乙肝病毒感染是可以预防的。有研究发现对于已经接受免疫抑制剂治疗的 IBD 患者进行乙肝疫苗的接种,接种失败率明显升高,因此,建议 IBD 患者在免疫抑制剂或生物制剂治疗之前进行乙肝疫苗的接种。而对于初次接种失败的患者,可建议行二次疫苗接种,约半数初次接种失败的患者可在二次接种后获得较高的抗-

HBs 水平,而二次接种仍失败的患者再次疫苗接种的意义不大。

9　炎症性肠病与丙型肝炎

丙型肝炎病毒可经血液传播,但在 20 世纪 90 年代之前,由于缺乏对丙型肝炎病毒的认识,国内血制品的筛查检测并无丙型肝炎病毒指标,因此不少患者因输血而感染了慢性丙型肝炎。而炎症性肠病患者由于可能进行手术或输血,感染慢性丙型肝炎的风险也较正常人增高。

HCV 呈世界性分布,全球感染者约 1.7 亿。各地区报道的 HCV 检出率不尽相同,北欧国家 0.2%、美国 1.8%、亚洲国家 1%～3%,非洲国家高达 10%～20%,而我国一般人群抗 HCV 检出率在 2.15%～3.2%,北方高于南方。并随年龄增长有上升趋势。无性别差异。

10　丙型病毒感染后的几种状态

HCV 感染后可有 3 种形式存在:①HCV RNA 一过性阳性,伴短暂 ALT 升高。②HCV RNA 持续性,伴 ALT 持续升高。③间歇性 HCV RNA 阳性,伴 ALT 间歇性升高。后两种易慢性化。持续或间歇性 HCV RNA 病毒血症,伴有或不伴有 ALT 升高>6 个月,则为慢性丙型肝炎。丙肝病毒感染病情演进较为隐匿,常在体检时发现 ALT 升高。其自然过程与传染途径、个体差异有关。如输血引起的丙型肝炎易慢性化,肝脏的炎症活动明显,临床上表现为 ALT 波动,进一步发展可出现肝硬化甚至原发性肝癌。

11　丙型病毒相关实验室检查

11.1　生化学检测

ALT 及 AST 不同程度升高,反映肝细胞的损害程度。但两者不一定同步,以此对肝损害的评价有一定局限性。特别在慢性丙肝,大多数患者转氨酶正常或仅表现轻度异常,但却可以发展成肝硬化,甚至原发性肝癌。

11.2　抗 HCV 检测

用于高危人群和 HCV 感染者的筛选。现用的第三代 EIA 法检测,敏感性可达 99%。抗 HCV 并无保护性。在免疫功能缺陷或自身免疫性疾病可出现假阳性,因此须检测 HCV RNA。

11.3　HCV RNA 检测

其临床意义在于:①明确 HCV 感染。②早期诊断抗 HCV 阴性的急性丙型肝炎和因免疫力低下抗 HCV 阴性者。③明确 HCV 感染的母亲是否存在母婴传播。④为抗病毒治疗提供指征、疗效预测和评价。

检测法可用聚合酶链反应(PCR)、支链 DNA(bDNA)、实时荧光定量 PCR 法等。

另外,HCV RNA 基因检测有助于判定疗效和疗程。

12 炎症性肠病患者中丙肝标志物的筛查

丙肝病毒感染的筛查较乙肝简单,初步筛查时一般选择 HCV 抗体。但抗 HCV 在感染后的 30~70 天左右存在检测的"空窗期",且对于炎症性肠病等免疫功能紊乱患者,很可能出现抗 HCV 假阴性(表 33-1),因此对此类患者可通过进一步检测 HCV RNA 明确。

表 33-1 抗 HCV 及 HCV RNA 检测结果的临床意义

抗 HCV	HCV RNA	临床意义
阴性	阴性	未感染
阴性	阳性	1. 早期感染("空窗期") 2. 免疫功能紊乱者的慢性感染
阳性	阴性	1. 慢性感染(轻微或间歇性病毒血症) 2. 感染消退 3. 假抗 HCV 反应性结果 4. "被动"获得的抗 HCV 抗体
阳性	阳性	活动性感染(急性或慢性)

由于丙肝病毒感染容易慢性化,进而发展成为肝硬化,因此,大多数丙肝患者都需要抗病毒治疗。另外,由于目前尚无丙肝病毒的疫苗,所以在 HCV 抗体阴性的 IBD 患者治疗随访的过程中也应加强丙肝病毒的随访筛查。

13 治疗及随访

目前,丙型肝炎治疗的主要药物是干扰素和利巴韦林。对 IBD 患者合并丙型肝炎的抗病毒治疗分析发现其持续病毒学应答(SVR)率与一般人群相仿,证实干扰素抗病毒的有效性。

但干扰素对 IBD 疾病进展影响的利弊,不同的研究结果差别甚大。有几篇病例报道提到干扰素治疗能改善溃疡性结肠炎的症状,但也有其他的报道发现干扰素治疗期间新发确诊了多例 IBD 患者。2008 年的一项汇总分析结果显示干扰素对溃疡性结肠炎治疗是无效的。但由于先前用于溃疡性结肠炎治疗的干扰素剂量明显低于 HCV 抗病毒治疗的剂量,因此,干扰素对 IBD 的作用仍需进一步的研究论证,建议在治疗 IBD 的基础上进行丙肝抗病毒治疗。

13.1 抗病毒治疗目的

经抗病毒治疗,清除或持续抑制体内的 HCV,以改善或减轻肝损害,阻止进展为肝硬化、肝衰竭或 HCC,提高患者的生活质量。

13.2　抗病毒治疗适应证

所有慢性丙型肝炎患者均应考虑抗病毒治疗,但权衡治疗对患者的受益和风险须个体化。

(1) 转氨酶持续或反复升高,肝组织学有纤维化或中、重度炎症坏死,在无禁忌情况下应积极推荐治疗。

(2) 转氨酶正常,肝组织学中度纤维化,也可考虑抗病毒治疗;若无纤维化,轻微炎症者,可暂不治疗,应每 3~6 个月复查肝功能。

(3) 最近研究表明,持续转氨酶正常的丙型肝炎患者,对抗病毒的疗效同 ALT 升高的患者相似。因此,只要 HCV RNA 阳性,也可进行治疗。

13.3　抗病毒药物选择

聚乙二醇干扰素(PEG-IFN α)与利巴韦林联合治疗是目前最有效的抗病毒治疗方案,其次是普通干扰素与利巴韦林的联合治疗。两者均优于干扰素的单药治疗。

(1) 对 HCV RNA 基因为 1 型,或(和)HCV RNA 定量 $\geq 2 \times 10^6$ copies/ml 者,可选用下列方案之一:

1) PEG-IFNα 联合利巴韦林治疗方案:PEG-IFNα-2a 180μg,每周 1 次皮下注射,联合口服利巴韦林 1000mg/d,至 12 周时检测 HCV RNA:如 HCV RNA 下降<2log10 值,则考虑停药;如 HCV RNA 定性检测为阴转,或低于定量法的最低检测限,继续治疗至 48 周;如 HCV RNA 未转阴,但下降≥2log10 值,则继续治疗到 24 周。如 24 周时 HCV RNA 转阴,可继续治疗到 48 周;如果 24 周时仍未转阴,则停药观察。

2) 普通 IFNα 联合利巴韦林治疗方案:IFNα 3~5MU,隔日 1 次肌内或皮下注射,联合口服利巴韦林 1000mg/d,建议治疗 48 周。

3) 不能耐受利巴韦林不良反应者的抗病毒治疗可单用普通 IFNα 或 PEG-IFN,方法同上。

(2) 对 HCV RNA 基因为非 1 型,或(和)HCV RNA 定量<2×10⁶copies/ml 者,可用以下治疗方案之一:

1) PEG-IFNα 联合利巴韦林治疗方案:PEG-IFNα-2a 180μg,每周 1 次皮下注射,联合应用利巴韦林 800mg/d,治疗 24 周。

2) 普通 IFNα 联合利巴韦林治疗方案:IFNα 3MU 每周 3 次肌内或皮下注射,联合应用利巴韦林 800~1000mg/d,治疗 24~48 周。

3) 不能耐受利巴韦林不良反应者治疗方案:可单用普通 IFNα 或 PEG-IFNα。

13.4　影响抗病毒疗效的因素

其中可能会取得较好应答的因素有以下几点:①HCV 基因型 2、3 型;②病毒水平<2×

10^6copies/ml;③年龄<40 岁;④女性;⑤感染 HCV 时间短;⑥肝脏纤维化程度轻;⑦对治疗的依从性好;⑧无明显肥胖者;⑨无合并 HBV 及 HIV 感染者;⑩PEG-IFN α 与利巴韦林联合治疗者。

13.5　抗病毒主要药物的不良反应

其中 IFNα 的主要不良反应:流感样症候群、骨髓抑制、精神异常、IFNα 可诱导自身抗体的产生等。严重者要及时调整剂量或停用。如中性粒细胞绝对数≤0.75×10^9/L,血小板<50×10^9/L,应降低 IFNα 剂量;1~2 周后复查,如恢复,则逐渐增加至原量。如粒细胞绝对数≤0.50×10^9/L,血小板<30×10^9/L,则应停药。对于中性粒细胞明显降低者,可用粒细胞集落刺激因子(G-CSF)或粒细胞巨噬细胞集落刺激因子(GM-CSF)治疗。

利巴韦林的不良反应:主要是溶血性贫血,当血红蛋白(Hb)≤100g/L 时应减量,Hb≤80g/L 时应停药。男女患者在服药和停药后 6 个月内应注意避孕,以避免利巴韦林的致畸性。少数患者还可能出现恶心、皮肤干燥、高尿酸血症等。

13.6　HBV、HCV 合并感染患者的治疗

对此类患者应先确定是哪种病毒占优势,然后决定如何治疗。如患者 HBV DNA>10^4 copies/ml,而 HCV RNA 测不到,则应先治疗 HBV 感染。对 HBV DNA 水平高且可检测到 HCV RNA 者,应先用标准剂量 PegIFNα 和利巴韦林治疗 3 个月,如 HBV DNA 无应答或升高,则加用拉米夫定或恩替卡韦或阿德福韦酯治疗。

13.7　IBD 治疗的注意事项

治疗 IBD 的主要药物中 5-ASA 引起病毒性肝炎活动的报道较为少见;糖皮质激素及免疫抑制剂所引起的病毒性肝炎活动的病例时有发生,需高度警惕;生物制剂(如 TNF-α 拮抗剂),虽有诱发乙肝病毒再激活的个例报道,但较大规模的研究提示其并不增加病毒性肝炎感染或活动的风险,但作为比较新颖的治疗手段,在 IBD 合并病毒性肝炎患者中使用的安全性还需要大样本研究的证实。还需注意的是,在免疫自限性的高危人群中,应用第三代抗 HCV RIBA 试剂(RIBA-3),会出现不确定的 RIBA 结果,有较大差异,但其中绝大部分都有病毒血症及肝炎存在。

14　丙肝预防

目前尚无有效的丙肝疫苗。因此,献血员的严格筛选极为重要,也应加强经皮和黏膜传播的预防,包括注射、内镜检查等安全。另外,加强健康教育的宣传,减少性传播及母婴传播。

(范竹萍　陈志威)

参 考 文 献

中华医学会肝病学分会,中华医学会感染病学分会. 2011. 慢性乙型肝炎防治指南(2010 年版). 中华肝脏病杂志,19:13-24.

Bargiggia S,Thorburn D,Anderloni A,et al. 2005. Is interferon-alpha therapy safe and effective for patients with chronic hepatitis C and inflammatory bowel disease? A case-control study. Aliment Pharmacol Ther,22:209-215.

Biancone L,Pavia M,Del Vecchio Blanco G,et al. 2001. Hepatitis B and C virus infection in Crohn's disease. Inflamm Bowel Dis,7:287-294.

Chevaux JB,Bigard MA,Bensenane M,et al. 2009. Inflammatory bowel disease and hepatitis B and C. Gastroenterol Clin Biol,33:1082-1093.

Horn TL,Reynolds J,de Villiers W,et al. 2009. Hepatitis C virus and inflammatory bowel disease. Dig Dis Sci,54:1171-1177.

Hou JK,Velayos F,Terrault N,et al. 2010. Viral hepatitis and inflammatory bowel disease. Inflamm Bowel Dis,16:925-932.

Lok AS,McMahon BJ. 2009. Chronic hepatitis B:update 2009. Hepatology,50:661-662.

Loras C,Gisbert JP,Mínguez M,et al. 2010. Liver dysfunction related to hepatitis B and C in patients with inflammatory bowel disease treated with immunosuppressive therapy. Gut,59:1340-1346.

Loras C,Saro C,Gonzalez-Huix F,et al. 2009. Prevalence and factors related to hepatitis B and C in inflammatory bowel disease patients in Spain:a nationwide,multicenter study. Am J Gastroenterol,104:57-63.

Marc G. Ghany,Doris B. Strader,David L. Thomas,et al. 2009. Diagnosis,Management,and Treatment of Hepatitis C:An Update. Hepatology,49:1335-1374.

Morimoto K,Yamagami H,Hosomi S,et al. 2009. Development of pouchitis with combination therapy with peg-interferon alpha-2b and ribavirin for chronic hepatitis C in a patient with ulcerative colitis who underwent pouch surgery. Am J Gastroenterol,104:1609-1610.

Morisco F,Castiglione F,Rispo A,et al. 2011. Hepatitis B virus infection and immunosuppressive therapy in patients with inflammatory bowel disease. Dig Liver Dis,43 Suppl 1:S40-48.

Musch E,Andus T,Kruis W,et al. 2005. Interferon-beta-1a for the treatment of steroid-refractory ulcerative colitis:a randomized,doubleblind,placebo-controlled trial. Clin Gastroenterol Hepatol,3:581-586.

Ojiro K,Naganuma M,Ebinuma H,et al. 2008. Reactivation of hepatitis B in a patient with Crohn's disease treated using infliximab. Gastroenterol,43:397-401.

Papa A,Felice C,Marzo M,et al. 2012. Prevalence and natural history of hepatitis B and C infections in a large population of IBD patients treated with anti-tumor necrosis factor-α agents. J Crohns Colitis,[Epub ahead of print]

Scherzer TM,Staufer K,Novacek G,et al. 2008. Efficacy and safety of antiviral therapy in patients with Crohn's disease and chronic hepatitis C. Aliment Pharmacol Ther,28:742-748.

Sümmer N,Palabiyikoðlu M. 1995. Induction of remission by interferon-alpha in patients with chronic active ulcerative colitis. Eur J Gastroenterol Hepatol,7:597-602.

T Watanabe,M Inoue,K Harada,et al. 2006. A case of exacerbation of ulcerative colitis induced by combination therapy with PEG - interferon α-2b and ribavirin. Gut,55:1682-1683.

Vida Pérez L,Gómez Camacho F,García Sánchez V,et al. 2009. Adequate rate of response to hepatitis B virus vaccination in patients with inflammatory bowel disease. Med Clin(Barc),132:331-335.

Viganò M,Degasperi E,Aghemo A,et al. 2012. Anti-TNF drugs in patients with hepatitis B or C virus infection:safety and clinical management. Expert Opin Biol Ther,12:193-207.

Villa F,Rumi MG,Signorelli C,et al. 2005. Onset of inflammatory bowel diseases during combined alpha-interferon and ribavirin therapy for chronic hepatitis C:report of two cases. Eur J Gastroenterol Hepatol,17:1243-1245.

World Health Organization. 2008. Immunization,vaccines and biologicals,hepatitis B. Available at:http://www.who.int/immunization/topics/hepatitis_b/en/index.html Accessed November 11,2008.

第34章

男性炎症性肠病患者的性功能和生殖障碍

IBD 患者病情迁延、难以治愈,而且多为青壮年,给社会生产力和个人生活质量带来极大影响。作为个人生活质量的重要组成部分,IBD 患者的性功能及其相关问题近年来也逐渐为人们所重视。本章主要就男性 IBD 患者的性功能及生殖障碍问题进行讨论。

1 性功能障碍

男性的性功能状况可采用勃起功能国际指数(international index of erectile function, IIEF)来评估。IIEF 由勃起功能、性高潮功能、性欲望、性满意度和总体满意度(包括对性伴侣的满意度)五部分组成,其中最重要的指标是勃起功能(erectile function)。疾病的活动程度、长期的营养不良以及治疗方法(如药物、手术)等诸多因素均可影响 IBD 患者的性功能。

1.1 疾病的活动程度

IBD 疾病活动时,患者可表现为腹痛、腹泻症状加剧,贫血,营养吸收不良,疲乏无力,有时还可出现肛瘘、肛周脓肿等并发症。在这种情况下,患者的性欲和性功能不可能处于良好状态。既往曾有研究显示位于骨盆和肛门区的脓肿和瘘管可能会抑制患者阴茎勃起及导致射精困难。Timmer 等对 153 例 IBD 患者的性功能状况进行调查,发现 IBD 患者出现勃起功能障碍(erectile dysfunction, ED)的概率与疾病的活动程度密切相关,缓解期以及病情较轻的患者发生 ED 的概率和正常对照者类似,而重症患者发生 ED 的概率明显高于正常人。

1.2 抑郁状态

由于 IBD 病情迁延反复,病程漫长,不少患者可伴随不同程度的抑郁状态。此外,Filipovi 等研究发现,新确诊为 IBD 的患者发生抑郁及焦虑状态的比例明显高于同期新确诊为结肠癌的患者。近年的多项研究显示抑郁状态与 ED 密切相关,抑郁的发作往往可加重已存在的 ED。Timmer 的调查结果同样提示抑郁状态是 IBD 患者性功能低下的最主要的决定因素。而一项关于 280 例 IBD 患者的断层研究则显示抑郁状态主要通过影响性满意度和总体满意度来影响 IBD 患者的性功能。

值得注意的是,一些抗抑郁及抗焦虑的药物,如帕罗西汀、多赛平、氟西汀等均有导致性功能障碍的报道,因此在临床工作中需加以鉴别。

1.3　IBD 治疗药物

包括抗抑郁及抗焦虑药物在内的多种药物均会不同程度地影响服药者的性功能。而用于治疗 IBD 的药物是否有类似作用仍存在争议。柳氮磺胺吡啶(SASP)及 5-氨基水杨酸制剂、激素、免疫抑制剂等是用于治疗 IBD 的常用药物。曾有 IBD 患者因服用 SASP 而出现阳痿的个案报道，该患者换用 5-氨基水杨酸制剂(奥沙拉秦)后其阳痿症状自行缓解。此外，亦有因服用甲氨喋呤导致男性阳痿的多篇报道。其他 IBD 治疗药物如激素、硫唑嘌呤、6-巯基嘌呤、英夫利昔单抗、阿达木单抗等则尚无可导致性功能障碍的报道，见表 34-1。

表 34-1　常用 IBD 治疗药物对男性患者性功能、生殖及配偶妊娠的影响

药物	性功能障碍	男性不育	对配偶妊娠的副作用
柳氮磺胺吡啶	有勃起功能障碍的个案报道	可逆性精子减少	可能增加胎儿先天畸形，但证据较少
5-氨基水杨酸制剂	无报道	精子减少的个案报道	无报道
激素	无报道	无报道	无报道
硫唑嘌呤/6-巯基嘌呤	无报道	无报道	研究结果相互矛盾
甲氨喋呤	勃起功能障碍	可能影响精子生成	无报道，但证据较少
环孢素	无报道	无报道	无报道
英夫利昔单抗	无报道	不明确，但精子活力下降	无报道
阿达木单抗	尚无研究数据	尚无研究数据	尚无研究数据

1.4　外科手术

积极内科治疗无效，病情危及生命或严重影响生存质量，以及伴有并发症(穿孔、梗阻、大出血、腹腔脓肿等)的 IBD 患者往往需要进行外科手术治疗。

回肠贮袋肛管吻合术(ileal pouch anal anastomosis，IPAA)是常用的手术术式之一，该术式长期以来被认为与男性 IBD 患者的性功能障碍密切相关。一项大型研究显示，男性 IBD 患者接受 IPAA 术后 10 年，约 3% 的患者可出现逆向射精或不能射精。Gorgun 等对 122 例接受 IPAA 手术的男性患者(其中 116 例为 IBD 患者，6 例为家族性腺瘤性息肉病患者)进行随访观察，结果发现逆向射精的发生率在 IPAA 术前为 1.6%(2/122)，术后为 8%(10/122)；但该研究同时发现 IPAA 手术前后患者 ED 的发生率并无显著差异(完全性 ED 发生率在术前为 4%，术后为 5%；部分性 ED 发生率在术前为 5%，术后为 7%)。为进一步评估 IPAA 是否对男性患者的性功能有不良影响，Gorgun 等采用 IIEF 对患者进行调查，发现 IPAA 术后 IIEF 的五项指标中有四项指标均显著改善，认为与 IPAA 给患者带来的益处(术后肠道炎症可明显改善)相比，其负面效应完全可忽略不计。此外，有两项较小规模的研究显示，若童年时期行 IPAA 手术，成年后无一例发生阳痿或逆向射精。近年的一项荟萃分析对 43 项 IPAA 手术对男性性功能影响的研究进行总结，结果显示 9317 例患者中性功能障

碍的发生率为 3.6%。由此可见,IPAA 术后发生男性性功能障碍的概率较低,IBD 患者可放心接受 IPAA 手术。即使术后发生了性功能障碍,对这些患者采用西地那非口服治疗也往往有效。一项随机对照研究显示西地那非治疗 IPAA 术后 ED 的有效率约为 79%,远高于安慰剂的疗效(约为 17%)。

除 IPAA 之外,IBD 患者采取的手术治疗方式还有全结肠切除+末端回肠造口术、回肠-直肠吻合术、无贮袋回肠-肛管吻合术、Koch 贮袋术等。但这些术式是否会影响男性性功能尚缺乏大量的临床研究证据。曾经有一项研究表明可控式回肠造口术(Koch 贮袋术)与传统的回肠造口术相比,术后患者的性生活质量明显改善。但另一项研究显示,就手术本身对患者性功能的影响而言,这两种术式并无显著差异;相反与这两种术式相比较,IPAA 术后患者进行性生活更为随意自由。但由于 IPAA 术和回肠造口术同样需分离骨盆进行结肠切除,故推测术后患者性功能的差异不是源于骨盆神经的损伤,而是源于手术本身对患者心理的影响。回肠-直肠吻合术无需分离骨盆,可能对患者性功能的影响较小,但残留的直肠易再发炎症甚至发生癌变。

2 生殖障碍

生殖障碍主要指不育不孕症,其较公认的定义为经过 1 年时间的无任何避孕措施的性生活,仍不能使女方成功受孕。男性 IBD 患者不育症的具体发生率尚不明确,一项针对 168 例男性 IBD 患者(其中 106 例为 CD 患者,62 例为 UC 患者)的调查研究显示,与同期正常对照人群相比,IBD 患者配偶的妊娠率较低,但受精率(一对试图受孕的夫妇在某个特定的月经周期内的受孕率)却无显著差异。另一项威尔士南部的问卷调查发现,在确诊 CD 之前,CD 男性患者的生育率与正常对照者类似;而在确诊 CD 之后,不管是采用 SASP 还是激素治疗,CD 患者的生育率都显著低于正常对照者。由此研究者认为 CD 男性患者的生育率低于正常人,但根据现有的资料还不能明确这是 IBD 疾病本身所致还是患者刻意减少生育所致。

2.1 IBD 治疗药物

2.1.1 SASP 及 5-ASA

英国的一项研究显示,与 15% 的男性人群没有后代相比,25% 的男性 IBD 患者没有后代,而这些没有后代的男性 IBD 患者中有 60% 正在服用 SASP。进一步研究发现 SASP 引起男性不育的原因主要在于其分解产物——磺胺吡啶可导致男性精子数目减少、精液量减少和精原细胞结构及活力异常。这种作用属于非剂量依赖作用,即使是低剂量(500mg)口服也可能导致男性不育。但这种不良作用是可以逆转的,当停用 SASP 或改用 5-ASA 两个月后,无论是患者精子的数量、活力以及形态还是其配偶的受孕成功率,都较停药前明显改善。既往曾有服用美沙拉嗪可导致男性精子减少,停药后恢复的个案报道,但多数学者认为 5-ASA 较 SASP,一般不会导致男性不育。

2.1.2　激素

有关激素是否会影响男性 IBD 患者生育能力的研究报道较少。曾有一项研究认为男性 CD 患者不育症的发生与其是否使用激素无关。另一项临床研究对正在应用硫唑嘌呤治疗的 IBD 男性患者进行调查,发现加用激素治疗对 IBD 患者的精子质量并无明显不良影响。基于现有的数据,似乎可以认为激素的应用并不影响男性 IBD 患者的生育能力。

2.1.3　硫唑嘌呤/6-巯基嘌呤

Dejaco 等于 2001 年对 18 例男性 IBD 患者的精子进行分析,这些患者均正在服用硫唑嘌呤治疗而未服用 SASP,结果发现其精子质量均可以达到世界卫生组织提出的正常标准。而且在研究期间,总共有 6 例患者生育了 7 名健康的婴儿。

2.1.4　甲氨蝶呤

甲氨蝶呤已被证实对女性 IBD 患者的生育能力有不良影响,但它对男性 IBD 患者生育能力的影响尚缺乏大宗的临床研究证据。多项动物试验结果提示甲氨蝶呤可影响精子生成,对精母细胞、睾丸支持细胞和莱迪希细胞有细胞毒性作用和细胞变性作用。有学者报道应用甲氨蝶呤治疗的男性银屑病患者可能伴发精子减少症,而停用甲氨喋呤后其精子数量可恢复正常。但另一项类似的研究却显示,应用甲氨蝶呤治疗的男性银屑病患者并未发现有精液、睾丸组织学以及精子生成功能的异常。尽管目前尚无有力证据证明甲氨蝶呤可影响男性 IBD 患者的生育,权威人士还是推荐如果男性 IBD 患者考虑生育,至少需提前 4 个月停用此药。

2.1.5　环孢素

一项动物试验发现环孢素 A 对大鼠的精子生成有毒性作用。但另一项动物试验的结果却恰恰相反,当一侧精索扭转后,联合应用环孢素和泼尼松可使对侧睾丸的生殖功能维持正常。此外,亦有证据表明环孢素有助于纠正男性患者的自身免疫性不育症。至今为止尚没有临床研究显示服用环孢素的男性患者生育的子女存在明显的先天畸形。

2.1.6　英夫利昔单抗及阿达木单抗

Mahadevan 等对 10 例男性 IBD 患者在应用英夫利昔单抗治疗前后的精液进行分析,发现英夫利昔单抗治疗后患者的精子活力及卵圆形精子数目均较治疗前明显下降。同样应用英夫利昔单抗治疗的男性强直性脊柱炎患者中也发现有精子活力下降的现象。尽管目前尚缺乏英夫利昔单抗影响男性 IBD 患者生育能力的直接证据,但还是推荐患者在考虑生育之前停药。由于阿达木单抗临床应用较少,尚没有学者专门针对此药与男性 IBD 患者生育功能的关系进行研究。

2.2　其他因素

除了 IBD 治疗药物之外,其他可能导致男性不育的因素还有 IBD 疾病的活动性、吸烟、酗酒、患者的全身营养状况等。

2.2.1　疾病的活动性

Farthing 和 Dawson 等发现 46% 的男性 CD 患者罹患精子减少症,而伴发精子减少症的这些 CD 患者均没有正在使用 SASP 治疗,其中有些患者甚至从未用过任何药物治疗。另一项研究将罹患精子减少症的 27 例男性 CD 患者分成 3 组:一组未采用药物治疗,一组单独使用 SASP 治疗,一组联合使用甲泼尼龙和 SASP 治疗。结果发现未治疗组和 SASP 单独治疗组患者的精子质量均处于正常值低限,且两者间无显著差异;而甲泼尼龙和 SASP 联合治疗组患者的精子质量则明显下降。由于联合治疗组患者的疾病活动程度明显高于未治疗组和 SASP 单独治疗组,研究者认为是疾病的活动性而不是药物因素导致 CD 患者精子质量的下降。

2.2.2　患者的全身营养状况

有些学者认为男性 IBD 患者的精子质量低下与其全身营养状况差密切相关。El-Tawil 等研究发现 70% 的 CD 患者存在微量元素锌的缺乏,而锌在精子生成中起重要作用,若锌缺乏必将影响男性 CD 患者的精子质量,进而导致其不育。

2.2.3　烟酒因素

尽管没有专门针对男性 IBD 患者吸烟是否会影响生育的研究,但一般认为男性人群若长期吸烟可影响其精子质量,导致不育。有研究显示,无论是单纯酗酒,还是同时有长期吸烟嗜好,均可导致男性人群精子质量低下及不育症。

2.2.4　免疫因素

由于免疫因素在 IBD 发病中起重要作用,男性及女性 IBD 患者体内可出现抗精子抗体。这些抗体的出现可能在男性不育和女性不孕中都起一定作用。

3　对妊娠的影响

对于妊娠妇女而言,IBD 是导致生产低体重儿和早产儿的危险因素之一。而对于男性 IBD 患者而言,IBD 是否会对其配偶妊娠产生不利影响呢?一项对照研究显示,与健康男性相比,男性 IBD 患者的配偶生产低体重儿和早产儿及需行剖宫产或新生儿院内护理的概率并无显著差异。

曾有研究显示服用 SASP 治疗的男性 IBD 患者,生育子女发生先天畸形的概率为 1.5%~2.4%,而健康对照人群其子女先天畸形的发生率为 1.8%;但 82% 的先天畸形发生在服用 SASP 治疗的男性 IBD 患者的子女中。

硫唑嘌呤/6-巯基嘌呤虽然对男性精子质量无明显负面影响,但有学者认为这些药物可造成精子的遗传性损伤,进而导致胎儿异常和(或)流产。动物试验的结果证实了以上观点,随着大鼠服用硫唑嘌呤剂量的增加,其流产率也相应增加。但临床试验的结果却相互矛盾。一项研究对男性 IBD 患者配偶的妊娠情况进行调查,发现服用 6-巯基嘌呤者配偶的 50 例次妊娠中有 2 例次出现胎儿先天畸形(4%),3 例次出现自发性流产(6%);未服用 6-巯基嘌呤者配偶的 90 次妊娠中则未发现胎儿先天畸形,有 2 例次出现自发性流产(2%)。另一项研究将 76 例男性 IBD 患者分成 3 组:在妊娠前停用 6-巯基嘌呤者纳入 A 组,在妊娠期间服用 6-巯基嘌呤者纳入 B 组,未服用 6-巯基嘌呤者纳入 C 组。3 组患者的配偶在研究期间共有 154 例次妊娠,而 3 组患者的胎儿先天畸形发生率(A 组为 6.8%,B 组为 2.7%,C 组为 2.7%)及自发性流产发生率均无显著差异(A 组为 9%,B 组为 16%,C 组为 15%)。因此目前认为男性患者在配偶妊娠前后服用硫唑嘌呤/6-巯基嘌呤是安全的,在考虑生育前不必停用此药。

鉴于甲氨蝶呤已被证实对妊娠妇女的胎儿有致畸性,权威人士推荐男性 IBD 患者在考虑生育前需至少提前 4 个月停用此药。至于其他 IBD 治疗药物是否具有胎儿致畸性目前尚无明确证据,一般认为男性患者在生育前是否需停药应权衡药物可能给胎儿带来的不良影响以及停药可能给患者带来的风险后再具体决定。

（施　斌）

参 考 文 献

Birnie GG,McLeod TI,Watkinson G. 1981. Incidence of sulphasalazine-induced male infertility. Gut,22:452-455.

Chermesh I,Eliakim R. 2004. Mesalazine-induced reversible infertility in a young male. Dig Liver Dis,36:51-52.

Davies RJ,O'Connor BI,Victor C,et al. 2008. A prospective evaluation of sexual function and quality of life after ileal pouch-anal anastomosis. Dis Colon Rectum,51:1032-1035.

Dejaco C,Mittermaier C,Reinisch W, et al. 2001. Azathioprine treatment and male fertility in inflammatory bowel disease. Gastroenterology,121:1048-1053.

Di Paolo MC,Paoluzi OA,Pica R,et al. 2001. Sulphasalazine and 5-aminosalicylic acid in long-term treatment of ulcerative colitis:report on tolerance and side-effects. Dig Liver Dis,33:563-569.

El-Tawil AM. 2003. Zinc deficiency in men with Crohn's disease may contribute to poor sperm function and male infertility. Andrologia,35:337-341.

Feagins LA,Kane SV. 2009. Sexual and reproductive issues for men with inflammatory bowel disease. Am J Gastroenterol,104:768-773.

Filipovi BR,Filipovi BF,Kerkez M,et al. 2007. Depression and anxiety levels in therapy-naive patients with inflammatory bowel disease and cancer of the colon. World J Gastroenterol,13:438-443.

Giese LA,Terrell L. 1996. Sexual health issues in inflammatory bowel disease. Gastroenterol Nurs,19:12-17.

Gorgun E,Remzi FH,Montague DK,et al. 2005. Male sexual function improves after ileal pouch anal anastomosis. Colorectal Dis,7:545-550.

Köhler LW,Pemberton JH,Zinsmeister AR,et al. 1991. Quality of life after proctocolectomy. A comparison of Brooke ileostomy, Koch pouch, and ileal pouch-anal anastomosis. Gastroenterology, 101:679-684.

Lindsey I, George BD, Kettlewell MG, et al. 2001. Impotence after mesorectal and close rectal dissection for inflammatory bowel disease. Dis Colon Rectum, 44:831-835.

Mahadevan U, Terdiman JP, Aron J, et al. 2005. Infliximab and semen quality in men with inflammatory bowel disease. Inflamm Bowel Dis, 11:395-399.

Moody GA, Mayberry JF. 1993. Perceived sexual dysfunction amongst patients with inflammatory bowel disease. Digestion, 54: 256-260.

Rossato M, Foresta C. 2004. Antisperm antibodies in inflammatory bowel disease. Arch Intern Med, 164:2283.

Timmer A, Bauer A, Dignass A, et al. 2007. Sexual function in persons with inflammatory bowel disease: a survey with matched controls. Clin Gastroenterol Hepatol, 5:87-94.

Walker EA, Katon WJ, Roy-Byrne PP, et al. 1993. Histories of sexual victimization in patients with irritable bowel syndrome or inflammatory bowel disease. Am J Psychiatry, 150:1502-1506.

Wylie K. 2008. Erectile dysfunction. Adv Psychosom Med, 29:33-94.

第35章

女性炎症性肠病患者妊娠应对

流行病学调查研究显示,炎症性肠病(inflammatory bowel disease,IBD)在育龄期(15~40岁)发病率最高,其次为55~65岁。随着现代医疗水平的日益提高以及新型生物制剂的广泛应用,越来越多的IBD患者病情得到较好控制,因此也就有更多育龄期女性有了生育要求。于是对消化科医生提出了新的挑战,即如何应对女性IBD的妊娠问题? 如何在妊娠期间避免病情活动? 如何制定合理的用药方案来最大限度地保护患者及其胎儿?

1 IBD 和生育

炎症性肠病具有遗传易感倾向,父母一方患病,其子女患病的概率要比普通人群高出2~13倍;如父母双方均为IBD患者,子女患病的可能性高达36倍。Yang等进一步证实,家族史是IBD发病中的重要预测因素,IBD患者的一级亲属患有溃疡性结肠炎(ulcerative colitis,UC)或者克罗恩病(Crohn's disease,CD)的风险分别为1.6%和5.2%。

关于IBD患者的生育,应该考虑两方面因素:一是疾病对妊娠及下一代的影响,二是妊娠对疾病本身的影响。文献报道,育龄期已婚IBD女性的不孕率为5%~15%,接近于普通人群的10%不孕症发生率。与药物治疗相比,腹部手术如部分或完整的结肠切除术、小肠-直肠吻合术、回肠造瘘术等,更可能对妊娠产生一定的影响。一项荟萃分析结果显示,女性UC患者接受回肠肛门吻合术治疗后,生育率显著下降,不孕发生率从术前的15%增至术后的48%(RR 3.17,95% CI 2.41~4.18)。当然,主观因素也是导致育龄期女性IBD患者不愿怀孕的原因之一。患者往往基于疾病本身或者自身心理原因,盲目认为妊娠会加重或诱使疾病复发,甚至会影响胎儿,等等,更倾向于主动避孕。

2 IBD 对妊娠的影响

IBD对妊娠的影响与患者受孕期疾病活动有关。如果在静止期或缓解期受孕,患者发生流产、死胎、胎儿畸形以及围生期并发症的风险并不增加。如果怀孕发生在疾病活动期,就要特别警惕可能会发生流产、早产和难产等问题。

大多数情况下,非活动期IBD孕妇的妊娠过程与普通人群并无不同,缓解期孕妇的先兆流产、死胎和先天畸形的发生率与普通人群相比也无明显差异,但个别病例在妊娠期间会出现较大的变化,有的明显好转,有的进一步恶化甚至加剧暴发。如果妊娠期间疾病处于活动状态,则可能与早产、新生儿低出生体重和胎儿死亡有关,围生期不良转归发生的危险也会明显提高。Norgard 等调查分析活动性 UC 孕妇分娩情况,结果显示先天畸形婴儿的发生率是正常人群的 1.3 倍(95% CI 0.9~1.8)。Cornish 等荟萃分析了包括 3907 例 IBD 患者在内的 12 项 RCT 研究,结果表明活动期 IBD 孕妇的早产儿(<37 周)(OR 1.87,95% CI 1.52~2.31)、低体重儿(<2500g)(OR 2.1,95% CI 1.38~3.19)和胎儿先天畸形的发生率(OR 2.37,95% CI 1.47~3.82)明显增加。

关于 IBD 孕妇的最好分娩方式仍有争议,目前尚未有相关的前瞻性随机对照研究资料。一般来说,分娩方式应根据产科需要及适应证决定,阴道分娩适用于疾病处于静止期或病情较轻的孕妇,剖宫产术适用于肛周克罗恩病或肛门结肠袋成形术的患者,对于频发肛周感染者则应避免外阴切开术。

3 妊娠对 IBD 的影响

妊娠并不影响炎症性肠病的病程,根据以往的报道和所积累的经验,认为妊娠期病情的轻重与受孕时该病是否活动有关。一般来说,大部分活动期怀孕的妇女在整个孕期病情可能都会处于活动状态,如果不进行有效的药物治疗,病情可能进一步恶化。妊娠期 IBD 病情的变化多发生于妊娠的前 3 个月,也有资料显示,妊娠前 6 个月和产褥期 IBD 急性发作的频率增加。需要指出的是,妊娠期如果 IBD 由活动期转为静止期,胎儿生长迟缓的风险依然存在,这主要见于存在回肠病变和(或)肠切除手术的孕妇,可能与回肠病变和肠切除术后出现的营养吸收障碍有关。

关于妊娠期 IBD 病情的复发,有研究认为,妊娠对溃疡性结肠炎和克罗恩病的影响与非妊娠期相似。治疗性流产不影响炎症性肠病的病程。因此,妊娠不是 IBD 患者的禁忌。考虑到活动期 IBD 可能会使流产、早产和难产的概率增加,最好还是劝说患者在疾病静止期或缓解期受孕,待疾病控制好了再怀孕,以确保母子平安。

4 妊娠期 IBD 药物治疗的安全性及循证依据

一般认为,IBD 活动期最好推迟受孕,一旦怀孕,不宜停药。缓解期 IBD 孕妇若出现腹痛、腹泻、黏液血便等急性发作或病情复发的症状,应立即给予合理的药物治疗,尽快控制病情。妊娠期 IBD 治疗的关键是应用有效药物尽量使之达到并维持临床缓解,防止并发症的出现,否则疾病活动对母婴的危害远远超出药物本身。需要指出的是,IBD 患者孕期服药一般只选择那些绝对必须的药物,药物治疗原则基本同非怀孕的患者,同时也要充分注意患者的个体化特征。

妊娠期 IBD 妇女在接受药物治疗时,不仅要考虑妊娠期的生理变化对药物代谢的影响,更要重视药物对胎儿的致畸性和毒副作用。美国食品和药品管理局(Food and Drug Administration of America,FDA)根据药物对胚胎繁殖与发育的不良影响以及对妊娠妇女不同程度的危害性,将药物对胎儿的危险度分为 A、B、C、D、X 五类,为妊娠期安全用药提供了参考(表 35-1)。表 35-2 和表 35-3 总结归纳了女性 IBD 患者妊娠期和哺乳期药物治疗的安全性情况。

表 35-1　妊娠期 FDA 分级标准

级别	定义
A 级	在设对照组的早期妊娠妇女中未显示对胎儿有危险（并且在中、晚期妊娠中亦无危险的证据），可能对胎儿的伤害极小
B 级	在动物繁殖研究中并未显示对胎儿的危险，但无孕妇的对照组；或在动物繁殖研究中发现药物有副作用，但这些副作用并未在早孕妇女的对照组中得到肯定（中晚期妊娠中亦无危险的证据）
C 级	动物研究证实对胎儿有危害性（致畸或胚胎死亡或其他），但尚无设对照的妊娠妇女研究，或尚未对妊娠妇女和动物进行研究，药物仅在权衡对胎儿的利大于弊时给予
D 级	对人类胎儿的危险有肯定的证据，但尽管有害，当用药的益处远远超过对胎儿潜在的危害时，应充分权衡利弊后慎重使用
X 级	动物和人类药物研究或人类用药的经验表明，药物对胎儿有危害，而且孕妇应用这类药物无益，因此禁用于妊娠或可能怀孕的患者

表 35-2　妊娠期 IBD 药物治疗 FDA 分级

药物	FDA 分级	妊娠期用药建议
柳氮磺吡啶	B	低危害性[a]，每日口服叶酸 2mg
美沙拉嗪	B	低危害性
奥沙拉嗪	C	低危害性
巴柳氮	B	低危害性
皮质类固醇	C	低危害，可能会引起腭裂、肾上腺功能减退、胎膜早破
布地奈德	C	药物吸入有低危害性，口服用药尚缺乏足够的临床用药经验
环孢素	C	低危害性
硫唑嘌呤/6-巯基嘌呤	D	IBD 研究资料提示有危害性
甲氨蝶呤	X	禁忌，有致畸性
英夫利昔单抗	B	低危害性，临床用药经验有限，可通过胎盘并在新生儿体内测得
阿达木单抗	B	人类临床用药经验有限，低危害性，可能通过胎盘
甲硝唑	B	治疗 IBD 可能有效，但是妊娠首 3 个月应当避免
环丙沙星	C	避免，对软骨发育有潜在的危害性
利福昔明	C	动物实验报道有危害性，尚无人类临床用药经验

a 低危害性：指对妊娠妇女的临床用药经验并没有提示药物对胚胎或胎儿有明显的危害性。

表 35-3　哺乳期 IBD 药物治疗安全性评价

安全	研究有限，潜在毒性	禁忌
柳氮磺吡啶	硫唑嘌呤	甲氨蝶呤
美沙拉嗪	6-巯基嘌呤	环孢素
皮质激素	甲硝唑	
	氟喹诺酮类	
	英夫利昔单抗	
	阿达木单抗	

4.1 氨基水杨酸制剂

氨基水杨酸制剂是治疗中-重度 IBD 的一线药物,主要用于 IBD 的诱导缓解和维持治疗,包括柳氮磺吡啶(sulfasalazine,SASP)、美沙拉嗪(mesalamine)、奥沙拉嗪(olsalazine)、巴柳氮(balsalazide)等。根据 FDA 分级,除了奥沙拉嗪为 C 级药物,所有的氨基水杨酸制剂均列为 B 级药物。

柳氮磺吡啶是最早应用于临床的 IBD 治疗药物,由 5-氨基水杨酸(5-ASA)与磺胺吡啶通过偶氮键连接而成,口服后在结肠细菌偶氮还原酶作用下裂解,磺胺吡啶为其载体部分,使药物到达结肠后释放 5-ASA 从而发挥疗效。主要不良反应包括骨髓抑制、溶血性贫血、胰腺炎和肾毒性等。理论上,SASP 及其代谢物磺胺吡啶可通过胎盘,从血清蛋白质中置换出非结合胆红素,引起核黄疸,但临床报道新生儿核黄疸并不多见。诸多研究表明,妊娠期间给予 SASP 治疗不会增加新生儿先天畸形以及死胎的发病率,SASP 对妊娠以及胎儿发育无明显的毒副作用,可安全用于妊娠期 IBD 治疗。新近一项荟萃分析结果进一步证实了这一观点。由于 SASP 的不良反应(恶心、呕吐、皮疹、发热、腹泻),建议从小剂量起服用(0.5g/d),逐步过渡到 4~6g/d 的治疗量或者 3~4g/d 的维持剂量。

SASP 可竞争性地抑制叶酸结合酶从而干扰正常的叶酸代谢,引起神经管畸形以及心血管系统、泌尿生殖系统发育异常,因此建议 IBD 患者孕期服用 SASP 的同时宜同时补充叶酸。考虑到妊娠妇女对叶酸的需求量自妊娠前 3 个月起有显著增加,而且 SASP 宫内暴露可使新生儿兔唇和心血管畸形的发病率增加 2~3 倍,因此推荐叶酸口服剂量为每日 2mg。叶酸属水溶性维生素,一般情况下如果过量服用不会对胎儿造成伤害。

关于 5-ASA 制剂,目前认为常规剂量治疗对妊娠是相对安全的,不会特别引起母婴不良反应的发生。由于柳氮磺吡啶可能会降低男性患者精子数量和活动度,导致生育能力的短暂下降,因此 5-ASA 比较适用于计划妊娠的夫妇。与阿司匹林不同,5-ASA 治疗剂量不会影响凝血功能,也不抑制血小板生成,因此没有必要在妊娠前中断治疗。5-ASA 吸收入血的浓度极低,影响胎儿的可能性较小。但是丹麦学者对美沙拉嗪和奥沙拉嗪的研究发现,与 19 418 例不用任何药物的同期对照组孕妇相比,妊娠期服用 5-ASA 药物的 IBD 患者死产和早产率增加(OR 分别为 6.4 和 1.9),致畸率无明显变化。该项研究没有特别区分两种药物以及患者的疾病活动情况。2006 年亚太地区炎症性肠病处理共识意见推荐 5-ASA诱导缓解最佳治疗剂量为:奥沙拉嗪 2g/d,美沙拉嗪 2~4.8g/d,剂量应根据该地区体重指数(BMI)和个人经验作相应调整。超过每日 4g 的治疗量可能会诱发胎儿潜在的肾毒性,尤其是间质性肾炎。关于巴柳氮的妊娠期用药安全性目前尚未见相关研究报道。

SASP 和 5-ASA 药物都可经乳汁分泌,但是在母乳中的含量极低,对于母乳喂养还是相对安全的。

4.2 糖皮质激素

糖皮质激素(glucocorticoid,GC)是目前控制 IBD 最常见和疗效较为肯定的药物。由于 IBD 活动对胎儿的威胁远远大于药物治疗所致的胎儿畸形,因此妊娠期 IBD 处于中重度活动时,仍需考虑糖皮质激素治疗。目前 FDA 将全身性激素治疗的妊娠危险性归为 C 类。

动物实验表明,孕期若暴露于糖皮质激素环境下可诱发胎儿腭裂、胎盘功能不全、自发性流产以及宫内生长发育迟缓等发生。人类研究发现,用于 IBD 治疗的常规激素剂量是相对安全的,但是妊娠初期(首 3 个月)用药会使胎儿发生腭裂的危险性明显增加(OR 3.03,95% CI 1.08~8.54)。来自丹麦医疗出生登记的资料显示,1996 年 1 月至 2008 年 9 月共有163494 例孕妇(占总数的 19.6%)在孕前 4 周至分娩期间至少有一次激素治疗经历,而在妊娠首 3 个月应用皮质类固醇治疗(口服、吸入、鼻喷或其他途径)的患者其子女罹患兔唇(OR 1.05,95% CI 0.80~1.37)或腭裂(OR 1.23,95% CI 0.83~1.82)的发生率与不用激素者相比并无明显增加。一组关于 IBD 孕妇的调查研究表明,接受激素治疗的克罗恩病患者早产、自发性流产、死产以及胎儿生长发育迟缓的发生率明显高于对照组(13.5% vs 1.9%,$P < 0.1$),而同期接受治疗的 185 例溃疡性结肠炎与对照组相比差异无统计学意义(4.6% vs 2.2%,$P > 0.10$)。关于妊娠期 IBD 激素治疗剂量,Enriquez 等认为与先兆子痫、早产以及低体重儿的发生率呈正性剂量-反应趋势。当然,使用糖皮质激素的孕妇自身也可发生一些不可忽视的并发症,如高血压、水肿、糖耐量异常等。

糖皮质激素可通过胎盘代谢,短效的泼尼松、泼尼松龙以及甲泼尼龙到达胎儿时浓度较低,与长效的地塞米松和倍他米松相比,更适合于孕妇治疗,也很少发生垂体-肾上腺轴的抑制。妊娠后期若服用大剂量激素,可能会降低新生儿肾上腺皮质类固醇产量,导致新生儿出生后血液中可的松水平减低,建议凡是妊娠后期服用大剂量激素的孕妇,其分娩的新生儿应进行严密的监测,如有必要可根据测定结果采用替代疗法补充可的松。激素类药物可经由乳汁分泌,但在母乳中的含量极低,母乳喂养通常是安全的,但是乳母若接受大剂量激素(> 20mg/d)治疗则应暂停哺乳,并至少在服药 4 小时后再行哺乳。

有关布地奈德(budesonide)(C 级)在 IBD 妊娠期用药的安全性目前尚缺乏充分的临床依据。来自哮喘孕妇的研究发现,2968 例在妊娠早期使用布地奈德吸入剂的孕妇其分娩出的婴儿体重、身高均在正常范围内,早产、死产以及先天畸形的发生率也无明显增加。

4.3　免疫抑制剂

主要适用于对糖皮质激素依赖或无效的 IBD 患者,在临床实践中嘌呤类代谢药物是最常用的免疫抑制剂,也是妊娠期最受争议的 IBD 治疗用药。目前认为,嘌呤类药物如硫唑嘌呤(azathioprine,Aza)、6-巯基嘌呤(6-mercaptopurine,6-MP)均可通过胎盘屏障,对胎儿存在一定的致畸作用,属于 D 类药物,无论是单独应用还是联合应用均不作为女性 IBD 妊娠应答的一线治疗药物。动物实验表明,Aza 可引起胎儿腭裂、骨骼发育异常以及泌尿生殖系统畸形的发生。人类用药经验更多来源于器官移植的研究,致畸率可达 0~11.8%。

关于妊娠期 Aza 用药剂量,有研究显示 50~100mg/d 的治疗量不会增加新生儿出生缺陷的发病率(3.5% vs 3.0%,$P = 0.775$),但是早产儿和低出生体重儿的发病率明显增高(分别为 21.4% vs 5.2% 和 23% vs 6.0%,$P < 0.001$)。丹麦的一项队列研究结果也证实,暴露于 Aza 和(或)6-MP 的克罗恩病孕妇与非暴露组相比更容易诱发早产(25.0% vs. 6.5%)。由于 Aza 和 6-MP 的免疫抑制作用可能导致婴儿发育迟缓和潜在的致癌性,因此不推荐用于哺乳期妇女。

环孢素(ciclosporin A,CsA)为妊娠期 C 级用药,对活动期克罗恩病以及激素耐受者有积极的治疗效果,但是不推荐用于维持治疗。目前尚未见环孢素治疗 IBD 孕妇的文献报道,其对妊娠妇女安全性的研究主要来源于器官移植受体。美国移植后妊娠登记处(NTPR)信息显示,2400 余名妊娠期间使用 CsA 的患者新生儿先天性畸形的发生率并无明显增加。一项荟萃分析也支持上述研究结论。CsA 可随乳汁分泌,引起免疫抑制和嗜中性细胞减少症,因此不推荐用于哺乳期。

甲氨蝶呤(methotrexate,MTX)为 X 级药物,妊娠期禁用。若妊娠初期应用 MTX 会增加胎儿先天畸形的发病率,包括中枢神经系统、颅骨骨化、肢体以及上腭的先天发育畸形,还可能导致宫内发育迟缓。考虑到药物在体内会残留较长一段时间,因此建议患者在计划妊娠前至少停药 6 个月。MTX 为叶酸拮抗剂,停用 MTX 后,应于受精前后补充适量的叶酸以利于胎儿神经系统正常发育。MTX 可经乳汁分泌入新生儿体内,干扰脑细胞代谢,哺乳期禁用。

4.4　新型生物制剂

抗肿瘤坏死因子(TNF)α 单克隆抗体已被证明具有特异性免疫和炎症分子靶向治疗的特点,可达到促进肠黏膜愈合的目的,适用于对氨基水杨酸类制剂、糖皮质激素以及免疫抑制剂治疗无效的中重度 IBD 诱导与维持缓解治疗。目前上市的药物主要有英夫利昔单抗(infliximab,IFX)、依那西普(etanercept,ETA)和阿达木单抗(adalimumab,ADA),动物繁殖研究尚未显示其对胎儿的毒性和致畸性,鉴于目前人类用药经验有限,缺乏相关的对照研究,FDA 将此类药物归为妊娠期 B 级用药。

一项基于风湿性关节炎患者的描述性研究结果表明,417 例接受生物制剂治疗的妊娠期妇女中 378 例(90.6%)正常分娩,9 例(2.2%)早产,5 例(1.2%)治疗性引产,25 例(6.0%)流产,未见明显的新生儿先天畸形和出生缺陷。来自美国 IFX 上市后监测数据库的资料显示,82 例孕期应用 IFX 治疗的 CD 患者 55 例(67.1%)正常分娩,11 例(13.4%)流产,16 例(19.5%)治疗终止,与其他研究所报道的未暴露于 IFX 治疗的 CD 孕妇相比差异无显著性($P > 0.05$)。

INF 和 ADA 自孕中期起可通过胎盘,有报道认为其在胎儿血液中的浓度可达到并超过在母体血液中的浓度。部分生物制剂可以经乳汁排出,因此建议正在进行生物制剂治疗的母亲应停止母乳喂养。

4.5　抗生素

至今尚无 A 类抗菌药物,妊娠和哺乳期推荐使用 B 类抗菌药物,慎用 C 类药物,不用 D 类和 X 类药物。

甲硝唑(metronidazole)对细菌是一种诱变剂,对克罗恩病的直肠周围脓肿和肛瘘有效,主要副作用是周围神经炎和胃肠道功能紊乱,停药后可缓解。甲硝唑对啮齿类动物有致癌和致畸作用,尚无对其他动物和人类致畸的临床资料,FDA 分级中属于 B 级用药。甲硝唑可通过胎盘和进入乳汁,美国儿科协会提出若单次给药后建议停止哺乳 12～24 小时。考虑到长期应用甲硝唑可能引起的潜在毒性,因此不建议用于哺乳期妇女,尤其在妊娠首3月最好不要使用。

喹诺酮类药物(如环丙沙星、左氧氟沙星、诺氟沙星等)属于C级药物,建议妊娠期避免使用,有关哺乳期的资料有限。

5　妊娠期 IBD 处理原则及循证依据

为保证母亲和胎儿的健康,妊娠期间充分维持疾病控制是十分必要的。目前我国和亚太地区 IBD 共识意见并没有特别提出妊娠期 IBD 患者的治疗问题。2004 年英国胃肠病学会炎症性肠病组专门修订的成人炎症性肠病处理指南提出:① 如果是计划妊娠,患者必须在缓解期内受孕,并建议继续药物维持治疗。患者受孕前营养状况良好,并补充叶酸。② 如果怀疑新生儿溶血,必须停用 SASP。③ 激素治疗仍可用于疾病活动期,因为疾病活动对妊娠的危险大于激素继续治疗。④ 妊娠期间一般可继续服用 Aza,因为疾病活动对胎儿的危险似乎大于继续 Aza 治疗。服用 Aza 母亲产下的婴儿体重可能低于正常。必须对患者讲明服用 Aza 的利弊。⑤ 妊娠期间绝对禁用甲氨蝶呤。⑥ 妊娠期手术的绝对指征不变,仅当积极药物治疗可使危急中的胎儿成熟时,才能推迟手术。

妊娠期间,如果出现明确的外科手术指征,如肠穿孔、严重出血、经胃肠减压等措施不能缓解的中毒性巨结肠,均应施行手术治疗。值得注意的是,全结肠切除、回肠造瘘术以及手术中各项涉及子宫的操作可致 60% 的孕妇发生术后自发性流产。因此,如果 IBD 患者计划妊娠或已经妊娠,应采取积极有效的治疗措施,尽可能早地诱导 IBD 缓解。追求女性 IBD 患者妊娠满意结果的关键是维持病情缓解。

(于晓峰　张　颖)

参 考 文 献

欧阳钦,Rakesh Tandon,KL Goh,等. 2006. 亚太地区炎症性肠病处理共识意见. 胃肠病学,11(5):301-304.

Bar Oz B, Hackman R, Einarson T, et al. 2001. Pregnancy outcome after cyclosporine therapy during pregnancy:a meta-analysis. Transplantation,71(8):1051-1055.

Boothby LA, Doering PI. 2001. FDA labeling system for drugs in pregnancy. Ann Pharmacother,35(11):1485-1489.

Carter MJ, Lobo AJ, Travis SP. 2004. Guidelines for the management of inflammatory bowel disease in adults. Gut,53(S5):1-16.

Cornish J, Tan E, Teare J, et al. 2007. A meta-analysis on the influence of inflammatory bowel disease on pregnancy. Gut,56(6):830-837.

Cush JJ. 2005. Biological drug use:US perspectives on indications and monitoring. Ann Rheum Dis,64(S4):iv18-23.

Enriquez R, Griffin MR, Carroll KN, et al. 2007. Effect of maternal asthma and asthma control on pregnancy and perinatal outcomes. J Allergy Clin Immunol,120(3):625-630.

Gisbert JP. 2010. Safety of immunomodulators and biologics for the treatment of inflammatory bowel disease during pregnancy and breast-feeding. Inflamm Bowel Dis,16(5):881-895.

Goldstein LH, Dolinsky G, Greenberg R, et al. 2007. Pregnancy outcome of women exposed to azathioprine during pregnancy. Birth Defects Res,79(10):696-701.

Habal FM, Ravindran NC. 2008. Management of inflammatory bowel disease in the pregnant patient. World J Gastroenterol,

14(9):1326-1332.

Hviid A,Molgaard-Nielsen D. 2011. Corticosteroid use during pregnancy and risk of orofacial clefts. CMAJ,183(7):796-804.

Katz JA,Antoni C,Keenan GF,et al. 2004. Outcome of pregnancy in woman receiving infliximab for the treatment of Crohn's disease or rheumatoid arthritis. Am J Gastroenterol,99(12):2385-2392.

Klement E,Cohen RV,Boxman J. 2004. Breastfeeding and risk of inflammatory bowel disease. Am J Clin Nutr,80(5):1342-1345.

Mahadevan U,Kane S. 2006. American gastroenterological association institute medical position statement on the use of gastrointestinal medications in pregnancy. Gastroenterology,131(1):278-282.

Mahadevan U. 2006. Fertility and pregnancy in the patient with inflammatory bowel disease. Gut,55(8):1198-1206.

Mahadevan U. 2010. Pregnancy and inflammatory bowel disease. Med Clin N Am,94(1):53-73.

Mottet C,Juillerat P,Gonvers JJ,et al. 2005. Pregnancy and Crohn's disease. Digestion,71(1):54-61.

Norgard B,Fonager K,Pedersen L,et al. 2003. Birth outcome in women exposed to 5-aminosalicylic acid during pregnancy:a Danish cohort study. Gut,52(2):243-247.

Norgard B,Puho E,Pedersen L,et al. 2003. Risk of congenital abnormalities in children born to women with ulcerative colitis:a population-based,case-control study. Am J Gastroenterol,98(9):2006-2010.

Park-Wyllie L,Mazzotta P,Pastuszak A,et al. 2000. Birth defects after maternal exposure to corticosteroids:prospective cohort study and meta-analysis of epidemiological studies. Teratology,62(6):385-392.

Rahimi R,Nikfar S,Rezaie A,et al. 2008. Pregnancy outcome in women with inflammatory bowel disease following exposure to 5-aminosalicylic acid drugs:a meta analysis. Reprod Toxicol,25(2):271-275.

Sauk J,Kane S. 2005. The use of medications for inflammatory bowel disease during pregnancy and nursing. Expert Opin,6(11):1833-1839.

Waljee A,Waljee J,Morris AM,et al. 2006. Threefold increased risk of infertility:a meta-analysis of infertility after ileal pouch anal anastomosis in ulcerative colitis. Gut,55(11):1575-1580.

Yang H,McElree C,Roth MP,et al. 1993. Familial empirical risks for inflammatory bowel disease:differences between Jews and non-Jews. Gut,34(4):517-524.

第 36 章

儿童炎症性肠病生长障碍的处理

在患有溃疡性结肠炎及克罗恩病的儿童中营养不良的发生率很高,营养干预治疗在炎症性肠病患儿中具有举足轻重的地位。肠道炎症、食物摄入量减少及食欲减退是导致能量不足、损害健康以及体重和身高增长受阻的主要原因。营养干预不仅可以改善生长状况、确定和纠正微量元素的缺乏、改善诸如骨质疏松及贫血等合并症,同时营养支持本身也是一种治疗手段。尽管很多炎症性肠病患儿可以通过改善饮食来治疗疾病,但是只有肠外营养及专用肠内营养治疗是有效的。

1 儿童炎症性肠病与营养不良

对于炎症性肠病患儿来说,治疗的目的除了达到症状的临床缓解、改善营养物质的摄入,更重要的是恢复最佳的生长状态。评价儿童营养状况的方法有百分位数法、中位数±标准差法以及 Z 值法[Z 值=(观测值−参考标准的中位数)/参照人群的标准差]等。年龄别体重(weight-for-age)、年龄别身高(height-for-age)、身高别体重(weight-for-height)是评价儿童营养状况的三个主要指标,其中身高别体重是反映儿童近期、急性营养状况的指标;年龄别身高反映儿童过去和远期的营养状况;而年龄别体重是一项综合指标,不但可反映急性和近期营养状态,而且反映慢性和远期的营养状态。体重指数(body mass index,BMI)可以帮助确定青少年及儿童是否存在超重、肥胖或营养不良的状况,测量上臂围及肱三头肌皮褶厚度可以用来衡量肌肉组织及脂肪储存情况。不管用何种方法都必须能够描述患儿真实的临床营养状况。目前尚无足够可靠的实验室指标来描述营养状况,较常使用的指标是血浆白蛋白水平及疾病急性期反应蛋白-铁蛋白和血浆前白蛋白水平的变化。同样可以通过维生素 D、维生素 K、维生素 B_{12}、叶酸、铁、钙等维生素及矿物质的检测结果来指导临床治疗。

有一项关于 9 岁至青春期炎症性肠病患儿的研究显示,克罗恩病及溃疡性结肠炎患儿中分别有 30% 及 5%~10% 的比例合并生长发育障碍。克罗恩病患儿在明确诊断之初就有高达 88% 的比例合并有身高增长速度减缓。引起生长障碍的原因是多方面的,其中很重要的一点就是该病患儿面临着诸多营养问题。在疾病的活动期常有厌食、早饱、进餐后腹痛等症状,这些症状使得患儿摄食量减少,伴有小肠病变的患儿在疾病活动期常伴有吸收不良的症状。虽然营养干预对生长障碍的发生有一定的遏制作用,但是患有克罗恩病的儿童永久性生长障碍的发生率高达 19%~35%,相比之下,溃疡性结肠炎患儿生长障碍的发生率不高。

维生素及矿物质缺乏在炎症性肠病患儿中很常见,但是临床观察的结果提示这些微量营养元素缺乏的临床意义并不明显。在炎症性肠病患儿中骨质疏松和骨质疏松症也是较常见的合并症。一些患儿因试图改善症状而刻意不进食奶制品等一些特殊食品,但是这些行为的后果是会导致营养元素的缺乏,如钙和维生素 D 等。除了钙和维生素 D 的摄入量不足会引起骨生长障碍以外,低体重指数及糖皮质激素的累积使用量也是危险因素。Lopes等研究发现大多数克罗恩病患儿的钙摄入量明显少于推荐的每日摄入量。炎症性肠病患儿中维生素 D 缺乏的发生率为 16% ~ 35%。但是有两项研究发现炎症性肠病患儿维生素 D 的水平是正常的,可能因为这两项研究采用的是低于正常下限值 5 ~ 10ng/ml 为标准,而不是采用美国儿科学会的 30ng/ml 为下限值的标准。影响维生素 D 水平的因素包括冬季检测、美国黑人、患有上消化道疾病的患儿及长期服用糖皮质激素等。

补充维生素 D 除了改善微量元素缺乏的状态,研究发现维生素 D 的活化形式 1,25-二羟胆钙化醇还有抑制多种因素介导的自身免疫过程的作用,这一作用已在 IL-10 基因敲除溃疡性结肠炎模型鼠试验中得以证实。其具体机制尚不十分明确,考虑可能与刺激转化生长因子 1β 及 IL-4 的表达上调有关,这些细胞因子进一步抑制了 T 细胞介导的免疫反应。

炎症性肠病患儿中脂溶性维生素缺乏的现象亦不罕见,一项 97 例儿童炎症性肠病患儿的研究中发现,维生素 A 和维生素 E 缺乏的发生率分别是 14% 和 6%。同样,维生素缺乏与疾病状态相关,在活动期的中重度克罗恩病及溃疡性结肠炎患儿中,脂溶性维生素缺乏率分别是 36% 和 43%,而在缓解期的患儿中则明显减少,从而推测维生素 A 和 E 缺乏是疾病严重程度的指标而不完全是营养状态的指标,但是目前尚无明确的临床意义。在成人炎症性肠病的研究中发现维生素 K 水平也是降低的,而且发现维生素 K 水平降低是患者发生骨质疏松症的独立危险因素,因为维生素 K 在骨钙素的羧化并协助完成骨的钙化中起到关键性的作用。儿童炎症性肠病中尚无这方面的研究报道。

因铁缺乏造成的贫血在炎症性肠病的患儿中很常见。成人患者中根据不同的疾病类型及实验室相关指标来定义,缺铁性贫血的发生率为 6% ~ 73%。在炎症性肠病患儿中缺铁性贫血的患病率为 17%。所以在治疗炎症性肠病本身的基础上要对这些患儿进行饮食调整,增加铁的摄入。必要时也可以给予口服或静脉补充铁元素。各种铁的补充营养品市场均有售,但是哪一种更适合于炎症性肠病患儿尚无研究。对于合并缺铁性贫血的患儿推荐铁剂摄入量为 2 ~ 6mg/(kg·d)。在成人炎症性肠病文献中对于缺铁性贫血的患者建议给予 100 ~ 200mg/d 亚铁盐(富马酸亚铁或硫酸亚铁)口服。亚铁制剂副作用小而且治疗效果更好。在口服补充铁剂的同时摄入适量的维生素 C 或含有丰富维生素 C 的食物(如橙汁等)可以有效提高铁的吸收率。

也有研究显示在炎症性肠病活动期口服补充铁剂可能带来负面影响,因为给 IL-10 基因敲除并用碘乙酰胺诱导的炎症性肠病模型鼠补充铁剂后,炎症反应反而加重。原因考虑为补充的铁剂转运至肠黏膜后并不能真正地被吸收入血,积攒起来的二价铁离子作为Fenton 催化剂产生很多氧自由基,从而进一步损害肠黏膜组织。但是在补充铁剂的同时给予补充维生素 E 则能大大降低补铁带来的副作用,而且,通过三硝基苯磺酸(TNBS)诱导的IBD 模型鼠证明,维生素 E 本身也有抗炎作用。

除了缺铁,其他微量元素缺乏也可导致贫血。炎症性肠病本身和因炎症性肠病而行肠道手术的患儿都会出现回肠功能减退,如果是大细胞性贫血或补充铁剂后没有效果则应考虑是维生素 B_{12} 缺乏所致。炎症性肠病患儿血浆同型半胱氨酸水平较正常患儿明显升高,同时还伴有叶酸水平的下降。然而新诊断的炎症性肠病患儿,叶酸水平却是升高的。高同型半胱氨酸血症和叶酸缺乏是炎症性肠病患者罹患结肠癌的危险因素。虽然高同型半胱氨酸血症有促进血栓形成的作用,但是这在炎症性肠病患者中并不是造成血栓栓塞性疾病独立的危险因素。炎症性肠病患者叶酸缺乏,特别是应用一些干扰叶酸代谢的药物(如甲氨蝶呤、柳氮磺吡啶等)更容易造成叶酸缺乏,因此推荐在这些情况下经验性地补充叶酸。儿童叶酸推荐量是 1mg/(kg·d),但是对克罗恩病患儿而言,补充叶酸的剂量尚无定论。

2　儿童炎症性肠病的营养干预

临床上应用于炎症性肠病患儿的营养干预方式主要有两个目的:①纠正营养不良的状态;②通过改善饮食缓解炎症反应并减轻症状。对于炎症性肠病患儿重要的是通过年龄别身高和(或)身高别体重的测量及相关营养素缺乏的检测来衡量营养不良的程度。一项按照 2004 年北美儿童胃肠肝病及营养学会制定的关于"婴幼儿炎症性肠病营养干预的临床指南"进行的临床研究表明:患有克罗恩病并伴有营养不良的患儿接受长期肠内营养干预后,生长速度明显加快,身高平均每年增长 7cm,体重平均每年增长 7~9kg,但是需要给这些患儿补充约为推荐能量 133%或者 60~75kcal/(kg·d)的热卡。对于那些存在微量元素缺乏的患儿来说,应该根据其相应营养元素缺乏的程度给予补充。要想得到较好的营养状态就应该按照推荐剂量给予能量及相应的微量元素。

虽然至今尚无通过饮食来治疗炎症性肠病的科学根据,但是很多研究都已证实饮食疗法是有效的。一项临床调查显示绝大多数患者都想通过饮食疗法来治疗炎症性肠病。目前认为西方国家的饮食方式与炎症性肠病的高发病率是相关的,因为这种饮食方式是以高脂、高糖、高蛋白及低纤维素为特点的。来自日本的一项回顾性病例对照研究发现,高糖高脂饮食的人较对照组更容易患炎症性肠病。但是另外一项研究发现低脂低糖、高纤维素饮食并没有降低炎症性肠病的患病率。所以目前关于这一假说仍需更多的研究来明确。临床研究发现,对于有肠狭窄危险因素的克罗恩病患者而言,低渣饮食可以最大程度地减少肠狭窄的发生。

对于炎症性肠病患者来说,尽管肠内营养在降低并发症的发生率、改善营养状态等方面都有明显的作用,而且肠内营养制剂较其他治疗方法更加经济实惠,但是,如果遇到不能给予肠内营养干预,或者给予相应的肠内营养治疗后症状不能缓解的患者来说,仍需考虑选用全肠道外营养来辅助治疗。对于严重的以及活动期克罗恩病患者,全肠道外营养有迅速诱导缓解并得到维持缓解的效果,而且极大地改善营养状态。但是这种方法并不能维持较长的缓解时间,一般治疗后能维持 3 个月缓解的比例是 20%~79%。在儿童重症炎症性肠病的研究中,全肠道外营养的缓解率是 70%,但是相关报道较少。在疾病急性期,给予及时的全肠道外营养干预后,几乎所有患者的临床症状都可以缓解并体重增加。溃疡性结肠炎患者接受全肠道外营养治疗后,虽然营养状态得到改善,但并未得到临床缓解。全肠道外营养作为术前术后的营养支持疗法是非常有益的。对于合并有复杂瘘管、短肠综合征、中毒性巨结肠、肠梗阻及肠穿孔等并发症的患者,给予全肠道外营养治疗是非常必要的。

2.1　全肠内营养(exclusive enteral nutrition,EEN)

炎症性肠病的患儿常不能正常饮食,所以及时给予营养干预是非常必要的。营养干预手段包括肠内营养及胃肠外营养两种途径。肠内营养较肠外营养有更大的优势。肠内营养无继发感染等副作用,而且较为廉价。近年来,很多关于肠内营养治疗活动性克罗恩病患儿的研究都显示其有效性,并且已经作为临床的一线治疗方法。

EEN 制剂是指要素膳和(或)多聚膳,在应用时患儿要停止进食任何其他事物。这些营养干预方法在儿童炎症性肠病患者中显得尤为重要,有两项关于临床随机研究结果的 meta 分析提示,EEN 干预与激素治疗的缓解率是相当的。Day 等给予新诊断的和长期患病的克罗恩病患儿多聚膳肠内营养干预,结果分别有 80% 和 58% 的缓解率。EEN 干预在炎症性肠病患儿中维持缓解的作用亦相当明显。Htamara 等通过放射性核素标记的亮氨酸、苯丙氨酸转化率衡量缓解期 CD 患者体内蛋白的降解率及合成率。有 6 名缓解期 CD 患者纳入研究,他们均为青春期发病的患者,平均年龄为(15.8±1.9)岁。禁食后给予含有放射性核素标记的亮氨酸及苯丙氨酸食物进行短期 EEN 干预,结果表明,与干预前相比体内蛋白降解率降低了 40%,合成率增加了 25%。

肠内营养干预在炎症性肠病患儿的应用中被证实是有益的,临床工作中发现肠内营养干预对克罗恩病患儿较溃疡性结肠炎患儿效果更好。有报道称,肠内营养,对于小肠病变的患儿较结肠病变的患儿更受益。但是一些局限性肠道病变的患儿对 EEN 干预的效果并不是很明显。瑞典有一项关于肠内营养多中心非双盲研究,给予炎症性肠病患儿要素膳或多聚膳饮食。前者 16 名患儿中有 11 名得到临床缓解,缓解率为 69%;后者 17 名患儿中 14 名得到缓解,缓解率为 82%。研究发现,含有转化生长因子-β(TGF-β)的多聚膳较其他多聚膳对炎症性肠病的患儿更有益处。接受含有 TGF-β 多聚膳干预的患儿不仅可以获得更高的临床缓解率,而且可以促进肠黏膜上皮细胞的修复,同时还可明显降低肠黏膜白细胞介素-1、白细胞介素-8 及干扰素 γ 等炎症因子的水平。含有 TGF-β 的多聚膳可在更大程度上降低克罗恩病患儿的疾病活动指数。一项关于谷氨酰胺强化多聚膳用来治疗活动性克罗恩病患儿的随机双盲研究结果提示,谷氨酰胺强化多聚膳较普通多聚膳并无优势。相对于儿童炎症性肠病,成人应用 EEN 干预的治疗效果并不乐观。2007 年一项肠内营养与传统激素治疗比较的系统综述报道表明,两者比较的结果是 OR 值为 0.33,95% CI 为 0.21~0.53。

尽管文献中提到肠内营养有抑制肠道炎症因子产生的作用,但是具体的机制尚不清楚。Yamamoto 等将 CD 患者分为两组,一组给予日间低脂饮食+夜间肠内营养干预,另一组不限制饮食。12 个月后前者肠黏膜白细胞介素 1β、白细胞介素 6 及肿瘤坏死因子 α 的表达水平明显低于后者。而且,非肠内营养组的肠镜评分及复发率均明显高于肠内营养干预组。研究还发现 EEN 干预 4 周后的患者,回肠末端及结肠组织炎症因子表达水平较对照组低。一项小型队列研究结果提示,接受多聚膳肠内营养干预 56 天的 CD 患儿其大便中致病菌群数量较正常儿明显减少,而且大便致病菌群的数量与疾病的活动程度成正相关。EEN 干预直接抑制炎症因子的机制需进一步研究明确。

EEN 治疗可以将制剂直接口服,但是很多情况下此类单调的饮食会引起患儿的不快。

虽然鼻胃管途径也并不是最能让患儿接受的干预方式,但必要时可以考虑采用。肠内营养在儿童患者中之所以能将其作用发挥到极致也是因为儿童患者较成年患者对特定肠内营养制剂的依从性更高,研究发现儿童患者的依从率大于 90%。为了能够使 EEN 方法更好地发挥其在炎症性肠病患儿中的治疗作用,仅仅靠几个临床医生是远远不够的。我们需要一个由医生、营养师、专业护士等组成具有丰富诊疗经验及精湛诊疗技术的团队。除此之外,为了更多地减少患儿在治疗过程中的不适,还需要加强小口径鼻胃管及局部麻醉凝胶的应用。同时,可以通过影像短片使患儿家长了解和掌握一些家庭治疗及护理中常用的技术和应注意的问题,进一步提高患儿治疗的依从性。这方面的研究仅限于克罗恩病的患儿,溃疡性结肠炎的研究鲜见。

目前世界上很多国家都已经将肠内营养干预作为炎症性肠病患儿的首要治疗方法,该治疗方法在提高患儿缓解率、减低治疗并发症、促进患儿生长及改善青春期发育迟缓等方面是非常有希望的。如何选择药物或者肠内营养干预,需要更多的临床研究及经验来确定。

2.2　部分肠内营养

部分肠内营养(partial enteral nutrition)在成人 CD 患者维持缓解中的治疗效果尚未被证实。有一项关于该肠内营养方式对 CD 患者缓解率的荟萃分析,该研究在 24 篇文献中纳入 2 篇符合条件的文献。一篇是 Takagi 等将活动指数评分<150 分的 CD 患者随机分为两组,一组给予部分肠内营养干预,肠内营养制剂提供机体所需能量的 50%,剩余的一半由常规饮食提供;另一组给予常规饮食。随访 11.9 个月后,部分肠内营养干预组中共 35 名患者接受治疗,其中 9 名复发;常规饮食组有 41 名患者接受治疗,其中 16 名复发(OR 为 0.3, 95%CI 为 0.09~0.94)。另一项是 Verma 等将激素依赖并处于缓解期的 CD 患者随机分为两组,分别在不限制饮食的基础上给予要素膳(elemental formula)或多聚膳(polymeric formula)肠内营养干预。12 个月后两组中所有患者均维持缓解并且完全停用糖皮质激素。要素膳干预组 27 名患者中有 19 名得到临床治愈;多聚膳营养干预组 20 名患者中 14 名得到临床治愈(OR 为 0.97,95%CI 为 0.24~3.92)。Johnson 等给 50 名活动性克罗恩病患儿肠内营养干预,随机分组后分别给予完全性 EEN 和非完全性 EEN,前者 100% 的能量由要素膳提供,后者要素膳仅提供所需能量的 50%。持续肠内营养 6 周后两组的疾病活动指数(pediatric Crohn's disease activity index'PCDAI <10)均有明显下降。但是,前者的缓解率为 42%,而后者仅为 15%。两种不同的营养干预方式在缓解腹痛、减轻腹泻、增加患儿的舒适度以及改善营养状态方面均有明显的作用。而且,EEN 可以显著改善相应的实验室指标,比如提高血红蛋白及血浆白蛋白水平,降低血小板计数及血沉等。

2.3　Omega-3 脂肪酸

Omega-3(ω-3)脂肪酸和花生四烯酸都是细胞膜脂质的组分,在同一个细胞中,若细胞膜上的 ω-3 脂肪酸含量增多则花生四烯酸就会减少。花生四烯酸是环氧化酶及 5-脂氧化酶的底物,从而进一步产生炎症因子。Omega-3 脂肪酸首先被发现于蔬菜中,但在鱼油中含量最丰富。Omega-3 脂肪酸在 IBD 动物模型中的抗炎作用已经被证实。

很多研究已经证实这种脂肪酸具有抗炎作用,有一项研究发现给予成年克罗恩病患者 2.7g/d 的鱼油口服,连续 1 年,结果治疗组的复发率是 41%,安慰剂组 74%。有 4 项针对成人轻至中度溃疡性结肠炎患者的研究,方法是给予 2.7~4.2g/d 的 ω-3 脂肪酸口服。结果这些患者都有临床症状的缓解,并且糖皮质激素得到减量。但也有些研究认为鱼油对溃疡性结肠炎并无治疗作用。一项大型随机对照研究,连续 2 年给予成年克罗恩病患者 5g/d 的鱼油口服,并没能延长患者的缓解期。

有一项小样本的临床试验,纳入 19 名 CD 及 UC 患者。分为两组,一组给予富含 ω-3 脂肪酸的鱼油,另一组给予富含 ω-6 脂肪酸的大豆油。结果前组腹痛的缓解率明显高于后组。研究报道,成年活动性 CD 的患者服用 ω-3 脂肪酸后外周血炎症因子的表达水平并无明显改变,但是服用 ω-6 脂肪酸的活动性 CD 患者炎症因子(IL-1b、IFN-g 和 MCP-1)表达水平明显升高,同时抗炎症细胞因子(如 IL-4 和 IL-5)表达降低。38 名患儿随机分为两组,一组给予 5-氨基水杨酸 50mg/(kg·d)加 ω-3 脂肪酸口服,另一组给予 5-氨基水杨酸 50mg/(kg·d)加橄榄油安慰剂胶囊口服。结果显示,服用 ω-3 脂肪酸组的患儿 1 年内复发率明显少于对照组。

根据双盲安慰剂对照试验的数据,成年 CD 患者每天口服 2.7g 的鱼油对维持炎症性肠病缓解是有帮助的,所以,临床上越来越多的人通过补充鱼油来治疗炎症性肠病。随后,在加拿大、美国、以色列及欧洲等 98 个中心进行了大型的多中心随机对照临床试验,该实验按照之前文献报道的方法给炎症性肠病患者以鱼油进行肠内营养干预,但却得出了与之前很多文献报道相反的结果。然而,同样的方法用于儿童患者却得到可喜的结果。

除了上面提到的特殊脂肪酸成分在炎症性肠病患者中的作用,IBD 患者膳食中的脂肪也会影响疾病的缓解率。研究表明长链三酰甘油的摄入量与炎症性肠病的临床缓解率呈负相关,而中链三酰甘油却无此副作用。中、长链三酰甘油是根据分子式中碳原子的个数划分的,大于等于 12 个碳原子的为长链三酰甘油,6~12 个碳原子的为中链三酰甘油。中链三酰甘油可以不经肠道消化直接完全吸收,而且为水溶性。中链三酰甘油主要来源于椰子油,而长链三酰甘油主要来源于红花油和大豆油。有鉴于此,患者应在医生及营养师的指导下避免摄入富含长链三酰甘油的食物。

2.4 其他有潜在治疗作用的营养制剂及使用方法

茶多酚(polyphenols)是一种从茶叶提取的纯天然的复合物,其中含有 30 种以上的酚性物质。按其化学结构可分为四类,即儿茶素、黄酮及黄酮醇、花白素及花青素、酚酸类和缩酚酸类。在这四类物质中,儿茶素含量最高,占茶多酚总量的 60%~80%;姜黄素(curcumin)也是来源于植物的一种化学物质,这两种物质都有潜在的免疫调节作用。儿茶素(EGCG)在结肠炎动物模型中有抗炎作用,EGCG 之所以能够发挥抗炎作用是因为它能够调节和抑制核转录因子 NF-κB 的表达,但是目前尚未应用于临床。姜黄素是在姜黄中发现的化学成分,它是咖喱香料的主要成分。动物实验证明,姜黄素发挥抗炎作用的主要机制也是抑制 NF-κB。一项开放性临床试验表明,姜黄素可以缓解克罗恩病及溃疡性结肠炎患者的临床症状,但是其治疗效果仍需进一步的临床研究来证明。

Lorea Baroja 等发现益生菌(鼠李糖乳杆菌 GR-1)发酵的酸奶对 IBD 患者有抗炎作用, 20 名 IBD 患者接受该酸奶口服治疗 1 个月,而后检测外周血中炎症因子的表达水平,并通过流式细胞仪检测外周血中 Treg 细胞,特别是 CD25 高表达的调节性 T 细胞(CD4⁺ CD25ʰⁱᵍʰ)、单核细胞及树突状细胞。结果显示 Treg 细胞的比例较正常对照组明显升高。实验组和对照组中 TNF-α 与 IL-12 的比例及树突状细胞细胞的数量均有下降,但是 IBD 患者来源的白细胞是激活的。同样,IBD 患者外周血中的白细胞介素 12 的水平是下降的,能够分泌白细胞介素 2 及表面分子为 CD69 的 T 细胞比例是下降的。

有人主张给予炎症性肠病患儿少渣饮食,因为考虑到避免非可溶性纤维素饮食可能可以减轻患者的腹痛或降低肠狭窄的发生率。但是纤维素是正常膳食重要的一部分。早期有研究表明膳食纤维对炎症性肠病是有益的,因为它可以降低炎症性肠病模型鼠体内肿瘤坏死因子-α 及一氧化氮的表达。短链脂肪酸是由可溶性纤维素经肠道内微生物降解所得,短链脂肪酸是结肠黏膜重要的能量物质。总之,膳食纤维不仅为肠黏膜提供能量而且对维持肠道内微生态的平衡也起到了重要的作用。

番茄红素是一种植物来源的氧自由基清除剂,是类胡萝卜素家族的成员,富含于常见的红颜色的蔬菜水果中。实验证明它可以抑制炎症性肠病的炎症反应,因为它可以降低肠道组织中髓过氧化物酶的表达并减弱病理免疫反应的过程。

一项随机双盲安慰剂对照临床试验进行了芦荟抗炎作用的研究,与对照组相比,它可以明显缓解轻中度溃疡性结肠炎患者的临床症状,并且改善病理改变,但具体机制尚不明确。考虑可能与抑制氧化作用及调节免疫反应有关,同时从患者结肠组织中发现,干预组前列腺素 E₂ 及白细胞介素 8 的表达水平明显降低。

目前低脂、低糖饮食是临床上针对炎症性肠病患者常用的饮食方式,但是文献中尚无足够的证据证明上述饮食的治疗作用。CD 患者可能伴有乳糖不耐受,应根据患者的具体情况制定食谱,而不是一味地强调低糖饮食。研究表明高蔗糖饮食与炎症性肠病患病率呈正相关,认为高蔗糖饮食可能会引起肠道菌群紊乱,这也是目前较为公认的炎症性肠病的发病原因。而高果糖饮食却恰恰相反。淀粉及乳糖与炎症性肠病的患病率无明显相关性。

正确的膳食结构并坚持进食,可能对患者缓解腹泻、腹痛及腹胀等临床症状是有益的。一般情况下,不管是儿童还是成年患者,建议疾病期间保持均衡的饮食。如果临床医生不根据患儿的具体情况制定个性化的饮食结构,而是任意剔除饮食中的纤维素或奶制品等,不但可能对疾病治疗造成不利的影响,而且会影响患儿的营养状况及生活质量。炎症性肠病患儿中营养不良的发生率较高,更严重的就是因营养不良导致生长发育障碍。因疾病引起的食欲下降、吸收不良等是导致营养不良的主要原因。所以,对于这类特殊的患儿应该在临床医生常规治疗的基础上,由专业营养师根据患儿营养状况及疾病状态制定个性化的营养干预方案,营养联合药物治疗,才能达到最优的治疗效果。

3　药物治疗对炎症性肠病患儿营养状态的影响

3.1　皮质类固醇激素

皮质类固醇激素的毒性研究已经有了新的进展,不可忽视的是其对患儿在心理、行为和身体形态上的影响。尽管激素在缓解炎症反应中有较好的作用,但是对机体产生的副作用太大,特别是阻碍患儿骨骼系统的生长发育。不管是长期小剂量的口服还是减量口服均可导致骨质疏松,严重者可导致生长障碍。尽管激素能有效地抑制炎症反应,但是它不能恢复因活动性克罗恩病所致的胰岛素样生长因子-1 的水平,所以不能有效地纠正生长激素轴的失常状态。同时,激素可以抑制胰岛素样生长因子-1 与软骨细胞的结合,从而使生长激素的功能得不到正常发挥。

布地奈德因为有较明显的肝脏首过效应,所以它对全身的副作用较小,从而布地奈德成为另一种可以选用的激素类药物。它在缓解中重度活动性克罗恩病患儿的临床症状方面效果明显,即使全身副作用小,但还是存在损害生长的副作用。在 2 个月的治疗随访过程中,布地奈德较相当剂量的泼尼松对成骨细胞的损伤作用较小。而在 2 年的对比治疗中,虽然布地奈德对骨骼生长的损害作用较泼尼松小,但是布地奈德对中重度克罗恩病患儿的缓解作用及维持长期缓解短作用不如泼尼松。

3.2　免疫抑制剂

6-巯基嘌呤和硫唑嘌呤已成为目前维持中重度克罗恩病患儿长期缓解的核心药物,关于这一论点已有明确的临床证据证明。目前为止 Markowitz 等有一项全面的前瞻性随机试验,并没有发现长期 6 巯基嘌呤治疗下对生长有改善作用。试验设计的是实验组在炎症性肠病诊断之时就给予 6 巯基嘌呤治疗,并持续治疗 18 个月,对照组则是常规的皮质激素及安慰剂治疗。就这种结果而言,可能是因为样本量太小($n = 55$),或是本身存在生长发育迟缓的变异。

3.3　英夫利昔单抗

肿瘤坏死因子 α 拮抗剂治疗炎症性肠病的患儿可以显著改善生长受阻的状况,而且很多临床证据都支持这一观点。来自 REACH 的研究发现,中重度克罗恩病的患儿应用生物制剂治疗后,在第 30 和第 54 周的时间点上,身高的 Z 值明显改善。这些接受治疗的患儿骨龄至少落后实际年龄 1 岁,而且他们都在接受激素治疗,但是给予生物制剂治疗后生长障碍的状态都得到了较好的改善。其中 54 名患儿,每 8 周治疗一次与每 12 周治疗一次的效果无明显差异。英夫利昔单抗能够促进肠道黏膜的修复,并且只要规律的治疗可以很好地维持肠道黏膜健康的状态。Cezard 等发现治疗后身高的进一步连续增长均明显快于治疗前。同样 Walters 等也证实了在重度克罗恩病患儿群体中给予英夫利昔单抗治疗后身高增长明显改善,这些患儿尚未达到青春发育期或在青春发育早期(Tanner Ⅰ-Ⅲ期)。毫不奇怪,这些患儿的临床症状可得到完全缓解,并且身高的标准差评分也得到最好的增加。但是已经处于 Tanner Ⅳ 期和 Ⅴ 期的患儿即使应用英夫利昔单抗治疗也不能使患儿的身高增长,同样,若是在此期接受手术治疗亦不能改善生长障碍的状态。近期一则报道提出英夫利昔单抗治疗期间并没有纠正 IGF-1/GH 的水平,或者即使是在诱导缓解期其水平能够达到正常,但是到维持缓解期会再次降低。人体自身的 24 小时皮质醇分泌量并不受英夫利昔单抗的影响,但是治疗 8 周后骨骼生长的标志物已经正常。

3.4　手术

适宜的手术治疗在儿童及青少年难治性克罗恩病的治疗中仍是很好的方法。处于青春快速发育期的活动性克罗恩病的患儿身高都会受到影响,但是若是延误手术时机则身高恢复将不理想。若无残余病变则局部肠管切除术后身高的增长可以得到最大程度的恢复。两项儿童炎症性肠病的研究中发现,术后缓解期的长短与术前炎症在肠道解剖位置上的分布相关。回结肠广泛病变的患儿在术后更容易复发(1 年后 50% 复发),而回肠末端及小肠局部病变的患儿复发率较低(5 年后复发率仅 50%)。若只是因为瘘管或肠管狭窄而手术的患儿,较因难治性克罗恩病而手术的患儿术后缓解期更长。这些数据表明适时的手术治疗是有益处的,因为存在生长障碍的局限性克罗恩病患儿手术治疗后可以明显地改善身高增长幅度。

3.5　激素

对于克罗恩病的患儿来说目前尚无生长激素可以改善成年最终身高的明确证据。然而,活动性炎症性肠病的患儿体内胰岛素样生长因子-1 的水平是低的,而且应用生长激素治疗无效,因为在这些患儿体内,生长激素的自发分泌及激发后的分泌水平都是正常的,所以,可能在不同程度上存在生长激素抵抗的现象,因而生长激素治疗是没有效果的。

对于青春期前的男孩来说用睾酮诱导青春期发育可能可以改善患儿的生命质量。但是这种预期的效果仅可以在缓解期的患儿身上实现,而对于那些处于活动期的患儿则效果不佳。学龄期患儿因身高矮小而看起来比同龄儿显得年幼,此种状况可能会给他们带来很大的心理压力。这些问题对于我们医疗工作者来说也是不容忽视的,所以给予相应的激素治疗可能会得到改善(有经验的内分泌科专家这样解释)。

对于炎症性肠病患儿来说,要把最大限度地控制患儿病情等同于最大程度地改善患儿的生长障碍,因为我们治病的目的就是恢复患儿正常的生长发育。参与治疗的患儿就是为了最大程度地优化其青春期生长发育,而达到这些就必须对患儿的营养状态、生长发育状态及性成熟期别做出准确的评估。合并有生长障碍的炎症性肠病患儿在诊断时就应该对其营养状态及疾病的活动度做出评估,除非另有规定,重新评估患儿的营养状态及疾病的严重程度和病变范围是我们医务工作者的责任。

对于炎症性肠病的患儿来说理想方案的制定可能需要多学科专家相互协作才能完成,因为有些患儿生长发育在青春晚期才开始,而且可能一直持续到成年的早期。这项工作需要包括儿科营养师、心理医师、教育工作者、专业护理人员、药剂师及儿科和成人科胃肠病专科医师在内的对炎症性肠病感兴趣的团队来共同完成。在如此复杂的背景下,只有各专业相互协作才能使影响患儿生长发育的各种因素得以解决。

(石杰如　黄　瑛)

参　考　文　献

Bousvaros A,Zurakowski D,Duggan C,et al. 1998. Vitamins A and E serum levels in children and young adults with inflammatory bowel disease:effect of disease activity. J Pediatr Gastroenterol Nutr,26:129-135.

Cantorna MT,Munsick C,Bemiss C,et al. 2000. 1,25 dihydrocholecalciferol prevents and ameliorates symptoms of experimental murine inflammatory bowel disease. J Nutr,130:2648-2652.

Carrier J,Aghdassi E,Cullen J,et al. 2002. Iron supplementation increased disease activity and vitamin E ameliorates the effect in rats with dextran sulfate sodium induced colitis. J Nutr,132:3146-3150.

Castile RG,Telander RL,Cooney DR,et al. 1980. Crohn's disease in children:assessment of the progression of disease,growth, and prognosis. J Pediatr Surg,15:462-469.

de Silva AD,Tsironi E,Feakins RM,et al. 2005. Efficacy and tolerability of oral iron therapy in inflammatory bowel disease:a prospective,comparative trial. Aliment Pharmacol Ther,22:1097-1105.

Deluca HF,Cantorna MT. 2001. Vitamin D:its role and uses in immunology. FASEB J,15:2579-2585.

Erichsen K,Ulvik RJ,Nysaeter G,et al. 2005. Oral ferrous fumarate or intravenous iron sucrose for patients with inflammatory bowel disease. Scand J Gastroenterol,40:1058-1065.

Gokhale R,Favus MJ,Karrison T,et al. 1998. Bone mineral density assessment in children with inflammatory bowel disease. Gastroenterology,114:902-911.

Hartman C,Eliakim R,Shamir R. 2009. Nutritional status and nutritional therapy in inflammatory bowel diseases. World J Gastroenterol,15:2570-2578.

Harvey RS,Reffitt DM,Doig LA,et al. 1998. Ferric trimaltol corrects iron deficiency anaemia in patients intolerant of iron. Aliment Pharmacol Ther,12:845-848.

Hildebrand H,Karlberg J,Kristiansson B. 1994. Longitudinal growth in children and adolescents with inflammatory bowel disease. J Pediatr Gastroenterol Nutr,18:165-173.

Issenman RM,Atkinson SA,Radoja C,et al. 1993. Longitudinal assessment of growth,mineral metabolism,and bone mass in pediatric Crohn's disease. J Pediatr Gastroenterol Nutr,17:401-406.

Kanof ME,Lake AM,Bayless TM. 1988. Decreased height velocity in children and adolescents before the diagnosis of Crohn's disease. Gastroenterology,95:1523-1527.

Kleinman RE,Baldassano RN,Caplan A,et al. 2004. Nutrition support for pediatric patients with inflammatory bowel disease:a clinical report of the North American Society for Pediatric Gastroenterology, Hepatology And Nutrition. J Pediatr Gastroenterol Nutr,39:15-27.

Kulnigg S,Gasche C. 2006. Systematic review:managing anaemia in Crohn's disease. Aliment Pharmacol Ther,24:1507-1523.

Kuwabara A,Tanaka K,Tsugawa N,et al. 2009. High prevalence of vitamin K and D deficiency and decreased BMD in inflammatory bowel disease. Osteoporos Int,20:935-942.

Lopes LH,Sdepanian VL,Szejnfeld VL,et al. 2008. Risk factors for low bone mineral density in children and dolescents with inflammatory bowel disease. Dig Dis Sci,53:2746-2753.

Markowitz J,Grancher K,Rosa J,et al. 1993. Growth failure in pediatric inflammatory bowel disease. J Pediatr Gastroenterol Nutr,16:373-380.

Mishkin S. 1997. Dairy sensitivity,lactose malabsorption,and elimination diets in inflammatory bowel disease. Am J Clin Nutr, 65:564-567.

Motil KJ,Grand RJ,Davis-Kraft L,et al. 1993. Growth failure in children with inflammatory bowel disease:a prospective study. Gastroenterology,105:681-691.

Oldenburg B,van Berge Henegouwen GP,Rennick D,et al. 2000. Iron supplementation affects the production of pro-inflammatory cytokines in IL-10 deficient mice. Eur J Clin Invest,30:505-510.

Oliva MM,Lake AM. 1996. Nutritional considerations and management of the child with inflammatory bowel disease. Nutrition, 12:151-158.

Pappa HM, Grand RJ, Gordon CM. 2006. Report on the vitamin D status of adult and pediatric patients with inflammatory bowel disease and its significance for bone health and disease. Inflamm Bowel Dis, 12:1162-1174.

Reifen R, Matas A, Zeidel L, et al. 2000. Iron supplementation may aggravate inflammatory status of colitis in a rat model. Dig Dis Sci, 45:394-397.

Revel-Vilk S, Tamary H, Broide E, et al. 2000. Serum transferrin receptor in children and adolescents with inflammatory bowel disease. Eur J Pediatr, 159:585-589.

Rosenthal SR, Snyder JD, Hendricks KM, et al. 1983. Growth failure and inflammatory bowel disease: approach to treatment of a complicated adolescent problem. Pediatrics, 72:481-490.

Schoon EJ, Muller MC, Vermeer C, et al. 2001. Low serum and bone vitamin K status in patients with longstanding Crohn's disease: another pathogenetic factor of osteoporosis in Crohn's disease? Gut, 48:473-477.

Schroder O, Mickisch O, Seidler U, et al. 2005. Intravenous iron sucrose vs oral iron supplementation for the treatment of iron deficiency anemia in patients with inflammatory bowel disease-a randomized, controlled, open-label, multicenter study. Am J Gastroenterol, 100:2503-2509.

Sentongo TA, Semaeo EJ, Stettler N, et al. 2002. Vitamin D status in children, adolescents, and young adults with Crohn disease. Am J Clin Nutr, 76:1077-1081.

Sentongo TA, Semeao EJ, Piccoli DA, et al. 2000. Growth, body composition, and nutritional status in children and adolescents with Crohn's disease. J Pediatr Gastroenterol Nutr, 31:33-40.

第 37 章

重症溃疡性结肠炎的应对策略

1　概述

溃疡性结肠炎(ulcerative colitis,UC)是一种病因尚不明确的结肠和直肠慢性非特异性炎症,其中约10%的患者在发病时即表现为重症,而15%的患者在慢性病程中有重症发作。重症溃疡性结肠炎(severe ulcerative colitis,SUC)患者病情危急,可发生严重并发症,甚至危及生命,在欧美国家的死亡率为1%~2%。目前,SUC诊断常用的是Truelove和Witt标准(具体见表37-1),即UC患者每天排血便大于6次,并伴全身症状,具体表现为:体温大于37.8℃,心率大于90次/分,血红蛋白浓度低于正常值的75%,血沉高于30mm/h。此外常用的还有Sutherland评分标准(也称Mayo指数,具体见表37-2),其结合了临床与内镜的表现,如评分达11~12分则为重度活动。在临床处理中,SUC患者常需内科、外科医师的密切协作。

表 37-1　Truelove 和 Witt 标准*

症状	轻度	重度
大便次数/天	<4	>6
便血	轻或无	重
体温(℃)	正常	>37.5
脉搏(次/分)	正常	>90
血红蛋白浓度	正常	低于正常的75%
ESR	正常	>30

*中度介于轻重度之间。

表 37-2　Sutherland 评分标准(也称 Mayo 指数)

项目	计分			
	0分	1分	2分	3分
腹泻	正常	超过正常1~2次/天	超过正常3~4次/天	超过正常5次/天
便血	无	少许	明显	以血为主
黏膜表现	正常	轻度易脆	中度易脆	重度易脆伴渗出
医师评估病情	正常	轻度	中度	重度

注:总分为各项目计分之和,如≤2分,症状缓解;3~5分,轻度活动;6~10分,中度活动;11~12分,重度活动。

既往共识意见中将 UC 的分型分为四型,其中暴发性溃疡性结肠炎(fulminant ul-cerative colitis,FUC)定义为症状严重,血便每日 10 次以上,伴全身中毒症状,可伴中毒性巨结肠、肠穿孔、脓毒血症等并发症。然而我国 2012 年关于炎症性肠病(IBD)的最新诊治共识中,已经将 FUC 剔除。部分学者将 FUC 等同于 SUC,或建议减少应用 FUC 这个概念。但多数学者倾向于 UC 患者突然出现下列表现时可考虑诊断为 SUC:高热,严重贫血而需要输血,脱水,少尿,腹部压痛并有腹胀,外周血白细胞显著增多伴核左移,严重衰竭等。

2　病情评估

2.1　临床监测

临床观察症状、体征变化相当重要。应密切监测体温、脉搏、腹痛、腹胀、大便及贫血等情况,尤其注意腹膜刺激征的表现,它常提示有无肠道穿孔及腹腔脓肿形成的可能。临床中值得注意的是,由于患者多有使用糖皮质激素,其可能掩盖某些症状、体征的表现,故对病情应结合病史综合评估。

2.2　实验室检查

包括血、尿、粪常规,粪培养,肝、肾功能,电解质,血糖,C 反应蛋白(CRP),血沉,铁蛋白,维生素 B_{12},叶酸,乙肝两对半,HCV、HIV 等,这些检查有助于评价患者炎症反应水平、营养状况及并发症等情况。另外,在 UC 患者中巨细胞病毒及难辨梭状芽孢杆菌感染率较高,其可加重病情及增加死亡率,应注意检测。

2.3　影像学检查

腹部平片较为简单实用,可用于评价结肠扩张程度及了解有无膈下游离气体。如果结肠直径超过 5.5cm,或盲肠直径大于 9cm,则考虑有中毒性巨结肠可能。腹部 CT、MRI 以及三维影像重建,可较细致地观察结肠及腹腔的病变情况。

2.4　内镜检查

结肠镜检查及活检不仅具有确诊价值,而且对于病情及预后的判断有重要意义,比如发现结肠存在广泛的深溃疡,则提示病情较重,需行外科手术的概率较高。虽然有研究表明在充分准备下,由有经验的内镜操作医师对 SUC 患者行全结肠检查是相对安全的,但有不少学者及 2012 年我国 IBD 诊治共识均建议,对 SUC 患者可缓做结肠镜检查或仅做直、乙状结肠镜检查,以策安全。为指导下一步的诊疗方案,在病情允许的情况下,直、乙状结肠镜检查及活检必须于 72 小时内(最好 24 小时内)完成。

3 一般治疗

(1) 卧床休息,加强营养支持:为减少肠道负担及补充足够营养,可予要素饮食或全胃肠外营养。全胃肠外营养在 SUC 患者中的治疗价值尚存争议,但多数学者建议在急性期病情严重时可采用全胃肠外营养,待病情减轻时,逐渐过渡至肠内营养或进食。考虑到全胃肠外营养会影响肠黏膜的吸收及屏障功能,其维持时间不宜过长。营养支持过程中,应注意各种营养物质及微量元素的平衡补充。

(2) 补液治疗以维持水、电解质平衡,贫血者可通过输血保持血红蛋白浓度大于100g/L。

(3) 已发生巨结肠者可经鼻胃管行胃肠减压,应用肛管排气,变换体位协助结肠气体排出。

(4) 停止使用抗胆碱能药物、抗腹泻药物(如苯乙哌啶)、阿片类药物,以避免其诱发中毒性巨结肠的发生。

4 药物治疗

4.1 氨基水杨酸制剂

目前尚无证据表明口服该类药物对 SUC 的治疗有效。有学者认为,考虑到氨基水杨酸制剂的不良反应,在 SUC 发作期间,应停用口服该类药物。但氨基水杨酸制剂灌肠可能有助于改善肛门和直肠症状。

4.2 糖皮质激素(简称激素)

4.2.1 作用机制

激素可通过多条途径发挥抗炎作用:它可抑制白介素-1、白介素-6 及肿瘤坏死因子(tumour necrosis factor, TNF)等炎症介质的合成;诱导细胞核因子-κB(NF-κB)抑制物的合成,从而对 NF-κB 复合体起稳定作用;抑制花生四烯酸的代谢;促进肠道固有层淋巴细胞的凋亡等。

4.2.2 临床应用

对于 SUC 患者,激素为一线用药。SUC 患者中如尚未服用过激素者,可予口服泼尼松或泼尼松龙 40~60mg/d,观察 5~7 天;亦可直接静脉用药。对于病情较重者,建议直接静脉用药。SUC 患者中如已服用激素者,应予改为静脉应用激素治疗,可选择氢化可的松 300~400mg/d(100mg/次,3~4 次/天)或甲泼尼龙 40~60mg/d,一般该药物剂量可达治疗所需血药浓度,如再增加剂量患者并无更多获益。静脉滴注与推注效果相当。

4.2.3　疗效判断

患者对激素的反应情况可通过几方面来综合判定:临床症状及体征(大便次数、大便性状、腹痛、腹胀、一般情况、腹膜刺激征、肠鸣音等),实验室检查(血红蛋白、血小板、CRP、血沉、血白蛋白等),影像学检查(结肠扩张程度、结肠肿胀情况等)。同时,可参照 Truelove 和 Witt 标准或 Lichtiger 临床活动指数(具体见表 37-3)评估患者对激素治疗的反应情况。有学者研究认为,如激素治疗 3 天后患者每日大便次数大于 8 次,或每日大便次数为 3~8 次,并有 CRP>45mg/L,可认为激素治疗无效。

表 37-3　Lichtiger(CAI)临床活动指数

症状	0 分	1 分	2 分	3 分	4 分	5 分
大便次数/天	0~2 次	3~4 次	5~6 次	7~9 次	10 次	
夜间腹泻	否	是				
便血(占便量百分比,%)	0	小于 50	大于等于 50	100		
大便失禁	否	是				
腹痛	无	轻度	中度	重度		
腹部压痛	无	轻度且局限	轻到中度且弥漫	重度或有反跳痛		
一般情况	极好	很好	好	普通	差	极差
需要止泻药	否	是				

注:连续 2 天评分低于 10 分,提示治疗有效。

4.2.4　激素疗效的预测因素

SUC 患者病情较重,补救药物或手术治疗时机的选择与患者并发症及死亡发生率密切相关,故早期判断患者对激素治疗的反应情况尤为重要,它有助于及早采取必要时的进一步治疗措施。已有多项研究表明,应用激素治疗后 3 天是判断激素是否有效的关键时间点,如此时患者病情无缓解或有加重趋势,则发生激素抵抗的概率很大,通常需考虑进一步的治疗方案。临床实践中,严重贫血、营养不良、需行全胃肠外营养可能是激素反应差及需行结肠切除术的独立预测因素。另外一项回顾性分析表明,粪便钙卫蛋白水平可能是一项重要无创的预测激素疗效的生物学指标,若其水平升高,则患者对激素抵抗的发生率有升高趋势,同时行结肠切除术的概率升高。

4.2.5　下一步治疗方案

如静脉应用激素治疗 5~7 天有效,对于中毒症状消失、腹痛及腹泻缓解、出血停止、可以逐渐进食者,可过渡至口服激素治疗(与静脉注射等效量);对于中毒症状消失,但水样便或血性便持续存在者,可考虑再延续静脉应用激素数天,但一般静脉用药时间不宜超过14 天;病情稳定者激素可逐渐减量,而不作为长期治疗药物,应过渡至氨基水杨酸制剂或免疫抑制剂维持治疗。但是在 SUC 患者中,大约有 30% 的患者激素治疗无效,对此类患者应考虑采取补救药物治疗措施(包括环孢素、英夫利昔等)或外科手术治疗。

4.3 激素治疗无效者的补救药物治疗措施

患者如经静脉应用激素治疗 5~7 天无效,可选择采取补救药物治疗措施。

4.3.1 环孢素(cyclosporin,CsA)

4.3.1.1 概述

CsA 属免疫抑制剂,是一种钙调神经磷酸酶抑制剂,可抑制淋巴细胞介导的免疫反应,抑制细胞因子(包括白介素-2)的产生及释放,阻断 T 细胞亚群的扩增。CsA 起作用迅速(中位数为 4 天),故 CsA 治疗无效者,可在开始 CsA 治疗后 1 周内行结肠切除术。

4.3.1.2 药物用法及相关监测

一般静脉输注常用剂量为 2~4mg/(kg·d),时间不超过 10~14 天,如有效,可改口服[5mg/(kg·d)]持治疗 3~6 个月。有研究表明,在 SUC 治疗中,2mg(kg·d)与 4mg/(kg·d)的剂量等效,但不良反应发生率下降。该常用剂量仅适用于 CsA 开始治疗的 48 小时内,之后应根据血 CsA 浓度进行用量调整,目标血药浓度为 100~200μg/L。在开始应用 CsA 治疗前,必须检测血胆固醇、血镁浓度。推荐在开始治疗后 2 天、1 周、2 周,之后每月,检测血压、血常规、肾功能及血 CsA 浓度。另外,有学者根据回顾性分析的结果认为,SUC 患者可在开始行补救药物治疗时即为口服 CsA,不必先经静脉给药,但其疗效尚缺乏随机对照试验研究的证实。

4.3.1.3 临床应用

CsA 一般作为 SUC 患者激素治疗无效时的补救药物治疗措施。有研究表明,对于 SUC 患者,CsA 与甲泼尼龙相比效果相当,但 CsA 潜在的不良反应使其难于成为一线用药,而如有激素应用禁忌证时,可考虑直接应用 CsA 治疗。

考虑到 CsA 与激素联用可导致机会性感染等不良反应发生率的增加,可单独应用 CsA 作为补救药物治疗措施。在临床实践中,发现有部分患者单用 CsA 或单用甲泼尼龙治疗均无效,而两药联合使用后病情获改善,提示两药联合应用的疗效强于单药使用,但两药联用与单用 CsA 在有效性及安全性上的具体差别仍有待进一步明确。激素治疗无效的 SUC,单用 CsA 治疗 1 周左右的有效率为 76%~85%,多数患者可在短期内避免行结肠切除术,但长期观察复发率可达 60%,1 年内需行结肠切除术的比例为 36%~69%,而加用硫唑嘌呤(aza-thioprine,AZA)或 6-巯基嘌呤(6-mercaptopurine,6-MP)可显著降低行结肠切除术的概率。CsA 通常作为向行 AZA 或 6-MP 长期维持治疗的过渡药物,可在 CsA 治疗时加用 AZA 或 6-MP,待 CsA 停药后应用 AZA 或 6-MP 长期维持治疗。对于应用 AZA 或 6-MP 足够疗程仍治疗失败的患者,CsA 可能短期内有效,而长期预后较差,行结肠切除术概率较高,但考虑到可使部分患者避免行急诊手术的风险,仍不能否认 CsA 在此类患者中的治疗价值。在临床上,如患者同时应用 3 种免疫抑制药物(如同时应用激素、环孢素、AZA 或 6-MP),机会性感染发生概率明显增高,此时可应用口服复方新诺明预防其发生。如应用 CsA 治疗 4~7 天后,病情仍无改善,应考虑行结肠切除术。CsA 治疗失败对结肠切除术术后感染并发症的发生率并无直接影响。

4.3.1.4 不良反应

轻度不良反应见于 31%~51% 的患者,包括震颤、感觉异常、头痛、全身乏力、肝功能损害、牙龈增生、多毛等;严重不良反应发生率为 0~17%,包括肾功能损害、感染(包括曲霉菌感染、卡氏肺囊虫肺炎等)、神经毒性(包括癫痫发作)等。其中,血胆固醇浓度<3.0 mmol/L 或镁离子浓度<0.5 mmol/L 患者癫痫发作的风险明显增高,卡氏肺囊虫肺炎与患者的营养状况、免疫抑制剂的使用及疗程密切相关,应注意评估及预防。通过减少 CsA 剂量、改用口服 CsA、避免同时应用激素及预防性应用抗感染药物等方法,可降低不良反应的发生率。

4.3.1.5 CsA 疗效的预测因素

临床、实验室检查及内镜检查等方面的指标与 CsA 的疗效相关。Rowe 等研究认为,心动过速、低蛋白血症、中性杆状核粒细胞比率高的患者 CsA 疗效较差。另外,结肠镜下结肠病变程度与 CsA 疗效密切相关,如病变严重者(包括深溃疡、大块黏膜破损或脱落),CsA 疗效较差,需行结肠切除术的概率较高。

4.3.2 他克莫司

他克莫司又称 FK506,属免疫抑制剂,也是一种钙调神经磷酸酶抑制剂,其作用及不良反应谱与 CsA 相似。口服后有稳定的生物利用度,一天两次 0.025mg/kg 他克莫司口服,血药浓度可达治疗水平 10~15µg/L。已有随机对照试验表明,他克莫司治疗对激素抵抗的 UC 患者有效。他克莫司对 SUC 的治疗效果及其与 CsA 的疗效差别尚待进一步明确,但其在 SUC 补救药物治疗中的应用已日渐引起关注。

4.3.3 英夫利昔(infliximab,IFX)

4.3.3.1 概述

IFX 为抗 TNF 抗体,属人鼠嵌合型单克隆抗体,其中 75% 为人源 IgG,25% 为鼠源,能与 TNF 的可溶形式及跨膜形式高度结合,抑制 TNF 与其 p55/p75 受体的结合,从而使 TNF 失去活性,起到抑制炎症反应的作用。IFX 仅可静脉使用,其半衰期较长,可达 8.0~9.5 天,无需监测血药浓度。

4.3.3.2 临床应用

目前,各种 TNF 单抗中仅 IFX 被证明对 UC 治疗有效,但 IFX 一般不作为 SUC 治疗的一线药物,而多在激素治疗无效时应用。已有随机对照试验结果表明,针对激素治疗无效的 SUC 患者,应用 IFX 治疗(剂量为 5mg/kg,0、2、6 周各用 1 次),可在 8 周内明显改善患者的临床症状,促进黏膜愈合,减少行结肠切除术的概率。为进一步了解 IFX 对各种不同程度 SUC 患者的疗效,Järnerot 等在一项随机对照试验中将激素治疗无效的 SUC 患者进一步分层,根据 Seo 指数及 Lindgren 等制定的指数[大便次数/天+0.14×CRP(mg/L),如所得值大于 8 诊断为 SUC]进一步分为中度 SUC、重度 SUC,患者均采用单次 IFX5mg/kg 治疗,结果表明 IFX 可减少中度 SUC、重度 SUC 90 天内行结肠切除术的概率,在 SUC 患者中,虽 IFX 治疗组结肠切除术的概率较安慰剂组低,但两组间差异无统计学意义。另有研究比较了应用不同 IFX 次数对 SUC 的疗效,结果显示应用两或三次 IFX 组在短期内行结肠切除术的概率低于应用单次 IFX 组。以上研究表明,使用 IFX 可减少 SUC 患者短期内行结肠切除术的概率,应用两或三次 IFX 效果可能优于单次应用,但 IFX 治疗对 SUC 效果尚不明确。

目前,已有一些回顾性研究表明 SUC 患者急性期前是否有应用 AZA 或 6-MP 治疗与 IFX 的疗效无关,但也有学者报道 IFX 对应用 AZA 或 6-MP 治疗失败的患者疗效较差,故 SUC 患者急性期前应用 AZA 或 6-MP 治疗与 IFX 疗效的关系仍待进一步明确,但相对 CsA 而言,IFX 更适合用于 AZA 或 6-MP 治疗失败的患者。在 IFX 用于 UC 长期维持治疗方面的研究,虽然有随机对照试验结果表明,应用 IFX 治疗(剂量为 5mg/kg,0、2、6 周各用 1 次,之后每 8 周一次)46 周,随访至 54 周,中度至重度 UC 患者(包括激素抵抗及非激素抵抗)临床缓解率高于安慰剂组,但在不用激素情况下仅 20.9% 的患者能维持缓解,另外,相关数据亦不支持长期应用 IFX 治疗对 SUC 患者避免行结肠切除术有明显帮助,故目前不推荐 IFX 用于 SUC 患者的长期维持治疗。

综合上述,IFX 可用于激素抵抗的 SUC 患者,较适用于 AZA 或 6-MP 治疗失败的非 SUC 患者,减少急性期行结肠切除术的概率,但 IFX 用于长期维持治疗目前数据尚不支持,对于 AZA 或 6-MP 治疗失败患者可考虑在急性期后择期行手术治疗。但如果 IFX 在 4~7 天内治疗无效,则推荐即行结肠切除术。

4.3.3.3　不良反应

SUC 患者常存在联合应用多种影响免疫功能药物的情况,IFX 与免疫抑制剂的联合使用可导致机会性感染、肿瘤的发生概率增高。Toruner 等在一项回顾性分析中纳入 100 例并有机会性感染的 IBD 患者,结果表明,如患者联用 IFX、激素、AZA(或 6-MP)三种药物中的两种或三种,则机会性感染的概率较单用一种药物的患者显著增加。另外,有报道应用 IFX 可增加结肠切除术后围手术期感染并发症的发生率,但尚未被更多研究证实。

4.3.3.4　IFX 疗效预测

Lees 等针对 SUC 患者的研究发现,低蛋白血症者 IFX 的疗效较差,在应用激素治疗的第 3 天,如血清白蛋白水平低于 34g/L,即使再应用 IFX,需行急诊结肠切除术的概率仍达 50% 以上。Ferrante 等的回顾性分析表明,年龄较小患者 IFX 的疗效较好,抗中性粒细胞胞质抗体(+)和抗酿酒酵母抗体(-)者 IFX 的疗效较差。Seow 等报道,存在 IFX 抗体或在第一次静脉应用 IFX 后早期血中未检测出 IFX 药物者,IFX 的疗效较差,结肠切除率较高。其他因素还包括,病情短于 3 年或此次发作前 3 个月曾有住院者,可能对 IFX 的治疗反应较差。

4.3.3.5　补救药物治疗措施的选择及后续治疗

目前,尚无设计良好的前瞻性研究用于比较 CsA 和 IFX 在 SUC 治疗中的效果,在一些回顾性分析中,CsA 和 IFX 的疗效差别也存在争议。一般认为,CsA 和 IFX 均可作为激素治疗无效的补救药物治疗措施,但具体应用应个体化。若患者未应用过 AZA 或 6-MP,可以先选择静脉应用 CsA,而后加用口服 AZA 或 6-MP,再通过 3~6 个月左右的口服 CsA,逐渐过渡到口服 AZA 或 6-MP 长期维持治疗。若患者在使用 AZA 或 6-MP 的过程中发生 SUC,则 CsA 的疗效较差,可以选择应用 IFX。至于 CsA 和 IFX 孰优孰劣,目前的研究显示两者之间并无显著差异,无论是短期评估还是长期评估。

4.3.3.6　CsA 和 IFX 的序贯使用

对于补救药物措施治疗无效的 SUC 患者一般建议行结肠切除术,但已经有报道序贯应用 CsA 和 IFX 并取得一定疗效的病例。Leblanc 等的回顾性研究报道,86 例中度至重度 UC 患者均连续使用 CsA 和 IFX(其中 65 例先使用 CsA)治疗,在治疗后 3 个月时未用激素情况下病情缓解率为 22%,但有 61.3% 的患者可避免短期内行结肠切除术,至 1 年时结肠切除率为 59.7%,在该研究中,出现严重感染者占 11.6%,其中有一例患者发生死亡。在 Manosa 等的回顾性研究中,纳入 16 例激素抵抗者,其中 13 例为中度至重度 UC,在环孢素治疗失败后应用 IFX,有 70% 的患者可避免短期内行结肠切除术,且无严重并发症。连续应用 CsA 和 IFX 虽在部分患者中可避免短期内行结肠切除术,但其有存在发生严重并发症(如机会性感染)的风险,故作为治疗措施的可行性和安全性尚有待进一步论证。

4.3.4　抗感染药物治疗

4.3.4.1　抗生素

SUC 患者并无抗生素应用指征。但在 UC 活动期与肠道感染难于鉴别时,可应用抗生素与激素联合治疗。在以下几种情况下也可考虑应用抗生素:并发感染,拟行急诊手术治疗,发生中毒性巨结肠,出现肠道穿孔,存在严重感染风险等。可应用氟喹诺酮类或第三代头孢类抗生素、甲硝唑等药物。

4.3.4.2　其他抗感染治疗

若并发巨细胞病毒感染,则可静脉应用更昔洛韦或口服缬更昔洛韦抗病毒治疗 2 周,同时停用免疫抑制剂;若并发有难辨梭状芽孢杆菌感染,可用甲硝唑或万古霉素治疗,对于病情较重者,建议应用万古霉素治疗的同时停用免疫抑制剂,如病情允许应同时停用其他抗生素。

4.3.5　肝素

UC 患者的血栓形成概率明显高于正常者,在结肠炎急性发作时风险可达正常者的 15 倍,故血栓形成对 SUC 患者病情的影响应引起重视。在诊治过程中,应对患者血栓形成风险进行评估,其相关因素除了 UC 病情的严重程度外,尚包括:既往血栓事件的发生情况,体重指数,相关药物如含有雌激素的避孕药使用情况,生活方式(如运动情况等),家族史(如一级亲属中心脑血管疾病的发生情况)等。在 SUC 患者中,为预防血栓形成,可予皮下注射肝素。目前有研究表明,对于 IBD 患者,肝素不但有抗凝作用,还有抗炎效果,同时并不增加出血的风险。但肝素在 SUC 患者中的疗效及不良反应,尚有待大规模设计严谨的前瞻性试验进一步证实。

5　手术治疗

在 SUC 患者中,经积极应用药物治疗后,仍有约 30% 的患者需行手术治疗,故在病程中需内、外科医师密切协作,共同诊治。如患者经 3~5 天静脉应用激素治疗后无效,就应该考虑补救药物治疗措施及手术治疗的选择。患者处 SUC 急性期时,常并有营养不良、低蛋白血症、血流动力学不稳定及败血症等情况,手术并发症发生率较高,故在激素治疗无效时,若无行补救药物治疗禁忌证及紧急手术治疗指征,可选择采用 CsA 或 IFX 治疗。若采用补救药物治疗 4~7 天后无效,则一般需行结肠切除术。手术时机的选择与患者的预后密切相关,如药物治疗无效,则手术前行药物治疗的时间越长,手术的并发症发生率越高。Randall 等进行一项回顾性分析,选取 80 例激素治疗无效的 SUC 患者,其中 29% 的患者再接受 CsA 治疗亦无效,最终均在短期内(22 天内)行结肠切除术,结果表明,如药物治疗时间超过 8 天,则手术并发症的发生率可达 60%。患者在药物治疗过程中需紧急外科手术的指征包括:中毒性巨结肠、肠道穿孔、严重出血及临床表现恶化等。病程中若出现巨结肠的表现(如结肠直径超过 5.5cm,或盲肠直径大于 9cm),虽不是紧急手术的绝对指征,但此时应密切观察患者病情变化,如同时出现其他相关并发症及有临床表现的恶化趋势,则提示要行手术干预,如结肠扩张的程度越大,全身中毒的程度越严重,外科手术应越快进行。

急诊首选的术式为全结肠或次全结肠切除加回肠末段造口术,该术式简单、安全、有效,切除绝大部分病变结肠,有利于病情尽快改善。择期手术方式可选择全结肠直肠切除、回肠末端造口或全结肠直肠切除、回肠(储袋)肛门吻合等术式,后者不仅完整地切除了病变部位,且保留了肛门的排便功能,患者术后生存质量明显提高(具体手术方式选择详见第 38 章)。虽然手术存在感染、吻合口瘘等风险,术后患者可有回肠贮袋炎、腹泻等并发症的发生,但手术治疗可从根本上切除病灶,阻止 UC 病情的复发,防止结肠癌变的发生,避免长期应用药物治疗所导致的不良反应,故对相当一部分患者而言仍然是最佳的治疗选择。为减少术后感染如局部脓肿、败血症等并发症的发生率,在手术前应注意改善患者营养状况及减少激素用量。

6　其他治疗方法

虽然上述措施在 SUC 患者治疗中取得重要作用,但治疗效果尚难令人满意,同时也存在发生各种严重并发症的可能,故一些新的治疗方法应运而生。如已有报道,在一项纳入 10 例患者的非随机对照试验中,人源的 TNF 单克隆抗体阿达木单抗被应用于 IFX 治疗失败的 UC 患者,并取得一定疗效;针对白介素-2 的单克隆抗体巴利昔单抗单次注射可在短期内缓解中重度 UC 患者病情,但作用不持久,有报道 7 例激素抵抗的 SUC 患者应用巴利昔单抗,其中有 4 例在 24 周内行结肠切除术;MLN02 是一种抗 α4β7 整合素的人源单克隆抗体,已有研究发现其可诱导及维持 UC 缓解,但对激素抵抗的 SUC 患者疗效尚不清楚;另外,有一些研究报道了环磷酰胺、沙利度胺、IFN-β、磷脂酰胆碱及白细胞分离等药物或方法对 SUC 治疗有效,但尚缺乏随机对照试验的证实。

7　结语(包括临床处理流程,可参见图 37-1)

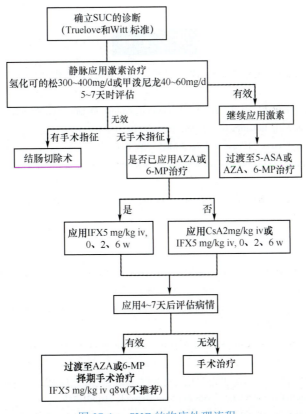

图 37-1　SUC 的临床处理流程

SUC 患者需要内、外科密切协作诊治。激素为治疗 SUC 患者的一线药物,如治疗有效,应逐渐减量而过渡至氨基水杨酸制剂或免疫抑制剂维持治疗。若经 5~7 天静脉应用激素治疗无效,应选择采取静脉应用 CsA 或 IFX 等补救药物措施或结肠切除术。如患者尚未应用 AZA 或 6-MP,可考虑选择 CsA 治疗,有效后再过渡至 AZA 或 6-MP 行长期维持治疗;如患者在应用 AZA 或 6-MP 时出现 SUC 表现,可选择 IFX 治疗,但 IFX 应用于长期维持治疗的研究仍较少,目前有限的试验数据也不予支持。IFX 在病情严重的患者中可能效果较差,但尚有待随机对照试验研究以明确。严重的机会性感染是补救治疗措施常见的并发症。对两种补救药物治疗措施任何一种有较好反应者,可避免紧急行结肠切除术,从而减少手术并发症的发生率。如补救药物治疗无效,一般应选择结肠切除术。手术治疗可对 UC 起根治性治疗作用,对相当一部分患者而言是最佳的治疗选择。另外,一些新的治疗方法的有效性及安全性尚待进一步明确。

本文中多数研究数据来自欧美等国的试验结果,而针对 SUC 的治疗,我国目前尚缺乏大宗病例的前瞻性随机对照试验结果,中国人群与国外人群在 SUC 的治疗上是否有不同之处还不清楚,故大多数内、外科医师仍难于掌握恰当的药物治疗方法及手术时机。因此,有待设计严谨的多中心协作的临床随机对照研究进一步明确:我国 SUC 的评分体系,激素的用量及疗程,激素抵抗时的评分体系及处理方法,手术预测评分体系及手术方式的选择等。

(陈达凡　陆伦根)

参考文献

中华医学会消化病学分会. 2012. 炎症性肠病诊断与治疗的共识意见(2012 年,广州). 中华内科杂志, 51(10): 796-813.

Bernstein CN, Fried M, Krabshuis JH, et al. 2010. World Gastroenterology Organization Practice Guidelines for the diagnosis and management of IBD in 2010. Inflamm Bowel Dis, 16:112-124.

Hanauer SB. 1996. Inflammatory bowel disease. N Engl J Med, 334:841-848.

Hart AL, Ng SC. 2010. Review article: the optimal medical management of acute severe ulcerative colitis. Aliment Pharmacol Ther, 32:615-627.

Ho GT, Lee HM, Brydon G, et al. 2009. Fecal calprotectin predicts the clinical course of acute severe ulcerative colitis. Am J Gastroenterol, 104:673-678.

Holme O, Thiis-Evensen E, Vatn MH. 2009. Treatment of fulminant ulcerative colitis with cyclosporine A. Scand J Gastroenterol, 44:1310-1314.

Järnerot G, Hertervig E, Friis-Liby I, et al. 2005. Infliximab as rescue therapy in severe to moderately severe ulcerative colitis: a randomized, placebo-controlled study. Gastroenterology, 128:1805-1811.

Leblanc S, Allez M, Seksik P, et al. 2011. Successive treatment with cyclosporine and infliximab in steroid-refractory ulcerative colitis. Am J Gastroenterol, 106:771-777.

Lichtiger S, Present DH, Kornbluth A, et al. 1994. Cyclosporine in severe ulcerative colitis refractory to steroid therapy. N Engl J Med, 330:1841-1845.

Lindgren SC, Flood LM, Kilander AF, et al. 1998. Early predictors of glucocorticosteroid treatment failure in severe and moderately severe attacks of ulcerative colitis. Eur J Gastroenterol Hepatol, 10:831-835.

Manz M, Michetti P, Seibold F, et al. 2011. Treatment algorithm for moderate to severe ulcerative colitis. Swiss Med Wkly, 141:w13235.

Mañosa M, López San Román A, Garcia-Planella E, et al. 2009. Infliximab rescue therapy after cyclosporin failure in steroid-refractory ulcerative colitis. Digestion, 80:30-35.

Mowat C, Cole A, Windsor A, et al. 2011. Guidelines for the management of inflammatory bowel disease in adults. Gut, 60:

571-607.

Rahier JF, Ben-Horin S, Chowers Y, et al. 2009. European evidence-based Consensus on the prevention, diagnosis and management of opportunistic infections in inflammatory bowel disease. J Crohns Colitis, 3:47-91.

Randall J, Singh B, Warren BF, et al. 2010. Delayed surgery for acute severe colitis is associated with increased risk of postoperative complications. Br J Surg, 97:404-409.

Rowe FA, Walker JH, Karp LC, et al. 2000. Factors predictive of response to cyclosporin treatment for severe, steroid-resistant ulcerative colitis. Am J Gastroenterol, 95:2000-2008.

Rutgeerts P, Sandborn WJ, Feagan BG, et al. 2005. Infliximab for induction and maintenance therapy for ulcerative colitis. N Engl J Med, 353:2462-2476.

Seo M, Okada M, Yao T, et al. 1992. An index of disease activity in patients with ulcerative colitis. Am J Gastroenterol, 87:971-976.

Seow CH, Newman A, Irwin SP, et al. 2010. Trough serum infliximab: a predictive factor of clinical outcome for infliximab treatment in acute ulcerative colitis. Gut, 59:49-54.

Toruner M, Loftus EV Jr, Harmsen WS, et al. 2008. Risk factors for opportunistic infections in patients with inflammatory bowel disease. Gastroenterology, 134:929-36.

Van Assche G, Vermeire S, Rutgeerts P. 2011. Management of acute severe ulcerative colitis. Gut, 60:130-133.

Zitomersky NL, Verhave M, Trenor CC 3rd. 2011. Thrombosis and inflammatory bowel disease: a call for improved awareness and prevention. Inflamm Bowel Dis, 17:458-470.

第38章

炎症性肠病手术方式选择及术后复发对策

近年来,炎症性肠病(IBD)患者逐年增加,其中30%的溃疡性结肠炎患者和70%的克罗恩病患者一生中至少需进行一次手术治疗。溃疡性结肠炎和克罗恩病虽同属IBD范畴,但其病理、病程演变不尽相同,故二者在外科治疗原则、方式和方法上有很大区别。

1 溃疡性结肠炎

1.1 手术时机的选择

溃疡性结肠炎是一种通过手术可能治愈的疾病,其手术适应证主要分为急诊和择期两大类。

1.1.1 急诊手术适应证

(1)中毒性结肠炎:当溃疡性结肠炎患者出现腹痛,大便超过10次/天,体温高于37.5℃,心率>90次/分,血沉>30mm/h,严重贫血需输血,以及影像学检查显示结肠扩张,即可诊断为中毒性结肠炎。此时应积极内科治疗,或应用环孢素,或应用英夫利昔单抗,并同时做好外科手术准备。经积极内科治疗48~72小时仍无好转,则提示有穿孔或脓肿可能,而一旦发生,患者死亡率明显增高,需尽快手术。

(2)中毒性巨结肠:当中毒性结肠炎患者症状控制不佳,横结肠持续扩张超过6cm时则为中毒性巨结肠。

患者可表现为腹部膨隆、腹肌紧张伴压痛、肠鸣音减弱等,此时肠穿孔风险更高。来自Cleveland临床中心的研究显示,在115例中毒性巨结肠患者中,只有7例通过非手术治疗缓解。中毒性巨结肠一旦确诊,应立即手术。

(3)穿孔:穿孔是急诊手术的绝对指征,其常常发生在中毒性结肠扩张的患者,由于这些患者多接受大剂量激素治疗,腹部体征可不明显,从而为临床医生所忽视,以致延误治疗。因此,对于中毒性结肠炎及中毒性巨结肠患者治疗过程中,应时刻注意腹部症状、体征变化,并做腹部影像学检查。

(4)消化道大出血:溃疡性结肠炎出血通常能通过保守治疗好转,但个别患者经内科积极治疗24~48小时后,出血量仍达100ml/h以上,Hb<50g/L,生命体征不稳定时,仍需外科干预。

1.1.2　择期手术适应证

(1) 难治性结肠炎:难治性结肠炎是外科治疗最常见的适应证。过去认为积极内科治疗无法控制症状且患者生活质量低下,严重激素依赖且副作用较大,严重营养不良的患者才需要手术治疗,可此时,患者往往已痛苦不堪,甚至病情危重,随之而来的是高并发症和死亡率。早期手术是难治性结肠炎的治疗趋势,更能明显改善患者生活质量。

(2) 无法忍受的结肠外表现:如脓皮病、结膜炎、结节性红斑、肝功能损害等。

(3) 异型增生或癌变。

1.2　手术方式的选择

1.2.1　急诊手术

在急诊条件下,对于溃疡性结肠炎的外科治疗原则应以尽可能恢复患者健康和减少手术并发症为主,故通常选择保留直肠的全结肠切除或次全结肠切除加回肠造口术,并远端直肠关闭或黏膜瘘管成形术。该术式切除了大部分病变肠管,无吻合口风险,安全性较高;术中避免盆腔解剖分离,通常将直肠残端置于耻骨上皮下,又可减少盆腔感染和粘连的机会,有利于二期行消化道重建手术。

对于中毒性巨结肠患者,术前多尝试行结肠镜检查,发现扩张肠段后在内镜下留置肠梗阻导管,起到肠道减压的作用,同时进行积极的内科治疗,部分重症患者的中毒症状得到控制,待急性期过后再行手术治疗。该方法既增加了围手术期的安全性,又提高了患者的生活质量,并减少了多期手术所造成的不利影响。而极重危的中毒性巨结肠患者,可仅选择横结肠腹壁造口,并回肠袢式造口转流术。

合并消化道大出血的溃疡性结肠炎患者多伴广泛性结直肠炎,出血量和疾病的严重程度成正比。由于直肠再出血可能,仅行次全结肠切除或全结肠切除可能无法控制出血。若条件许可,建议术前常规行结肠镜检查,既可判断出血肠段位置,又能观察直肠黏膜是否受累。若肠镜发现直肠黏膜病变明显,甚至存在弥漫活动性出血,则急诊手术方式应以全结直肠切除加回肠造口术为宜。

1.2.2　择期手术

相对急诊术式较为统一而言,溃疡性结肠炎的择期手术方式呈个体化特征,主要有四个最基本的手术方式:

(1) 全结直肠切除加回肠贮袋肛管吻合术(IPAA):IPAA 是目前治疗溃疡性结肠炎的标准术式,也是最理想的选择。该手术切除直肠黏膜直至肛管齿线,保留完整的直肠肌套和肛门括约肌,将回肠拖至盆腔,于直肠肌套内行肛管环状端端吻合,重建肠道的连续性。当今,国内外对其比较关注的问题主要集中在以下几点:

1) 袋的选择:贮袋术式的选择在很大程度上是由外科医生的个人习惯决定的,临床常用的贮袋类型主要为"J"形、"S"形和"W"形等。"W"形贮袋有良好的贮粪功能,但在排粪功能上无明显优势;"S"形贮袋的吻合口可以在盆腔较低位置,但也因输出袢过长而造成排便困难;由于制作简便,"J"形贮袋更受外科医生青睐,且术后肠功能恢复与"S"形无明显差异。Meagher 对 1310 例行全结肠直肠切除并回肠"J"形贮袋肛管吻合患者的随访研究显示,白天排便平均 4~5 次,失禁者占 7%;晚间排便 1 次,失禁者占 12%;贮袋功能 1 年、10 年失败率分别为 2%、9%;贮袋炎 1 年、10 年发生率分别为 18%、48%,结果 95% 的患者对术后效果及生活质量满意。

贮袋制作的要点之一即是建立无张力的吻合,同时需兼顾贮袋功能及血供。手术时首先要选择一个距回肠末端 20~30cm 的点,在这一点回肠袢可以到达骨盆的最低水平,贮袋的长度可以不同,但一般为 20cm 左右。应注意尽量靠近盲肠切断回肠,分离肠系膜时应尽量靠近结肠,以保留回结肠动脉分支;若切开肠系膜不能提供足够的长度,则可在肠系膜上开窗;游离小肠系膜根部至十二指肠横部以保证贮袋的顶端能达到耻骨联合下 6cm,这样肠管拉下时无张力,依靠边缘血管供血,避免贮袋发生缺血甚至吻合口漏。

2)肠造口的必要性:临时保护性的回肠造口,旨在减少吻合口漏的发生并一期愈合。但也有不少外科医生却显得比较自信,认为吻合口张力及血供满意,即可不必做回肠造口,一则减少小肠梗阻及造口相关并发症的发生,又可避免二次手术给患者带来的不利影响。但更多研究表明,那些严重的并发症更常见于未做回肠造口的患者,而对于激素治疗的患者,回肠造口则更能体现其在安全性方面的价值。处理吻合口瘘带来的种种麻烦远比一个回肠造口来的多,故无论何种条件的患者,均常规行袢式回肠造口术以保护吻合口的安全。

3)黏膜切除与否:依据文献报道,消化道重建术式主要有两种,一种称为双钉吻合技术,其类似于直肠癌的低位吻合,将回肠贮袋吻合于远端直肠,操作简便,但保留了肛管移行区的直肠黏膜;另一种是采用外翻直肠以完成肠腔连续性的再建立,并同时行黏膜切除术,从而在齿状线水平进行手工的肛管吻合,避免了不完全的黏膜切除。我们一方面希望切除所有可能病变的直肠黏膜,但另一方面又不愿过多损害括约肌、引起功能障碍,于是如何协调这种矛盾成了外科医生热议的话题。在 Cleveland 中心,109 例患者接受了无黏膜切除的贮袋吻合术,结果术后几年内发生残留肛门直肠黏膜带恶变的风险并不大。同时,保留肛门移行区溺黏膜的器械吻合术与切除黏膜的手工吻合术相比,虽早期在减少排便次数方面无明显优势,但可以显著缓解夜间大便失禁。更偏向于通过吻合器将吻合口建立在齿状线上方 1~2cm 处,11 例患者术后坚持随访,时间最长 3 年,均未有明显排便失禁现象,且未发现残留直肠黏膜癌变。直肠黏膜的保留虽有潜在风险,但只要患者能做好承担该风险的准备,并保证每年一次的结肠镜检查,该方法是安全可行的,且利大于弊。

IPAA 是目前临床最常用的择期手术方式,对于术前长期服用激素或生物制剂的溃疡性结肠炎患者,建议首选三期手术(全结肠切除或次全结肠切除加回肠造口、残余直肠切除加 IPAA、回肠造口回纳)完成。研究表明,较二期手术(全结直肠切除加 IPAA 并回肠造口、回肠造口回纳)而言,其更能降低贮袋瘘等感染相关并发症。当然,IPAA 并非完美,随之而来的一系列并发症也常常困扰外科医生和患者,主要有贮袋炎、穿孔、吻合口瘘、肛门狭窄、盆腔感染、肠梗阻及造口并发症等。这时就需要外科医生根据患者情况给予个体化的手术方案,当出现手术并发症时能及时处理,如延迟造口回纳、抗生素治疗、盆腔引流等,尽量保留贮袋,若仍无法改善则需切除贮袋,转而行永久性的回肠造口术。

如上所述,"J"形贮袋双钉吻合技术已使得 IPAA 相对标准化了,在施行手术前,治疗团队必须在技术上做好充分的准备,并向患者详细告知排便功能障碍等不良后果,而患者也必须完全接受术后严格的随诊,以期达到手术目的。

(2) 全结直肠切除并传统回肠造口术:该术式适用于病变范围已累及直肠或肛门、长期服用激素、肛门失禁、合并有全身性疾病不能耐受长时间手术创伤、营养状况极差、病情严重的老年人及伴有直肠癌者。由于该术式切除了所有可能病变组织,而又没必要像肿瘤手术那样根治性切除肠系膜及淋巴组织,亦不存在 IPAA 那样的贮袋及吻合口,故该术式是一种相对安全且可起到治愈作用的方法。

(3) 全结直肠切除加节制性回肠造口术(Kock):对于造口不可避免的患者来说,该术式确实能够减少排粪次数,甚至可摆脱造口袋,从而在一定程度上改善生活质量。但其手术并发症较多,早期如梗阻、感染,晚期主要与生物瓣失效有关,常需再次手术纠正;同时,随着 IPAA 的广泛应用,现该术式在临床应用已逐渐减少,仅适用于肛管括约肌功能不良、IPAA 手术失败后需再次手术,以及不愿行传统回肠造口术者。

(4) 全结肠或次全结肠切除直肠保留(回直肠吻合或升结肠直肠吻合):该术式能够保留直肠、肛管功能,使病人避免回肠造口和骶前神经损伤,术后恢复较快。但溃疡性结肠炎病变范围多自肛端直肠开始,逆行向近段发展,且距肛门越近病变越明显,故存在残留直肠病变复发甚至癌变的风险,故长期效果欠佳。临床上仅考虑少数病变局限于结肠,直肠无病变或病变轻微者,但术后需长期内镜监测。近年由于 IPAA 的发展,该术式已为多数外科医生摒弃。

1.3　腹腔镜手术治疗

腹腔镜手术治疗溃疡性结肠炎的术式包括腹腔镜次全结肠切除术、全结直肠切除术、回肠贮袋肛管吻合术(IPAA)等。复杂的炎症特性在技术上形成了严峻的挑战,故使外科医生需要更漫长的学习曲线。虽然早期研究结果不甚理想,但随着手术技巧和器械设备的发展,腹腔镜手术治疗溃疡性结肠炎获得了不少治疗中心的肯定。近年来对于 IPAA 的临床对照研究表明,腹腔镜治疗虽然手术时间较长,但患者术后肠道功能恢复明显加快,住院时间显著减少,又几乎避免了切口疝的发生。Mayo 中心的长期随访发现,腹腔镜手术患者的排便功能、性功能及总体生活质量并不逊于开腹手术。对于急诊行次全结肠切除加回肠造口的重症溃疡性结肠炎患者,Chung 等研究表明,腹腔镜手术更有利于术后恢复,继而更早进行二期全结直肠切除加回肠贮袋肛管吻合,以及三期回肠造口回纳术。

溃疡性结肠炎的腹腔镜手术技术已日趋成熟,但需依托治疗中心的设施及外科医生的经验,合理选择患者,才能达到安全、有效且微创的目的。

2　克罗恩病

由于克罗恩病的高复发率与再手术率,其手术治疗往往只是针对并发症采取的最后措施。当患者出现肠梗阻、肠内外瘘、腹腔脓肿或内科反复治疗无效时,外科医生需考虑手术干预,原则以尽可能地延长临床缓解期,减轻发作期症状,保护胃肠道生理功能,提高患者生活质量为主。同时,处于克罗恩病活动期的患者不宜手术治疗,可尽量给予营养支持或抗感染治疗,以减少手术的风险及并发症。

2.1 小肠克罗恩病的治疗

2.1.1 肠梗阻

肠梗阻是克罗恩病的常见并发症。临床上根据克罗恩病的症状特点将其分为炎症型、狭窄型以及瘘管型。炎症可引起肠壁水肿、痉挛而导致肠腔狭窄;肠壁的纤维组织增生则可产生肠管不可逆的狭窄;瘘管可继发腹腔脓肿,使得并未病变的肠管受到外来压迫而梗阻。由此可见,由急性炎症引起的梗阻往往是可逆的,常可通过内科治疗等到缓解;而那些慢性梗阻却常由纤维狭窄性病变导致,终究逃不过手术治疗。若发现有明显占位性病变,则也需手术干预。

在其手术治疗方面,"肠管的切除范围究竟多大"通常是外科医生争论的焦点,最早有研究认为,"根治性"的切除能大大降低术后复发率,并提高患者生活质量。但之后 Fazio 等进行了一项随机对照研究,把 131 例患者分为短切缘(2cm)及长切缘组(12cm)(肉眼切缘),虽然短切缘组复发率较长切缘组高(25% 与 18.0%),但两者间并无显著差异。

"小范围的局限性肠管切除"是治疗肠梗阻的首选术式。克罗恩病的病理改变有其特殊性,病变虽可累及到肠管的各个部位,但呈跳跃性改变,病变与病变之间可能有正常的肠组织,这为局限性切除创造了条件。《克氏外科学》中也指出,在手术治疗有并发症的克罗恩病时,应只限于有并发症的一小段,不能切除更多的肠管,即使是肉眼也能观察到病变的肠段。主张一般离切缘 5~10cm 切除为可靠,扩大切除并不能预防复发。由此可见,面对多次手术造成短肠综合征的风险,手术时如何尽力保存小肠与积极预防术后复发是外科治疗的重点。

为了更好地保存小肠,避免短肠综合征的发生,一些外科医生也愿选择狭窄成形术作为治疗方式。研究认为,当有如下情形时,可以考虑采用狭窄成形术:①广泛空肠回肠炎伴单个或多个较短的纤维性狭窄;②既往有多次或者广泛肠段切除,有短肠综合征风险的患者;③既往肠段切除后短期内复发的狭窄;④单一的回结肠吻合狭窄;⑤某些十二指肠狭窄。而当腹腔感染,合并脓肿、瘘管,可疑肿瘤,在较短肠段内有多个狭窄时,往往难以达到解除梗阻的目的,更有可能遗漏病灶,故此时不建议行狭窄成形术。在克利夫兰医学中心的一项研究中,有 162 例患者共接受了 698 次狭窄成形手术,其 5 年复发率为 28%,这与文献报道的肠段切除术后的复发率相当,且只有 5% 的狭窄发生在同一部位。确实,狭窄成形术对于存在短肠综合征的患者不失为一种安全的手术方式,但考虑到其潜在的高复发率,在其余情况下选择肠段切除术较好。

同时,肠段切除后的吻合方式对术后复发也有一定影响。有研究认为,器械吻合的并发症及复发率较低,甚至吻合口漏的发生率比手工缝合更低。梗阻常由肠管纤维狭窄导致,因侧侧吻合后吻合口肠腔较大,也许再次复发梗阻和再手术的可能性较低。Simillis 等做了一项关于克罗恩病手术吻合方式的 meta 分析,包含 2 项随机试验等总共 712 例吻合操作,其中 53.8% 为手工端端吻合,其余有吻合器侧侧吻合、端侧吻合及吻合器端端吻合,结果显示,端端吻合的吻合口漏发生率较高,而侧侧吻合术后并发症较少,住院时间较短,且吻合口周围复发率更低。但另一项多中心随机对照研究对139例患者的吻合方式进行比较发现,端端吻合和侧侧吻合之间其内镜下复发、症状复发相近。部分外科医师更习惯于器械下功能性端端吻合,其吻合口瘘的发生及近期复发率并没有明显增高。

2.1.2 肠内外瘘

随着英夫利昔单抗的应用,肠瘘的内科治疗效果明显提高,故无论医生或患者都更倾向于保守治疗。无症状的肠瘘并不一定要手术,但若症状严重或继发营养不良或感染,且对正规药物治疗无效或依赖于激素治疗,则需尽早手术。当合并脓肿时,可先行脓肿经皮穿刺引流,缓解症状,调整全身状况后再行手术治疗。

治疗肠内外瘘最常用的手术方式是切除包括原发病灶在内的病变肠管(包括瘘管)。特别对于内瘘,如果瘘口两侧肠管均有明显炎症或瘢痕,应同时切除;如果瘘口一侧炎症或溃疡明显,而另一侧为原发灶侵袭所致,本身病变轻微或无病变,则对无病变的一侧肠管仅行修补或暂时旷置,其他脏器(如膀胱)可一期修补。Mayo医学中心从90例继发于克罗恩病的回肠乙状结肠瘘的治疗经验中发现,与切除术相比,乙状结肠瘘口修补术并不会增加术后并发症的危险性。所以,对于肠内瘘治疗很重要的一点就是要努力确认哪段肠管是原发病灶,哪段肠管是克罗恩病的继发侵犯,这样就可以避免切除不是真正病变的肠管。如受累的回肠与乙状结肠形成内瘘时,就可以仅切除回肠,并分离其与乙状结肠之间的瘘管,并做乙状结肠瘘口修补,只有当结直肠局部炎症明显或周围有脓肿时应行近端结肠转流性造口。

2.2 结肠克罗恩病

结肠克罗恩病约占克罗恩病患者的1/4,多见于回盲部,可以是局部病变,也可以累及全程结直肠。同小肠克罗恩病类似,其手术指征有结肠中毒性巨结肠、穿孔、出血等外科并发症,也包括内科治疗失败,以及发生不典型增生与恶变的的患者。

对于孤立性病变的结肠克罗恩病患者,其肠段切除范围仍有争议。与既往观念不同,近来一项meta分析比较了265例行结肠区段切除及223例行全结肠切除加回直肠吻合术的患者,发现他们在复发率、并发症等方面无明显差异。研究也发现,行全结直肠切除的弥漫性结直肠炎患者术后一年内的药物用量较低,且首次复发间隔时间明显久于单纯行结肠区段切除或全结肠切除的患者。建议结肠区段切除术适用于结肠孤立病变,只有当病变累及2个或更多个结肠区段时,才建议做全结肠切除加回直肠吻合术;而结直肠切除术适用于广泛弥漫性的结直肠病变,但禁忌行回肠贮袋手术。对于中毒性结肠炎等一般情况较差的急诊患者,建议行次全结肠切除加回肠造口、远端直肠关闭。

2.3 肛周克罗恩病

肛周脓肿和肛瘘是克罗恩病的常见并发症,特别是在病变累及结肠或直肠时。针对肛瘘患者,有不少学者主张手术治疗,且效果良好。手术效果好坏与否,与患者病变特点密不可分。选择病例前,外科医生首先要明确的是受累的肠管是否已被切除或病变处于静止期,否则盲目的手术只会带来慢性、经久不愈的痛性溃疡,还会造成肛门瘢痕收缩变形和括约肌功能受损,最终导致排便失禁,肛门功能丧失,不得不做永久结肠造口,严重影响病人的生活质量。因此,对于此类患者,在实施手术前,有必要通过内镜或影像学方法对整个胃肠道进行评估,并由内科先采取合理的治疗措施。综上所述,肛周克罗恩病还是以内科治疗为主,当出现肛周脓肿时只需简单引流即可,而对于低位或括约肌间型肛瘘建议行瘘管切开术,若瘘管病变侵及括约肌或反复化脓性感染时,长期置管引流或挂线疗法是最好的治疗措施。

2.4　克罗恩病的腹腔镜手术治疗

腹腔镜手术治疗克罗恩病的术式完全不同于溃疡性结肠炎,包括肠段切除术、转流性手术和狭窄成形术。由于克罗恩病患者多存在反复腹腔感染、肠瘘及粘连,并同时应用免疫抑制剂及生物制剂,出于对术后并发症的顾虑,腹腔镜手术起先并不为外科医生所接受。随着研究深入,如今已有明确的Ⅰ类循证医学证据证明其较传统开腹手术有显著的近期优势,如切口美观、术后康复快、住院时间短、术后并发症发生率减少等。但并非所有克罗恩病均适合首选腹腔镜手术治疗,如弥漫性腹膜炎、急性肠梗阻伴肠襻明显扩张等。在一项预测克罗恩病腹腔镜手术中转开腹风险因素的前瞻性研究中指出,克罗恩病的复发次数和腹腔镜手术期间有腹腔脓肿或瘘管是两个独立危险因素。首次手术首选腹腔镜治疗,因克罗恩病多有年轻患者,对美容要求较高,且面临再次复发手术的风险,故创伤相对较小的腹腔镜手术更容易为患者所接受,同时这对减少再次手术时的腹腔粘连也有一定的帮助。

2.5　损伤控制性手术原则(DCS)在克罗恩病治疗中的应用

20世纪末,Rotondo等提出了损伤控制性手术的概念,主要是为救治严重创伤病人,改变以往在早期急性复杂、完整手术的策略,而采用快捷、简单的操作来控制伤情的进一步恶化,保留进一步处理的条件,使病人获得复苏的时间,有机会再进行完整、合理的再次或分期手术。需手术治疗的克罗恩病患者多长期接受糖皮质类固醇或免疫抑制剂及禁食等治疗,这类病人一般情况差,感染与脓肿容易扩散,从而出现全身感染,存在肠外营养支持的禁忌证,而行手术治疗前病人又难以接受肠内营养支持,所以很难建立起有效的营养支持手段,这种进退两难的情况在克罗恩病的治疗中时有发生。如这时运用损伤控制手术的理念,以简单的操作改善病人营养状况,渡过难关并待一般情况稳定后,再进行确定性手术。如在处理重危克罗恩病患者时,手术不必强求切除病变部位,可先将病变肠管的近端行暂时转流性造口,同时放置引流,采用最小的创伤解决感染和肠内营养通路等关键问题。待感染控制及病人一般情况改善后,再考虑切除病变肠段,这对于病人术后恢复及手术安全性都有极大的帮助。

3　结论

外科手术对于 IBD 患者来说是药物治疗的重要辅助手段,正确的手术时机和手术方式能有效降低 IBD 并发症的发生、改善生活质量甚至拯救病人的生命。而正确的诊断、评估病人的情况和合理用药又是外科治疗能够成功的前提。对于溃疡性结肠炎,早期外科干预已渐渐为外科医生所正视,分期 IPAA 也成为了适用于大多数患者的最经典的手术方式,肛管黏膜的切除也不那么重要了。与溃疡性结肠炎不同,病程长不是手术治疗克罗恩病的指征,且由于手术治疗的效果不能令人满意,许多新的内科治疗方法正在尝试中,并希望能终有一天成功治愈克罗恩病,而使得外科手术成为历史。无论是溃疡性结肠炎或是克罗恩病,随着技术和经验的累积,腹腔镜手术治疗在肠功能恢复、术后并发症及美容方面都优于开腹手术,并逐渐也必将成为微创外科医生的首选。

(钟　鸣)

参 考 文 献

Alves A,Panis Y, Bouhnik Y,et al. 2005. Factors that predict conversion in 69consecutive patients undergoing laparoscopic ileocecal resection for Crohn's disease;a prospective study. Dis Colon Rectum,48;2302-2308.

Boller AM,Larson DW. 2007. Laparoscopic restorative proctocolectomy for ulcerative colitis. J Gastrointest Surg,11;3-7.

Chung TP,Fleshman JW, Birnbaum EH,et al. 2009. Laparoscopic vs. Open total abdominal colectomy for severe colitis;impact on recovery and subsequent completion restorative proctectomy. Dis Colon Rectm,52;4-10.

Fazio VW,Marchetti F, Church M,et al. 1996. Effect of resection margins on the recurrence of Crohn's disease in the small bowel. A randomized controlled trial. Ann Surg,224;563-571.

Fazio VW. 1980. Toxic megacolon in ulcerative colitis and Crohn's colitis. Clin Gastroenterol,9;389-407.

Fichera A,McCormack R, Rubin MA,et al. 2005. Long-term outcome of surgically treated Crohn's Colitis;a prospective study. Dis Colon Rectum,48;963-969.

Gardiner KR,Dasari BV. 2007. Operative management of small bowel Crohn's disease. Surg Clin North Am,87;587-610.

Hanauer SB. 1996. Inflammatory bowel disease. N Engl J Med,334;841-848.

Haray PN,Amarnath B, Weiss EG,et al. 1996. Low malignant potential of the double-stapled ideal pouch-anal anastomosis. Br J Surg,83;1406.

Krause U. 1985. Grohn's disease. A long term study of the clinical course in 186 patients. Scand J Gastroenterology,20;516-524.

Larson DW. 2008. Sexual function,body image,and quality of life after laparoscopic and open ileal pouch-anal anastomosis. Dis Colon Rectum,51;392-396.

Mcleod RS,Wolff BG, Ross S. 2009. Recurrence of crohn's disease after ileocolic resection is not affected by anastomotic type;results of a multicenter,randomized,controlled trial. Dis Colon Rectum,52;919-927.

Meagher AP,Farouk R,Dozois RR,et al. 1998. J ileal pouch-anal anastomosis for chronic ulcerative colitis;complications and long-term outcome in 1310 patients. Br J Surg,85;800-803.

Munoz-Juarez M, Yamamoto T, Wolff BG, et al. 2001. Wide-lumen stapled anastomosis vs. Conventional end-to-end anastomosis in the treatment of Crohn's disease. Dis Colon Rectum,44;20-25.

Ozuner G,Fazio VW, Lavery IC,et al. 1996. How safe is strictureplasty in the management of Crohn's disease? Am J Surg,171;57-60.

Pandey S,Luther G, Umanskiy K,et al. 2011. Minimally Invasive Pouch Surgery for Ulcerative Colitis;Is There a Benefit in

Staging? Dis Colon Rectum,54:306-310.

Rosman AS. 2005. Meta-analysis of trials comparing laparoscopic and open surgery for crohn's disease. Surg Endosc,19: 1549-1555.

Rotondo MF,Schwab CW, McGonigal MD,et al. 1993. Damage control:an approach for improved survival in exsanguinating penetrating abdominal injury. J Trauma,35:375-382.

Simillis C,Purkayastha S, Yamamoto T,et al. 2007. A meta-analysis comparing conventional end-to-end anastomosis vs. other anastomotic configurations after resection in Crohn's disease. Dis Colon Rectum,50:1674-1687.

Tekkis PP,Purkayastha S, Lanitis S,et al. 2006. A comparison of segmental vs subtotal/total colectomy for colonic Crohn's disease:a meta-analysis. Colorectal Dis,8:82-90.

Williamson MER,Lewis WG, Sagar PM,et al. 1997. One-stage restorative proctocolectomy without temporary ileostomy for ulcerative colitis:a note of caution. Dis Colon Rectum,40:1019-1022.

Young-Fadok TM,Wolff BG, Meagher A,et al. 1997. Surgical management of ileosigmoid fistulas in Crohn's disease. Dis Colon Rectum,43:558-561.